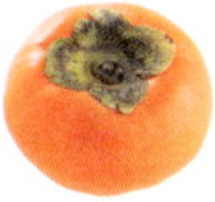

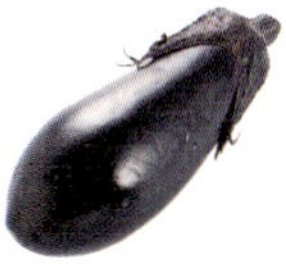

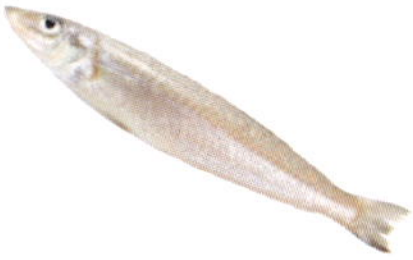

よくわかる

痛風・高尿酸血症を治す おいしい食事

尿酸値を下げる230レシピ

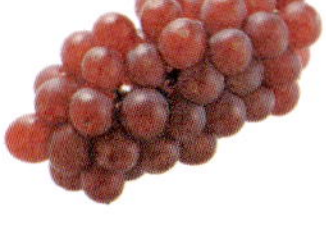

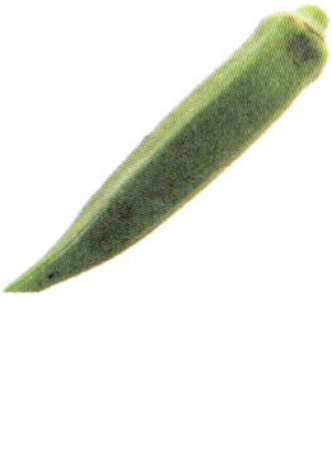

はじめに

痛風という病気は、かつては50代以上の男性、しかも一部の美食家に多かったため「ぜいたく病」などといわれていました。しかし近年の食生活の欧米化や飽食化によって、今では身近な「生活習慣病」となり、患者さんの年齢層も30～40代の男性がとても目立つようになってきています。

厚生労働省の「国民生活基礎調査（２００４年）」によると、痛風で通院している患者さんは約87・4万人いると推計されています。その予備軍ともいえる高尿酸血症の患者さんとなると、５００万～６００万人に上るのではないかとみられています。

高尿酸血症はこれといった自覚症状がないために軽く考えがちですが、放置すると痛風発作を起こしやすくなるだけでなく、脳卒中や心臓病、腎臓病などを引き起こす要因にもなりかねません。取り返しのつかない重大な病気に進行させないためにも、高尿酸血症と診断されたら、尿酸値を正常に戻す努力をすぐに始めたいものです。

尿酸値を正常化するうえで中心となるのは、食習慣や飲酒習慣の改善と減量（高尿酸血症の人は概して肥満タイプが多い）などです。そこで本書では、適正体重に戻すための栄養バランスのとれた低エネルギーメニューを中心に、プリン体の多い食品を控えるなど尿酸値を上げないためのアイディア豊かなレシピを豊富に掲載しました。しかも利用する人の立場に立って、めんどうな栄養計算はいっさい不要な、新しい献立作りの方法を導入してあります。

高尿酸血症や痛風を改善する理想的な食生活を無理なく続けるために、本書を座右の書としてご活用いただければ幸いです。

東京家政学院大学教授・医学博士・管理栄養士　金澤良枝

よくわかる
痛風・高尿酸血症を治す おいしい食事

目次

この本の約束ごと

- ■材料は必ずはかりを使って計量し、掲載された分量を守りましょう。材料の計量には、一般的な計量スプーンや計量カップを使っています。すりきりで小さじ1＝5㎖、大さじ1＝15㎖、1カップ＝200㎖です。
- ■小さじ$\frac{1}{5}$未満の分量と、目分量で少量のものは「少々」で表示してあります。
- ■材料欄にある「昆布だし」とは、昆布でとった和風だしです。かつおだしや煮干しでとっただしはプリン体が多いのでおすすめしません。
- ■作り方に明記した電子レンジの加熱時間は、500Wの場合の目安です。400Wなら時間を2割増、600Wなら時間を2割減にしてください。
- ■料理ごとに表示してあるエネルギー量は原則として一の位を四捨五入して10kcal刻みで示してあります〈低エネルギーおかず(184～189ページ)は例外〉。
- ■家族の分もまとめて作る場合は、材料の使用量を人数分だけ掛け算してふやします。

高尿酸血症・痛風について知っておきたいこと

高尿酸血症を放置すると痛風に進行

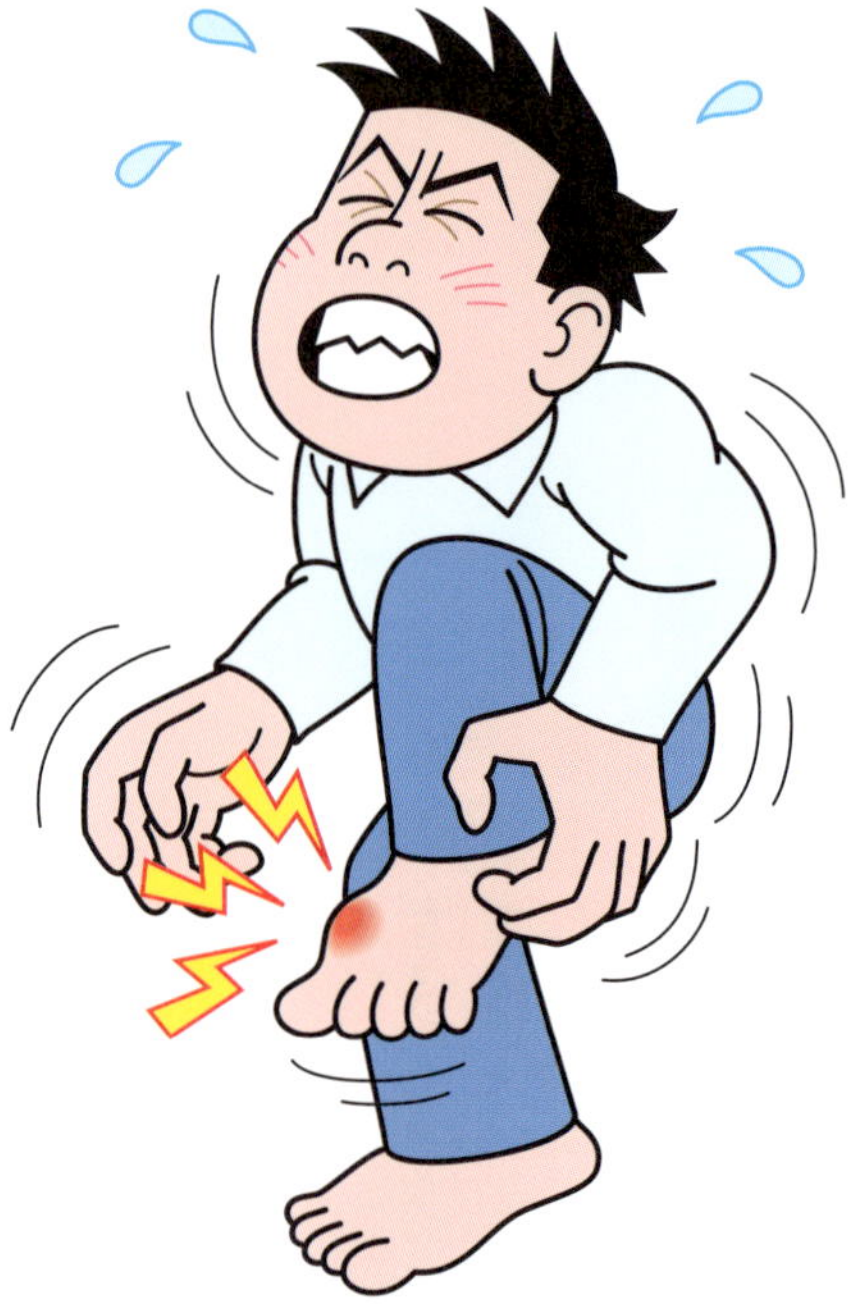

　健康診断や人間ドックの血液検査項目のひとつに「尿酸値（血清尿酸値）」があります。この尿酸値が男女や年齢を問わず7.0 mg／dℓを超えていると、「高尿酸血症」と診断されます。これは血液中の尿酸という物質の量が多すぎる状態で、これといった自覚症状はありません。しかし、高い尿酸値をそのままほうっておくと、尿酸値はさらに上昇するだけでなく、尿酸が結晶化してそれが内臓や関節に蓄積され、さまざまな悪影響を及ぼします。その最たるものが、足の指のつけ根に激痛が走る痛風（痛風関節炎）です。

　血清尿酸値が7.0 mg／dℓを超えると、高くなるに従って痛風関節炎の発症リスクがより高まると考えられています。

メタボリック・シンドロームとも関連

高尿酸血症の人は、メタボリック・シンドロームも併発していることが多い

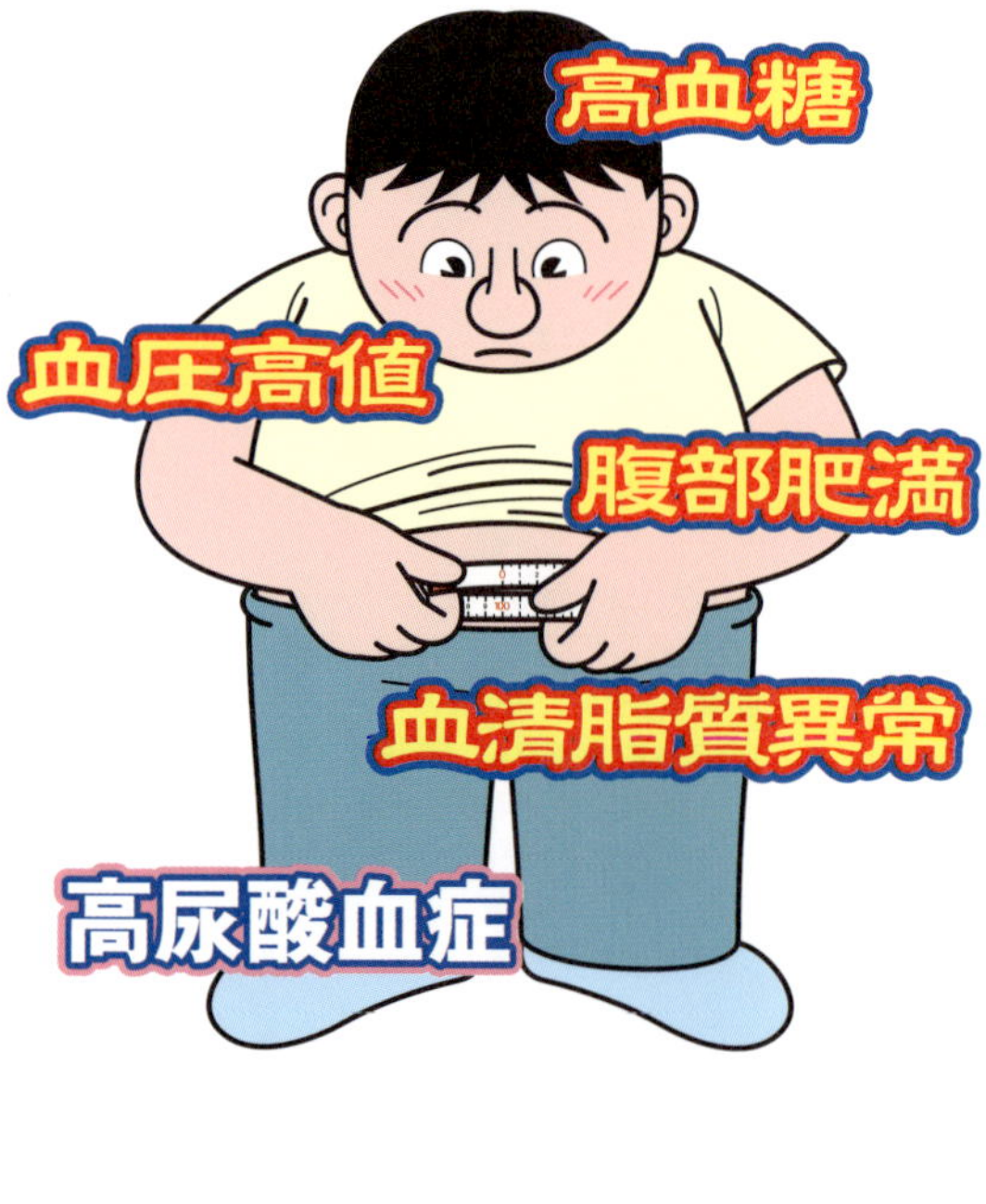

　メタボリック・シンドロームという言葉をご存じでしょうか。メタボリック・シンドロームとは、ウエストサイズが男性で85 cm以上、女性で90 cm以上で、これに血清脂質異常、血圧高値、高血糖のうち2つ以上ある場合をいいます。

　実は、高尿酸血症の人の中には、このメタボリック・シンドロームに陥っている人がけっこう多くみられます。その理由として推測されているのが、生活習慣（主に食習慣など）について、メタボリック・シンドロームと高尿酸血症には共通するところがあるのでは、という点です。

30代にも痛風は急増

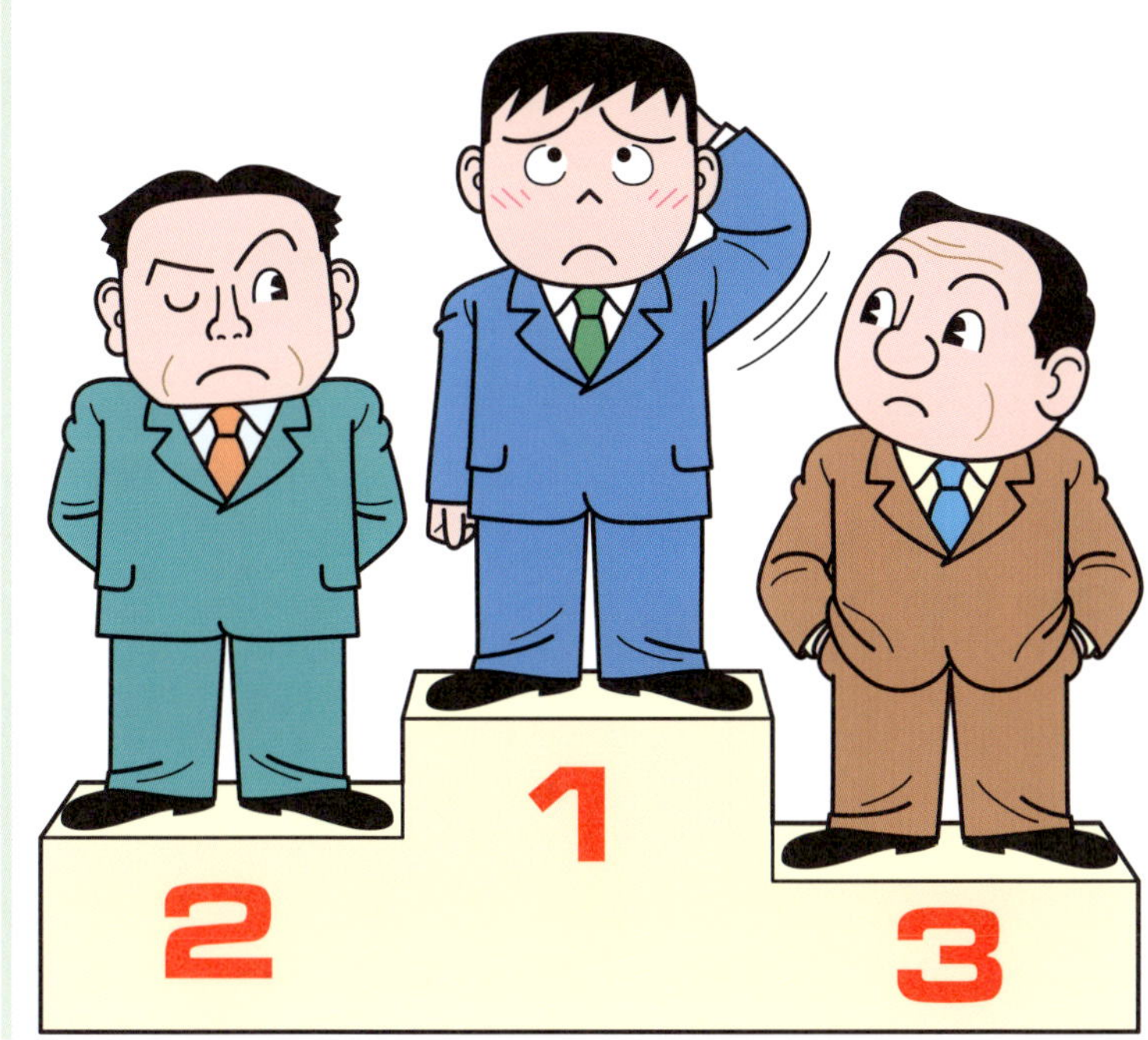

高尿酸血症や痛風になるのは90％以上が男性です。

年齢別では、30歳代、40歳代が最も多く、30歳代の頻度は30％に達しています。

一方、女性で高尿酸血症や痛風になる人はわずかです。理由として、女性ホルモン（エストロゲン）が尿酸値を下げる働きをしているのではないかと考えられています。実際、更年期を迎えて閉経すると、エストロゲンの分泌が激減し、閉経前の女性より尿酸値は平均して高くなっています。

人間ドックなどの検査表例

検査項目	基準値/単位	測定値の例
総コレステロール	150～220 mg/dℓ	218
中性脂肪	50～150 mg/dℓ	135
尿素窒素	8～22 mg/dℓ	12
尿酸	3.7～7.0 mg/dℓ（男性）	8.8
AST（GOT）	10～40 u/ℓ	18
ALT（GPT）	5～40 u/ℓ	9
γ-GTP	7～70 u/ℓ（男性）	8
白血球	3900～9800 /μℓ	4600
赤血球	427万～570万 /μℓ（男性）	460万
ヘモグロビン	14～18 g/dℓ（男性）	14.5

尿酸とはこんな物質です

体内の尿酸の量

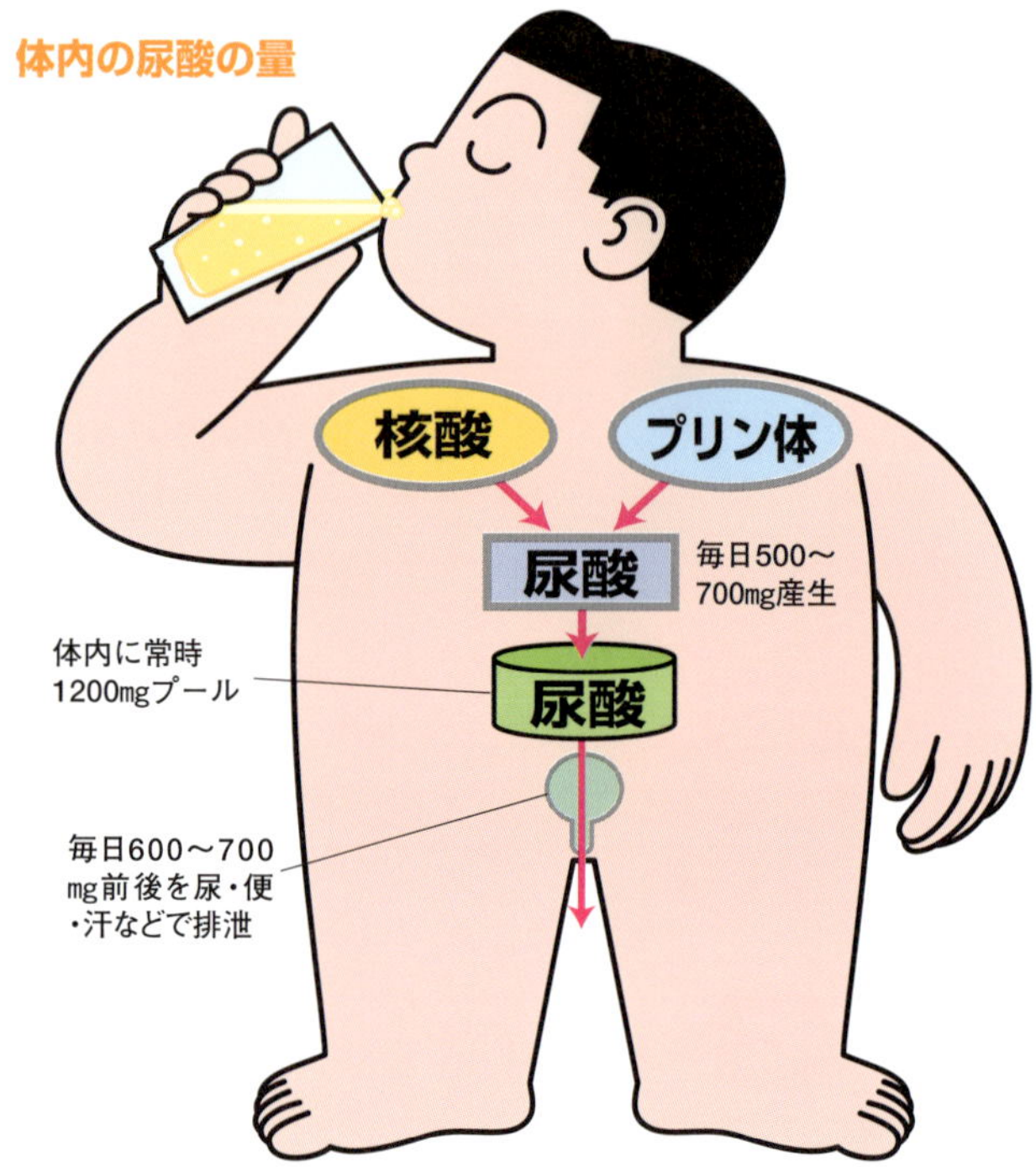

尿酸は、新陳代謝によって、体の細胞が毎日生まれ変わる過程で生じる老廃物、いわば細胞の残骸のようなものです。私たちは生きているかぎり、だれでも毎日、尿酸をつくっては排泄することを繰り返しています。

尿酸は、１日に約500〜700mgつくられます。そして、体内には、約１２００mgの尿酸が常時プール（蓄積）されていて、毎日、その約半分が排泄されます。つまり、新しくつくられた尿酸の分が排泄されて入れかわっているわけです。

高尿酸血症は、この尿酸の産生と排泄のバランスがくずれて、尿酸が血液中を中心として体にたまってしまった状態のことなのです。

尿酸値が高くなる原因

尿酸値が高くなる原因としては、二つの場合が考えられます。

1．体内で尿酸がつくられすぎる

2．尿酸がうまく排泄されず、体内にたまってしまう

尿酸がつくられすぎる原因としては、

●食べすぎ
●アルコールの飲みすぎ
●はげしい運動のしすぎ
●肥満
●ストレス

などがあげられます。

尿酸がうまく排泄されない原因としては、腎臓が正常に働いていないことがあげられます。

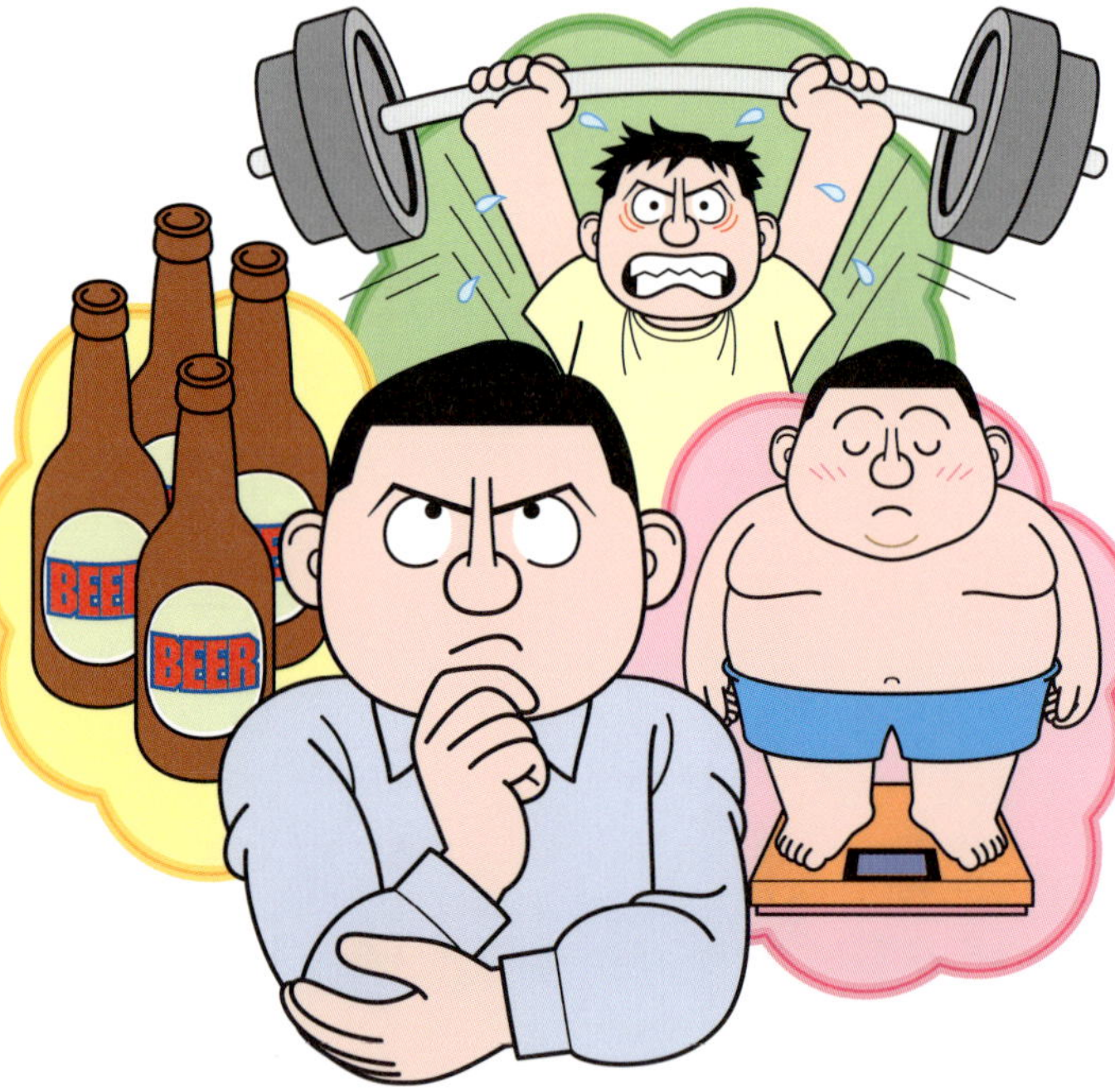

プリン体とは

高尿酸血症や痛風といえば、すぐ登場する言葉に「プリン体」があります。このプリン体とは、いったい何なのでしょうか。

私たちの体の細胞には、核酸（DNA＝デオキシリボ核酸）とRNA（リボ核酸）があり、この核酸を構成する物質の一つがプリン体です。新陳代謝によって古い細胞が分解されるときには、核酸も壊されてプリン体が放出されます。プリン体は肝臓で分解され、最終的には尿酸となって体外に排泄されるのです。

プリン体は、食べ物にも含まれます。プリン体を多く含むのは、レバーなどの内臓や魚の干物、乾物など（16ページ参照）。

高尿酸血症や痛風の食事療法では、プリン体を多く含む食品はできるだけ控えるようにします。

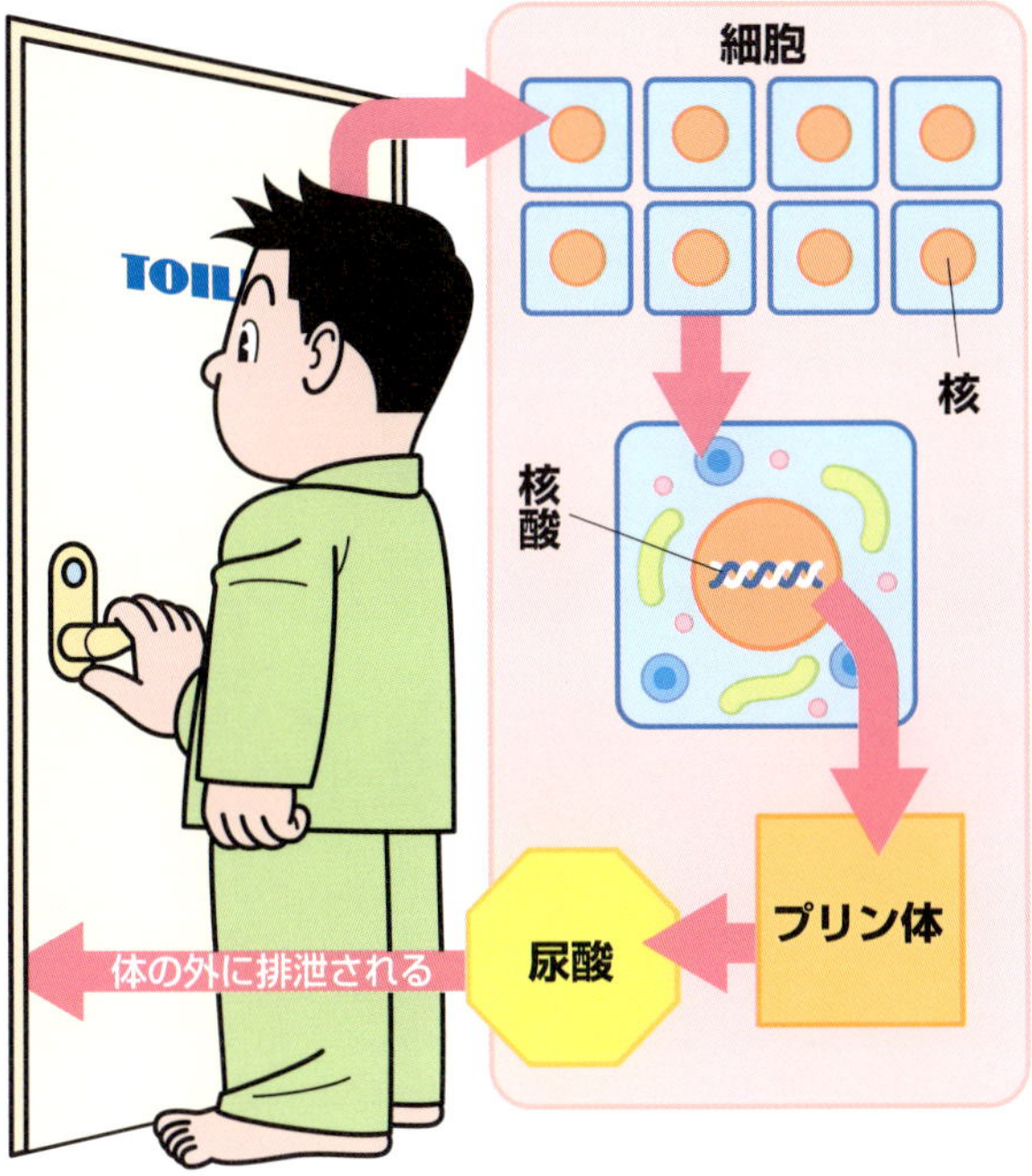

治療の基本は生活習慣の改善にあります

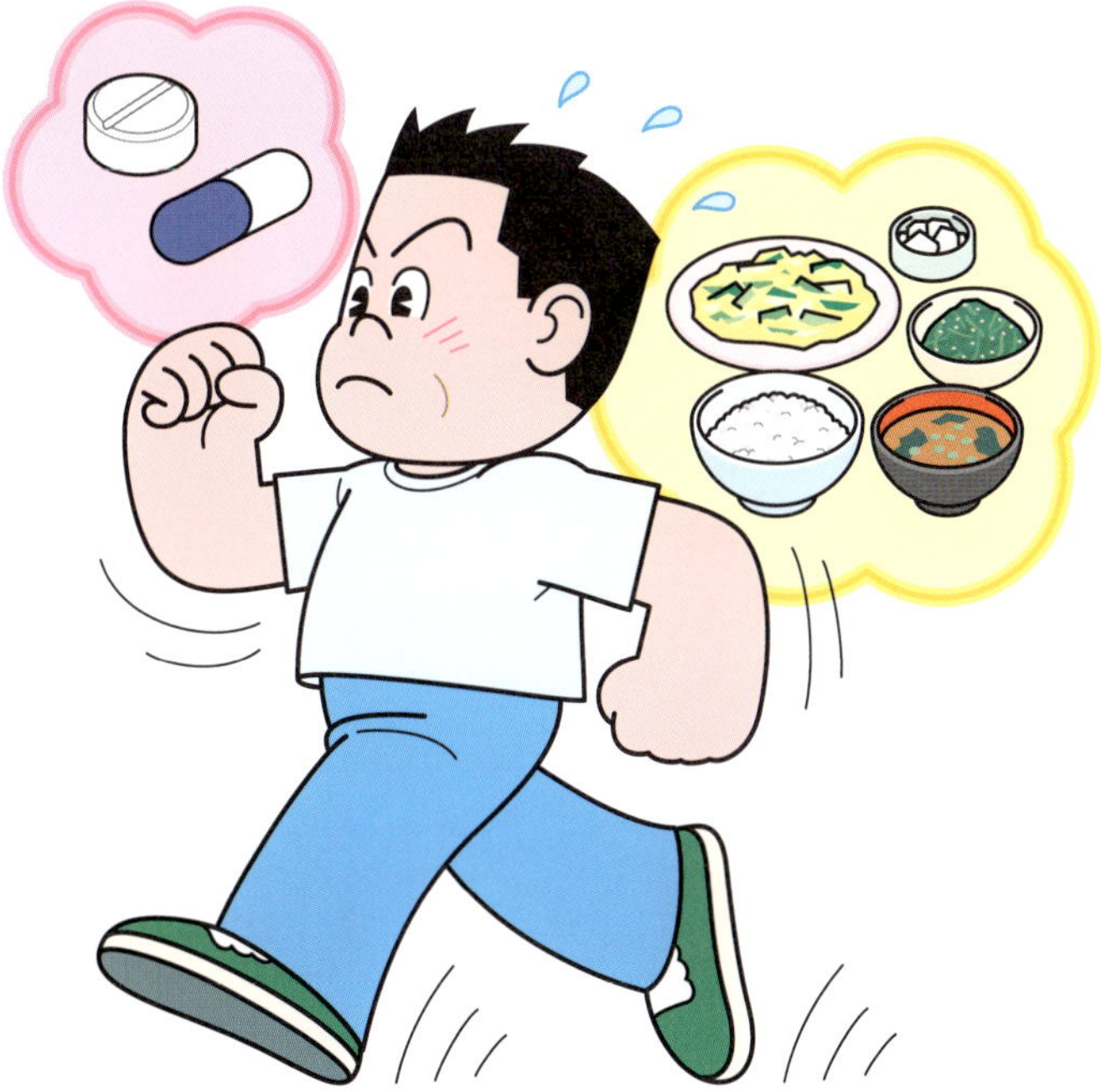

高尿酸血症の治療は、食事療法や飲酒の制限、減量（肥満がある場合）、適度な運動など生活習慣の改善が基本になります。それでも思うように尿酸値が下がらない場合は、必要に応じて薬物療法が加えられます。

また、薬物療法が行われても、食事療法など生活習慣の改善はつづけて行っていきます。

原則的に薬物療法は生涯つづくと考えるべきですが、尿酸値が下がった場合は医師の判断で薬物療法をやめることがあります。

また、尿酸値を下げる生活習慣をつづけていると、中性脂肪値や血糖値なども改善されてくることがあります。

尿酸値を下げ、高尿酸血症・痛風を改善する食事 5つのポイント

日本人にはまれな病気といわれた痛風も、近年、特に30代を中心とした働き盛りの男性に急増しており、全国の推定患者数は今や80万人を超えています。また、健康診断で血液中の「尿酸値が高い」と警告される高尿酸血症、つまり痛風予備軍を入れると、その数は約500万～600万人とも推定されています。

放置すると動脈硬化、腎臓病などを併発するおそれのある、この高尿酸血症・痛風を克服するカギは、なんといっても尿酸値を下げることにあります。高尿酸血症・痛風は「飽食病」ともいわれるほど食生活に大きく影響されるため、治療の基本は食事療法にあるといっても過言ではありません。

食事内容を改善するだけで尿酸値が下がってくることも少なくなく、たとえ薬物療法を受けるにしても、食事療法を基礎におくと、薬の効果があらわれやすくなります。

そこで、尿酸値を効果的に確実に下げ、痛風を起こさないための食事療法の5つのポイントを以下にご紹介しましょう。

1 食べすぎをやめて、太りすぎないようにする

尿酸値が高い人や高尿酸血症と診断される人には肥満症の人が少なくありません。肥満を起こす要因にはさまざまなものがありますが、やはり食べすぎ、つまりエネルギーのとりすぎが最も基本的で最終的な要因です。

食べ物を食べることで体内にとり込んだエネルギー（摂取エネルギー）が、生命の維持や日々の生活のためのさまざまな活動に使われるエネルギー（消費エネルギー）より多いと、エネルギーは余ってしまいます。この余ったエネルギーが中性脂肪に変えられて体脂肪をふやし、肥満をまねくのです。

内臓に脂肪がたっぷりつくと内臓肥満を起こしやすくなり、体内にインスリン（血糖を下げる働きをするホルモン）がふえてきます。尿酸は老廃物なので本来尿中に出ていくのですが、インスリンが多いと尿酸が再吸収され、血中の尿酸値がふえるといわれています。

まずは、あなたにとって1日に必要なエネルギー量（=1日の総摂取エネルギー量）を主治医や管理栄養士から指導してもらい、食べすぎていた人は食事の量を適正にすることから始めましょう。肥満度を知る計算法については、14ページにくわしく紹介してあります。

なお、極端に食事量を減らすと尿酸値が上昇することがあるので、徐々に減量していくように心がけてください。

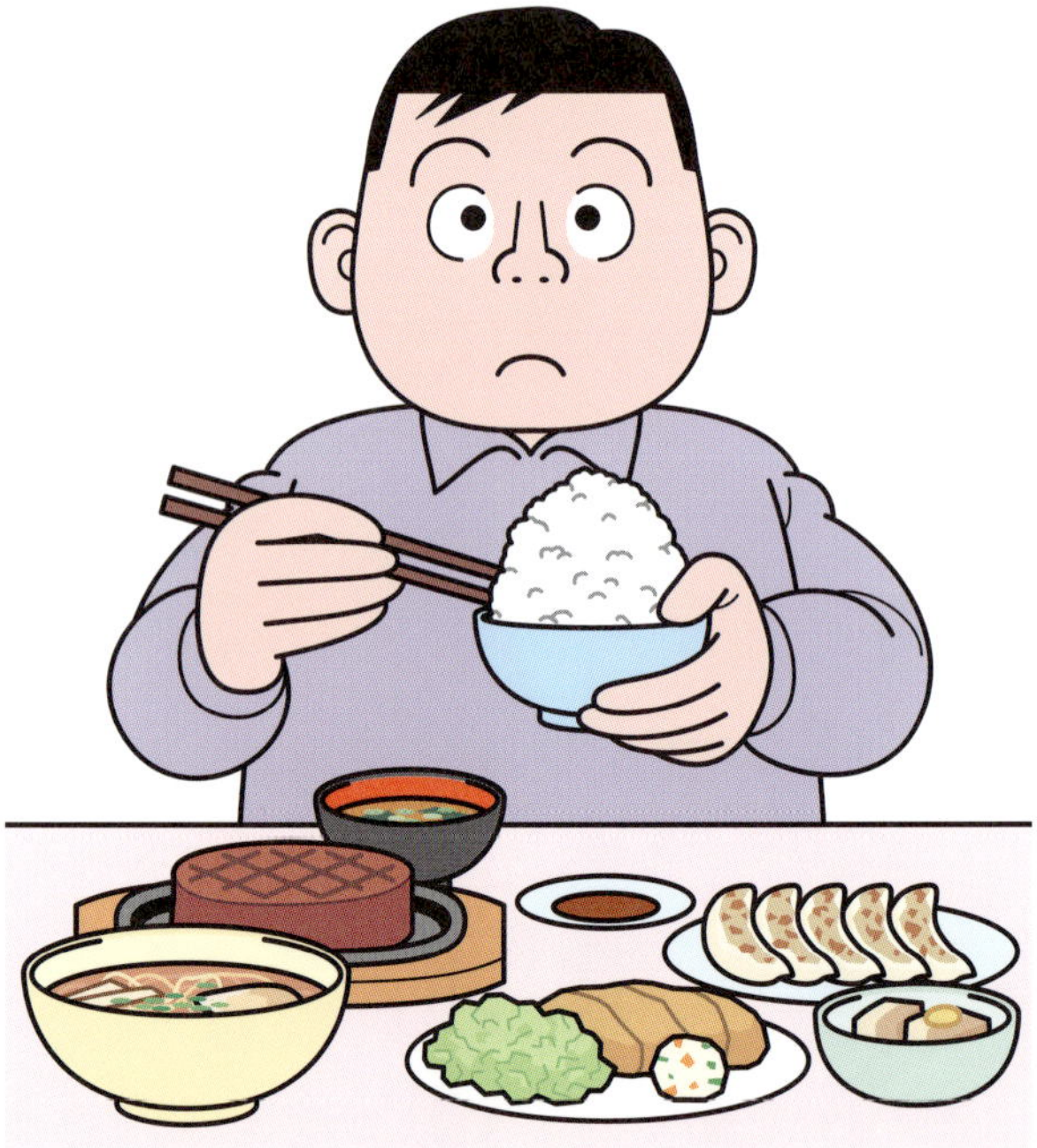

2 プリン体の多い食品は控える

尿酸という物質は、食べ物のうまみ成分のもとでもあるプリン体が分解されて生じます。プリン体を多く含んだ食品を食べると、肝臓での尿酸の合成が盛んになり、血液中の尿酸もふえます。

そこでまず、プリン体を多く含む食品（16ページ参照）をつづけて多量にとることは避けなければなりません。

日本痛風・核酸代謝学会の『高尿酸血症・痛風の治療ガイドライン』では、1日のプリン体摂取量は400mgを超えないことが、食事療法の目安として掲げられています。

食品中のプリン体を減らすには、調理法もポイントです。プリン体は水にとけやすい性質があるので、肉や魚はゆでたり煮たりすることでかなり減らせます。この場合、ゆで汁は捨て、煮汁も飲まないようにすることはいうまでもありません。

3 尿をアルカリ化する食品を心がけてとる

肉中心の動物性タンパク質に偏った食事は尿の酸性度を高め、尿酸が排泄されにくくなります。

尿は通常弱酸性ですが、尿酸は尿がアルカリ性に傾くとよくとけます。そこで、アルカリ性食品、たとえばわかめや昆布、ひじきなどの海藻や、野菜などをたっぷりとるようにしましょう。野菜や海藻は、1日に350g以上を目安にとるようにします。本書では、使い方に従っておかずを選び献立を立てるようにすると、自動的に350gはとれるように設計されています。

4 水分を1日に2ℓ以上とる

尿酸値を下げるには、水分の十分な補給も重要です。水分のとり方が少ないと、当然のことながら1日の尿量も少なくなります。すると、尿中の尿酸濃度が高くなって尿酸が結晶化し、石のような塊をつくって尿路結石ができやすくなるのです。

そこで、水分を十分にとって尿量をふやし、尿酸の排泄をよくしてやらなければなりません。こまめに水分補給をし、1日に2ℓ以上は尿を出すように心がけてください。

水ばかり飲むのは味けないでしょうから、日本茶やほうじ茶、ウーロン茶、砂糖抜きの紅茶やコーヒーなどの飲み物を組み合わせて変化をつけるとよいでしょう。

ただし、ジュースや甘い飲み物は、エネルギーオーバーになるので禁物です。

5 アルコールを飲みすぎない

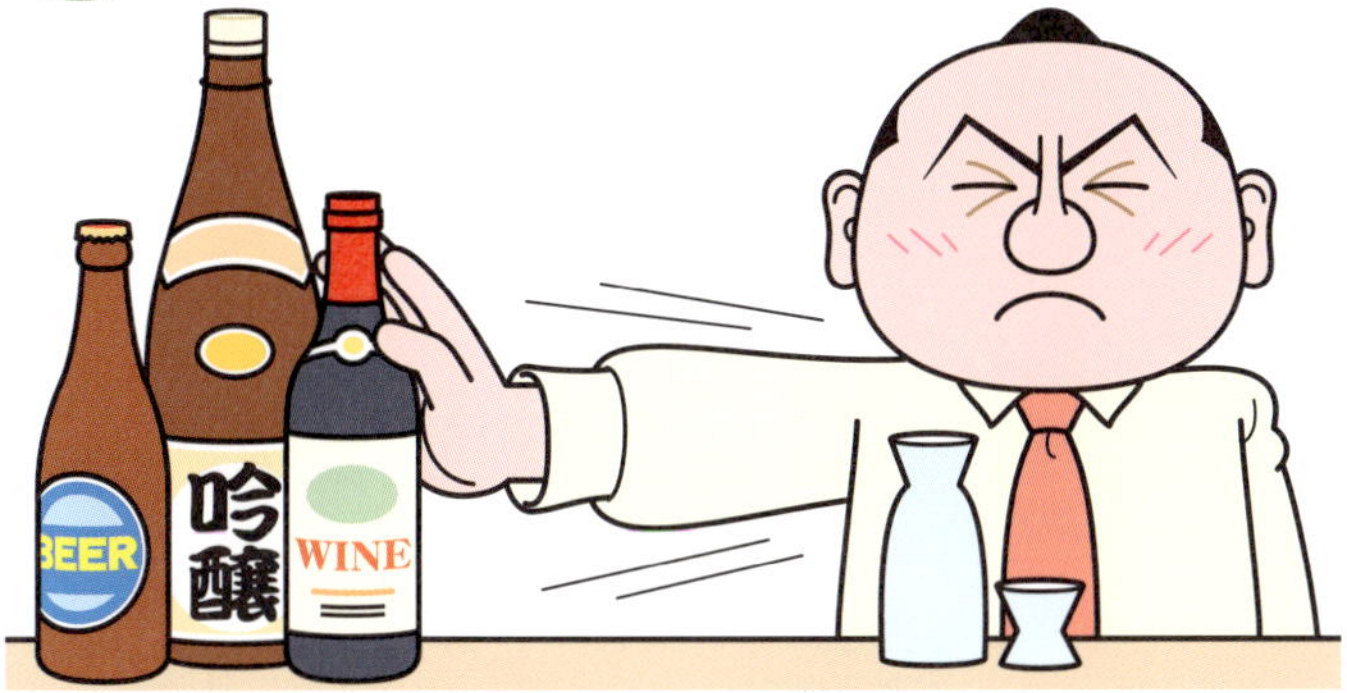

一時期、ビールに多く含まれるプリン体のことが問題視されましたが、高尿酸血症・痛風では、実はアルコールそのものも控える必要があります。その理由として次のようなことがあげられます。

①アルコールは体内のプリン体の分解を促進し、尿酸の量をふやす。

②アルコールの分解過程でできる乳酸は、尿酸が体外に出るのを妨げ、尿酸値を上げる。

③飲酒がエネルギーオーバーの原因になりやすい。

以上のようなアルコールのマイナス面を理解したうえで、適量をたしなむようにしましょう。『高尿酸血症・痛風の治療ガイドライン』では、適量とは、1日に日本酒1合かビール500mℓ、あるいはウイスキー60mℓ程度としています。飲酒量だけでなく、週に2日以上の休肝日をもうけることも必要です。

なお、痛風の発作が起きたときは、アルコールは厳禁です。

あなたの肥満度と適正な摂取エネルギーを知りましょう

1 あなたの肥満度をチェック

まずあなたの肥満度をチェックしてみましょう。肥満とは、一般的に「標準体重を10％以上超えている」状態をいいます。判定には、WHO（世界保健機関）をはじめ、国際的にも広く使われている指標、BMI（Body Mass Index＝ボディマスインデックス）を使います。BMIとは、肥満を判定するためのものさしとなる体格指数のことです。

まずは、下の計算式で自分のBMIを算出してみましょう。

BMIを算出するための計算法

$$\mathrm{BMI} = \frac{\text{体重 (kg)}}{\text{身長 (m)} \times \text{身長 (m)}}$$

日本では、男女に関係なく、このBMIが25以上を「肥満」、30以上を治療が必要な「肥満症」と判定しています。

たとえば身長が170cm、体重が75kgの人の場合、BMIは26.0になり、肥満と判定されます。

肥満の判定基準

BMI	判定
18.5未満	低体重
18.5以上25未満	普通体重
25以上30未満	肥満（1度）
30以上35未満	肥満（2度）
35以上40未満	肥満（3度）
40以上	肥満（4度）

日本肥満学会：肥満治療ガイドライン2011より

日本肥満学会が決めた判定基準では、このBMIが22の場合を標準（最適）体重とするので、この数値を逆に使えば、あなたの理想的な体重（標準体重）を算出することができます。つまり、自分の身長（m）を2乗し、これに22を掛ければよいのです。

標準体重を算出するための計算法

標準体重（kg）＝身長（m）×身長（m）×22

例：身長170cmの会社員の標準体重 ＝1.7×1.7×22＝63.6（kg）

いかがでしたか。本書の食事療法のひとつの目的は、あなたが“太っている”場合、標準体重にすることにあります。つまり、この例でいえば、肥満解消によって目標にする体重は63.6kgということになります。

2 あなたの１日に必要なエネルギーは？

もしあなたがデスクワーク中心の仕事についていたり、体力をそれほど使わない生活を送っている場合、１日に必要なエネルギーは標準体重１kgあたり25〜30kcalの範囲とされています。右ページの計算式で算出した標準体重に25kcalをかけて、１日に必要なエネルギーを求めてみましょう。出てきた結果は四捨五入し、約1400kcal、約1600kcalと百の単位で覚えておきましょう。

“太っている”人は、この１日の必要エネルギーか、それ以下に抑えれば、医学的には徐々にやせて、標準体重に近づいていくはずです。

なお、身長が175cmの人は、１日の必要エネルギーは1600kcalでも1800kcalでもかまいません。もしあなたが厳格な食事管理を希望しているのであれば、よりエネルギーの低い1600kcalに設定してもよいでしょう。また、中には、間をとって1700kcalをとりたい人もいるでしょうが、実際には多少の誤差は出てしまうものです。本書では1600kcal、1800kcal、2000kcalに設定しています。適正なエネルギー量は医師と相談しましょう。

1日に必要なエネルギーを算出する計算式

1日に必要なエネルギー（kcal）＝ 標準体重（kg）× 25

※ただし、20歳以下であれば成長のためのエネルギーとして200〜400kcalを加えてください。

【例】 先ほどの例、身長が170cmの会社員で、標準体重が63.6kgの人の場合

64kg（標準体重）× 25 ＝ 約1600kcal（1日の必要エネルギー）

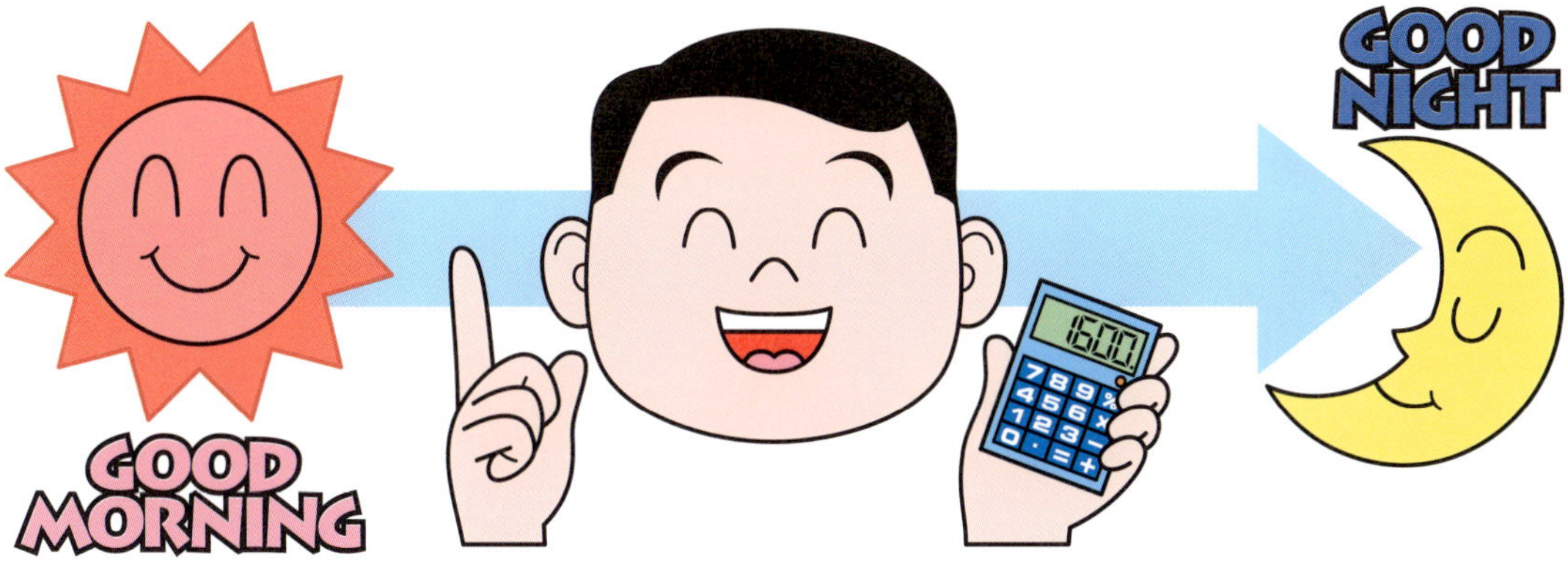

プリン体はこんな食品に多く含まれます

私たちが日常よく口にする食品の中から、プリン体を特に多く含む食品をとりあげて紹介したのが左の表です。

高尿酸血症や痛風の人は、プリン体の摂取量が1日400mgを超えないようにしましょう。

なお、参考までに、プリン体の少ない食品も紹介しておきます。毎日の食卓に積極的に利用してください。

高尿酸血症や痛風の人が避けたい、プリン体が多く含まれる食品

（食品100g中の総プリン体量が200mg以上のもの）

プリン体がきわめて多い食品（300mg以上）	プリン体が多い食品（200mg以上300mg未満）
鶏レバー	豚レバー
まいわしの干物	牛レバー
いさきの白子	かつお
あんこう肝の酒蒸し	まいわし
かつお節	大正えび
煮干し	まあじの干物
干ししいたけ	さんまの干物

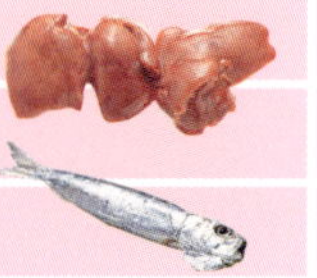

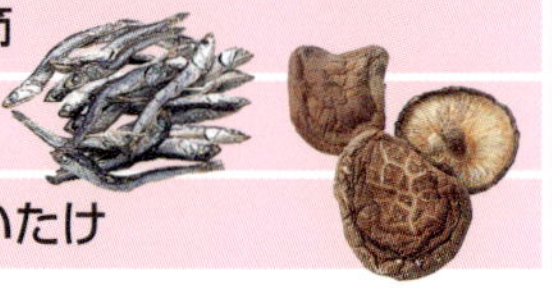

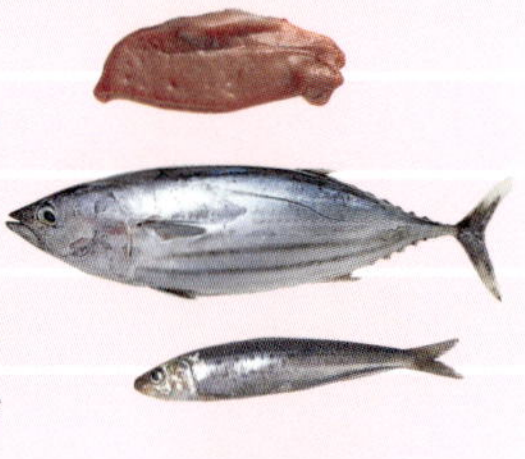

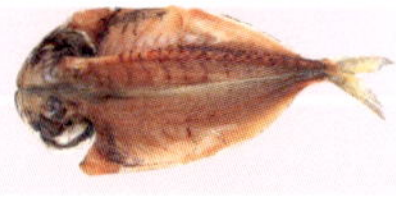

積極的に利用したい、プリン体の少ない食品

プリン体の少ない食品（50mg以上100mg未満）	プリン体がきわめて少ない食品（50mg未満）	
うなぎ	コンビーフ	さつまいも
わかさぎ	魚肉ソーセージ	米飯
豚ロース肉	かまぼこ	パン
豚バラ肉	焼きちくわ	うどん
牛肩ロース肉	さつま揚げ	そば
牛肩バラ肉	かずのこ	果物
牛タン	すじこ	キャベツ
マトン（羊肉）	ウインナーソーセージ	トマト
ボンレスハム	豆腐	にんじん
プレスハム	牛乳	大根
ベーコン	チーズ	白菜
つみれ	バター	ひじき
ほうれんそう	卵	わかめ
カリフラワー	とうもろこし	昆布
	じゃがいも	

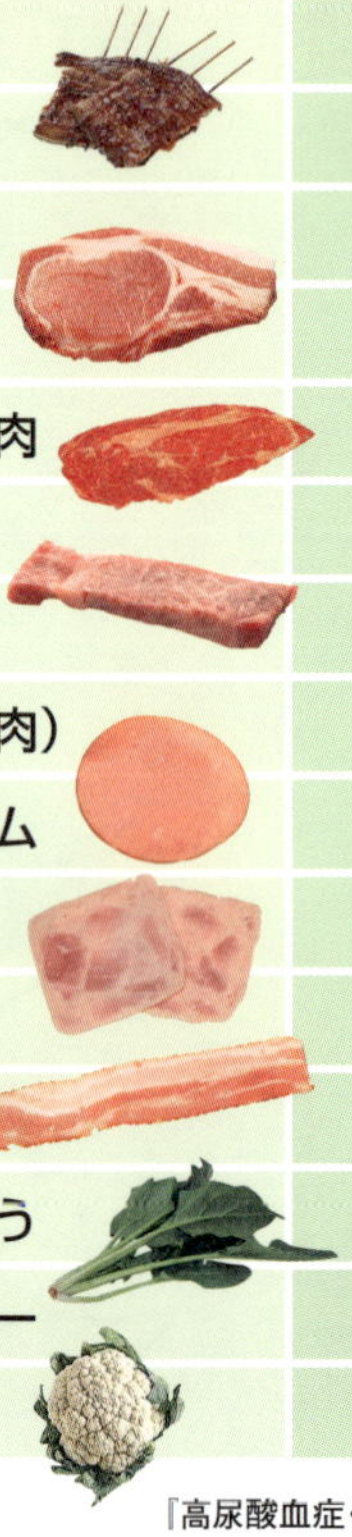

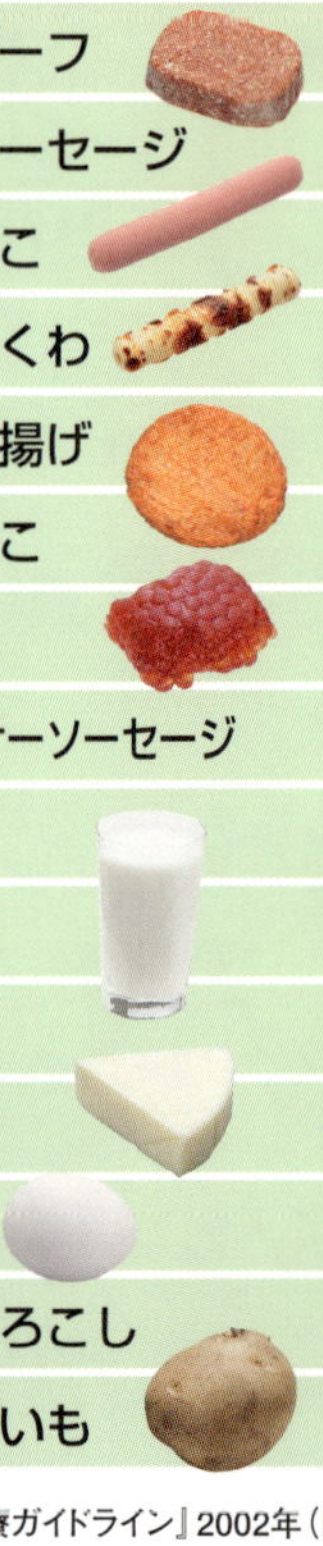

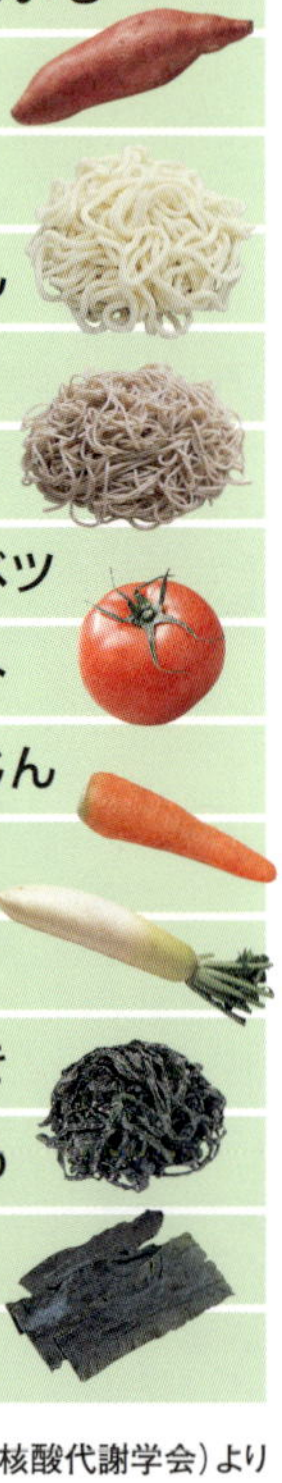

『高尿酸血症・痛風の治療ガイドライン』2002年（日本痛風・核酸代謝学会）より

尿をアルカリ化する食品を積極的にとりましょう

健康な人の尿は弱酸性です。尿酸は酸性尿（酸性に傾いた尿）には非常にとけにく く、排泄もされにくいのです。食品には、尿の酸性度を高める食品とアルカリ性に傾けるものとがあります。高尿酸血症の人は、尿を酸性化する食品は極力控え、アルカリ化する食品をとるように心がけましょう。

尿をアルカリ化する食品と酸性化する食品

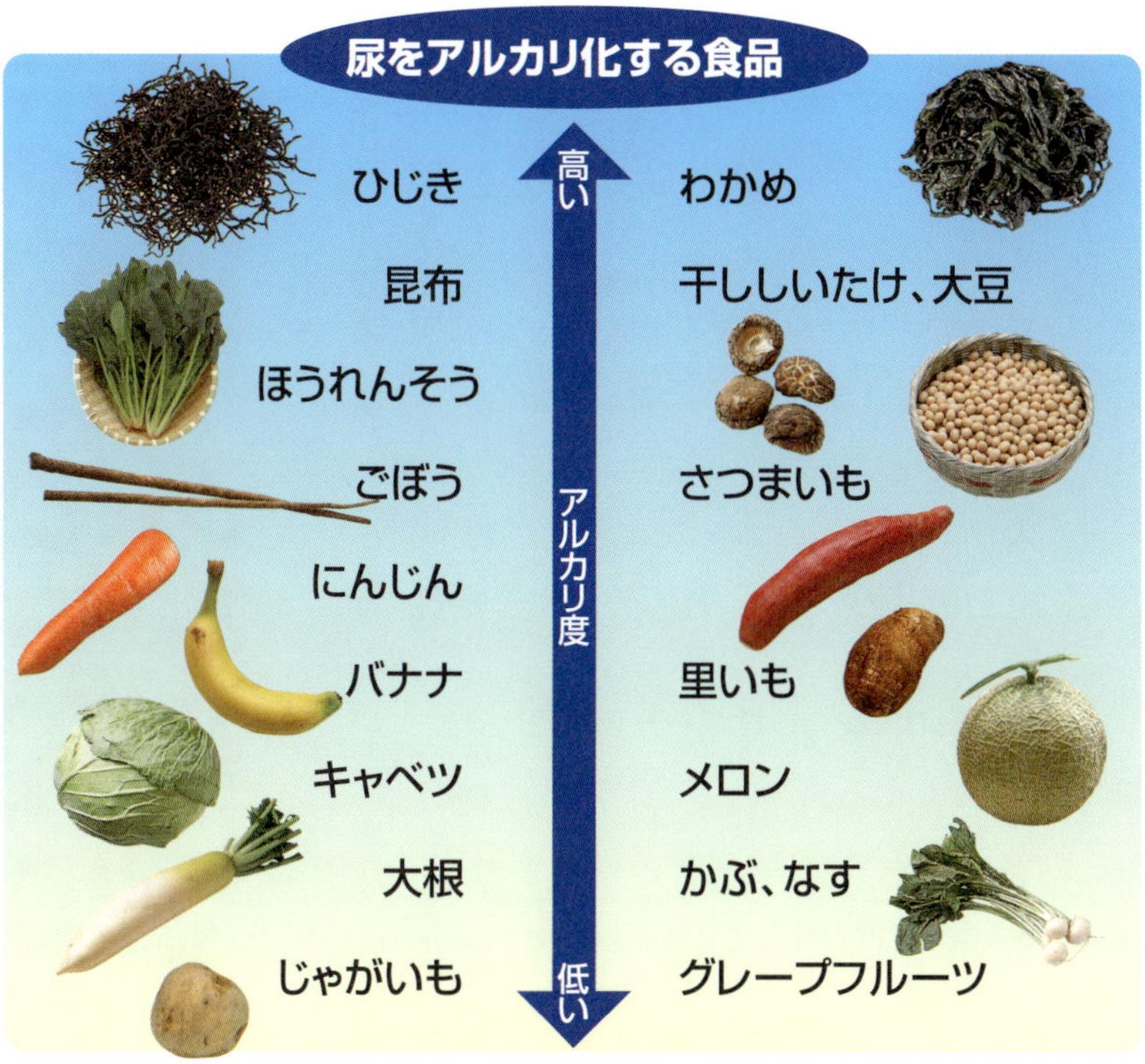

尿をアルカリ化する食品
高い
アルカリ度
低い
ひじき
わかめ
昆布
干ししいたけ、大豆
ほうれんそう
ごぼう
さつまいも
にんじん
バナナ
里いも
キャベツ
メロン
大根
かぶ、なす
じゃがいも
グレープフルーツ

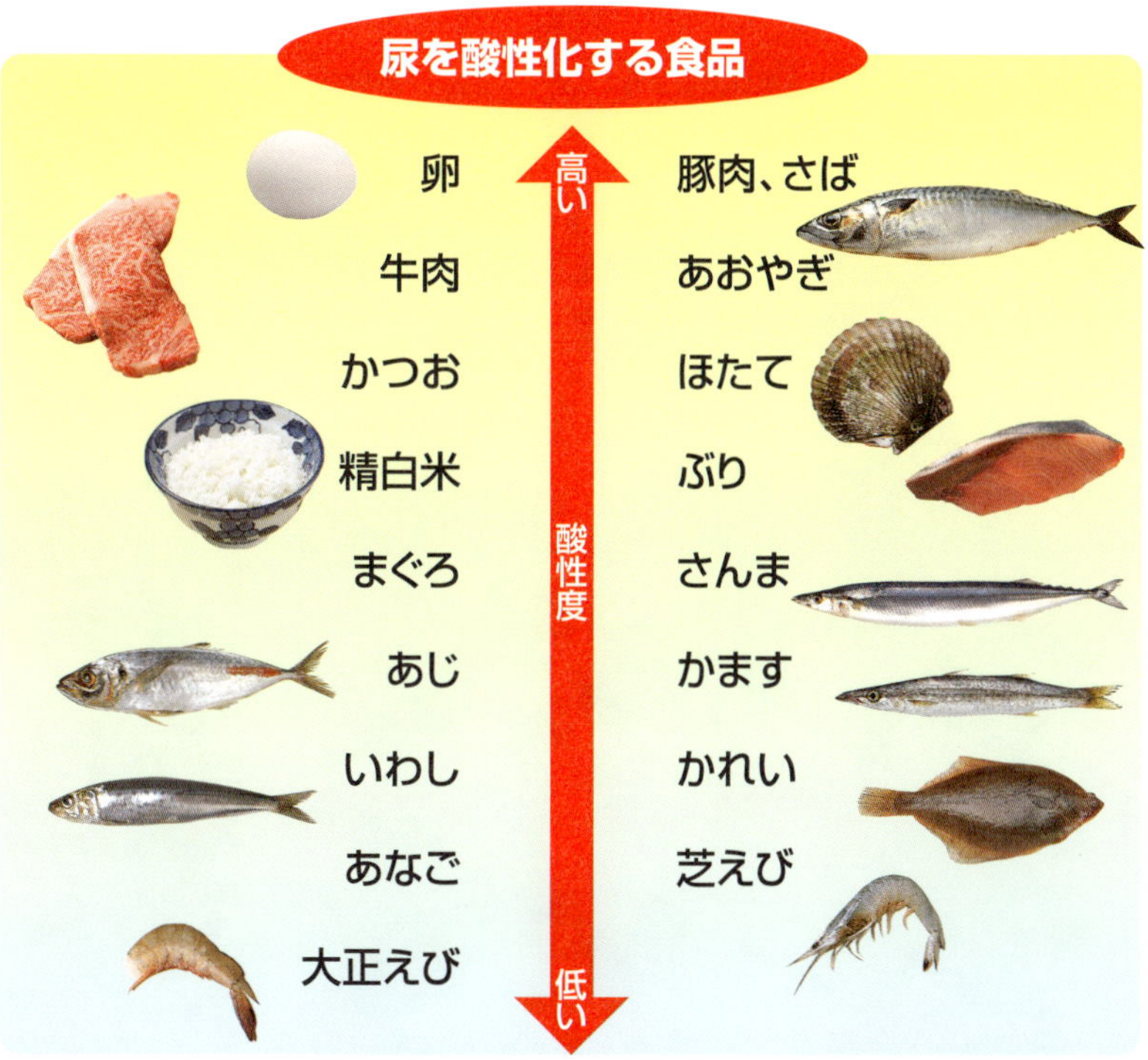

尿を酸性化する食品
高い
酸性度
低い
卵
豚肉、さば
牛肉
あおやぎ
かつお
ほたて
精白米
ぶり
まぐろ
さんま
あじ
かます
いわし
かれい
あなご
芝えび
大正えび

『高尿酸血症・痛風の治療ガイドライン』2002年（日本痛風・核酸代謝学会）より

※前ページのプリン体の多い食品の表と見比べると、大正えびなどは、プリン体は多いものの、尿を酸性化する度合いはそれほど高くないことがわかります。卵の場合は逆で、プリン体がきわめて少ないものの、尿を酸性化する度合いはトップクラスです。どちらを優先させるか迷うところですが、これらの食品には、体にとって重要な別の栄養素も含まれています。要は、これらの食品に注意しながら、一つの食品に偏ることなく、適量をまんべんなくとることです。

指示されたとおりにおかずを選ぶだけで 自動的に、あなたにとっての理想的な献立に

本書は、痛風予備軍といわれる高尿酸血症（血液中の尿酸の量がふえ、尿酸値が高くなる病気）や痛風を効果的に改善するための新しい食事療法の献立集です。食事療法の献立集というと、味つけや風味の点でもの足りない料理が多いと思われがちですが、本書では、健康なご家族にも満足してもらえる、旬の素材を生かしたおいしい料理をバリエーション豊かに紹介しています。

そしてなにより、この本の最大の特徴は、めんどうな栄養計算がいっさい不要なことです。高尿酸血症や痛風のための食事療法の最も基本的なポイント（ルール）は、栄養のバランスを考慮しつつ、食事の量を適正にすることです。そのためには、使う材料の選択に配慮しながら、こまかいエネルギー（カロリー）計算をして献立を立てなければなりません。しかし本書では、エネルギーの調整や栄養素の配分をバランスよく設計してあるので、自分でエネルギー計算をする必要はいっさいありません。簡単な仕組み（19ページの「1食は3パターンの中からいずれかを選びます」を参照）に従っておかずや汁物を選び、あとは表示の材料の重量を守って作るだけです。

これらのおかずや汁物とともに、あなたの1日に必要なエネルギーに応じて分量が決められた主食（下段参照）をとることが、この本の基本的な仕組みです（主食のエネルギー量も総摂取エネルギーに算入して設計されています）。

このルールの範囲内でなら、料理はどのように組み合わせても栄養バランスがとれ、エネルギー量もほぼ一定になるので、1日に必要なエネルギーが1600、1800、2000㎉の食事が手軽に実践でき、プリン体を効率よく減らせます。その日に食べたい料理を好みで組み合わせて、バラエティーに富んだ献立をコーディネートしてください。

主食を選びます

1食ごとに、以下のうち、いずれかを選びます。あなたにとって適正な1日の総摂取エネルギー量については、主治医や管理栄養士の指示をあおいでください。

適正エネルギー別　1食あたりの主食量

適正エネルギー	ご飯（目安量）	食パン（目安量）	バターロール（目安量）
1600 kcal	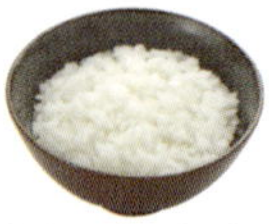 小さい茶碗1杯（120ｇ）	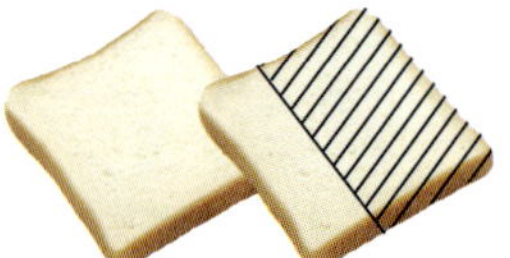 6枚切り $1\frac{1}{3}$枚（80ｇ）	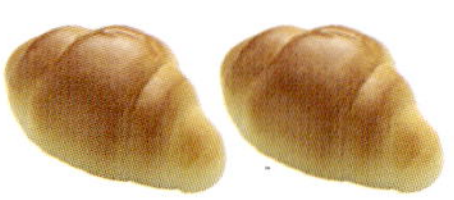 小2個（60ｇ）
1800 kcal	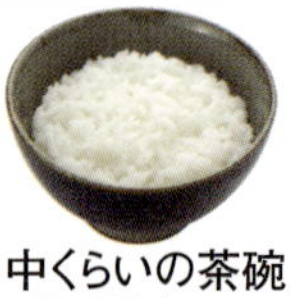 中くらいの茶碗八分目強（150ｇ）	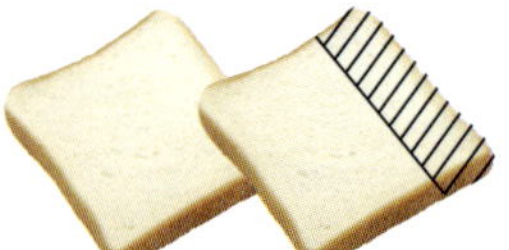 6枚切り $1\frac{2}{3}$枚（100ｇ）	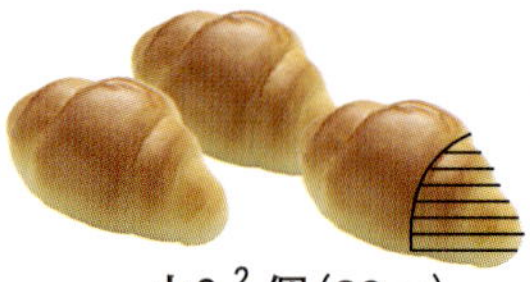 小$2\frac{2}{3}$個（80ｇ）
2000 kcal	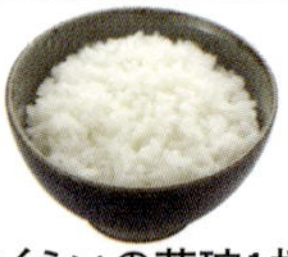 中くらいの茶碗1杯（180ｇ）	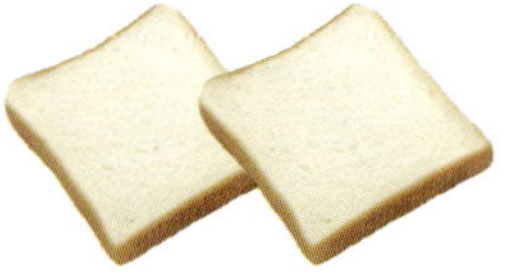 6枚切り 2枚（120ｇ）	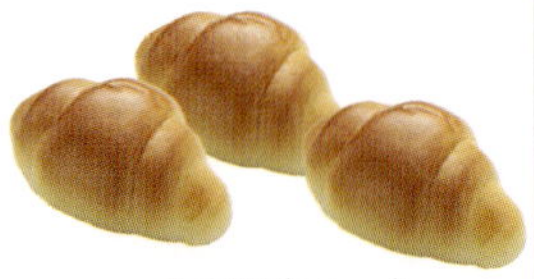 小3個（90ｇ）

1食は3パターンの中からいずれかを選びます

aパターン

主食 ＋ 主菜 ＋ 副菜A ＋ 副菜B ＋ 低エネルギーおかず ＋ 牛乳や果物

- **主食**　（右ページ下）ご飯かパンの中から好みのものを1種類選びます。
- **主菜**　（24～110ページ）好みのものを1品選びます。
- **副菜A**　（112～140ページ）この中から1品選びます。
- **副菜B**　（142～168ページ）この中から1品選びます。
- **低エネルギーおかず**　（184～189ページ）おかずがもの足りないときにこの中から1品を追加します。
- **牛乳や果物**　（21～22ページ）栄養のバランスをとるために、決められた量を毎日とります。

bパターン

主食 ＋ 主菜 ＋ 副菜A ＋ 汁物 ＋ 低エネルギーおかず ＋ 牛乳や果物

- **主食**　（右ページ下）ご飯かパンの中から好みのものを1種類選びます。
- **主菜**　（24～110ページ）好みのものを1品選びます。
- **副菜A**　（112～140ページ）この中から1品選びます。
- **汁物**　（20ページ）この中から1品選びます。
- **低エネルギーおかず**　（184～189ページ）おかずがもの足りないときにこの中から1品を追加します。
- **牛乳や果物**　（21～22ページ）栄養のバランスをとるために、決められた量を毎日とります。

cパターン

一皿メニュー ＋ 副菜A（いずれか）副菜B ＋ 低エネルギーおかず ＋ 牛乳や果物

- **一皿メニュー**　（170～182ページ）どんぶり物や焼きそばのように、主食と主菜がいっしょになったメニューです。好みのものを1品選びます。
- **副菜A**　（112～140ページ）2000kcalの人はこの中から1品選びます。
- **副菜B**　（142～168ページ）1600、1800kcalの人はこの中から1品選びます。
- **低エネルギーおかず**　（184～189ページ）おかずがもの足りないときにこの中から1品を追加します。
- **牛乳や果物**　（21～22ページ）栄養のバランスをとるために、決められた量を毎日とります。

汁物を選びます（1食の献立をbパターンにする場合）

汁物のエネルギー量は、みそ汁については具を入れない状態で1杯約25kcalですが、吸い物やコンソメスープはほぼゼロです。いずれも、このページに例示した程度の具や野菜、きのこ、海藻を具にした汁物なら、エネルギー量を気にせずにとってかまいません。

ただし、豚汁のように具だくさんなうえ、材料を油で炒めてあったり、ポタージュ類のようにバターや牛乳などが使ってある場合は例外です。エネルギー量が多く、脂質量も多いからで、そうした汁物については「副菜」として扱います。どのような汁物が「副菜」扱いになるかは、管理栄養士に相談してみてください。

また、だしは、昆布でとった和風だしを使用しましょう。かつおだしや煮干し、干ししいたけでとっただしは、プリン体が多いのでおすすめしません。

例1　みそ汁

いずれも1杯の量は150mℓ、みその使用量は12ｇまで

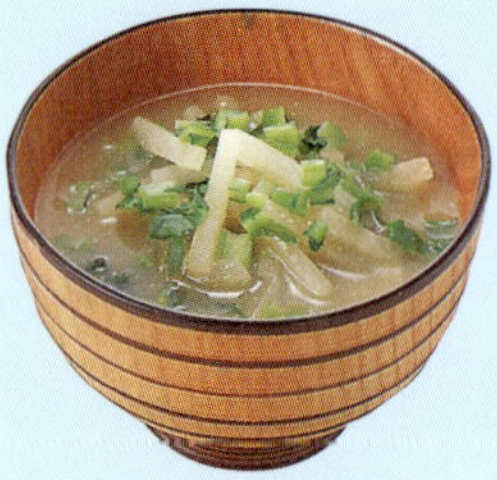

●大根のみそ汁
（大根30ｇ・大根の葉20ｇ）

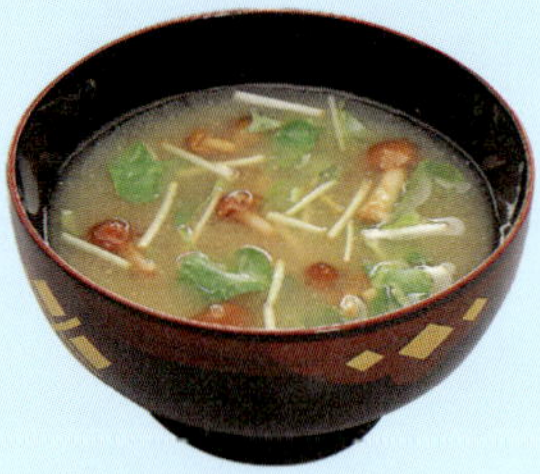

●なめこのみそ汁
（なめこ20ｇ・三つ葉5ｇ）

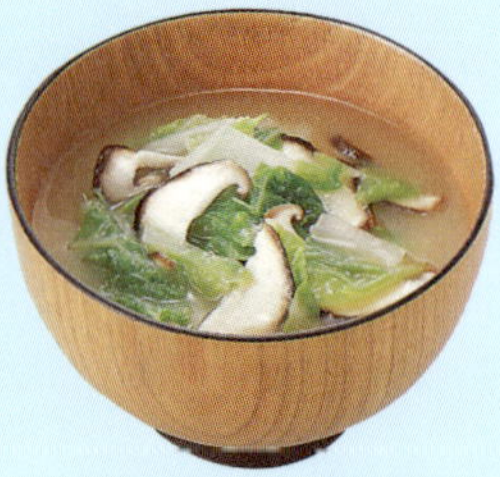

●白菜と生しいたけのみそ汁
（白菜30ｇ・生しいたけ$\frac{1}{2}$個）

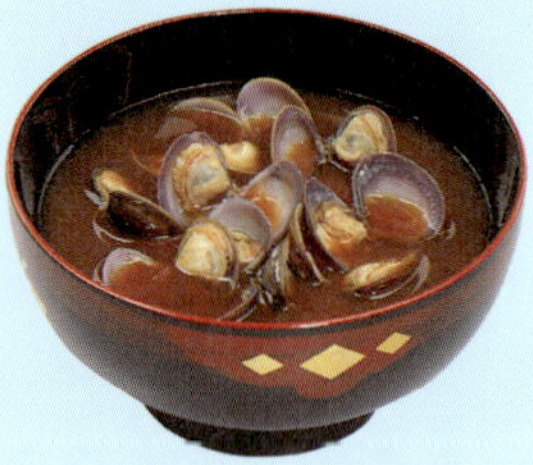

●しじみのみそ汁
（殻つきしじみ50ｇ）

例2　吸い物

1杯の量は150mℓ

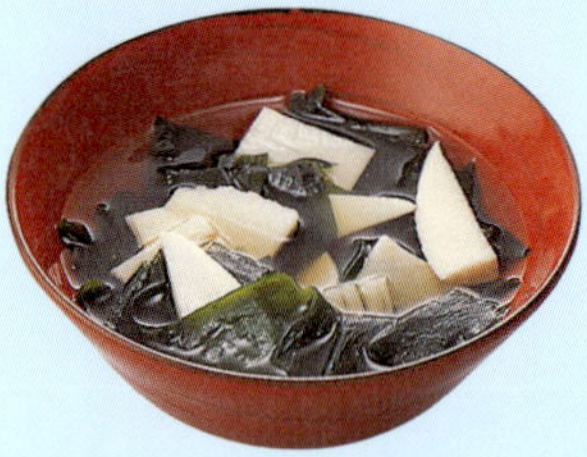

●たけのこの吸い物
（ゆでたけのこ30ｇ・わかめ10ｇ）

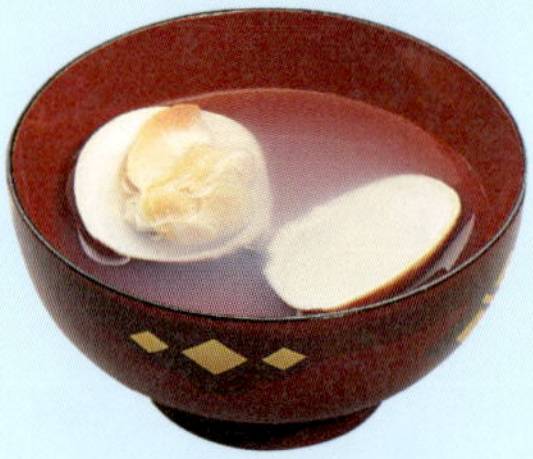

●はまぐりの吸い物
（殻つきはまぐり大1個）

例3　スープ

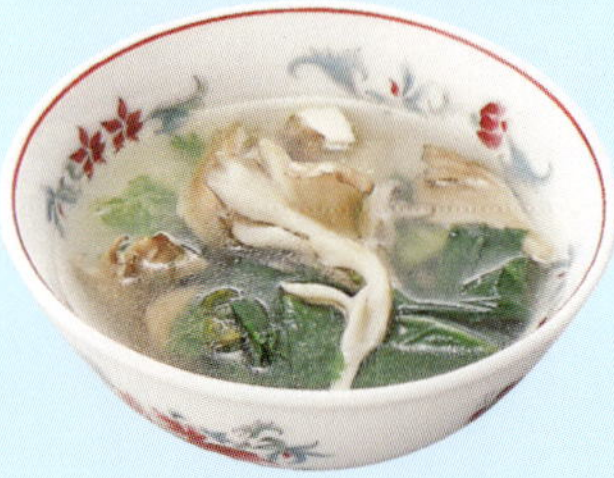

●青梗菜の中華スープ
150mℓ
（青梗菜20ｇ・まいたけ20ｇ・ごま油少々）

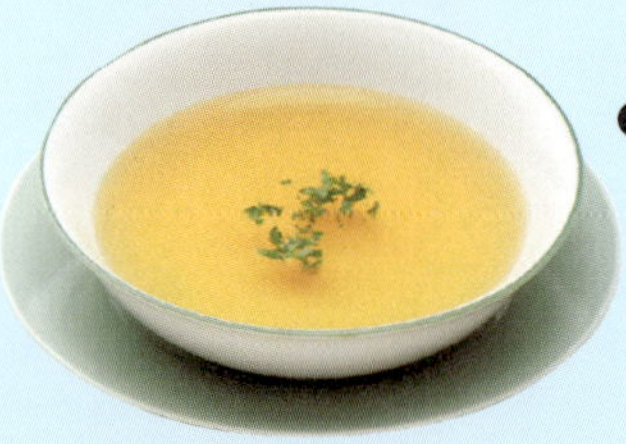

●コンソメスープ
200mℓ
（コンソメスープの素〈固形〉1個・パセリのみじん切り少々）

間食やデザートでとれば、栄養バランスは完璧に！

牛乳・乳製品&果物は、毎日必ずとりましょう

1日にとりたい牛乳・乳製品の量

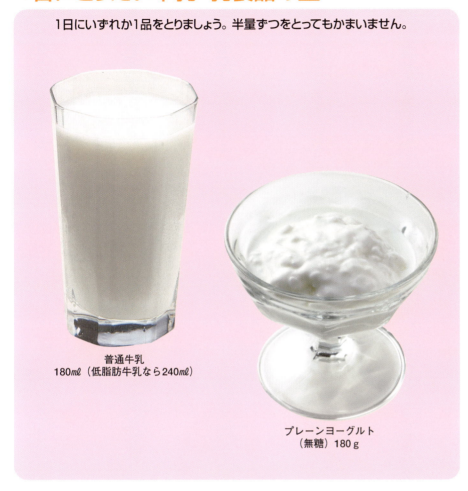

1日にいずれか1品をとりましょう。半量ずつをとってもかまいません。

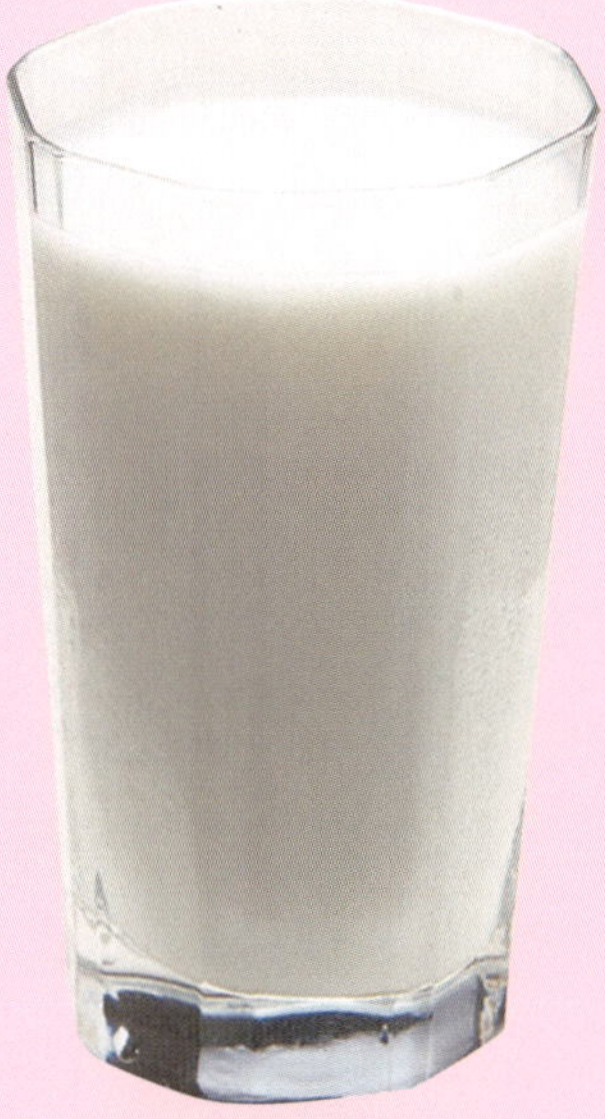

普通牛乳
180mℓ（低脂肪牛乳なら240mℓ）

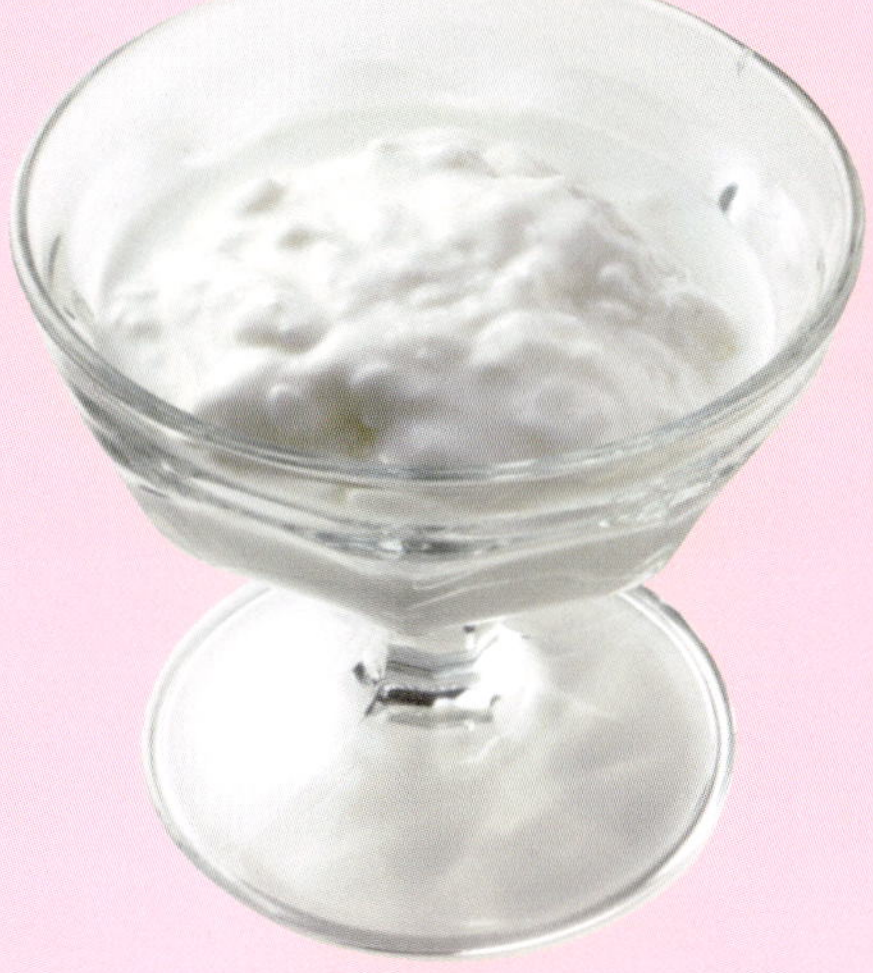

プレーンヨーグルト
（無糖）180ｇ

栄養のバランスをとるため、三度の食事とは別に、毎日必ずとってほしいのが「牛乳・乳製品」と「果物」です。

牛乳は不足しがちなカルシウムや良質なタンパク質を豊富に含む栄養価の高い食品です。１日180mℓ（コップ約１杯）をとるようにしましょう。低脂肪牛乳なら240mℓ飲めます。牛乳が苦手な人は、かわりにプレーンヨーグルト180ｇでもかまいません。その場合、砂糖を使うのはできるだけ避け、次ページに示したような果物を加えて、その甘みを利用することをおすすめします。

果物にはビタミン、ミネラル、食物繊維などが含まれ、特にビタミンCの重要な供給源です。１日に食べられる量は果物によって違うので、表を参考にしてください。果物は糖分も多く含まれるので、食べすぎるとエネルギーのとりすぎにつながります。必ず決められた量を守りましょう。

なお、牛乳と果物は、必ずしもいっしょにとる必要はありません。間食としてとってもいいし、三度の食事いずれかに飲み物として添えたり、デザートとしてとるなど、好みのスタイルでどうぞ。

1日に食べられる果物の量

1日にいずれか1種類の果物を、示されている分量だけとりましょう。
または、2種類の果物を半量ずつとってもかまいません。

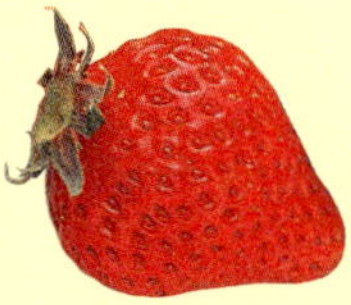

いちご
総重量　260g／正味量　250g
目安量　中10粒

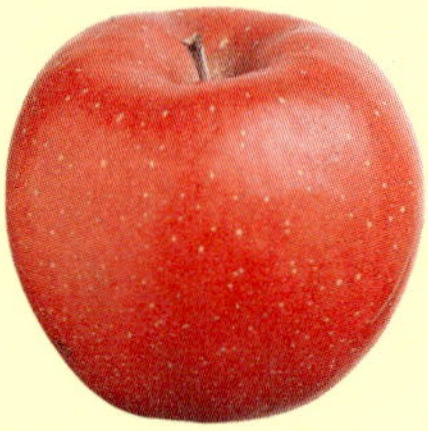

りんご
総重量　180g／正味量　150g
目安量　中$\frac{2}{3}$個

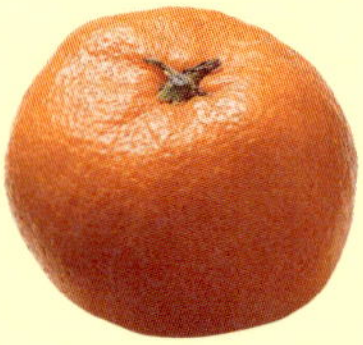

みかん
総重量　250g／正味量　200g
目安量　中２個

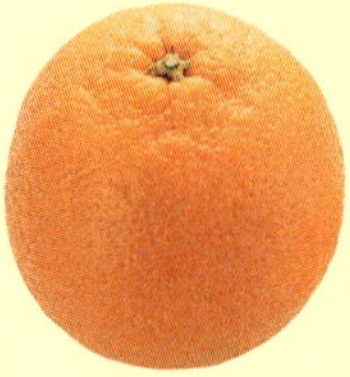

オレンジ
（バレンシアオレンジ）
総重量　330g／正味量　200g
目安量　中１個

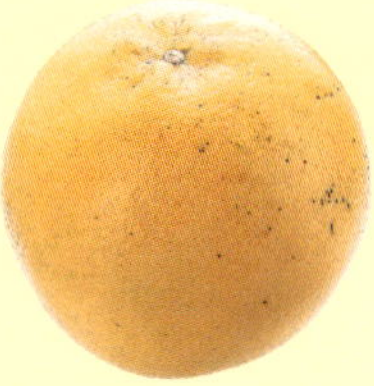

グレープフルーツ
総重量　290g／正味量　200g
目安量　中１個

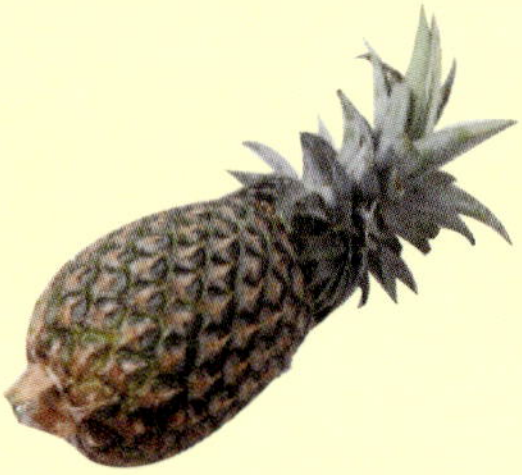

パイナップル
総重量　280g／正味量　180g
目安量　中$\frac{2}{5}$個

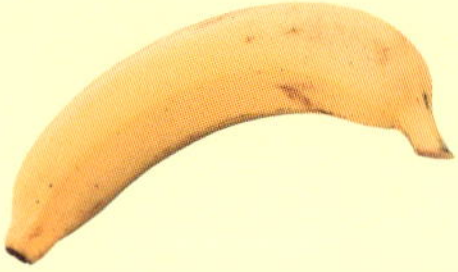

バナナ
総重量　170g／正味量　100g
目安量　中１本

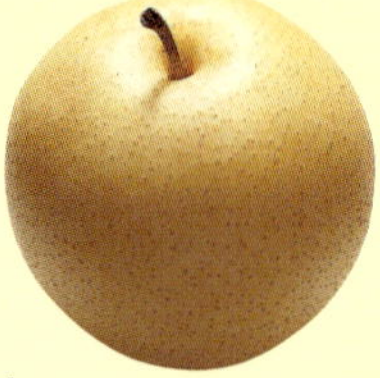

なし
総重量　240g／正味量　200g
目安量　中$\frac{2}{3}$個

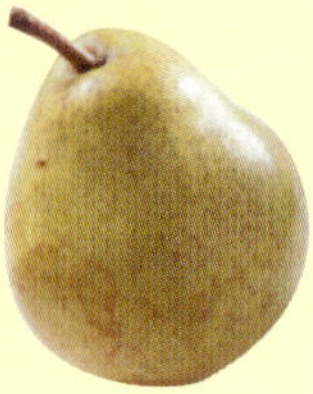

洋なし
総重量　180g／正味量　150g
目安量　中１個

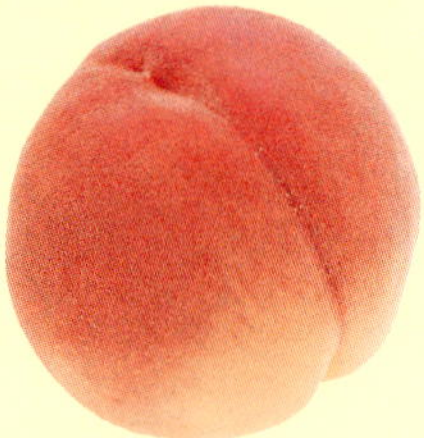

桃
総重量　240g／正味量　200g
目安量　中１個

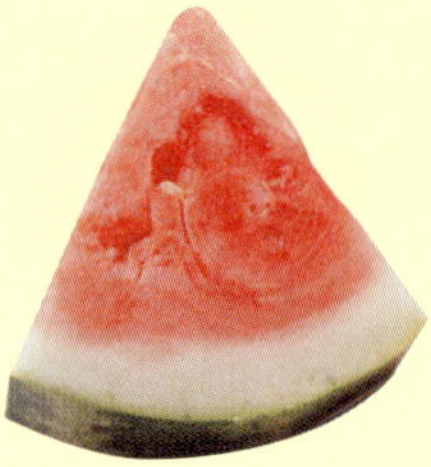

すいか
総重量　340g／正味量　200g

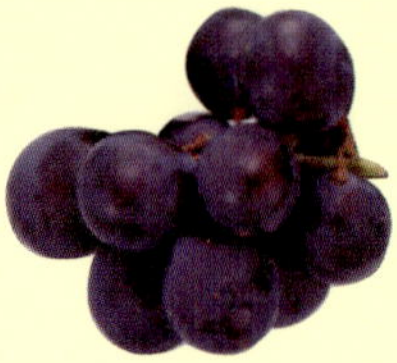

ぶどう（巨峰）
総重量　150g／正味量　130g
目安量　８～10粒

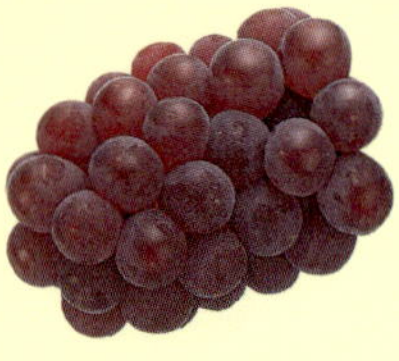

ぶどう
（デラウェア）
総重量　150g／正味量　130g
目安量　中$\frac{2}{3}$房

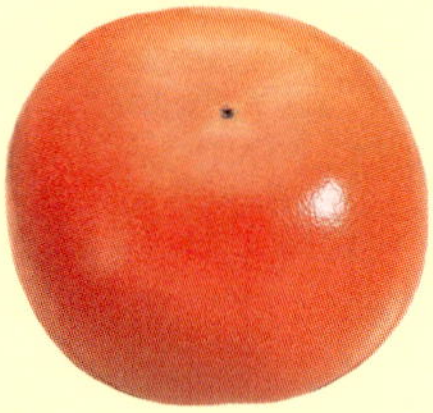

柿
総重量　150g／正味量　130g
目安量　中１個

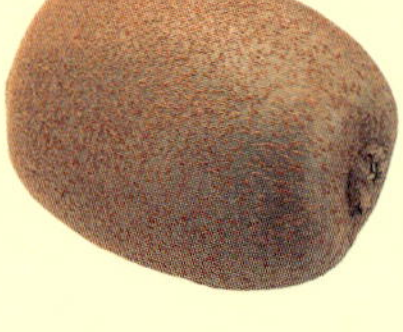

キウイフルーツ
総重量　180g／正味量　150g
目安量　中２個

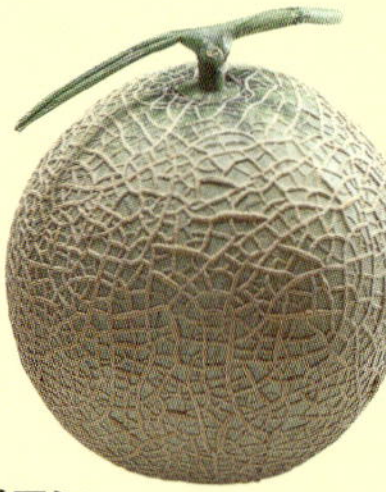

メロン
総重量　400g／正味量　200g

※正味量とは、皮や種を除いた純粋に食べられる量のことです。
※すいかとメロンは大きさに差があるので、目安に頼らず、きちんと計量しましょう。
「日本食品標準成分表2010」のデータから概算

尿酸値を下げるのに効果的!

エネルギーやプリン体を控えた栄養バランスのよい

主菜

●料理ごとに表示してあるエネルギー量、塩分量などの栄養データはすべて1人分です。

●材料の分量は1人分です。特に指定のないものは原則として、使用量は正味量（野菜ならへたや皮などを除いた、純粋に食べられる量）で表示してあります。

●材料は、特に指定のないものは原則として、水洗いをすませ、野菜などは皮をむくなどの下ごしらえしたものを使います。

●だしは、昆布でとった和風だしを使用しています。かつおや煮干しでとっただしはプリン体が多いのでおすすめしません。

1食分の献立のとり方

aまたはbパターンを選びます

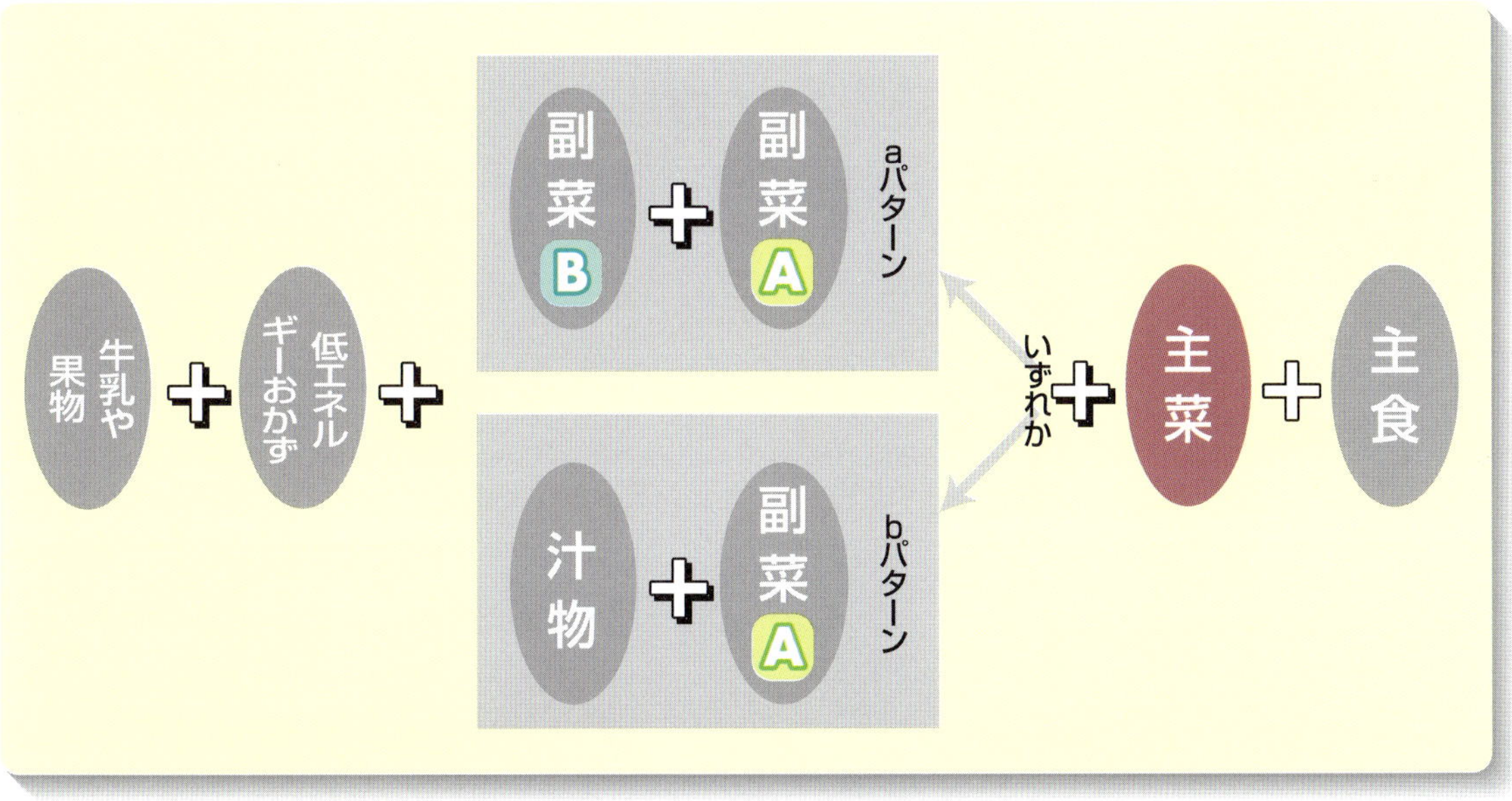

この仕組みに従っておかずなどを選んでいくと、栄養バランスを考慮したエネルギー（カロリー）計算にもとづく、健康的な1日の献立が自動的に設計できます。

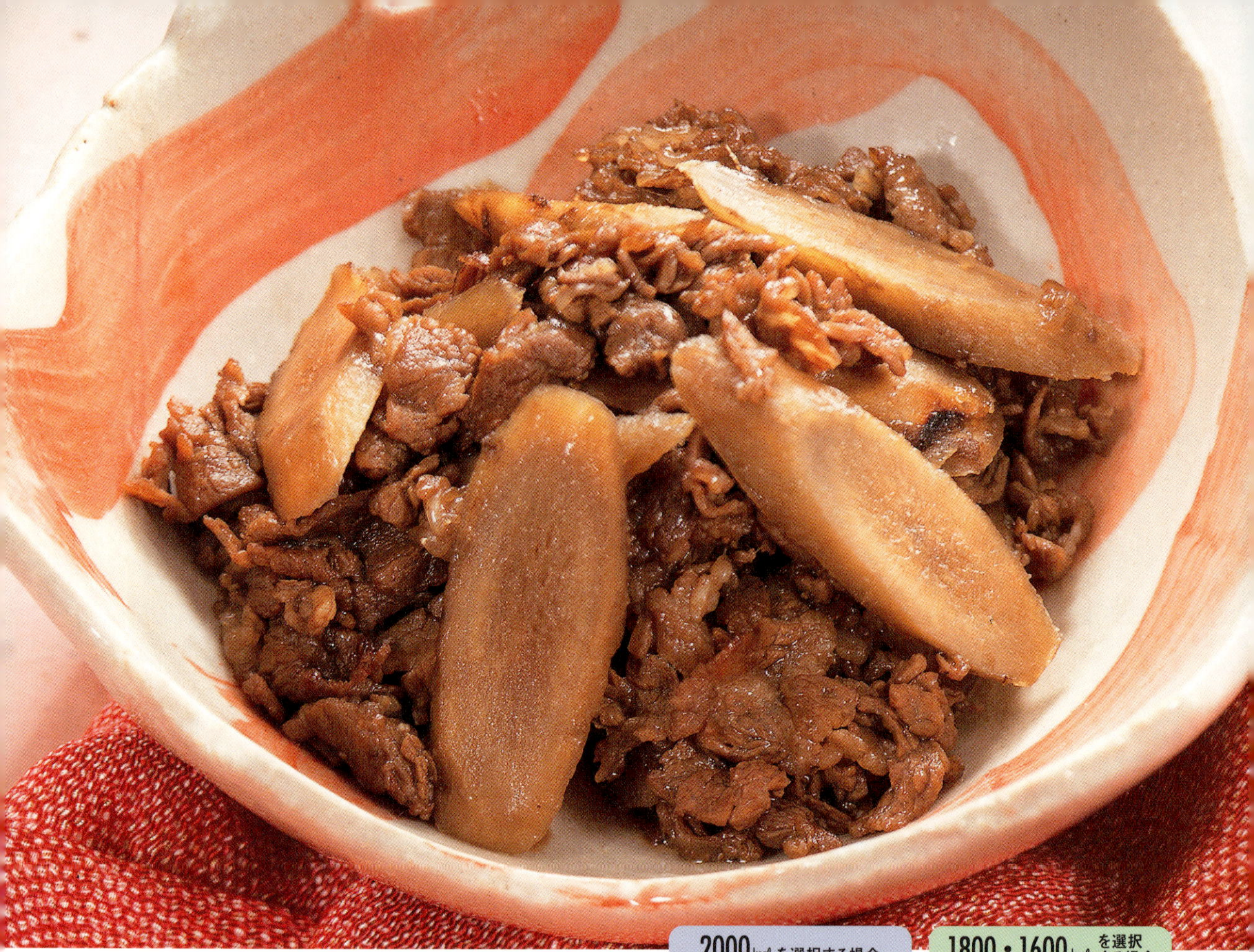

2000kcalを選択する場合		1800・1600kcalを選択する場合	
200kcal	塩分1.9g	160kcal	塩分1.9g

尿酸の排泄を促すごぼうを組み合わせた肉料理

牛肉とごぼうのいり煮

〈作り方〉

❶ごぼうは皮をこそげて5～6㎜厚さの斜め切りにし、水にさらしてアクを抜き、ざるに上げて水けをきっておく。

❷牛もも肉は食べやすい大きさに切る。

❸鍋に植物油を入れて熱し、①と②を中火で炒め合わせる。肉の色が変わったらAを加え、ごぼうがやわらかくなって汁けがほぼなくなるまで弱火で煮る。

■材料（1人分）		2000kcal	1800・1600kcal
牛もも薄切り肉（赤身）		60g	50g
ごぼう		40g	40g
A	昆布だし	$\frac{1}{4}$カップ	$\frac{1}{4}$カップ
	しょうゆ	小さじ2	小さじ2
	みりん	小さじ2	小さじ1$\frac{1}{3}$
植物油		小さじ$\frac{1}{2}$	小さじ$\frac{1}{4}$

ここがポイント! ごぼうは尿をアルカリ化する（アルカリ性に傾ける）食品のひとつです（17ページ参照）。肉の量を控えめにするのもポイント。

ヒレ肉をこっくりと煮込んだ

牛肉と大根の韓国風煮込み

〈作り方〉

❶大根は一口大の斜め乱切りにする。

❷しょうがとにんにくはみじん切りにする。

❸牛ヒレ肉は1㎝幅に切る。

❹鍋にごま油と②、赤とうがらしを入れて弱火で炒め、香りが出てきたら③と①を加えてよく炒め合わせる。

❺④にAを加え、大根が透明になって煮汁がなくなるまで弱火で煮込む。

❻器に盛り、いりごまを振りかける。

材料(1人分)		2000kcal	1800・1600kcal
牛ヒレ肉		50g	40g
大根		100g	100g
しょうが		$\frac{1}{2}$かけ	$\frac{1}{2}$かけ
にんにく		$\frac{1}{2}$片	$\frac{1}{2}$片
赤とうがらし(小口切り)		$\frac{1}{2}$本分	$\frac{1}{2}$本分
A	水	1カップ	1カップ
	しょうゆ	大さじ$\frac{1}{2}$	大さじ$\frac{1}{2}$
	砂糖	小さじ1	小さじ1
	コチュジャン	小さじ1	小さじ1
ごま油		小さじ1	小さじ$\frac{1}{2}$
いり白ごま		小さじ1	小さじ$\frac{1}{2}$

参考メモ

コチュジャンは、韓国の調味料でとうがらしみそのこと。大きなスーパーやデパートなどで売られています。

2000kcal を選択する場合
200kcal 塩分1.4g

1800・1600kcal を選択する場合
160kcal 塩分1.3g

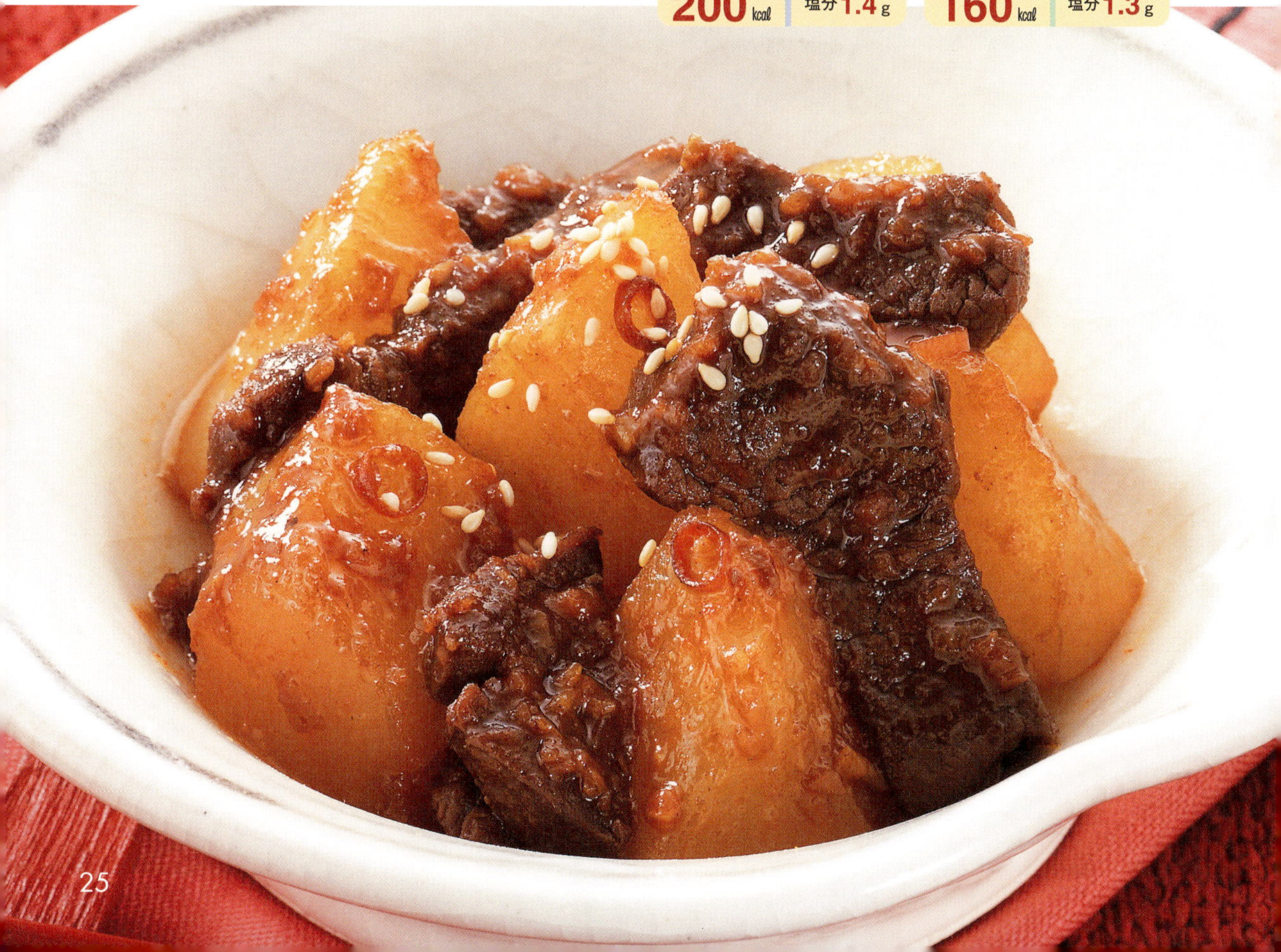

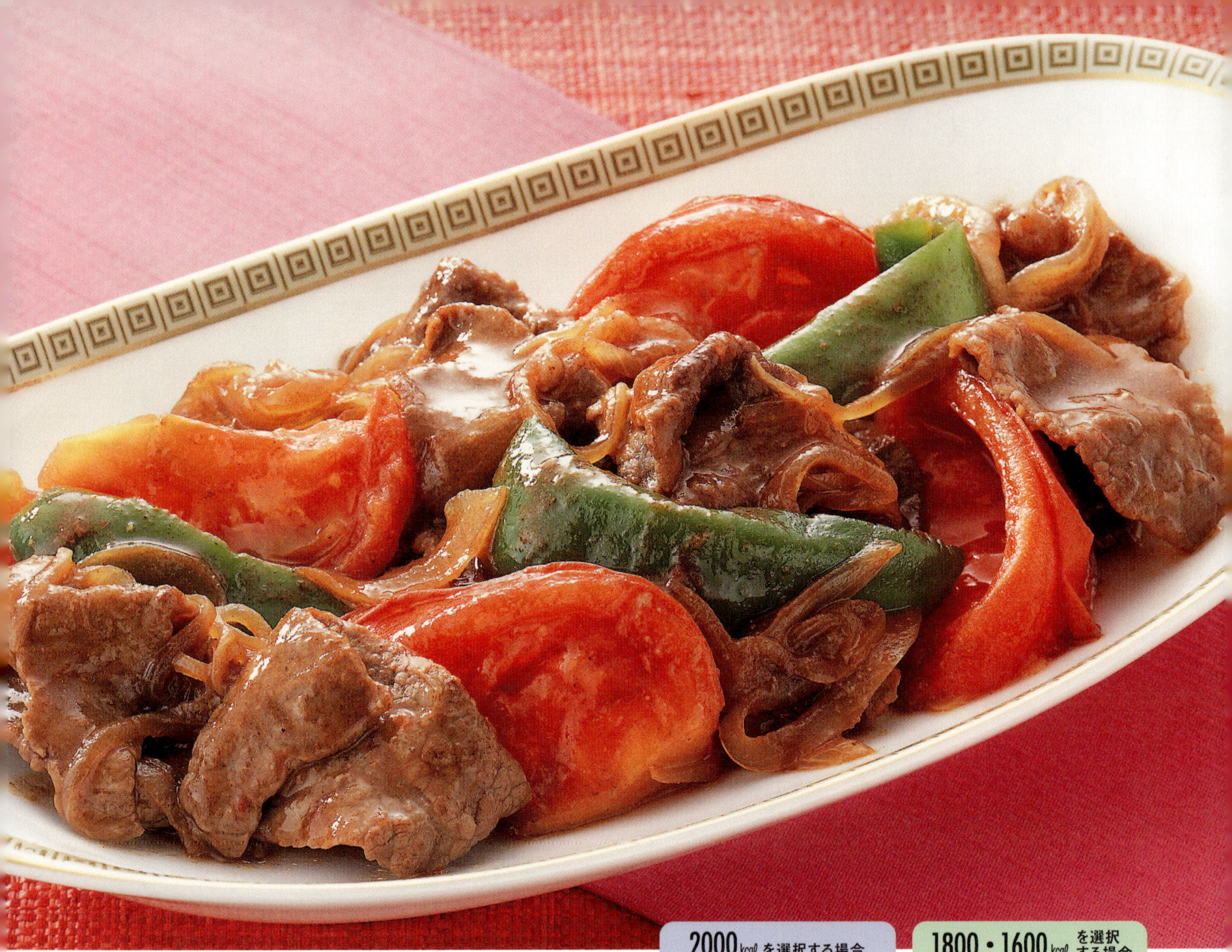

2000kcalを選択する場合		1800・1600kcalを選択する場合	
210kcal	塩分2.7g	160kcal	塩分2.3g

もも肉を使ってエネルギーダウン

牛肉とトマトの中華風炒め

〈作り方〉

1. トマトはくし形に切る。ピーマンは種を除いて縦3等分にし、玉ねぎは薄切りにする。
2. 牛もも肉は一口大に切る。
3. フライパンに植物油を入れて熱し、玉ねぎ、ピーマン、牛肉の順に入れて強火で炒め、牛肉の色が変わったらトマトも加え、軽く塩、こしょうをして味がなじむ程度にさっと炒める。
4. ③に、よくまぜ合わせたAを回し入れ、全体に味をからめて火を止める。

■材料（1人分）		2000kcal	1800・1600kcal
牛もも薄切り肉（赤身）		60g	50g
トマト		$\frac{1}{2}$個	$\frac{1}{2}$個
ピーマン		$\frac{1}{2}$個	$\frac{1}{2}$個
玉ねぎ		$\frac{1}{4}$個	$\frac{1}{4}$個
塩、こしょう		各少々	各少々
A	しょうゆ	小さじ1	小さじ1
	日本酒	小さじ1	小さじ1
	オイスターソース	小さじ1	小さじ$\frac{1}{2}$
	砂糖	小さじ$\frac{1}{2}$	小さじ$\frac{1}{2}$
植物油		小さじ1	小さじ$\frac{1}{2}$

エスニックなおいしさを楽しむ

牛肉と野菜のタイ風サラダ

〈作り方〉

❶紫玉ねぎは薄切りにする。もやしはひげ根をつみとり、セロリは筋をとって斜め薄切りにする。にんじんはせん切りにする。これらを冷水に放してシャキッとさせ、よく水けをきっておく。

❷牛もも肉は1枚を3等分に切り、鍋に沸かした熱湯で色が変わる程度にさっとゆで、すぐ冷水にとって、水けをきる。

❸ボウルにAを入れ、よくまぜ合わせておく。

❹①と②をさっくり合わせて器に盛り、③を回しかけ、香菜の葉をちぎって散らす。

■材料（1人分）

		2000kcal	1800・1600kcal
牛もも薄切り肉（赤身）		70g	55g
紫玉ねぎ		$\frac{1}{8}$個	$\frac{1}{8}$個
もやし		40g	40g
セロリ		$\frac{1}{4}$本	$\frac{1}{4}$本
にんじん		20g	20g
香菜《シャンツァイ》		1本	1本
A	しょうゆ	小さじ$\frac{1}{3}$	小さじ$\frac{1}{3}$
	酢	大さじ$\frac{1}{2}$	大さじ$\frac{1}{2}$
	レモン汁	小さじ1	小さじ1
	ナンプラー	大さじ$\frac{1}{2}$	大さじ$\frac{1}{2}$
	砂糖	大さじ$\frac{1}{2}$	大さじ$\frac{1}{2}$
	赤とうがらし（みじん切り）	$\frac{1}{2}$本分	$\frac{1}{2}$本分
	にんにく（みじん切り）	小さじ$\frac{1}{2}$	小さじ$\frac{1}{2}$

ここがポイント！ この料理のように、ゆでる調理法は、プリン体を減らすことができるうえに肉の余分な脂肪分も落とせるおすすめの方法です。

参考メモ

ナンプラーはタイの魚醤油のこと。大きなスーパーやデパートなどで入手できます。ない場合は、しょうゆとレモン汁を半々にまぜたもので代用してください。また、もやしは生のまま食べるので、鮮度のよいものを選びましょう。

2000kcal を選択する場合
190kcal　塩分0.4g

1800・1600kcal を選択する場合
160kcal　塩分0.4g

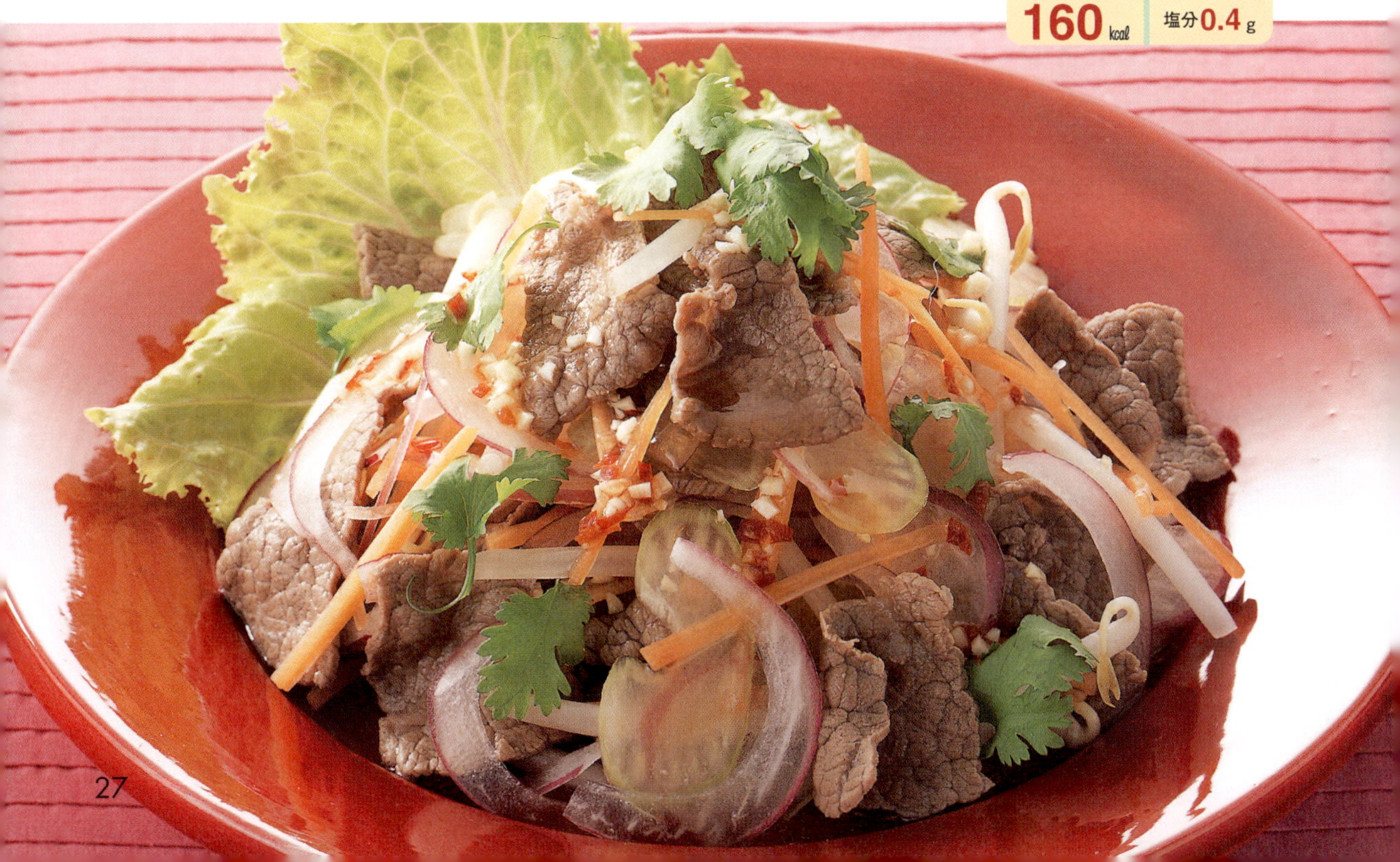

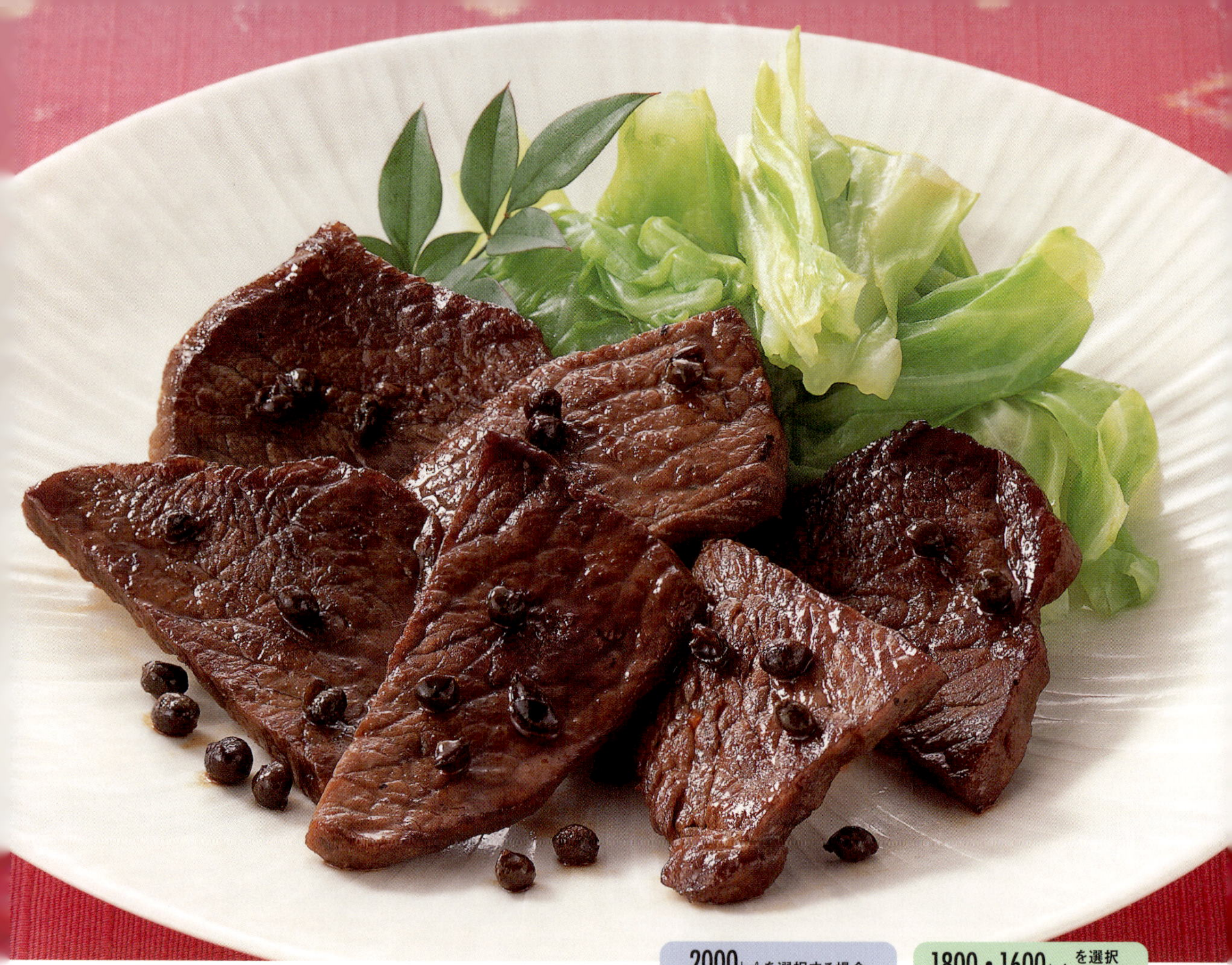

2000kcal を選択する場合		1800・1600kcal を選択する場合	
200kcal	塩分1.4g	170kcal	塩分1.4g

粒さんしょうの刺激で薄味でもおいしい

牛肉のさんしょう焼き

■材料（１人分）

		2000kcal	1800・1600kcal
牛もも肉（バター焼き用）		60g	50g
A	しょうゆ	大さじ$\frac{1}{2}$	大さじ$\frac{1}{2}$
	みりん	大さじ$\frac{1}{2}$	大さじ$\frac{1}{2}$
	日本酒	大さじ$\frac{1}{2}$	大さじ$\frac{1}{2}$
	砂糖	小さじ$\frac{1}{2}$	小さじ$\frac{1}{2}$
	粒さんしょう	小さじ$\frac{1}{2}$	小さじ$\frac{1}{2}$
植物油		小さじ１	小さじ$\frac{1}{2}$
キャベツ		1枚	1枚

〈作り方〉

❶牛もも肉はめん棒などで軽くたたいてのばし、１切れを半分に切る。

❷ボウルにAを入れてよくまぜ合わせておく。

❸キャベツは食べやすい大きさに切って鍋に沸かした熱湯でさっとゆで、よく水けをきっておく。

❹フライパンに植物油を入れて熱し、①を入れて強火で炒め、肉の色が変わったら②を加えてから め、火を止める。

❺④を器に盛り、③をつけ合わせる。

目にも涼しいさっぱり味の夏の一皿

牛肉のみぞれ酢あえ

〈作り方〉

❶大根ときゅうりはおろし金ですりおろし、いっしょに目のこまかいざるなどに入れてよく水けをきっておく。

❷牛もも肉は3㎝幅に切る。

❸鍋に沸かした熱湯に②を1切れずつくぐらせ、色が変わったらすぐ冷水にとって、水けをふく。

❹ボウルに③と①、よくまぜ合わせたAを入れて全体にあえる。

❺青じそをあしらった器に④を盛り、万能ねぎを散らす。

材料（1人分）		2000kcal	1800・1600kcal
牛もも薄切り肉（赤身）		80g	65g
大根		60g	60g
きゅうり		$\frac{1}{2}$本	$\frac{1}{2}$本
A	しょうゆ	小さじ1	小さじ1
	酢	小さじ1	小さじ1
	レモン汁	小さじ1	小さじ1
	砂糖	小さじ1	小さじ1
青じそ		1枚	1枚
万能ねぎ（小口切り）		1本分	1本分

ここがポイント! ゆでることで、肉に含まれるプリン体を少しでも減らすことができます。

2000kcal を選択する場合		1800・1600kcal を選択する場合	
190kcal	塩分1.0g	160kcal	塩分0.9g

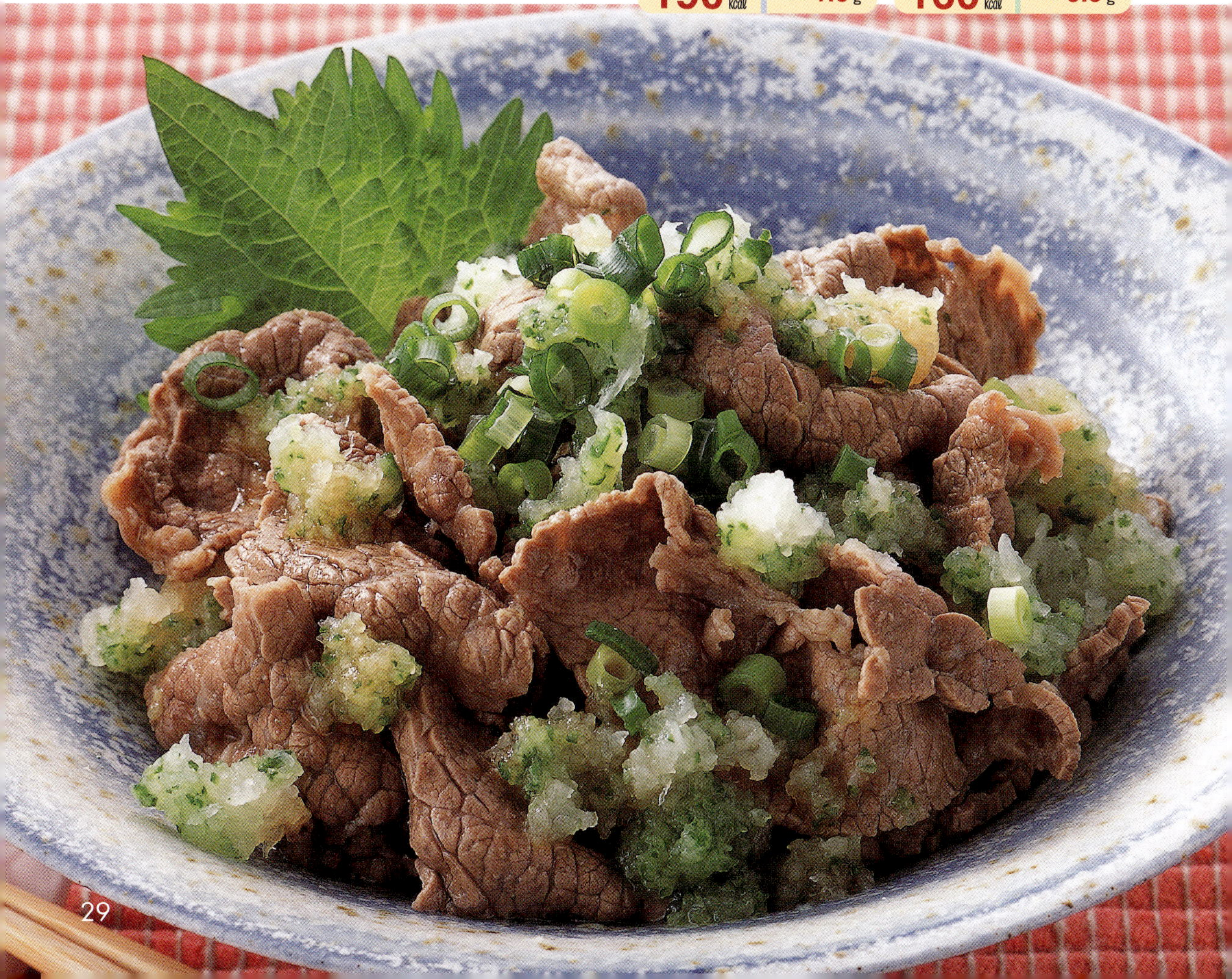

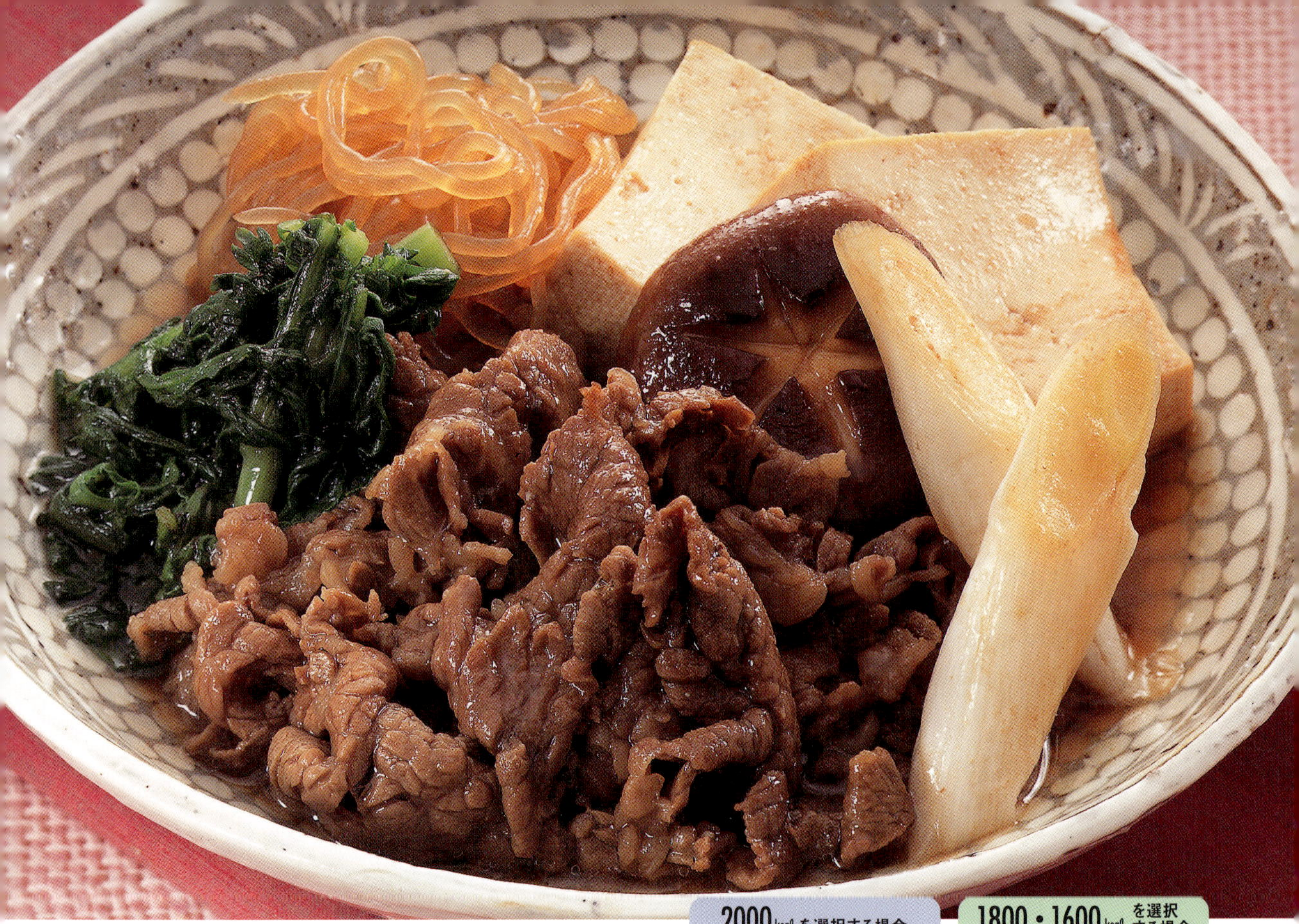

2000kcal を選択する場合		1800・1600kcal を選択する場合	
210kcal	塩分2.8g	170kcal	塩分2.7g

栄養バランスのよい

すき焼き風煮物

〈作り方〉

1. 豆腐は1㎝厚さの正方形に切る。
2. しらたきは食べやすい長さに切り、鍋に沸かした熱湯で1分ほどゆで、ざるに上げて水けをきる。
3. 長ねぎは斜め切りにする。生しいたけは、笠に浅く星形に3本の切り込みを入れる。春菊はざく切りにする。
4. 牛もも肉は食べやすい長さに切る。
5. 鍋にAを入れて煮立て、豆腐、しらたき、生しいたけ、牛肉の順に加えて煮込む。材料に味がしみ込んだら長ねぎと春菊を加え、一煮立ちさせて火を止める。

材料（1人分）		2000kcal	1800・1600kcal
牛もも薄切り肉（赤身）		60g	45g
木綿豆腐		40g	30g
しらたき		40g	40g
長ねぎ		30g	30g
生しいたけ		2個	2個
春菊		30g	30g
A	昆布だし	大さじ3	大さじ3
	しょうゆ	大さじ1	大さじ1
	日本酒	大さじ1	大さじ1
	砂糖	小さじ1	小さじ1

アドバイス

塩分のとりすぎになるので、煮汁は残しましょう。煮汁を残すことで、プリン体をとる量も抑えることができます。

主菜

肉料理

ウーロン茶でゆでてプリン体と脂肪分をカット

ウーロン茶ゆで豚 さんしょう黒酢たれ

〈作り方〉

❶鍋に豚もも肉とそれがかぶるくらいの水を注ぎ入れ、ウーロン茶の茶葉、日本酒、塩を入れて火にかけ、中火で20分ほど煮る。火を止めてそのまま鍋の中で冷まし、5～6㎜厚さに切る。

❷小さなボウルにAと万能ねぎを入れて合わせ、たれを作っておく。

❸ブロッコリーは小房に切り分け、鍋に沸かした熱湯で好みのかたさにゆで、ざるに上げて水けをきっておく。

❹皿に①を盛って②をかけ、③を添える。

■材料（1人分）

材料		2000kcal	1800・1600kcal
豚ももかたまり肉（赤身）		100g	70g
ウーロン茶の茶葉		大さじ1	大さじ1
日本酒		小さじ1	小さじ1
塩		少々	少々
A	しょうゆ	小さじ1	小さじ1
	黒酢	小さじ1	小さじ1
	粉ざんしょう	少々	少々
	ラー油	小さじ$\frac{1}{2}$	小さじ$\frac{1}{2}$
万能ねぎ（みじん切り）		大さじ1	大さじ1
ブロッコリー		60g	60g

参考メモ

黒酢は、米酢を長期間、発酵、熟成させたもの。アミノ酸が豊富で、酸味が少なくマイルドな味わいです。

2000kcalを選択する場合		1800・1600kcalを選択する場合	
190kcal	塩分1.9g	160kcal	塩分1.9g

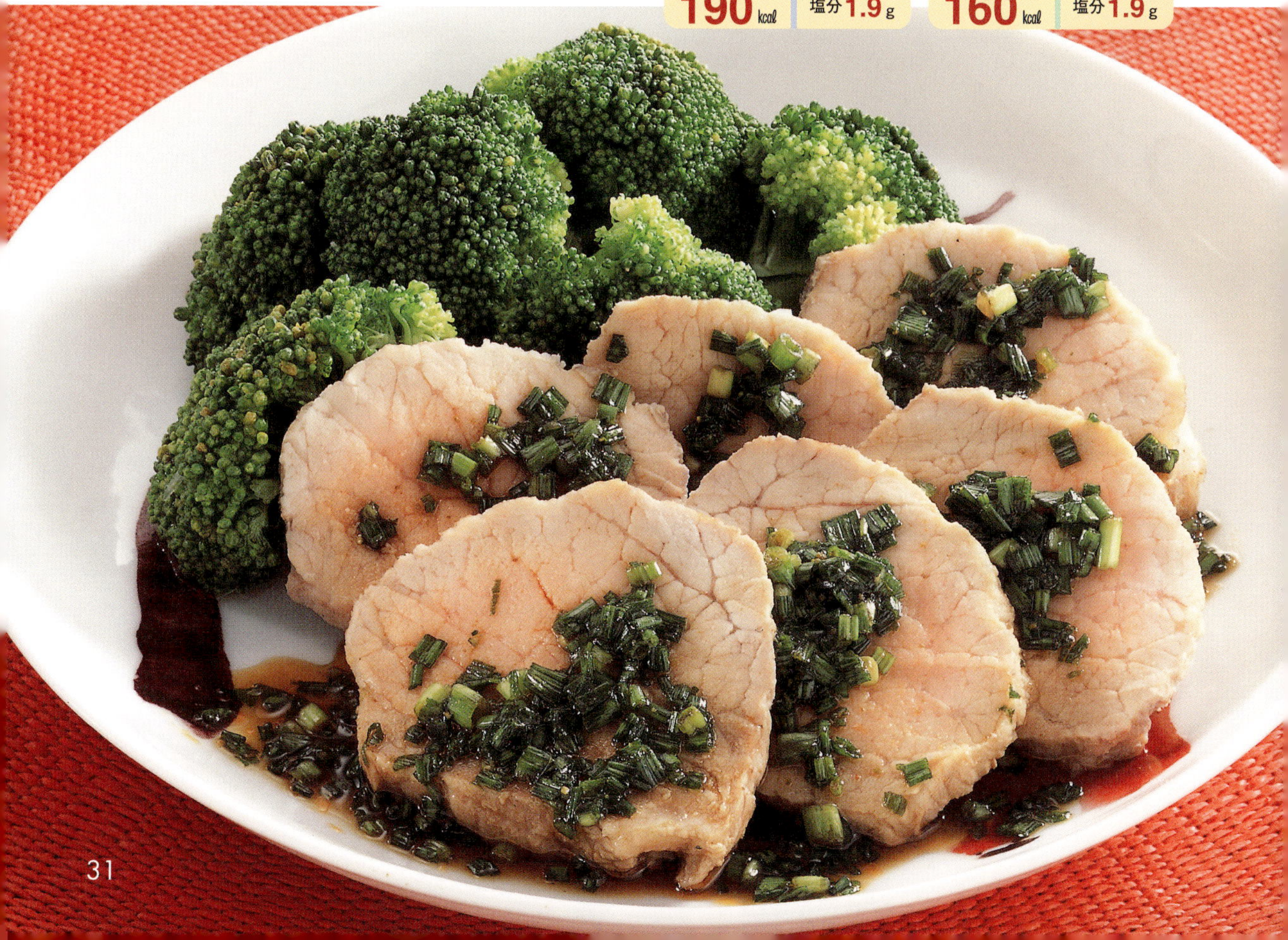

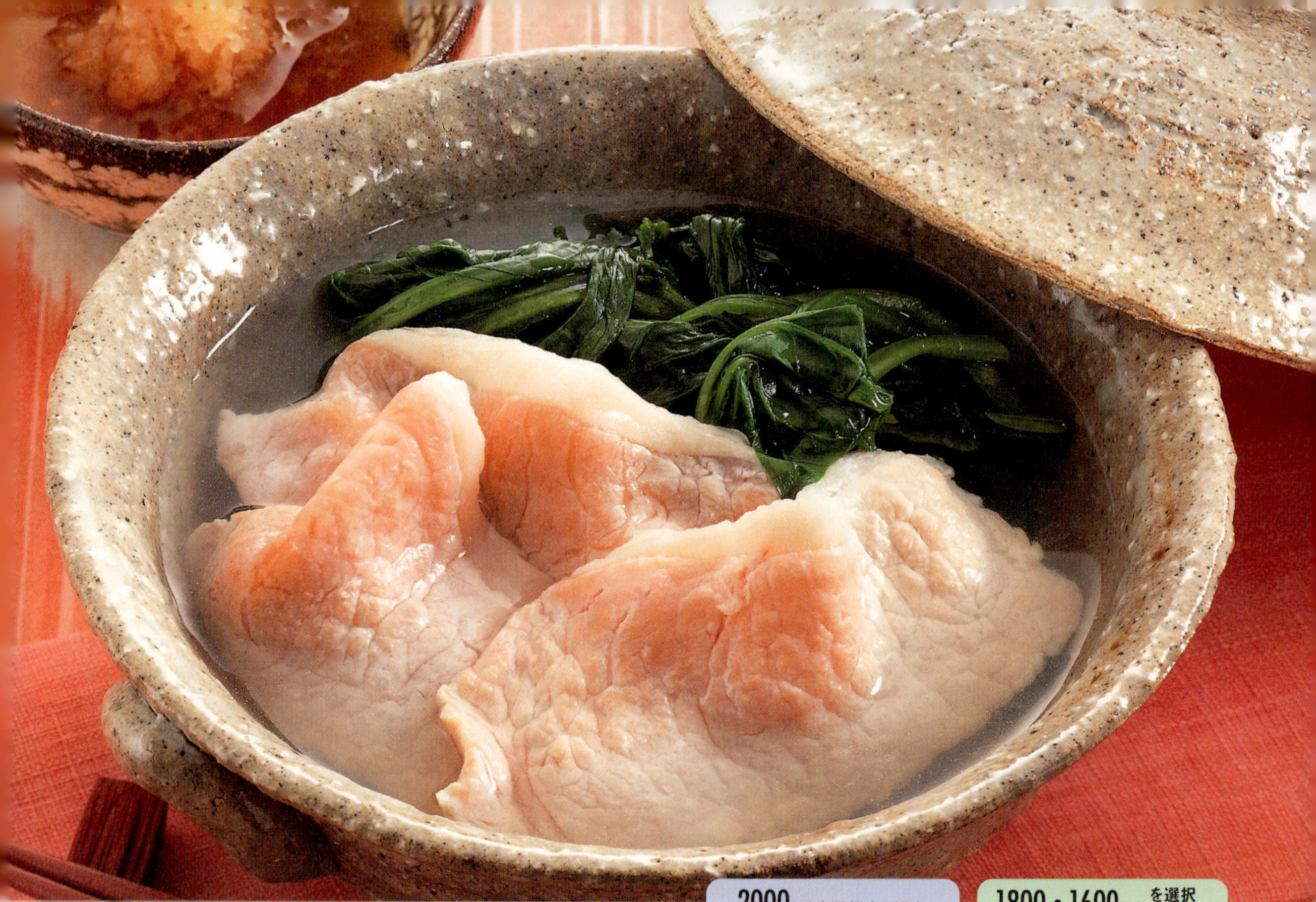

2000kcal を選択する場合	
190kcal	塩分2.0g

1800・1600kcal を選択する場合	
160kcal	塩分2.0g

シンプルだけど飽きのこない鍋物

常《じょう》夜《や》鍋《なべ》

〈作り方〉

❶ほうれんそうは鍋に沸かした熱湯でかためにゆでて水にとり、水けをしぼって長さを2～3等分に切る。

❷小さなボウルにBを合わせてポン酢しょうゆを作り、取り鉢に入れておく。

❸大根おろしに一味とうがらしをまぜ合わせ、もみじおろしを作る。

❹豚肩ロース肉は長さを半分に切る。

❺土鍋にAを入れて煮立て、④を1枚ずつ広げ入れて火を通し、①も加えてさっと煮る。

❻②のポン酢しょうゆに③を適量加えたものに、⑤をつけて食べる。

■材料（1人分）		2000kcal	1800・1600kcal
豚肩ロース薄切り肉		70g	55g
ほうれんそう		100g	100g
A	水	1カップ	1カップ
	日本酒	$\frac{1}{4}$カップ	$\frac{1}{4}$カップ
	塩	少々	少々
B	薄口しょうゆ	大さじ$\frac{1}{2}$	大さじ$\frac{1}{2}$
	酢	大さじ$\frac{1}{2}$	大さじ$\frac{1}{2}$
	ゆずのしぼり汁	小さじ1	小さじ1
大根おろし		大さじ2	大さじ2
一味とうがらし		少々	少々

ここがポイント！ 鍋物も、肉に含まれるプリン体を減らすことができるおすすめの調理法です。プリン体がとけ出た汁は飲まないようにします。

甘辛いみそで味つけする中華のおかず

豚肉とキャベツのみそ炒め

材料（1人分）		2000kcal	1800・1600kcal
豚肩ロース薄切り肉（赤身）		80g	60g
キャベツ		1枚	1枚
にんじん		20g	20g
長ねぎ		10g	10g
しょうが（みじん切り）		少々	少々
A	甜麺醤《テンメンジャン》	小さじ2	小さじ2
	日本酒	小さじ1	小さじ1
	しょうゆ	少々	少々
植物油		小さじ1強	小さじ1

〈作り方〉

1. キャベツは3～4cm角に切り、にんじんは縦半分に切ったものを斜め薄切りにする。
2. 長ねぎは約1cm幅の斜め切りにする。
3. 豚肩ロース肉は3～4cm長さに切る。
4. Aの調味料を小さいボウルに入れ、よくまぜ合わせておく。
5. フライパンに植物油としょうが、②を入れて弱火で炒め、香りが出たら③を加えて強火で炒め、肉の色が変わったところで①を入れて炒め合わせる。④を回し入れ、全体にからめて火を止める。

参考メモ

甜麺醤は中華調味料のひとつで、小麦粉に麹《こうじ》を加えて醸造して作る甘みそです。大きなスーパーやデパートなどで売られています。甜麺醤がない場合は、赤みそ小さじ2と砂糖小さじ$\frac{1}{2}$で代用を。

2000kcalを選択する場合		1800・1600kcalを選択する場合	
200kcal	塩分0.5g	160kcal	塩分0.4g

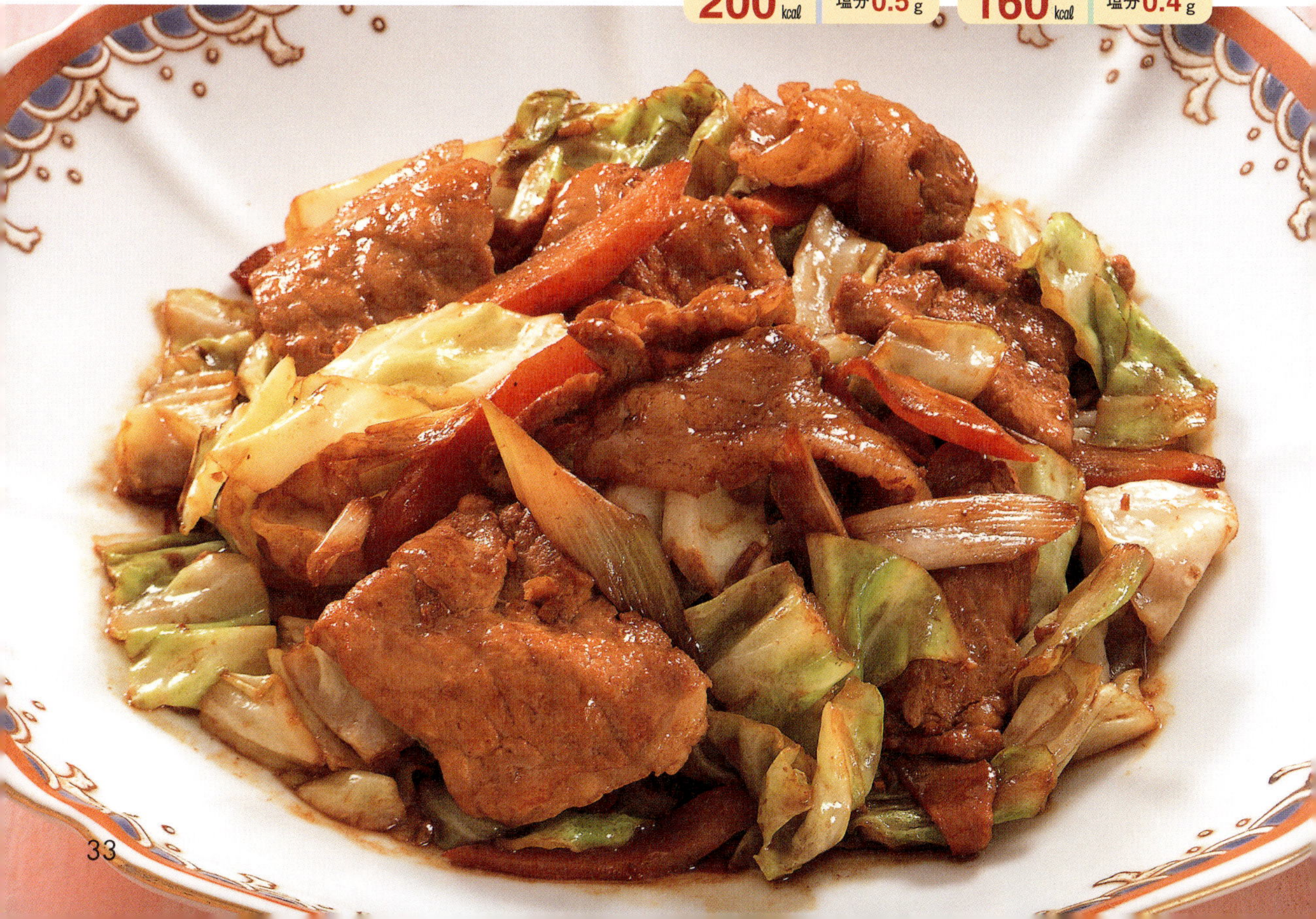

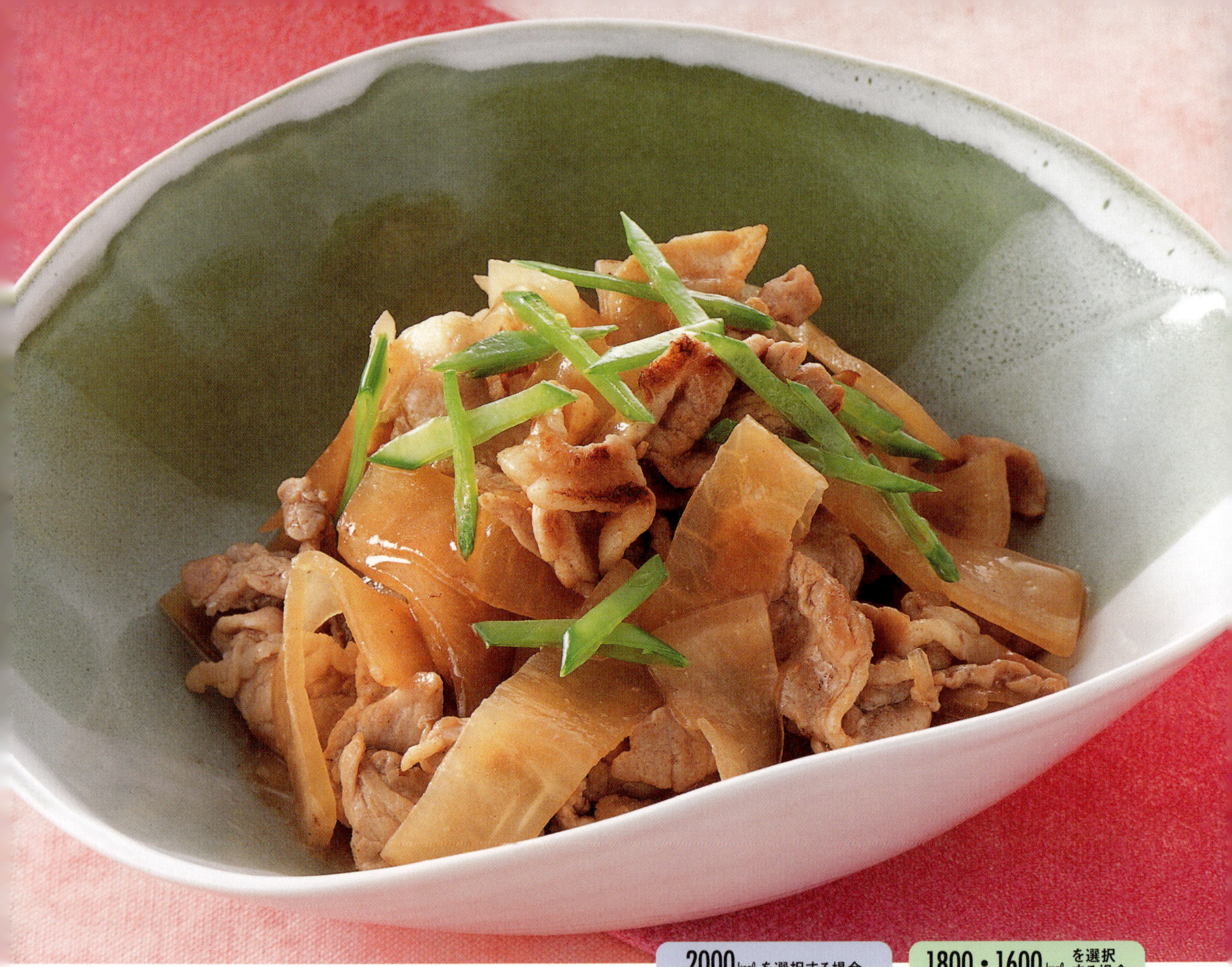

2000kcal を選択する場合	
190kcal	塩分1.5g

1800・1600kcal を選択する場合	
150kcal	塩分1.1g

炒め煮にしてコクをつけた

豚肉と大根のさっと煮

■材料（1人分）

		2000kcal	1800・1600kcal
豚もも薄切り肉（赤身）		70g	55g
大根		150g	150g
絹さや		2枚	2枚
昆布だし		$\frac{1}{2}$カップ	$\frac{1}{2}$カップ
A	しょうゆ	大さじ$\frac{1}{2}$	小さじ1
	日本酒	大さじ$\frac{1}{2}$	小さじ1
	みりん	大さじ$\frac{1}{2}$	小さじ1
植物油		小さじ1	小さじ1弱

〈作り方〉

❶大根は1〜2㎜厚さ、1㎝幅の短冊切りにする。

❷絹さやは鍋に沸かした熱湯でさっとゆで、水にとって冷まし、水けをきって細切りにする。

❸豚もも肉は一口大に切る。

❹鍋に植物油を入れて熱し、③を強火で炒める。肉の色が変わったら①を加えて軽く炒め合わせる。

❺④にだし汁を加えて中火で5〜6分煮、Aを加えて煮汁がなくなるまで煮る。

❻⑤を器に盛り、②を散らす。

とうがらしの辛みを添えたさわやかな味わい

豚肉と野菜の南蛮漬け

材料（1人分）		2000kcal	1800・1600kcal
豚もも肉（バター焼き用）		4枚（80g）	3枚（60g）
赤ピーマン		$\frac{1}{2}$個	$\frac{1}{2}$個
グリーンアスパラガス		太1本	太1本
エリンギ		$\frac{1}{2}$本	$\frac{1}{2}$本
かぼちゃ		40g	40g
A	しょうゆ	大さじ$\frac{1}{2}$	大さじ$\frac{1}{2}$
	酢	大さじ1	大さじ1
	昆布だし	大さじ1	大さじ1
	砂糖	小さじ$\frac{1}{2}$	小さじ$\frac{1}{2}$
	赤とうがらし（小口切り）	$\frac{1}{2}$本分	$\frac{1}{2}$本分
塩、こしょう		各少々	各少々

〈作り方〉

❶赤ピーマンは縦半分に切る。
❷グリーンアスパラガスは根元を切り落とし、長さを3等分に切る。エリンギは手で縦に二つ〜三つに裂いておく。かぼちゃは3㎜厚さに切る。
❸豚もも肉はまないたにのせてめん棒などで軽くたたき、のばしておく。
❹ボウルにAを入れ、よくまぜ合わせておく。
❺グリルパンまたはフッ素樹脂加工のフライパンを熱し、油を使わずに、③を中火で両面をこんがりと焼き、軽く塩、こしょうを振って、熱いうちに④に1時間ほど漬け込む。
❻①と②の野菜類も同様に焼いて（塩、こしょうは不要）、④に漬け込む。

ここがポイント！ 油を使わずに肉を焼くので、ボリュームのわりに低エネルギー。

2000kcalを選択する場合		1800・1600kcalを選択する場合	
180kcal	塩分1.9g	150kcal	塩分1.9g

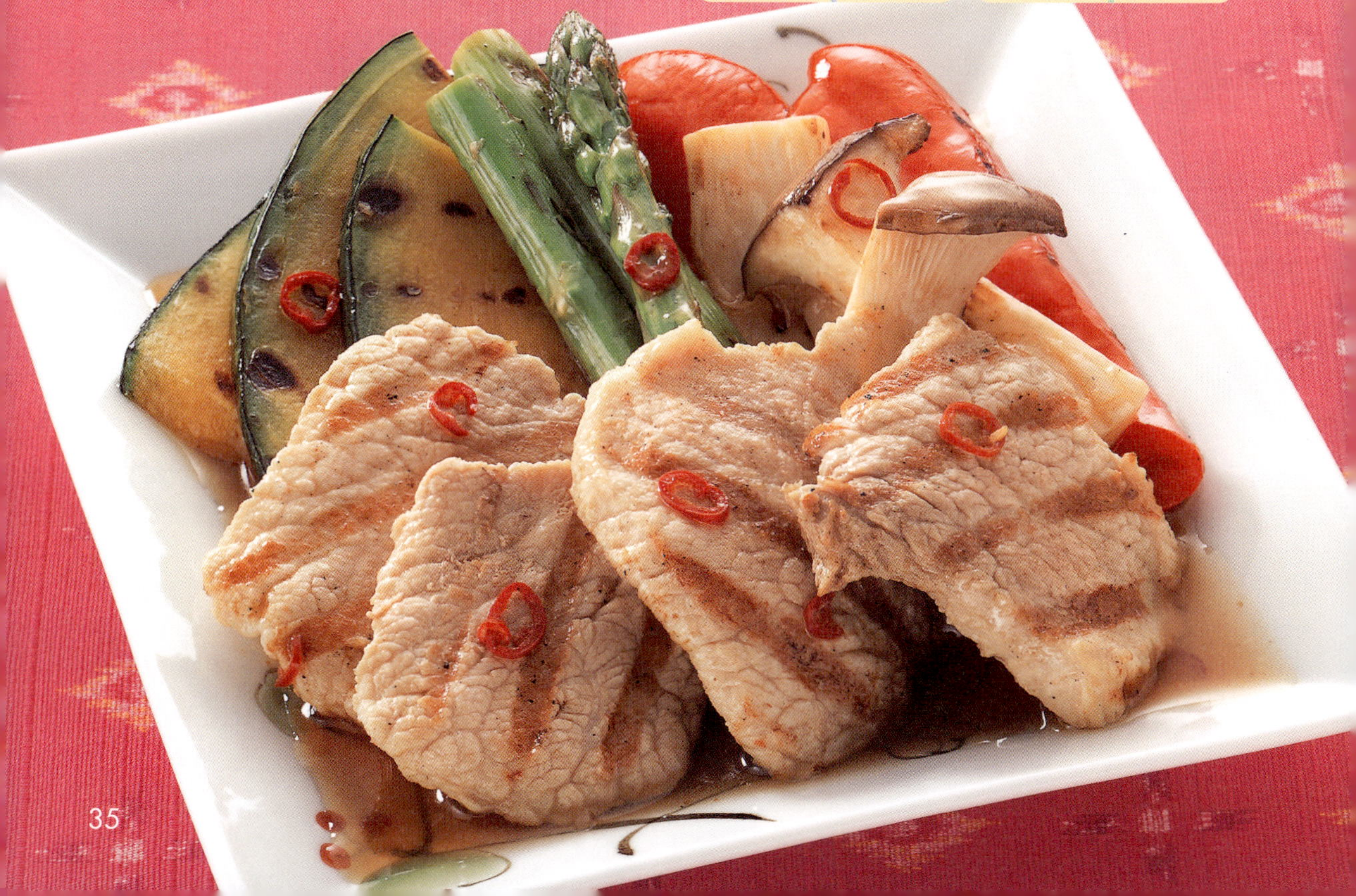

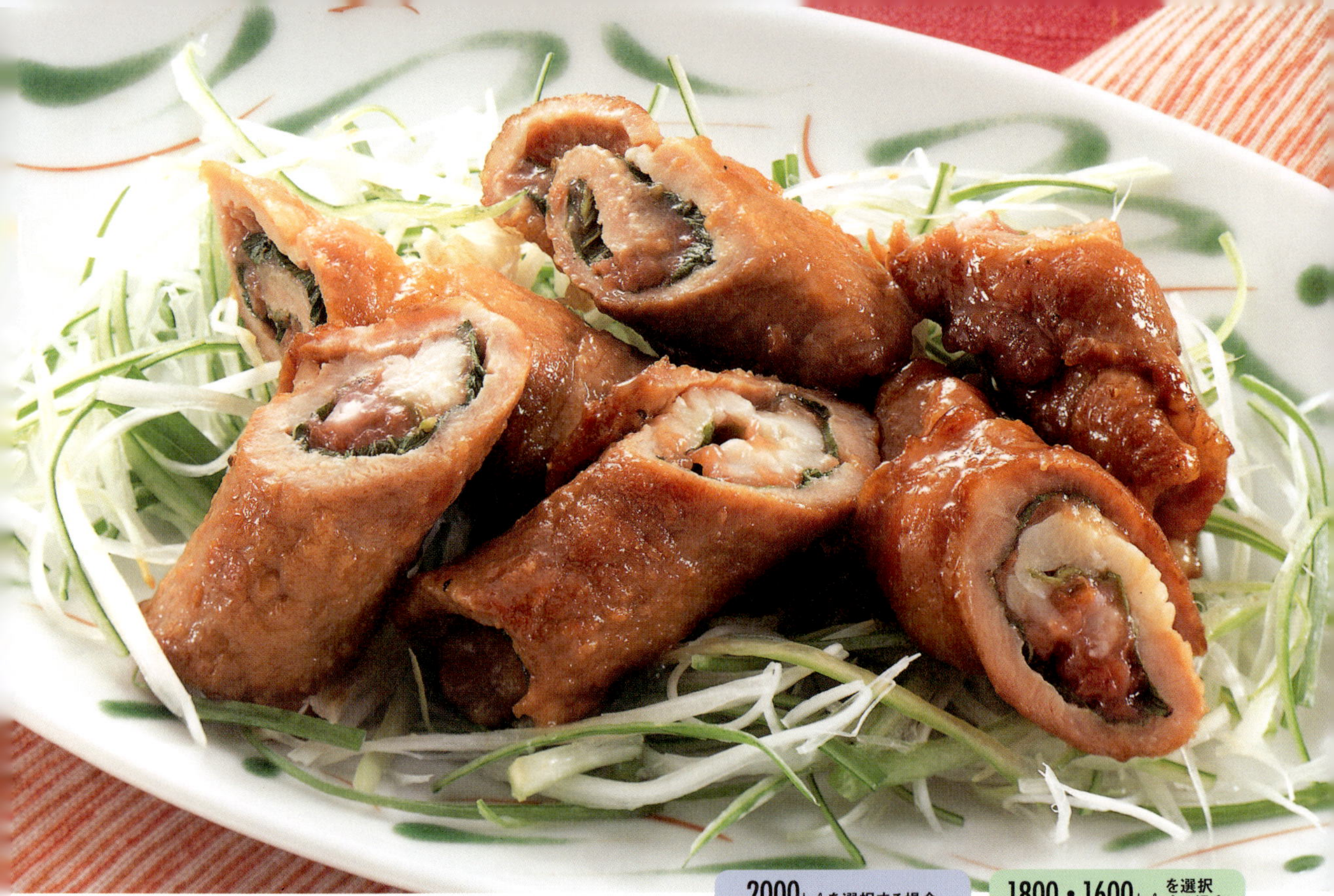

2000kcal を選択する場合	
190kcal	塩分3.2g

1800・1600kcal を選択する場合	
160kcal	塩分3.2g

副菜には塩分の少ないものがおすすめ

豚肉の梅じそ巻き煮

〈作り方〉

❶梅干しの果肉は包丁でたたいてペースト状にし、器に入れて日本酒を加え、よくまぜておく。

❷小さなボウルにAを入れ、よくまぜ合わせる。

❸まないたの上に豚肩ロース肉を1枚ずつ広げ、それぞれに軽く塩とこしょうを振って青じそをのせ、①を等分に塗りのばす。端からクルクルと巻いて、表面に小麦粉を薄くまぶす。

❹フライパンに植物油を入れて熱し、③を巻き終わりを下にして入れ、強火で焼きつける。焼き色がついたら箸でころがしながら弱火で全体に火を通し、②を加えて1～2分煮る。

❺長ねぎは3cm長さのせん切りにし、水に放してシャキッとさせ、水けをきって皿に敷く。その上に④を食べやすい大きさに切って盛りつける。

■材料（1人分）		2000kcal	1800・1600kcal
豚肩ロース薄切り肉		70g	60g
青じそ		3枚	3枚
梅干しの果肉		1個分	1個分
日本酒		小さじ1	小さじ1
塩、こしょう		各少々	各少々
小麦粉		小さじ1	小さじ1
A	しょうゆ	小さじ1/2	小さじ1/2
	みりん	小さじ1/2	小さじ1/2
	昆布だし	大さじ2	大さじ2
植物油		小さじ1強	小さじ1弱
長ねぎ		1/3本	1/3本

肉を焼いて余分な脂を落としてから煮る

豚肉の辛み煮

■材料（１人分）

		2000kcal	1800・1600kcal
豚もも肉（バター焼き用）		２枚（85g）	約２枚（65g）
長ねぎ		$\frac{1}{2}$本	$\frac{1}{2}$本
ししとうがらし		２本	２本
A	チキンスープ	$\frac{1}{3}$カップ	$\frac{1}{3}$カップ
	しょうゆ	小さじ$\frac{1}{2}$	小さじ$\frac{1}{2}$
	みそ	小さじ$\frac{1}{2}$	小さじ$\frac{1}{2}$
	日本酒	小さじ１	小さじ１
	砂糖	小さじ$\frac{1}{2}$	小さじ$\frac{1}{2}$
	おろしにんにく	小さじ$\frac{1}{2}$	小さじ$\frac{1}{2}$
	豆板醤《トウバンジャン》	小さじ$\frac{1}{3}$	小さじ$\frac{1}{3}$
一味とうがらし		少々	少々

※チキンスープは、チキンスープの素（固形）$\frac{1}{5}$個を湯$\frac{1}{3}$カップにといたもの。

〈作り方〉

❶長ねぎは3㎝長さに切る。そのうち1切れは白い部分のみをせん切りにして水にさらし、シャキッとさせて水けをきり、白髪ねぎを作る。

❷ししとうがらしはつまようじでところどころに穴をあけておく。

❸豚もも肉はまないたにのせてめん棒などで軽くたたき、長さを半分に切る。

❹焼き網を火にかけて十分に熱し、③をのせて中火で両面とも焼き色がつくまで焼く。3㎝長さに切った①の長ねぎと②も同様に焼く。

❺鍋にAを入れて煮立て、④を入れて煮汁が少し残る程度まで中火で煮る。

❻⑤を器に盛り、上に一味とうがらしをからめた白髪ねぎをのせる。

2000kcal を選択する場合		1800・1600kcal を選択する場合	
190kcal	塩分1.3g	160kcal	塩分1.3g

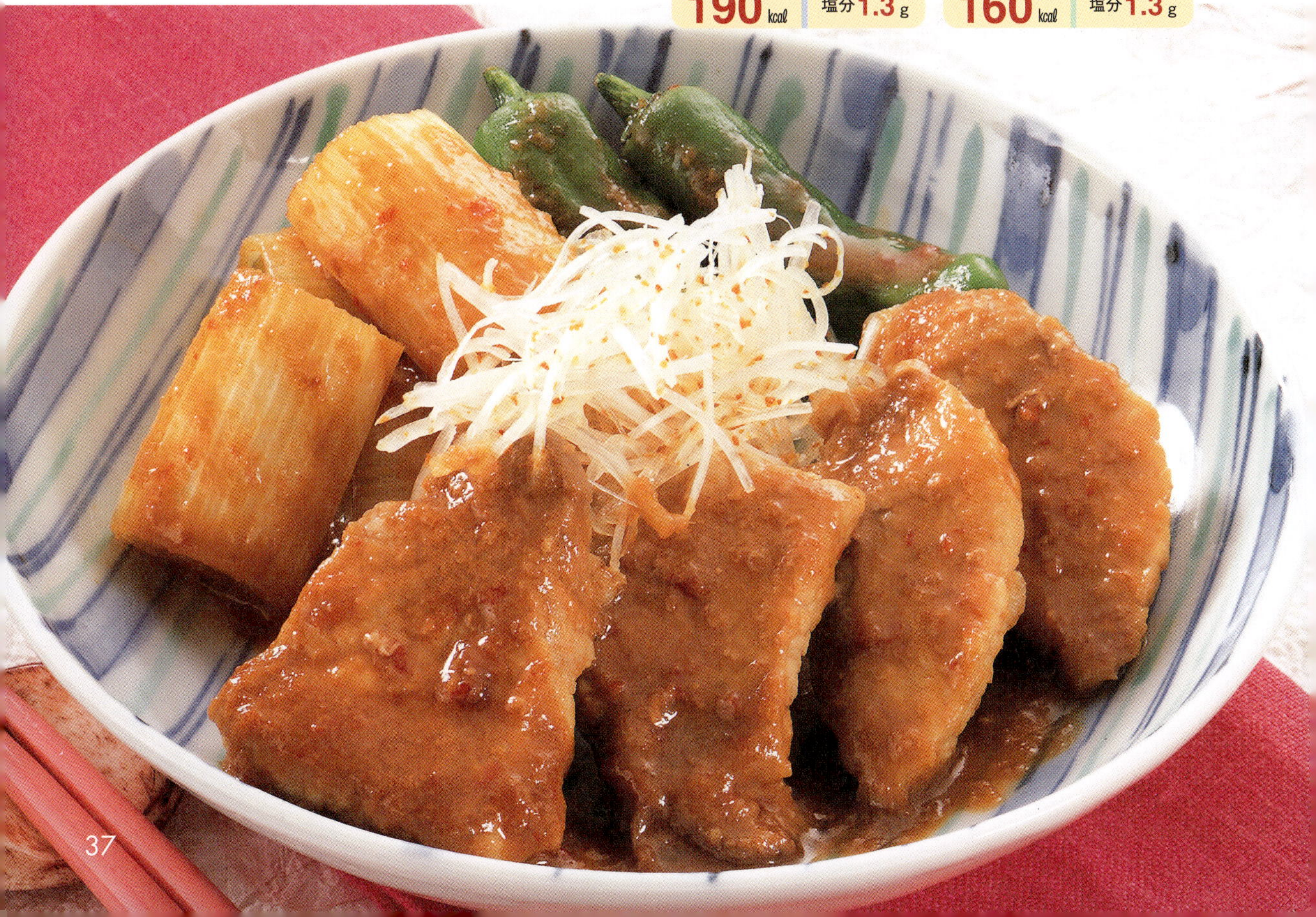

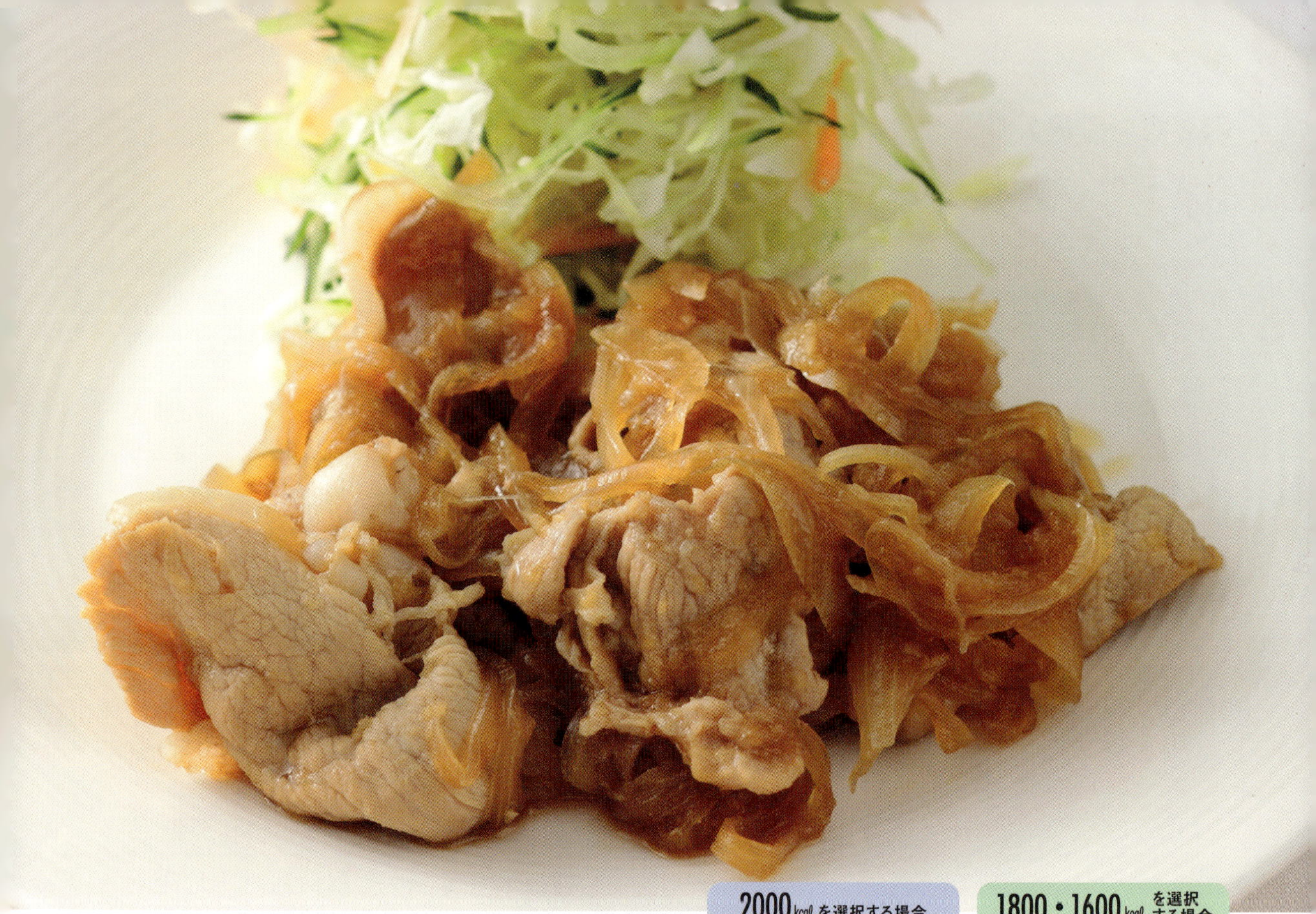

2000kcalを選択する場合		1800・1600kcalを選択する場合	
190kcal	塩分1.8g	160kcal	塩分1.4g

しゃぶしゃぶ肉でも食べごたえ十分

豚肉のしょうが焼き

〈作り方〉

❶豚もも肉はAをからめ、下味をつける。

❷玉ねぎは薄切りにする。

❸フライパンに植物油を熱して、玉ねぎをしんなり炒め、豚肉も加え、汁けがなくなるまで炒め合わせる。

❹器に盛り、キャベツとにんじん、きゅうりをまぜてつけ合わせる。

材料(1人分)		2000kcal	1800・1600kcal
豚もも肉(しゃぶしゃぶ用)		60g	55g
A	おろししょうが	小さじ$\frac{1}{2}$	小さじ$\frac{1}{2}$
	みりん	小さじ$\frac{1}{2}$	小さじ$\frac{1}{2}$
	日本酒	小さじ2	小さじ2
	しょうゆ	小さじ2	大さじ$\frac{1}{2}$
玉ねぎ		10g	10g
キャベツ(せん切り)		$\frac{1}{2}$枚	$\frac{1}{2}$枚
にんじん(せん切り)		6g	6g
きゅうり(せん切り)		6g	6g
植物油		大さじ$\frac{1}{2}$	小さじ1

薄切りの豚肉をゆでてさっぱりと味わう

豚肉の冷しゃぶサラダ

〈作り方〉

❶キャベツは鍋に沸かした熱湯でしんなりするまでゆで、水にとって水けをきり、細切りにする。

❷きゅうりとにんじんはせん切りにし、鍋に沸かした熱湯でさっとゆでる。水にとって冷まし、水けをきっておく。

❸小さなボウルにAを合わせてよくまぜ、たれを作る。

❹鍋に沸かした熱湯に豚もも肉を1枚ずつ広げて入れ、肉の色が変わったら冷水にとり、ペーパータオルで水けをふいて長さを半分に切る。

❺盛り皿の中心に④をのせ、①と②の野菜を彩りよく盛り合わせ、③をかける。

材料（1人分）		2000kcal	1800・1600kcal
豚もも薄切り肉（赤身）		70g	60g
キャベツ		1枚	1枚
きゅうり		$\frac{1}{2}$本	$\frac{1}{2}$本
にんじん		30g	30g
A	マヨネーズ	小さじ2	大さじ$\frac{1}{2}$
	レモン汁	小さじ$\frac{1}{2}$	小さじ$\frac{1}{2}$
	しゃぶしゃぶ用のごまだれ（市販品）	小さじ2	小さじ2
	しょうゆ	小さじ$\frac{1}{2}$	小さじ$\frac{1}{2}$
	日本酒	小さじ1	小さじ1

ここがポイント！ 豚肉を1枚ずつ広げ入れてゆでることで、肉に含まれるプリン体を少しでも減らすことができます。

2000kcalを選択する場合		1800・1600kcalを選択する場合	
200kcal	塩分1.1g	170kcal	塩分1.1g

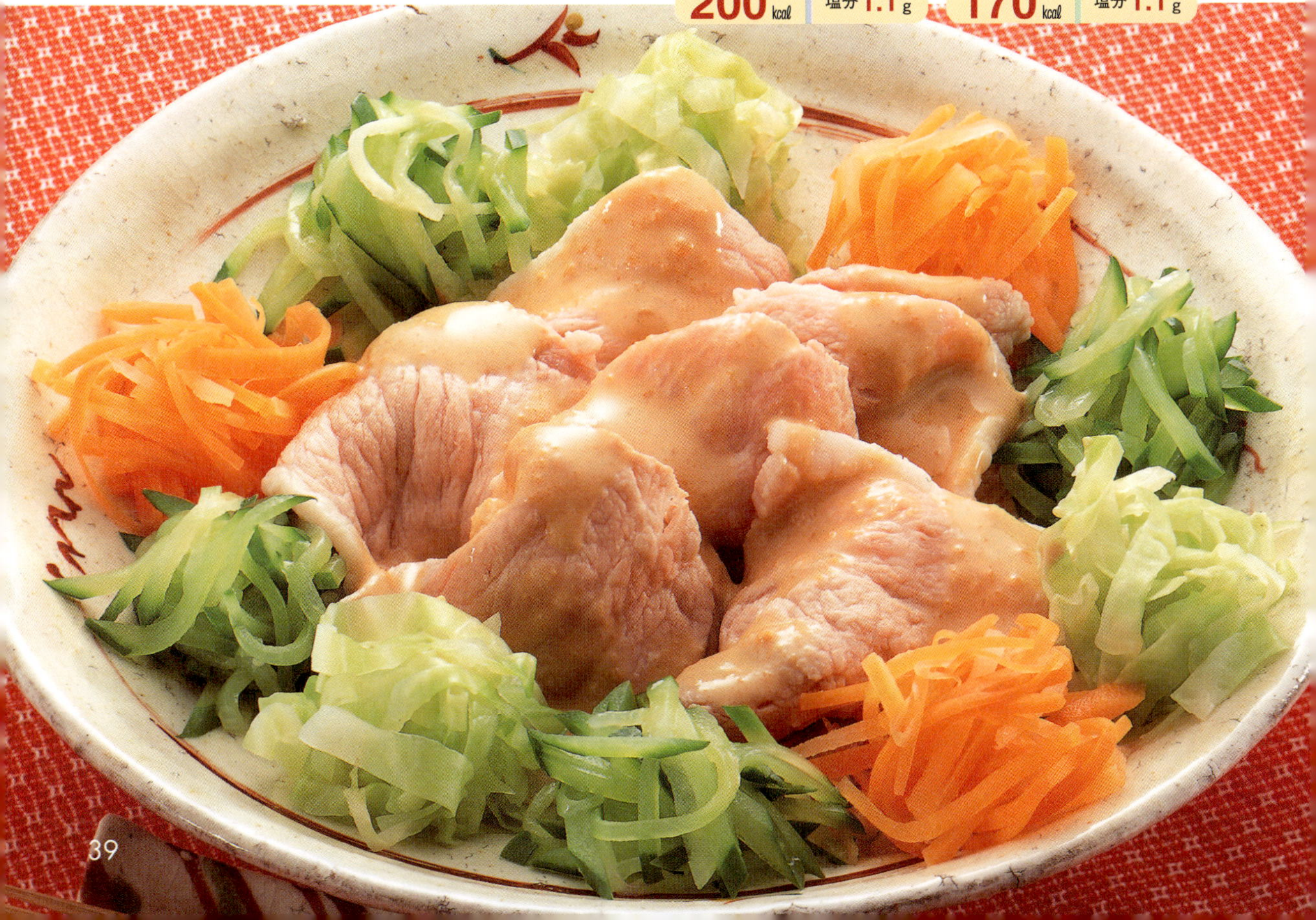

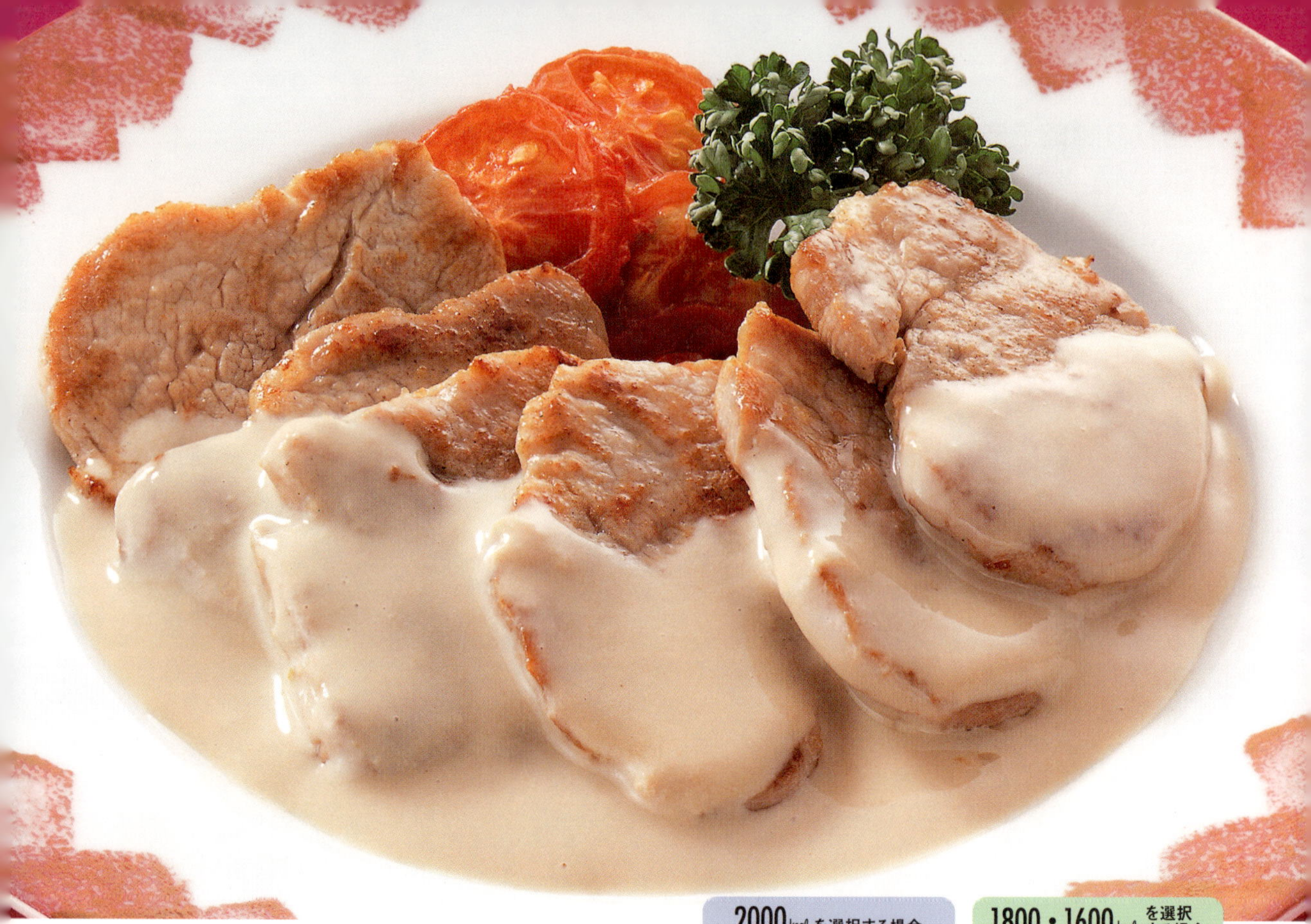

2000kcal を選択する場合	
200 kcal	塩分 1.2 g

1800・1600kcal を選択する場合	
160 kcal	塩分 1.2 g

ヘルシーな豆乳を使ったソースが新鮮

豚ヒレ肉の豆乳ソースがけ

■材料（1人分）

		2000kcal	1800・1600kcal
豚ヒレ肉		3枚（80g）	小3枚（60g）
塩、こしょう		各少々	各少々
A	豆乳	$\frac{1}{3}$カップ	$\frac{1}{3}$カップ
	ウスターソース	小さじ1	小さじ1
	マスタード	小さじ$\frac{1}{3}$	小さじ$\frac{1}{3}$
植物油		小さじ1強	小さじ1
ミニトマト		2個	2個
パセリ		少々	少々

〈作り方〉

❶豚ヒレ肉はまないたにのせてめん棒などで軽くたたき、長さを半分に切って軽く塩、こしょうを振る。

❷フライパンに植物油を入れて熱し、①を両面とも焼き色がつくまで焼き、皿に盛る。

❸②のフライパンにAを入れ、弱火で3～4分煮詰めて②の豚肉の上からかける。

❹ミニトマトは半分に切って塩少々を振り、オーブントースターで軽く焼いてパセリとともに③に添える。

ここがポイント! 豚肉の中でも、脂の少ないヒレ肉は低エネルギーで最もおすすめの部位です。

主菜

肉料理

生の野菜を巻いて食べる

韓国風鶏の照り焼き

■材料（1人分）		2000kcal	1800・1600kcal
鶏もも肉（皮つき）		75g	55g
A	しょうゆ	小さじ1	小さじ$\frac{2}{3}$
	日本酒	小さじ1	小さじ1
	砂糖	小さじ1強	小さじ1弱
	おろしにんにく	小さじ$\frac{1}{3}$	小さじ$\frac{1}{3}$
	粉とうがらし	少々	少々
万能ねぎ		1本	1本
にんにく		$\frac{1}{2}$片	$\frac{1}{2}$片
サニーレタス		1枚	1枚
レモン（くし形切り）		1切れ	1切れ

〈作り方〉

❶鶏もも肉は身の厚い部分の中央に、厚みの半分まで包丁を入れる。次に、包丁をねかせて左右ともに外側に切り込みを入れ、身の厚みが均一になるように切り開く。これを観音開きという。

❷①をバットなどに入れ、よくまぜ合わせたAをからめて、そのまま20分ほどおく。

❸万能ねぎは5cm長さに切り、にんにくは薄切りにする。サニーレタスは手で食べやすい大きさにちぎっておく。

❹焼き網を火にかけて十分に熱し、②をのせて両面とも焼き色がつくまで焼き、食べやすい大きさに切って皿に盛る。

❺④に③を添え、レモンは半分に切ってあしらう。鶏肉に③をはさみ、レモン汁をしぼりかけて食べる。

2000kcalを選択する場合		1800・1600kcalを選択する場合	
200kcal	塩分1.1g	150kcal	塩分0.8g

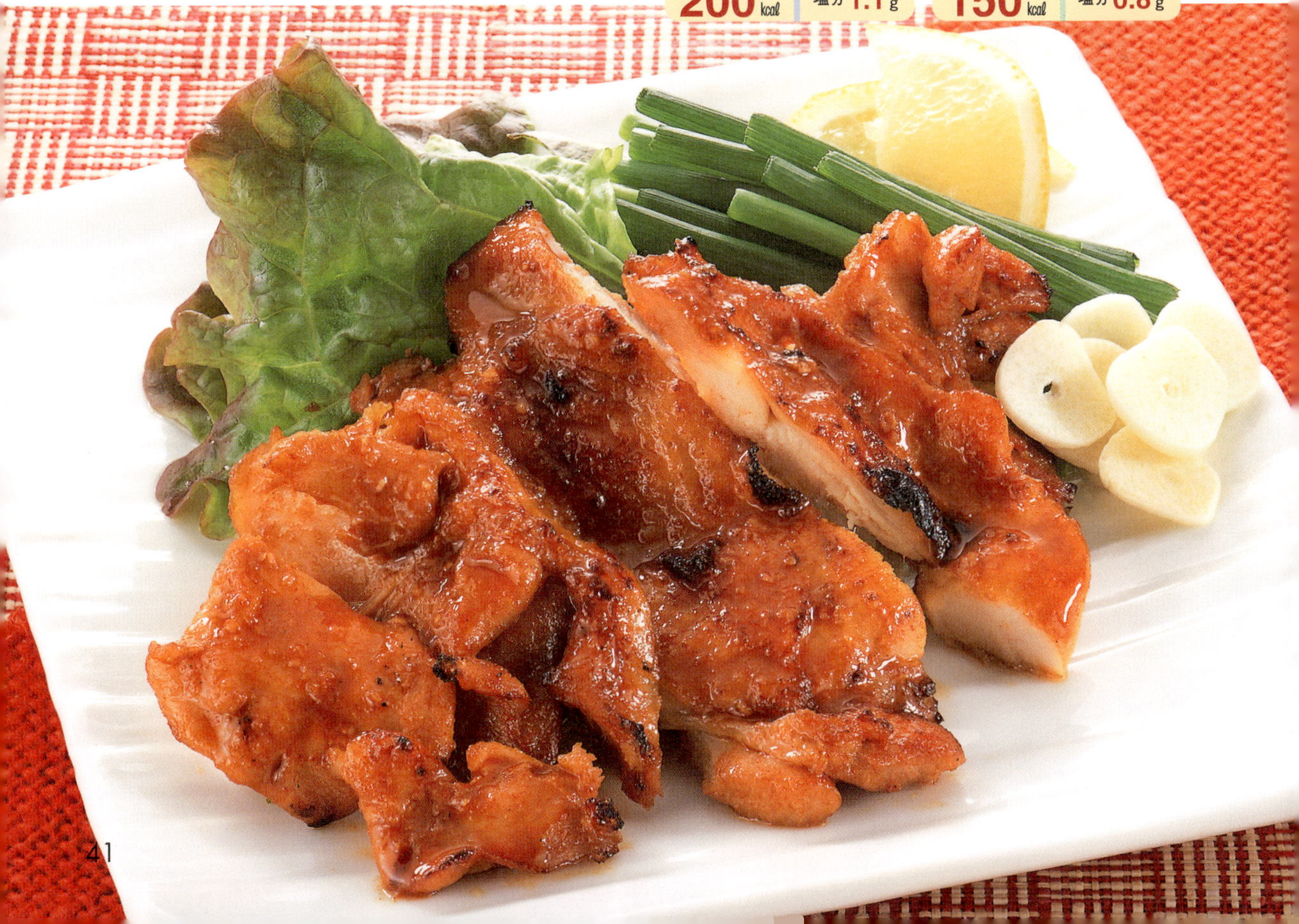

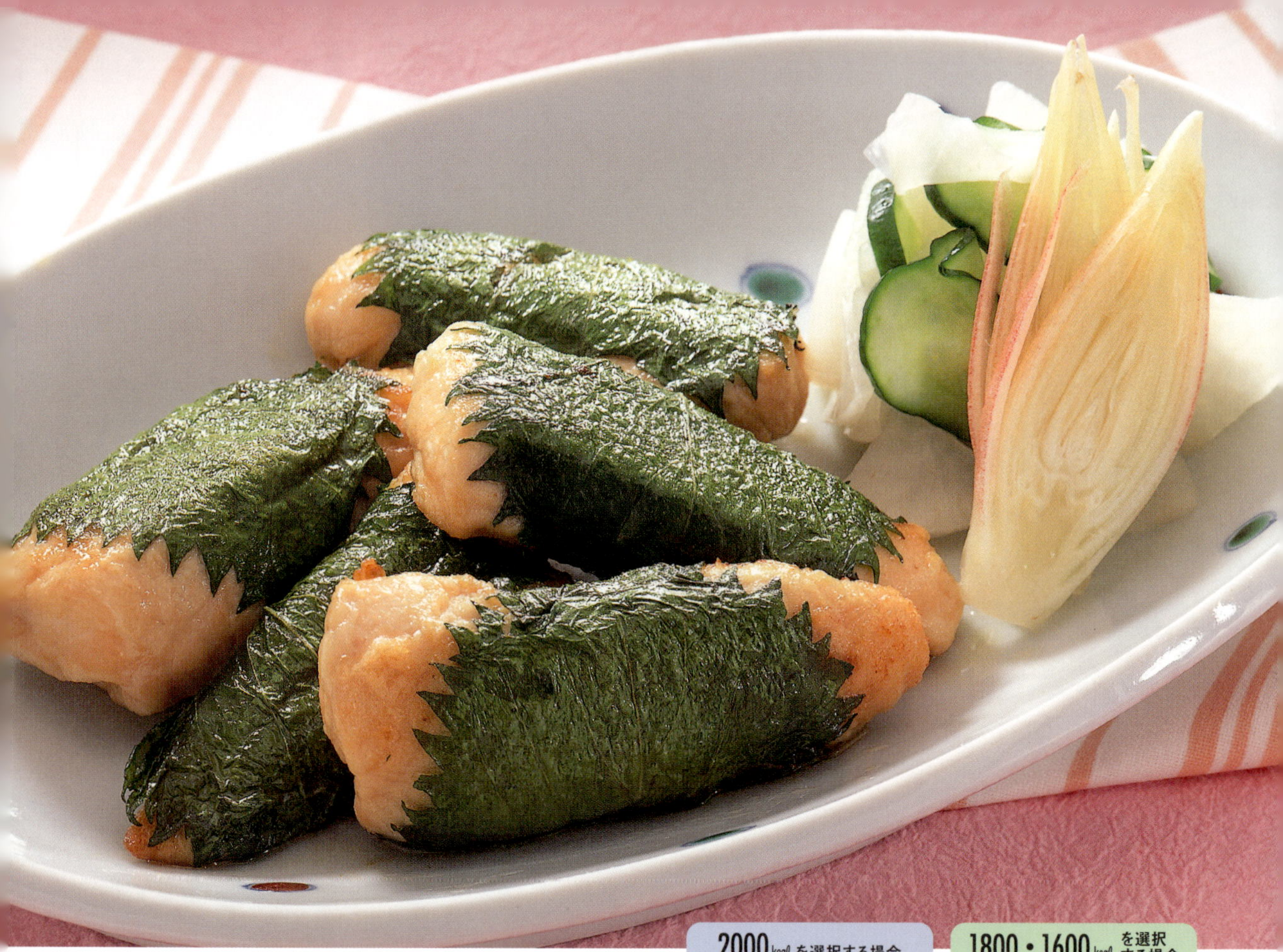

2000kcal を選択する場合		1800・1600kcal を選択する場合	
180kcal	塩分1.9g	150kcal	塩分1.9g

低エネルギーで高タンパクな鶏肉メニュー

鶏ささ身のしそ巻き

〈作り方〉

❶鶏ささ身は、切り目を浅く入れて白い筋を包丁でとり除く。1本の長さを2等分に切ってボウルに入れ、Aをからめて10分ほどおく。

❷①に小麦粉を薄くまぶしつけて余分な粉は軽くはたき落とし、1切れずつ青じそを巻きつける。

❸フライパンに植物油を入れて熱し、②を巻き終わりを下にして入れ、両面に焼き色がつくまで中火で焼く。

❹大根は薄いいちょう切りにし、きゅうりは薄い小口切りにして合わせ、ボウルに入れて塩を振り、軽くもむ。

❺③を器に盛って、④を添え、薄切りにしたみょうがをあしらう。

■材料（1人分）

		2000kcal	1800・1600kcal
鶏ささ身		80g	60g
青じそ		5枚	4～5枚
A	しょうゆ	大さじ$\frac{1}{2}$	大さじ$\frac{1}{2}$
	日本酒	小さじ1	小さじ1
	しょうが汁	少々	少々
小麦粉		大さじ1	大さじ1
植物油		小さじ1強	小さじ1
大根		40g	40g
きゅうり		10g	10g
みょうが		$\frac{1}{2}$個	$\frac{1}{2}$個
塩		少々	少々

主菜
肉料理

野菜は大きく切って歯ごたえよく
フライパンいり鶏

材料（1人分）		2000kcal	1800・1600kcal
鶏もも肉		60g	55g
ごぼう		40g	25g
にんじん		40g	25g
れんこん		35g	25g
干ししいたけ		1個	1個
さやいんげん		1本	1本
日本酒		大さじ1	小さじ2
A	だし（しいたけのもどし汁と合わせて）	200cc	140cc
	みりん	小さじ2	小さじ$\frac{2}{3}$
	しょうゆ	小さじ2	大さじ$\frac{1}{2}$

〈作り方〉

❶鶏肉は一口大に切り、ごぼう、にんじん、れんこんは乱切りにする。

❷干ししいたけは水でもどしてそぎ切りに、いんげんはゆでて斜め切りにする。

❸フライパンを熱し、鶏肉を皮目を下にして入れ、中火でじっくりと焼きつける。

❹鶏肉が焼けたら、①の根菜としいたけを加えて炒め合わせる。

❺全体になじんだら、日本酒を加えてひとまぜし、Aを加え煮汁がほとんどなくなるまで中火で煮る。最後にいんげんを加え、全体をまぜる。

2000kcalを選択する場合	
200kcal	塩分1.8g

1800・1600kcalを選択する場合	
170kcal	塩分1.5g

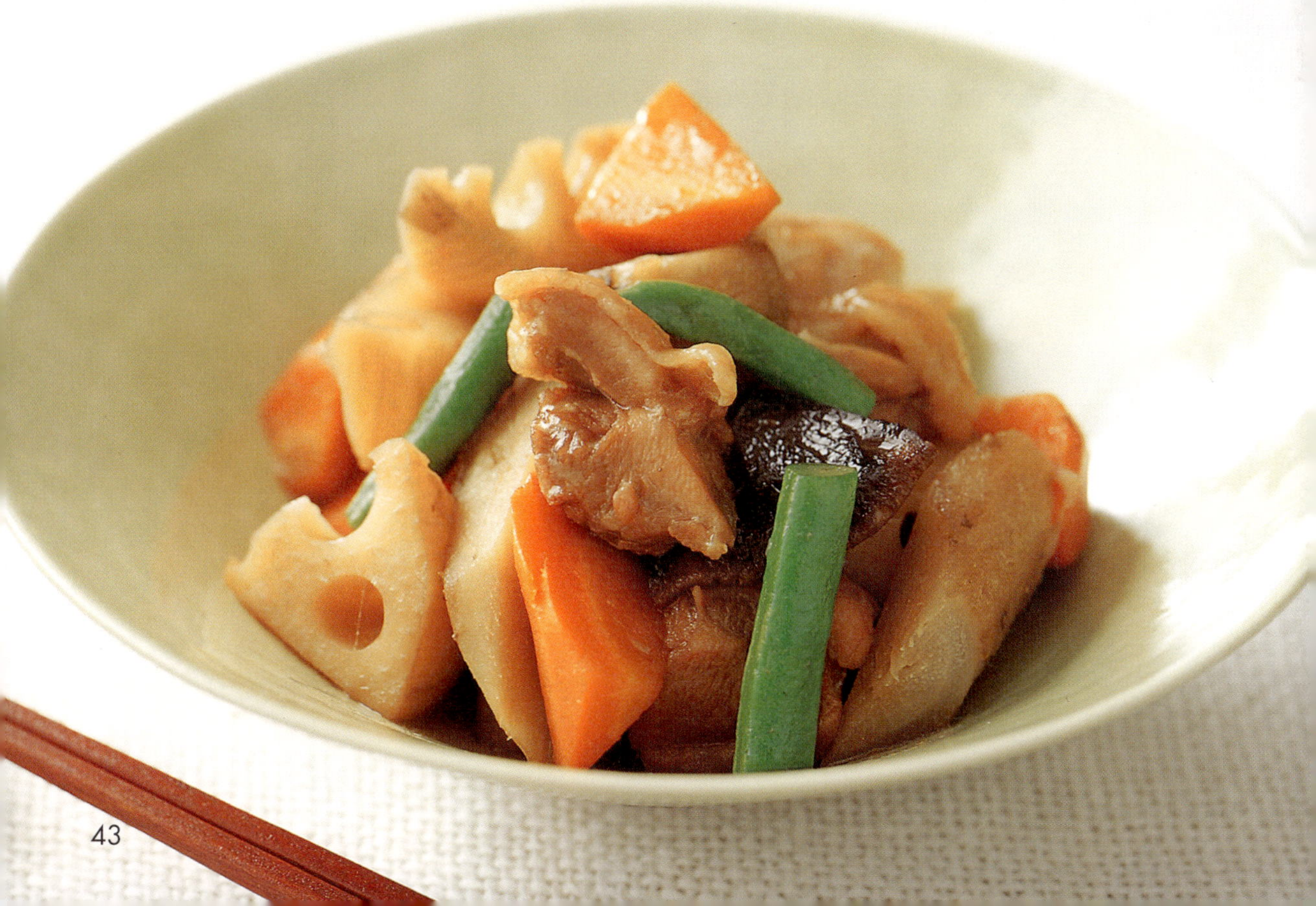

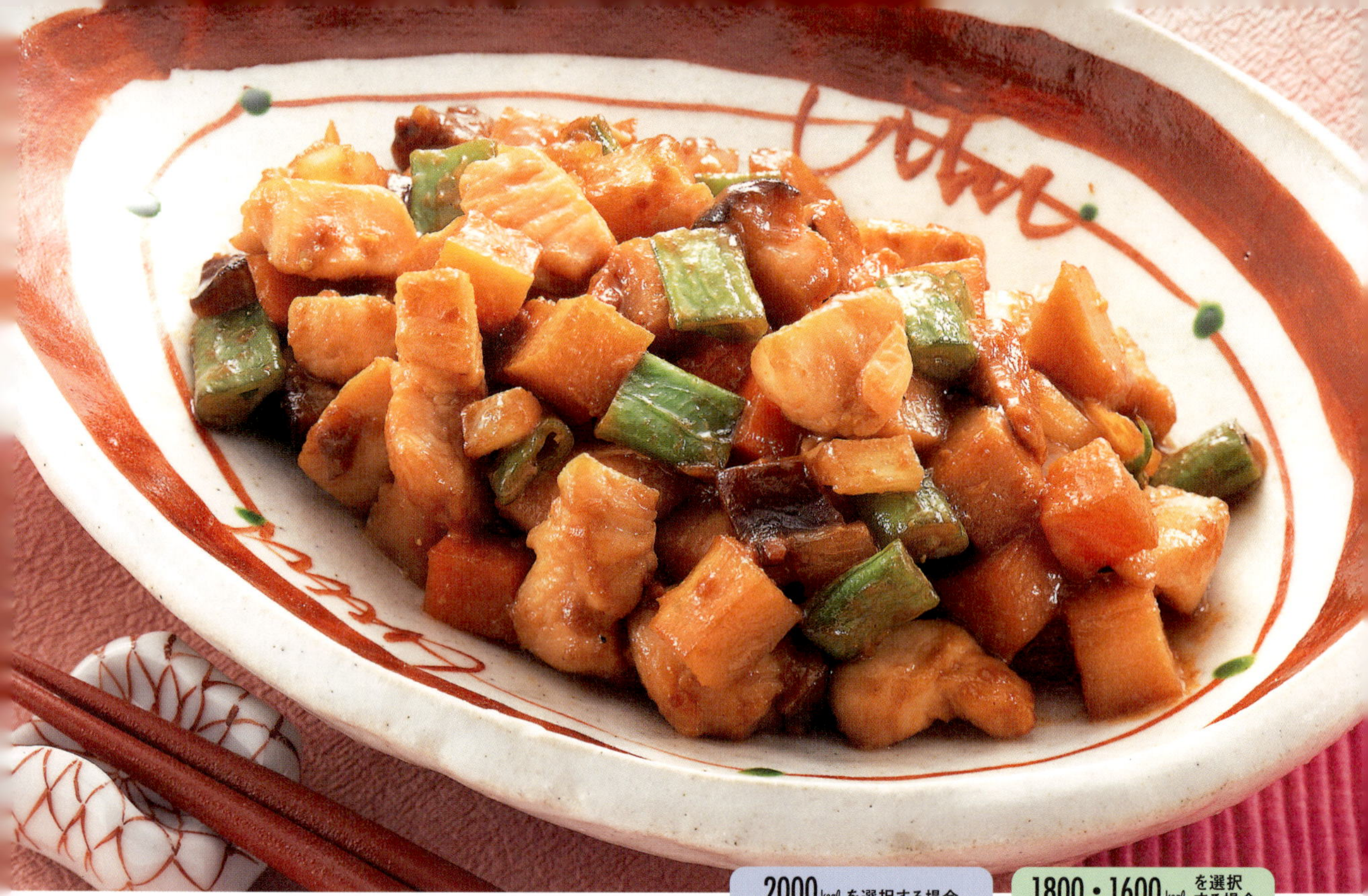

2000kcal を選択する場合	
200 kcal	塩分 2.2 g

1800・1600kcal を選択する場合	
160 kcal	塩分 1.8 g

材料の大きさをそろえて短時間で火を通すのがコツ

鶏肉の五目みそ炒め

〈作り方〉

❶鶏胸肉は1㎝角に切ってボウルに入れ、Aをもみ込んで下味をつけておく。

❷ゆでたけのこ、にんじん、セロリ、生しいたけは1㎝角に切り、さやいんげんは筋をとって1㎝幅に切る。にんじんとさやいんげんは鍋に沸かした熱湯でさっとゆでておく。

❸Bをボウルに入れ、よくまぜ合わせておく。

❹フライパンに植物油を入れて熱し、①を強火で炒める。肉の色が変わったらゆでたけのこ、にんじん、さやいんげん、セロリ、生しいたけの順に加えて手早く炒め合わせる。

❺④に③を回し入れて大きくかきまぜ、全体に味をからめて火を止める。

■材料（１人分）		2000kcal	1800・1600kcal
鶏胸肉（皮つき）		50g	40g
ゆでたけのこ		20g	20g
にんじん		30g	30g
セロリ		20g	20g
生しいたけ		1個	1個
さやいんげん		2本	2本
A	しょうが汁	小さじ1	小さじ1
	塩	少々	少々
B	赤みそ	大さじ$\frac{1}{2}$	小さじ1強
	日本酒	小さじ1	小さじ1
	しょうゆ	小さじ$\frac{1}{2}$	小さじ$\frac{1}{2}$
	砂糖	小さじ1	小さじ1
	昆布だし	大さじ1	大さじ1
植物油		小さじ1	小さじ1弱

レモンのさわやかな香りがきいた

鶏肉のレモン煮

■材料（1人分）

		2000kcal	1800・1600kcal
鶏もも肉（皮つき）		80g	65g
レモン（輪切り）		2枚	2枚
A	昆布だし	$\frac{1}{4}$カップ	$\frac{1}{4}$カップ
	薄口しょうゆ	小さじ1	小さじ1
	日本酒	小さじ1	小さじ1
	砂糖	小さじ$\frac{2}{3}$	小さじ$\frac{2}{3}$
万能ねぎ（小口切り）		少々	少々
クレソン		少々	少々

〈作り方〉

1. レモンの輪切りは、1枚をさらに半分に切る。
2. 鶏もも肉は一口大のそぎ切りにする。
3. 鍋にAを入れて煮立て、②と①を入れて弱めの中火で7～8分煮る。
4. 器に③を盛って、クレソンを添え、万能ねぎを散らす。

ここがポイント! 煮る、煮つけるという方法は、プリン体を減らすことができる、おすすめの調理法です。プリン体がとけ出た煮汁は残すようにしましょう。

2000kcal を選択する場合		1800・1600kcal を選択する場合	
190kcal	塩分1.2g	160kcal	塩分1.2g

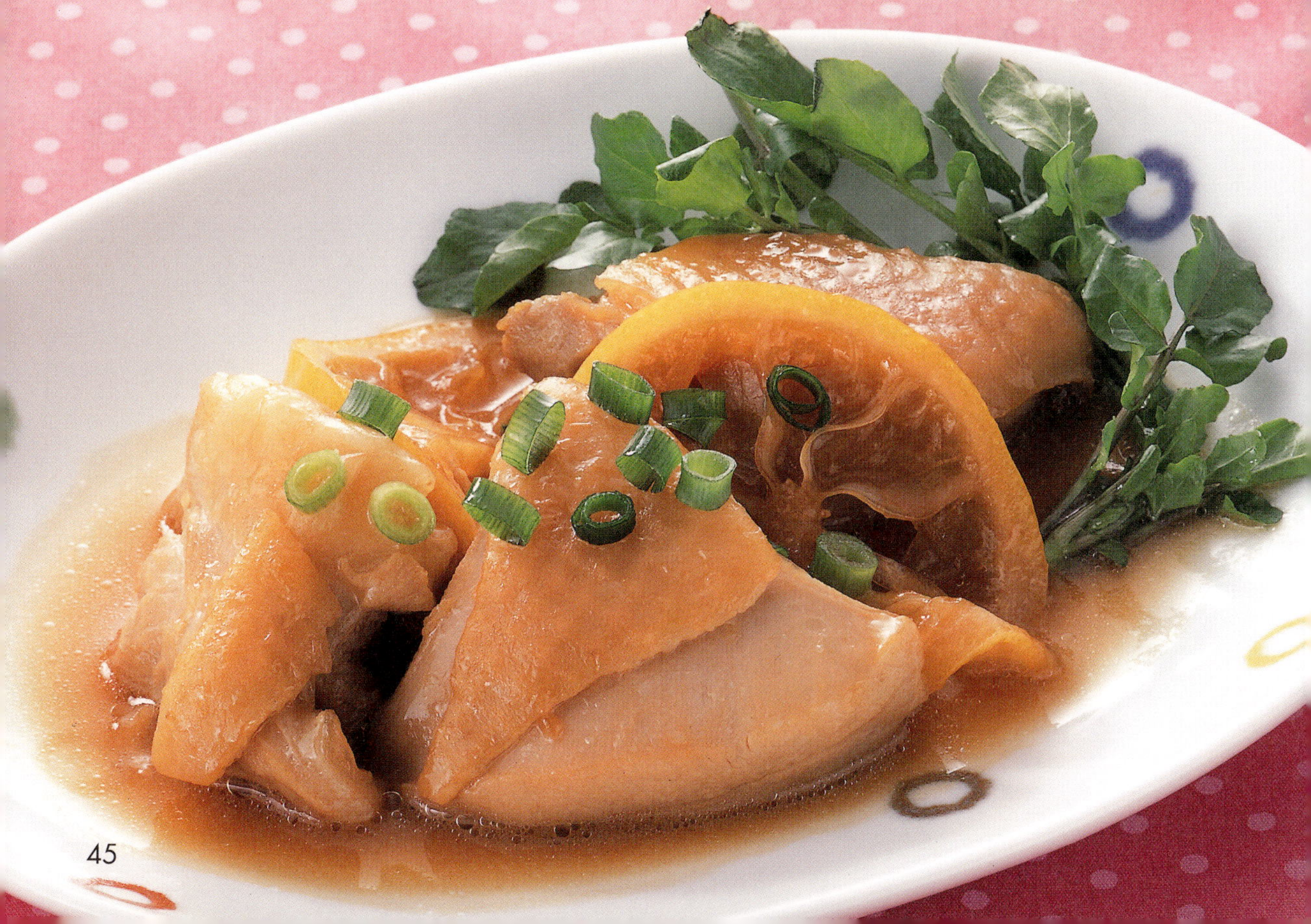

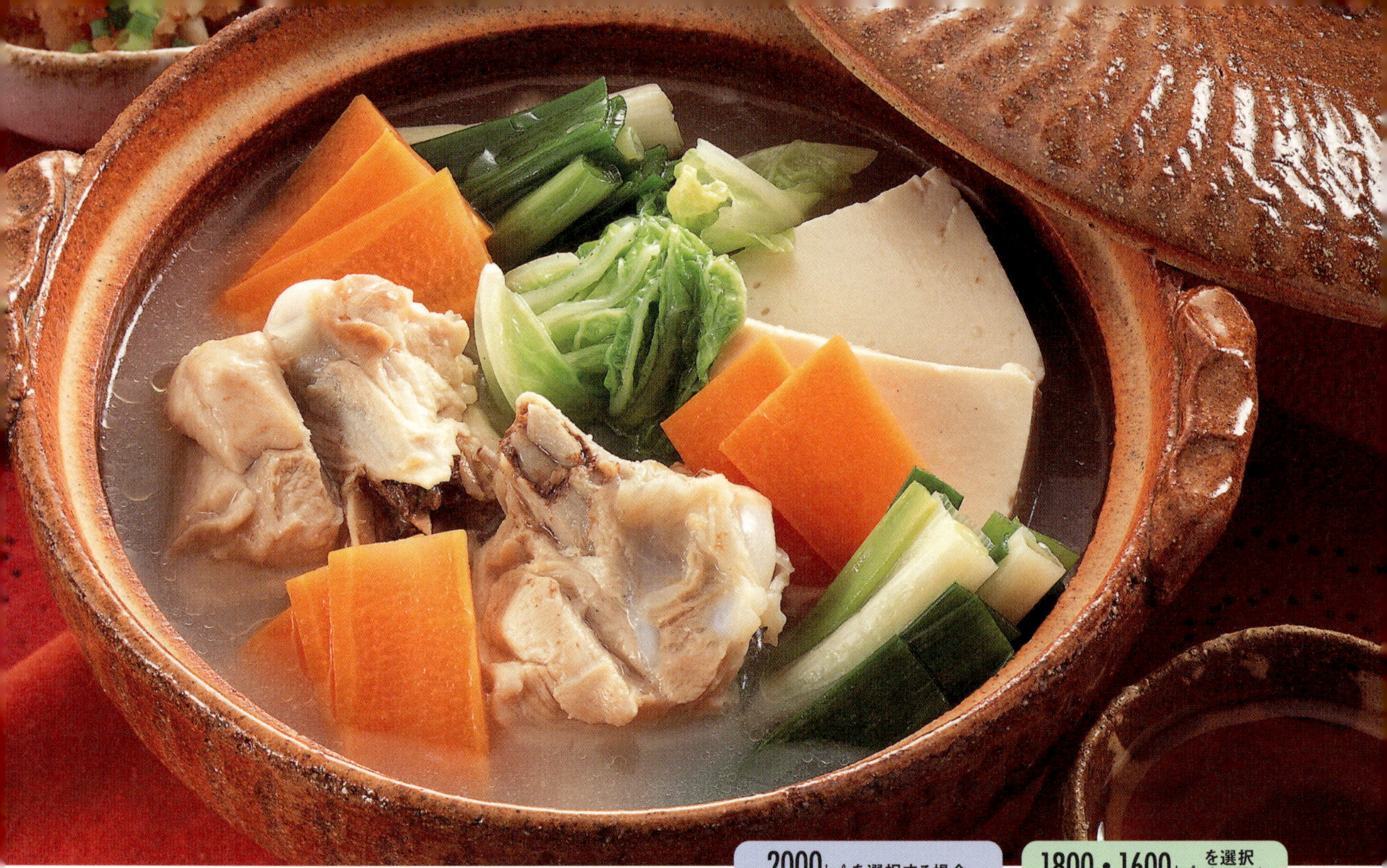

2000kcal を選択する場合		1800・1600kcal を選択する場合	
200kcal	塩分2.6g	170kcal	塩分2.6g

肉、豆腐、野菜をバランスよく食べる

鶏の水炊き

〈作り方〉

❶土鍋にAと鶏手羽肉を入れて強火にかけ、煮立ったら弱火にしてアクをすくいながら約30分煮る。

❷白菜は茎と葉に切り分け、葉はざく切りにし、茎は食べやすい大きさのそぎ切りにする。

❸にんじんは3cm長さの短冊切りに、わけぎは3cm長さに切る。豆腐は1cm厚さに切る。

❹Bの材料でポン酢しょうゆを作り、取り鉢に入れておく。

❺大根おろしに一味とうがらしをまぜ合わせ、もみじおろしを作る。

❻①の鍋に、②と③を加えて煮る。

❼④に⑤とあさつきを適量加え、⑥を煮えたものから順につけて食べる。

■材料（1人分）

		2000kcal	1800・1600kcal
鶏手羽骨つきぶつ切り肉		60g	45g
絹ごし豆腐		50g	40g
白菜		$\frac{1}{2}$枚	$\frac{1}{2}$枚
にんじん		20g	20g
わけぎ		2本	2本
A	水	2$\frac{1}{2}$カップ	2$\frac{1}{2}$カップ
	日本酒	小さじ2	小さじ2
	鶏ガラスープの素（顆粒）	小さじ$\frac{1}{2}$	小さじ$\frac{1}{2}$
B	しょうゆ	小さじ2	小さじ2
	酢	大さじ1	大さじ1
	昆布だし	大さじ1	大さじ1
	ゆずのしぼり汁	小さじ1	小さじ1
大根おろし		大さじ1	大さじ1
一味とうがらし		少々	少々
あさつき（小口切り）		小さじ1	小さじ1

アドバイス

鍋料理の最後は、うまみがとけ出た煮汁で雑炊やうどんなどを味わうのが一般的ですが、この煮汁にはプリン体もとけ出ているので利用は避けましょう。

油を使わずに低エネルギーに仕上げた

蒸し鶏のギリシャ風マリネ

■材料（１人分）

		2000kcal	1800・1600kcal
鶏ささ身		90g	70g
小玉ねぎ		2個	2個
カリフラワー		40g	40g
生マッシュルーム		2個	2個
きゅうり		40g	40g
トマト		$\frac{1}{4}$個	$\frac{1}{4}$個
A	チキンスープ	$\frac{1}{2}$カップ	$\frac{1}{2}$カップ
	レモン汁	小さじ1	小さじ1
	ローリエ	$\frac{1}{2}$枚	$\frac{1}{2}$枚
	黒粒こしょう	少々	少々
	コリアンダー（ドライ）	小さじ$\frac{1}{2}$	小さじ$\frac{1}{2}$
	塩	少々	少々
白ワイン		大さじ1	大さじ1

※チキンスープは、チキンスープの素（固形）$\frac{1}{4}$個を湯$\frac{1}{2}$カップでといたもの。

〈作り方〉

❶鶏ささ身は切り目を浅く入れて白い筋を包丁でとり除く。これを耐熱皿にのせて白ワインを振りかけ、ラップをかけて電子レンジで6分加熱する。冷めたら、手で大きめに裂く。

❷小玉ねぎは半分に切り、カリフラワーは小房に切り分ける。きゅうりは乱切りにする。

❸マッシュルームは石づきを切り落として半分に切り、トマトはざく切りにする。

❹鍋にAを入れて強火にかけ、煮立ったら②と③のマッシュルームを入れて中火で7～8分煮、火を止める。

❺④に①とトマトを入れて合わせ、あら熱をとったあと、食べる直前まで冷蔵庫で冷やす。

2000kcal を選択する場合	
200kcal	塩分0.7g

1800・1600kcal を選択する場合	
160kcal	塩分0.7g

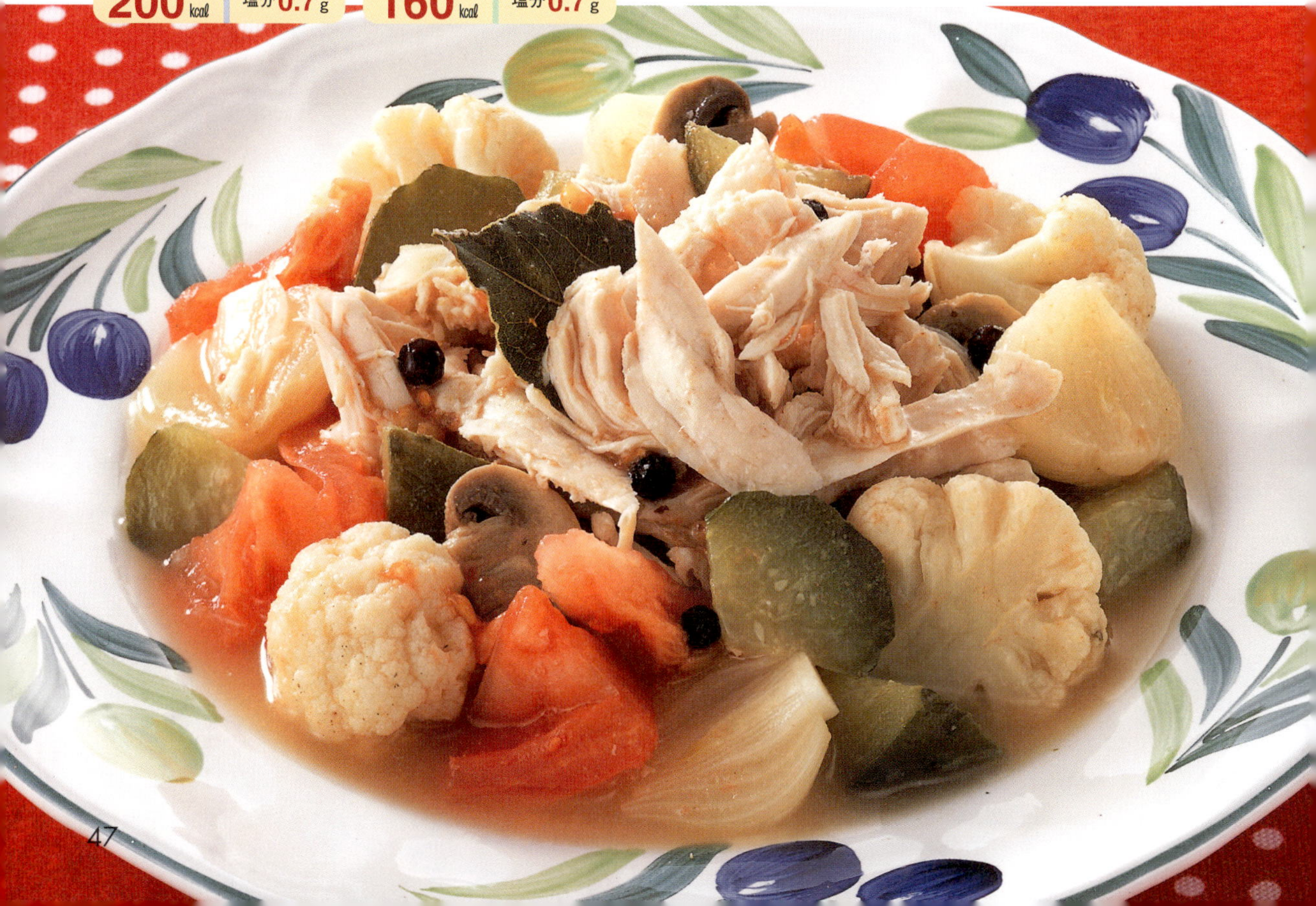

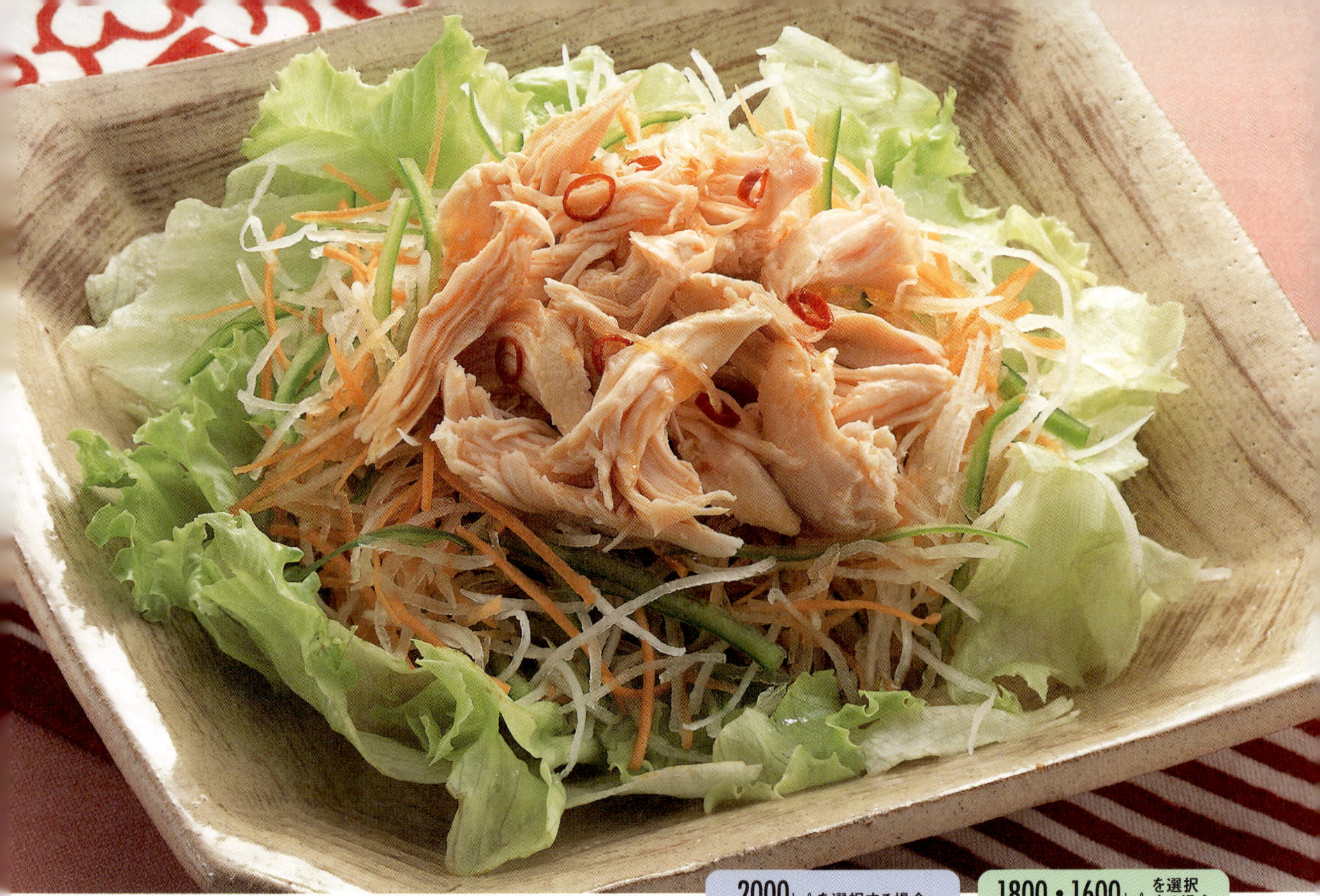

2000kcal を選択する場合		1800・1600kcal を選択する場合	
190kcal	塩分1.5g	160kcal	塩分1.5g

サラダ感覚で野菜ごとおいしく食べられる

蒸し鶏のさっぱりあえ

〈作り方〉

❶大根とにんじん、ピーマンは細めのせん切りにし、冷水につけてシャキッとさせ、ざるに上げて水けをきっておく。

❷レタスも手で適当な大きさにちぎり、冷水につけてシャキッとさせ、水けをきっておく。

❸鶏ささ身は、切り目を浅く入れて白い筋を包丁でとり除く。これを耐熱皿にのせて軽く塩、こしょうを振り、日本酒を回しかける。ラップをかけ、電子レンジで2分加熱し、冷めたら、手で縦にあらく裂く。

❹小さなボウルにAを合わせてまぜ、たれを作っておく。

❺皿に②を敷いてさっくりと合わせた①をのせ、その上に③を盛って、④のたれを回しかける。

材料（１人分）		2000kcal	1800・1600kcal
鶏ささ身		80g	65g
大根		30g	30g
にんじん		20g	20g
ピーマン		$\frac{1}{2}$個	$\frac{1}{2}$個
レタス		１枚	１枚
塩、こしょう		各少々	各少々
日本酒		大さじ$\frac{1}{2}$	大さじ$\frac{1}{2}$
A	しょうゆ	小さじ１	小さじ１
	レモン汁	小さじ１	小さじ１
	水	大さじ１	大さじ１
	砂糖	小さじ$\frac{2}{3}$	小さじ$\frac{2}{3}$
	植物油	小さじ２	小さじ１強
	赤とうがらし（小口切り）	$\frac{1}{2}$本分	$\frac{1}{2}$本分

野菜をプラスしたボリュームアップメニュー

鶏だんごのスープ煮

〈作り方〉

❶にんじんは乱切りにし、セロリは筋をとって5㎜幅に切る。じゃがいもは3等分に、マッシュルームと小玉ねぎは1個を半分に切る。

❷ボウルに鶏ひき肉と玉ねぎのみじん切り、Aを入れて、粘りが出るまで手でよく練る。

❸鍋にBを入れて煮立て、①の野菜をにんじん、じゃがいも、セロリ、小玉ねぎ、マッシュルームの順に入れ、やわらかくなるまで中火で煮る。

❹③に②をだんご状に丸めながら入れ、3分ほど煮て中まで火を通す。

❺④を器に盛り、パセリを振りかける。

■材料（１人分）

		2000kcal	1800・1600kcal
鶏ひき肉		60g	45g
玉ねぎ（みじん切り）		小さじ１	小さじ１
セロリ		20g	20g
にんじん		20g	20g
じゃがいも		50g	50g
マッシュルーム（ホール・水煮缶詰）		２個	２個
小玉ねぎ		2個	2個
A	日本酒	小さじ１	小さじ１
	かたくり粉	小さじ$\frac{1}{2}$	小さじ$\frac{1}{2}$
	塩、こしょう	各少々	各少々
B	チキンスープ	１カップ	１カップ
	塩、こしょう	各少々	各少々
パセリ（みじん切り）		少々	少々

※チキンスープは、チキンスープの素（固形）$\frac{1}{2}$個を湯1カップでといたもの。

2000kcalを選択する場合		1800・1600kcalを選択する場合	
190kcal	塩分1.5g	170kcal	塩分1.5g

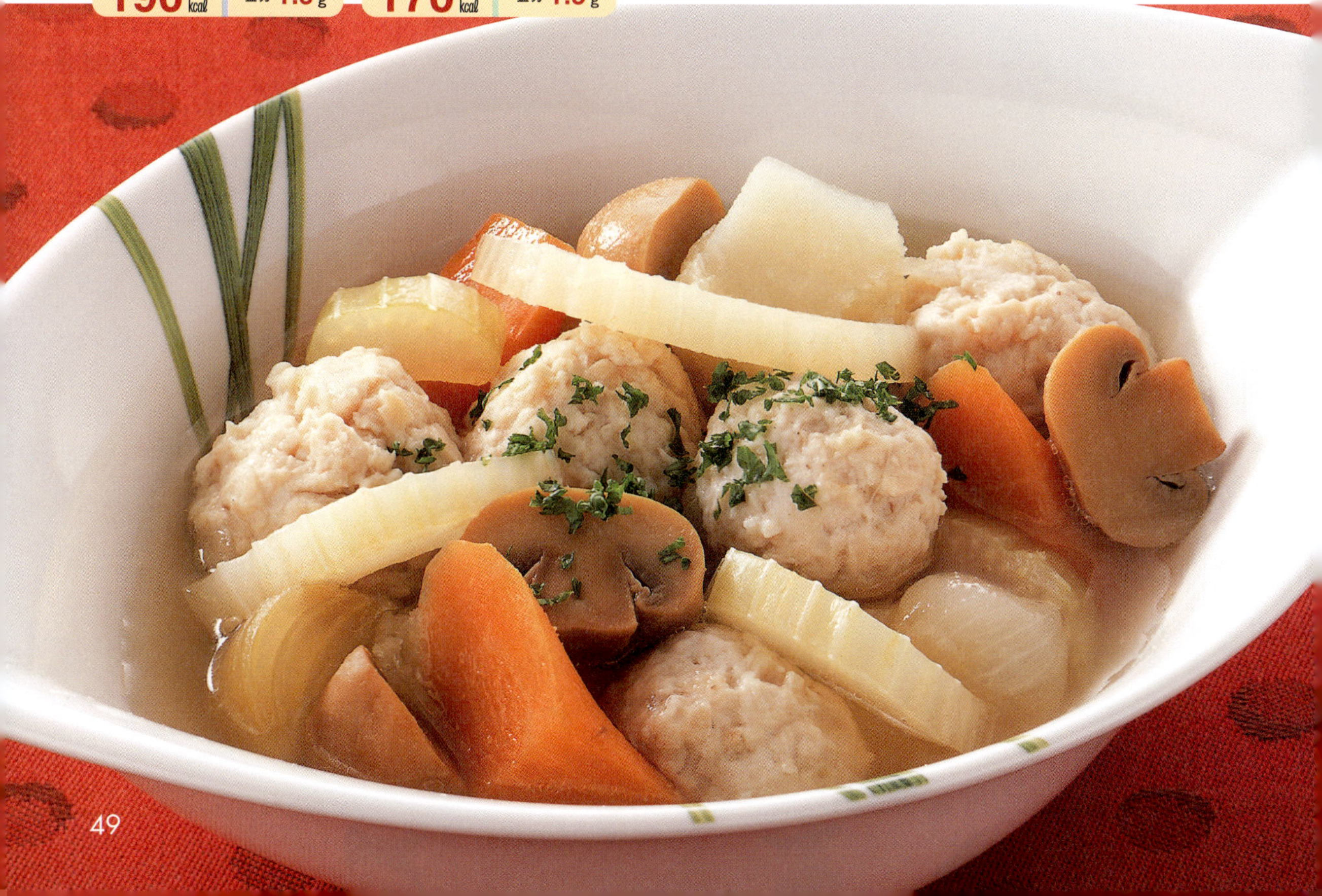

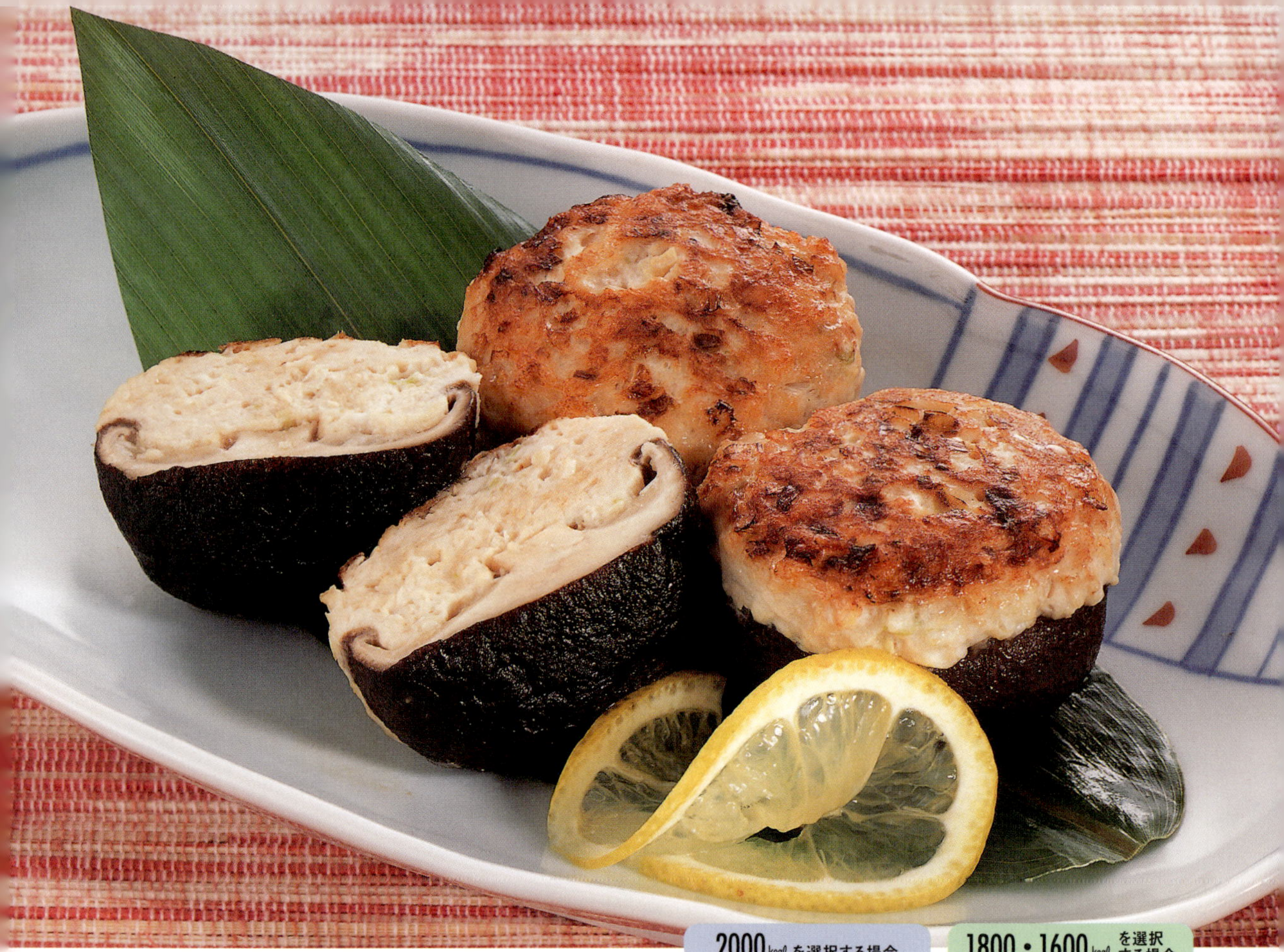

2000kcal を選択する場合		1800・1600kcal を選択する場合	
200kcal	塩分1.0g	170kcal	塩分1.0g

低エネルギーのきのこを賢く利用

鶏ひき肉のしいたけ焼き

〈作り方〉

❶ボウルに鶏ひき肉、長ねぎとしょうがのみじん切り、Aを入れて、粘りが出るまで手でよく練りまぜ3等分にしておく。

❷生しいたけは軸を切り落とし、白いヒダの部分に小麦粉を薄くまぶし、余分な粉ははたき落として①のひき肉だねを等分にこんもりと詰める。

❸フライパンに植物油を入れて熱し、②をひき肉だねを詰めたほうを下にして入れ、中火でこんがりと焼く。焼き色がついたら裏返し、ふたをして3〜4分焼く。

❹③を器に盛り、レモンを添える。

材料（1人分）		2000kcal	1800・1600kcal
鶏ひき肉		65g	50g
生しいたけ		3個	3個
長ねぎ（みじん切り）		大さじ2	大さじ2
しょうが（みじん切り）		小さじ$\frac{1}{2}$	小さじ$\frac{1}{2}$
小麦粉		少々	少々
A	日本酒	小さじ1	小さじ1
	しょうゆ	小さじ$\frac{1}{2}$	小さじ$\frac{1}{2}$
	かたくり粉	小さじ$\frac{2}{3}$	小さじ$\frac{2}{3}$
	塩	少々	少々
植物油		小さじ1	小さじ$\frac{3}{4}$
レモン（薄い輪切り）		1枚	1枚

主菜

片手でつまめる手軽さが魅力

鶏ひき肉のレタス包み

肉料理

材料(1人分)		2000kcal	1800・1600kcal
鶏ひき肉		60g	45g
ゆでたけのこ		30g	30g
にんじん		20g	20g
きくらげ(乾燥)		2枚	2枚
はるさめ(乾燥)		5g	3g
A	にんにく(みじん切り)	小さじ$\frac{1}{2}$	小さじ$\frac{1}{2}$
	しょうが(みじん切り)	小さじ$\frac{1}{2}$	小さじ$\frac{1}{2}$
	長ねぎ(みじん切り)	大さじ1	大さじ1
B	チキンスープ	$\frac{1}{4}$カップ	$\frac{1}{4}$カップ
	日本酒	大さじ1	大さじ1
	オイスターソース	小さじ$\frac{2}{3}$	小さじ$\frac{2}{3}$
	塩、こしょう	各少々	各少々
植物油		小さじ$\frac{3}{4}$	小さじ$\frac{3}{4}$
レタス		2枚	2枚
万能ねぎ		1本	1本

※チキンスープは、チキンスープの素(固形)$\frac{1}{5}$個を湯$\frac{1}{4}$カップでといたもの。

〈作り方〉

❶きくらげは水につけてもどし、ゆでたけのことにんじんとともにみじん切りにする。

❷はるさめはぬるま湯につけてもどし、ざく切りにする。

❸フライパンに植物油とAを入れて弱火で炒め、香りが出てきたら鶏ひき肉、①と②を入れて強火で炒める。

❹ひき肉に火が通ってポロポロになったらBを加え、煮汁がなくなるまで中火で炒め合わせる。

❺レタスを小さな器にみたてて④を等分にのせて皿に盛り、長さを半分に切った万能ねぎを添える。

2000kcal を選択する場合	
200kcal	塩分1.2g

1800・1600kcal を選択する場合	
170kcal	塩分1.2g

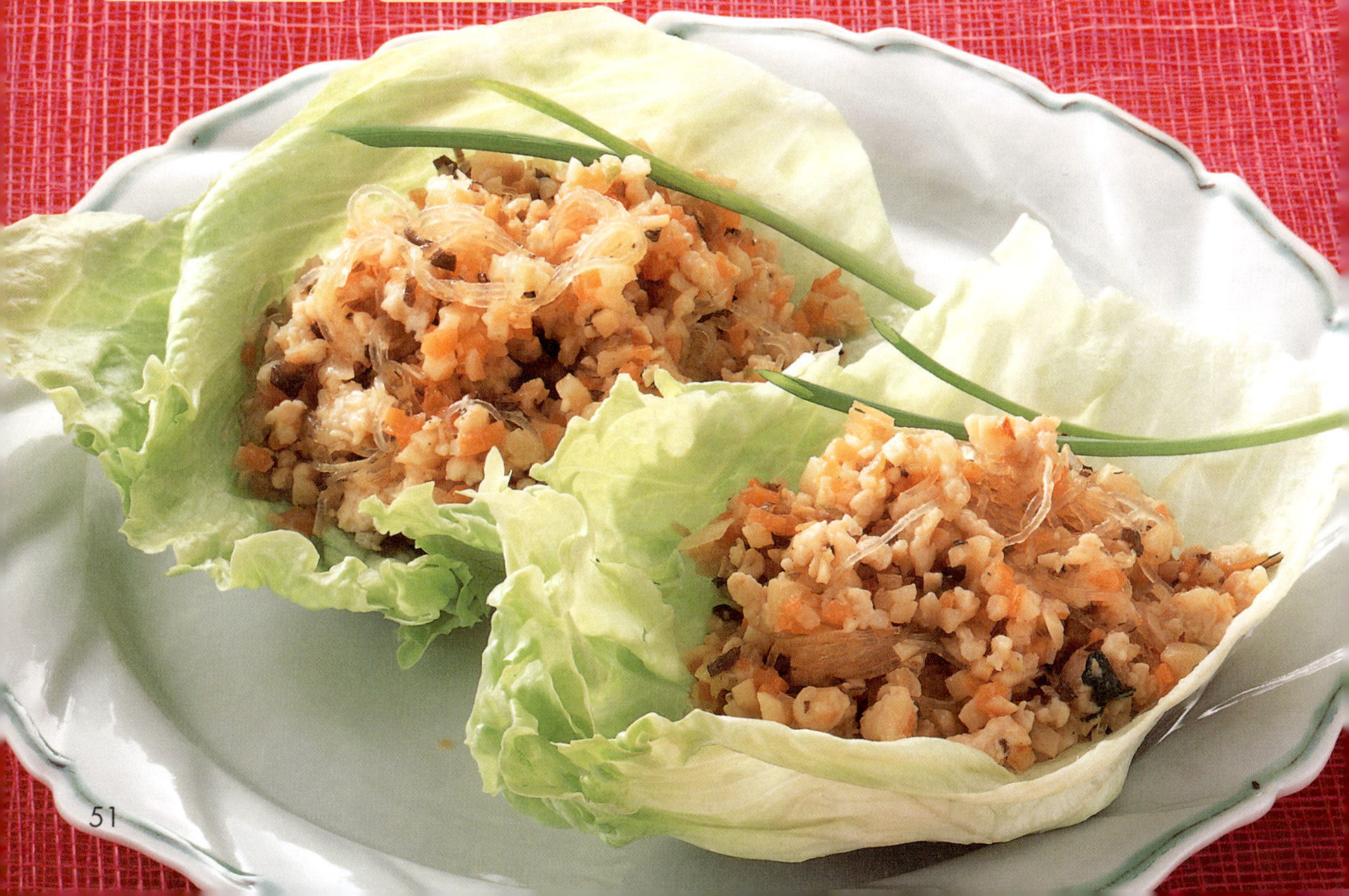

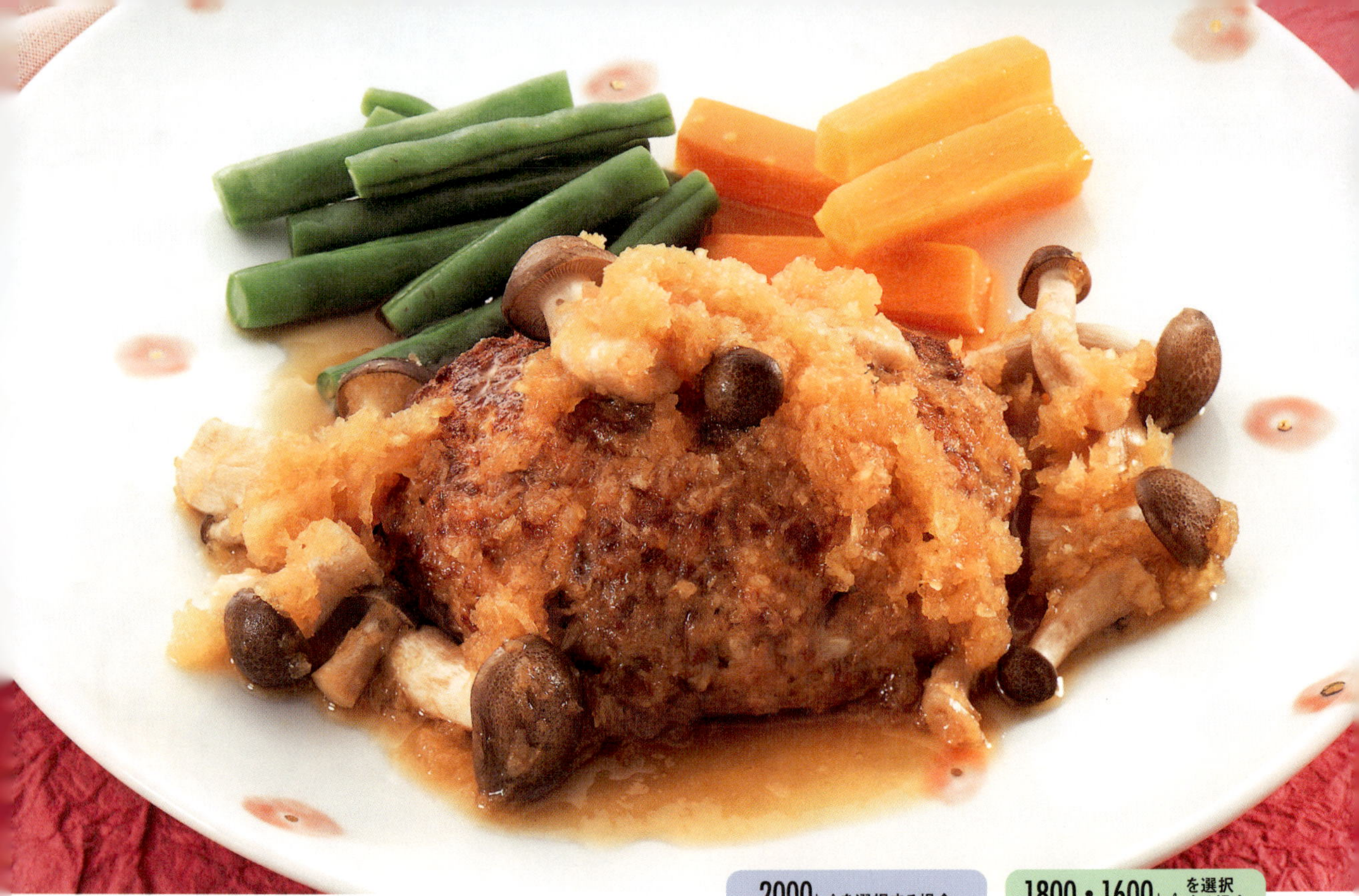

2000kcal を選択する場合	
200kcal	塩分2.0g

1800・1600kcal を選択する場合	
160kcal	塩分2.0g

大根おろし入りのたれでさっぱりと味わう

和風ハンバーグ

■材料（１人分）

		2000kcal	1800・1600kcal
牛赤身ひき肉		30g	25g
豚赤身ひき肉		30g	25g
しめじ		40g	40g
玉ねぎ（みじん切り）		30g	30g
パン粉		小さじ１	小さじ１
A	とき卵	小さじ２	小さじ２
A	塩、こしょう	各少々	各少々
A	ナツメグ	少々	少々
B	大根おろし	50g	50g
B	しょうゆ	大さじ$\frac{1}{2}$	大さじ$\frac{1}{2}$
B	みりん	小さじ１	小さじ１
B	日本酒	小さじ１	小さじ１
植物油		小さじ１	小さじ$\frac{1}{2}$
さやいんげん		３本	３本
にんじん		10g	10g

〈作り方〉

❶さやいんげんは筋をとってゆで、長さを3等分に切る。にんじんは5㎜角の拍子木切りにしてゆでておく。

❷フライパンに玉ねぎを入れて火にかけ、きつね色になるまで弱火でからいりし、冷ます。

❸ボウルに2種類のひき肉と、少量の水でふやかしたパン粉、②、Aを入れて粘りが出るまで手でよく練りまぜ、楕円形にまとめる。

❹フライパンに植物油を入れて熱し、③を入れて中火で両面に焼き色がつくまで焼き、ふたをして弱火で2〜3分蒸し焼きにする。焼けたハンバーグは皿に盛り、フライパンの中の余分な油を捨てる。

❺④のフライパンに、根元を切り落として小分けにしたしめじを入れ、中火で軽く炒め、Bを加えて一煮立ちさせる。

❻④のハンバーグに⑤をかけ、①をつけ合わせる。

主菜

アミノ酸が豊富な黒酢をたっぷり使った

あじの黒酢煮

● 肉料理 ● 魚介料理

〈作り方〉

❶ あじはぜいご(尾のつけ根のうろこが密集してかたくなった部分。両側にある)をそぎとり、胸びれの下から腹びれの手前まで切り込みを入れて内臓をとり除き、腹の中を水でよく洗ってペーパータオルで水けをふいておく。

❷ ごぼうは皮をこそげ、ささがきにして水にさらし、アクを抜く。

❸ わかめはざく切りにする。

❹ 浅鍋にAを入れて強火にかけ、沸騰したら①を入れ、再び煮立ったら②と③も加えて弱火にし、煮汁をすくいかけながら10分ほど煮る。

❺ ④のあじを器に盛り、ごぼうとわかめを盛り合わせて、全体に煮汁をかける。あれば浜ぼうふう少々を飾る。

材料(1人分)		2000kcal	1800・1600kcal
あじ		1尾(150g)	小1尾(90g)
ごぼう		30g	30g
わかめ(もどしたもの)		10g	10g
A	昆布だし	$\frac{1}{3}$カップ	$\frac{1}{3}$カップ
	黒酢	$\frac{1}{3}$カップ	$\frac{1}{3}$カップ
	しょうゆ	小さじ1	小さじ1
	日本酒	小さじ1	小さじ1

ここがポイント! 煮魚も、プリン体を減らすことができる、おすすめの調理法です。プリン体がとけ出た煮汁は残しましょう。

2000kcal を選択する場合		1800・1600kcal を選択する場合	
190kcal	塩分1.5g	160kcal	塩分1.4g

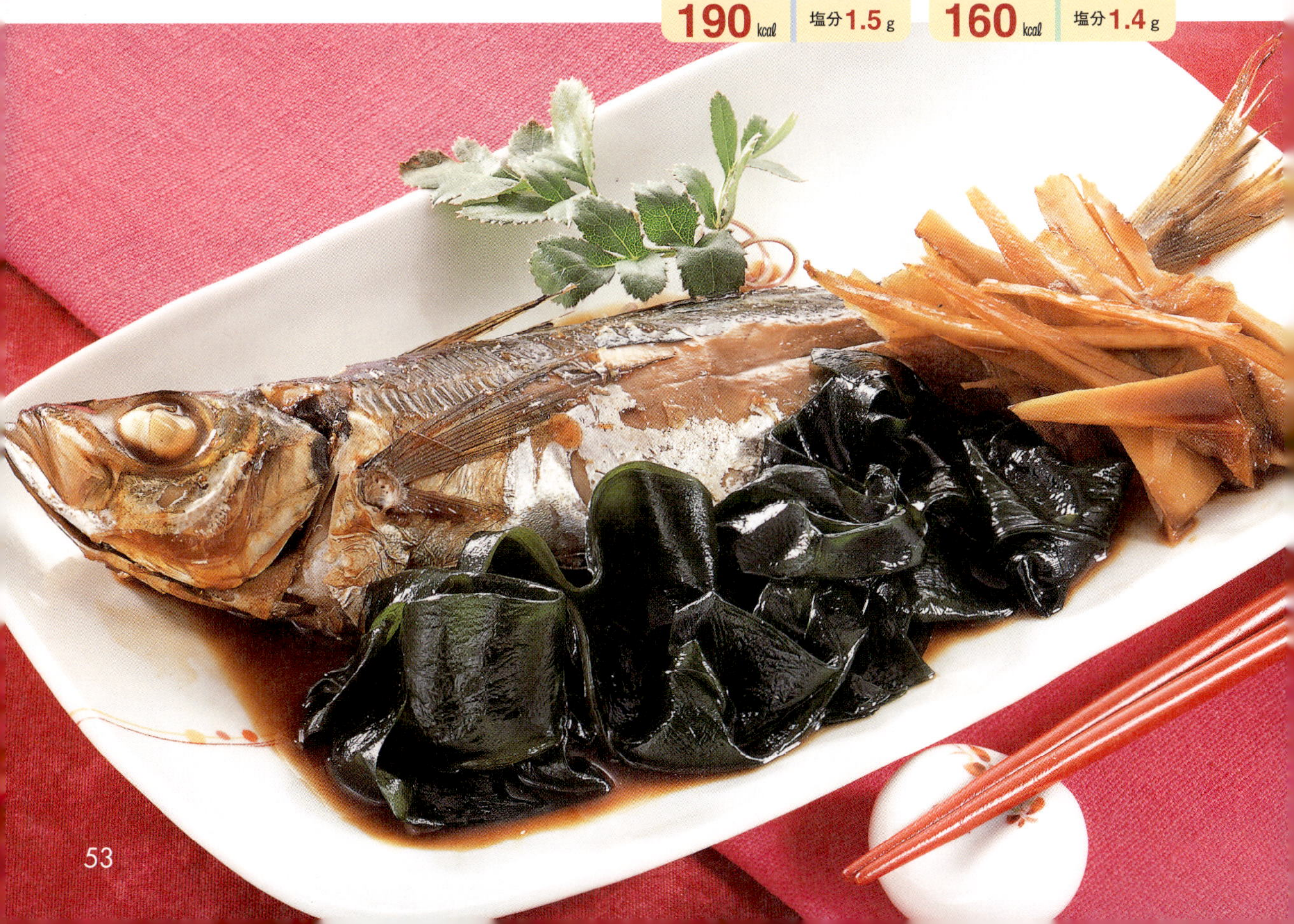

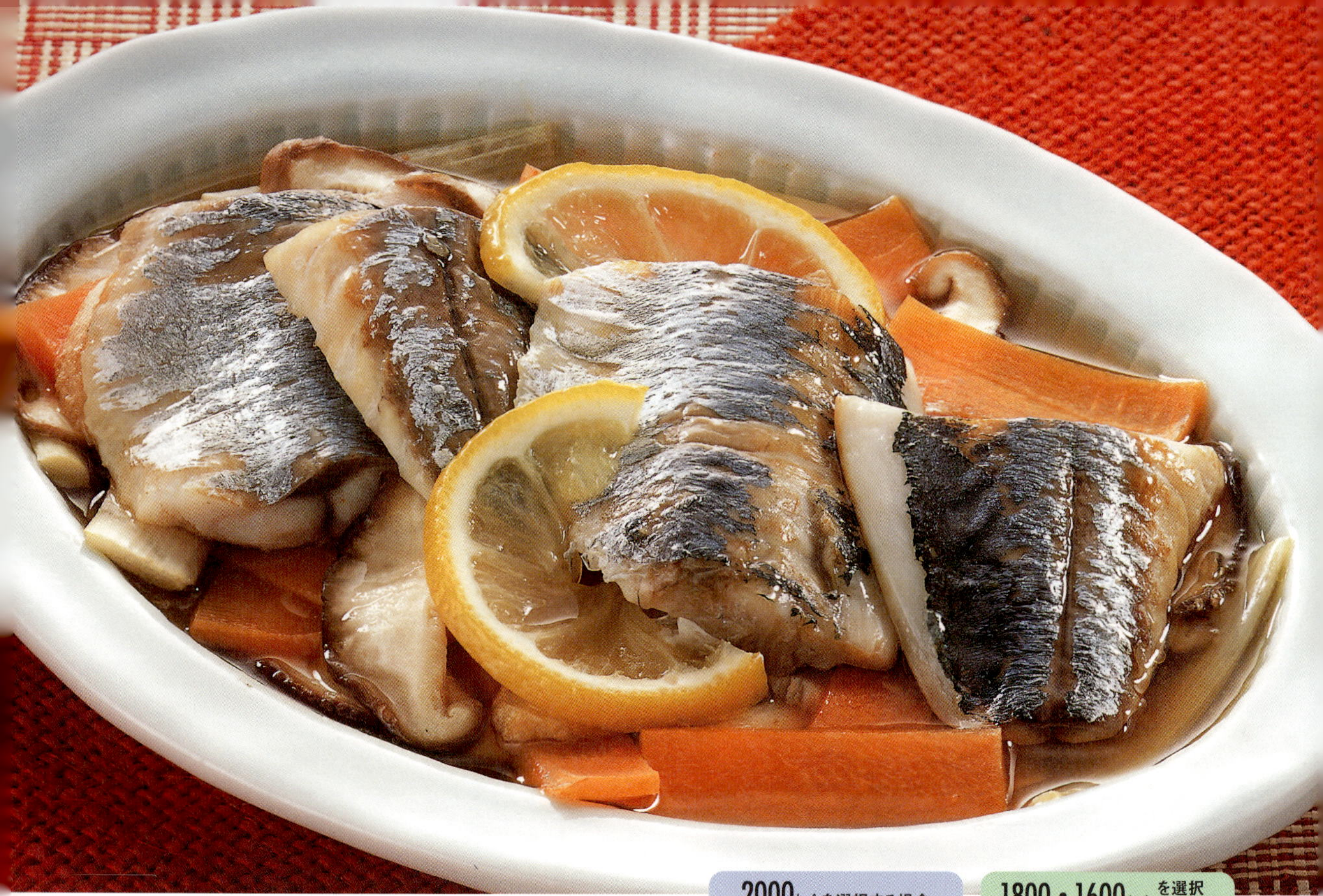

2000kcal を選択する場合		1800・1600kcal を選択する場合	
190kcal	塩分1.3g	150kcal	塩分1.2g

さっぱりとした味わいの蒸し物

あじの酢じょうゆ蒸し

■材料（１人分）

		2000kcal	1800・1600kcal
あじ（三枚におろしたもの）		120g	90g
長ねぎ		40g	40g
にんじん		40g	40g
しょうが（薄切り）		2枚	2枚
生しいたけ		1個	1個
レモン（輪切り）		1枚	1枚
A	しょうゆ	小さじ1	小さじ1
	酢	小さじ2	小さじ2

〈作り方〉

❶あじは頭のほうから薄皮をむき、身を半分に切る。

❷長ねぎは4㎝長さに切ってから、さらに縦4等分に切る。

❸にんじんは短冊切りにし、しょうがはせん切りにする。生しいたけは軸を切り落として薄切りにする。

❹蒸し器に入る大きさの皿に②と③を合わせて敷き、①をのせる。その上に半分に切ったレモンをのせ、まぜ合わせたAを回しかける。

❺蒸気の上がった蒸し器に④を入れ、強火で約7～8分蒸す。

ここがポイント! 蒸し物は、中性脂肪をふやす砂糖や油を使わずに作れる、ダイエット向きの調理法です。

カレーの風味で薄味に仕上げた

いかとしめじのカレーマリネ

〈作り方〉

1. いかは皮をむいて1cm幅の輪切りにする。しめじは石づきを切り落として小分けにする。
2. 鍋に沸かした熱湯で、①をそれぞれさっとゆで、ざるに上げる。
3. 玉ねぎとにんにくはみじん切りにする。
4. ボウルにAを入れてよくまぜ合わせ、マリネ液を作る。
5. ④に②と③を1時間以上漬け込む。
6. 器にサラダ菜を敷き、⑤を盛る。

材料（1人分）		2000kcal	1800・1600kcal
いか（胴）		100g	80g
しめじ		$\frac{1}{2}$パック	$\frac{1}{2}$パック
玉ねぎ		30g	30g
にんにく		$\frac{1}{4}$片	$\frac{1}{4}$片
A	水	大さじ3	大さじ3
	コンソメスープの素（固形）	$\frac{1}{4}$個	$\frac{1}{4}$個
	酢	大さじ1	大さじ1
	オリーブ油	小さじ2	小さじ1$\frac{1}{2}$
	カレー粉	少々	少々
	塩、こしょう	各少々	各少々
サラダ菜		3枚	3枚

アドバイス
いかは低エネルギーで、ダイエットにおすすめの食材です。

2000kcalを選択する場合		1800・1600kcalを選択する場合	
190kcal	塩分0.9g	150kcal	塩分0.8g

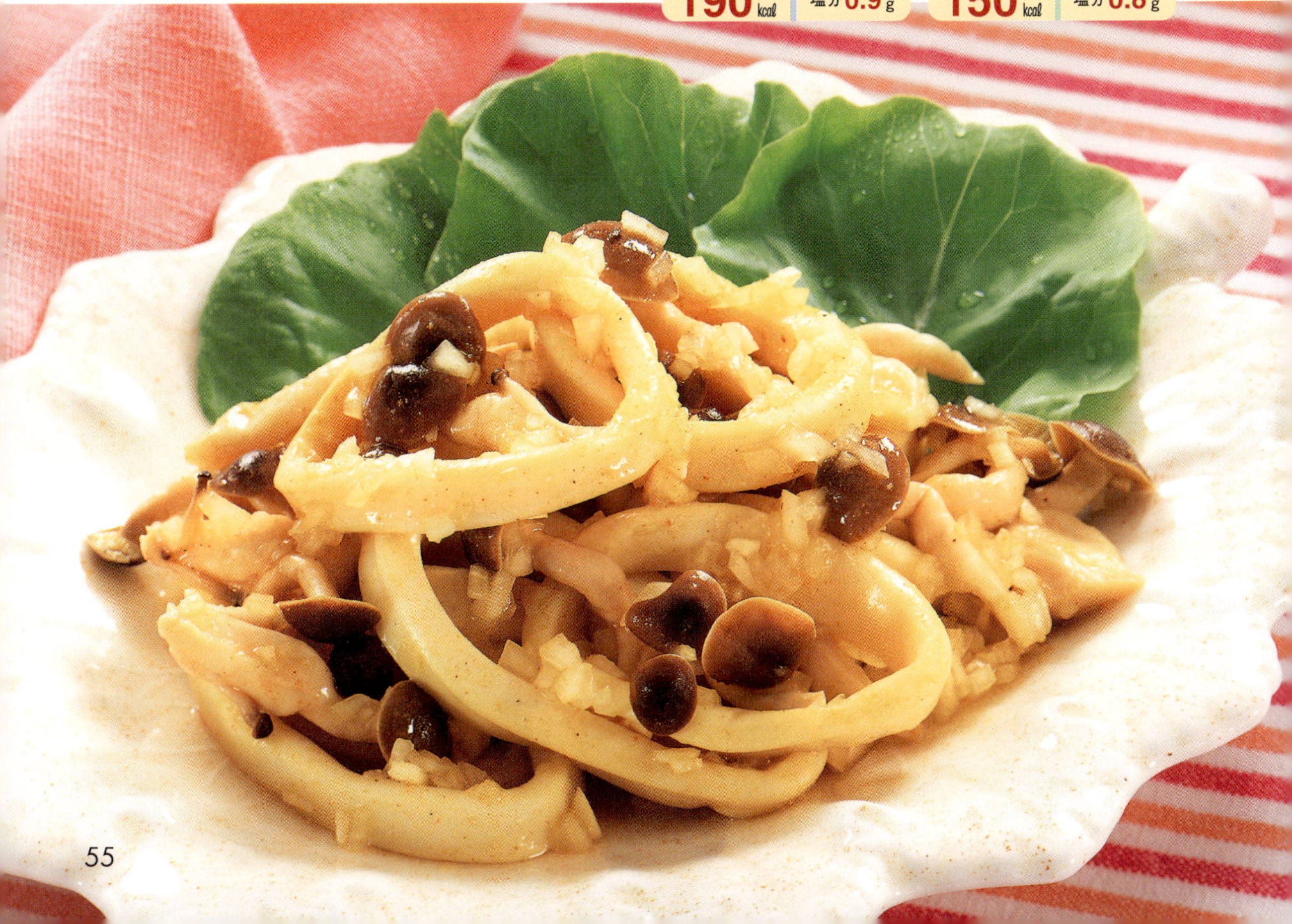

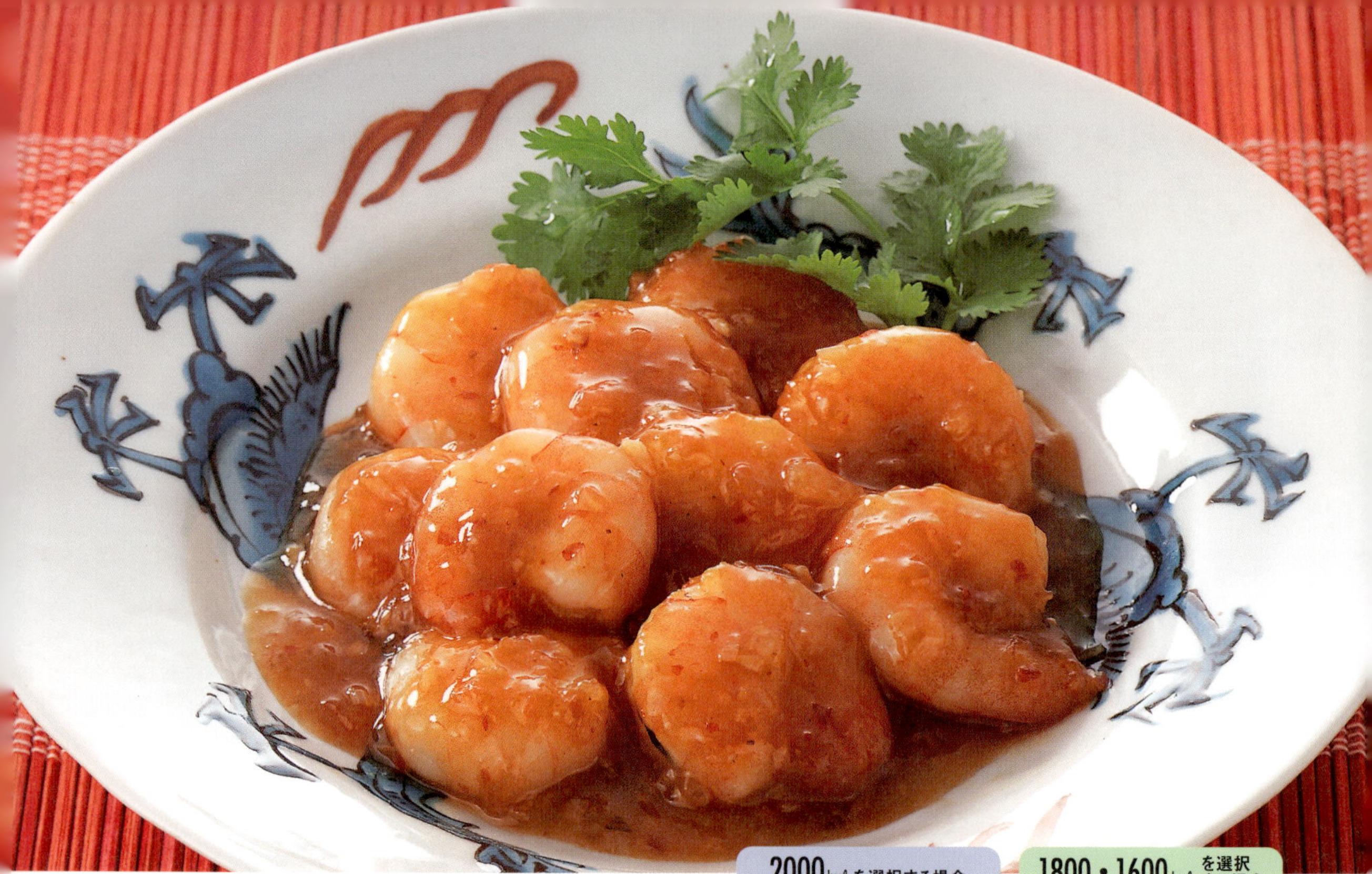

2000kcal を選択する場合		1800・1600kcal を選択する場合	
190kcal	塩分2.9g	160kcal	塩分2.8g

揚げない調理法でエネルギーを控えた

えびのチリソース煮

〈作り方〉

1. えびは、薄い塩水でよく洗い、ペーパータオルで水けをふき、かたくり粉を薄くまぶしておく。
2. 小さなボウルにBを入れ、よくまぜ合わせておく。
3. フライパンに植物油とAを入れて弱火で炒め、香りが出たら①を加えて中火で炒め合わせる。
4. ③のえびの色が変わったら②を加えて3～4分煮て、かたくり粉小さじ$\frac{3}{4}$を同量の水でといたものを回し入れてとろみをつける。
5. ④を皿に盛り、あれば香菜《シャンツァイ》をあしらう。

■材料（1人分）

		2000kcal	1800・1600kcal
むきえび		100g	80g
A	長ねぎ（みじん切り）	大さじ1	大さじ1
	しょうが（みじん切り）	小さじ$\frac{1}{3}$	小さじ$\frac{1}{3}$
	にんにく（みじん切り）	小さじ$\frac{1}{2}$	小さじ$\frac{1}{2}$
かたくり粉		適量	適量
B	チキンスープ	$\frac{1}{5}$カップ	$\frac{1}{5}$カップ
	しょうゆ	小さじ1	小さじ1
	砂糖	小さじ$\frac{1}{2}$	小さじ$\frac{1}{2}$
	日本酒	小さじ$\frac{1}{2}$	小さじ$\frac{1}{2}$
	豆板醤《トウバンジャン》	小さじ$\frac{1}{3}$	小さじ$\frac{1}{3}$
	塩、こしょう	各少々	各少々
植物油		小さじ2	小さじ1$\frac{1}{2}$

※チキンスープは、チキンスープの素（顆粒）少々を湯$\frac{1}{5}$カップでといたもの。

主菜

● 魚介料理

健康成分が豊富な豆乳を使った

カキと青梗菜《チンゲンサイ》の豆乳煮

〈作り方〉

❶カキは目のあらいざるに入れ、薄い塩水につけながら軽く振り洗いして汚れを落とす。さらに水でさっと洗い、よく水けをきって、鍋に沸かした熱湯でさっとゆでておく。

❷青梗菜は1枚ずつ葉をはがし、鍋に沸かした熱湯でさっとゆで、葉の部分と茎の部分に切り分けて、さらにそれぞれ3cm幅に切る。

❸長ねぎは斜め薄切りにする。

❹鍋に豆乳とブイヨンスープの素を入れて煮立て、②と③を入れて中火で煮る。一煮立ちしたら①を加えて5分ほど弱めの中火で煮、Aで調味する。

❺④にまぜ合わせたBを回し入れてとろみをつけ、火を止める。

■材料（１人分）		2000kcal	1800・1600kcal
カキ（むき身）		120g	100g
青梗菜		100g	100g
長ねぎ		40g	40g
豆乳		1カップ	$\frac{3}{4}$カップ
ブイヨンスープの素（固形）		$\frac{1}{4}$個	$\frac{1}{4}$個
A	薄口しょうゆ	小さじ$\frac{1}{2}$	小さじ$\frac{1}{2}$
	塩、こしょう	各少々	各少々
B	かたくり粉	小さじ1	小さじ1
	水	大さじ1	大さじ1

2000kcalを選択する場合		1800・1600kcalを選択する場合	
200kcal	塩分3.1g	160kcal	塩分2.8g

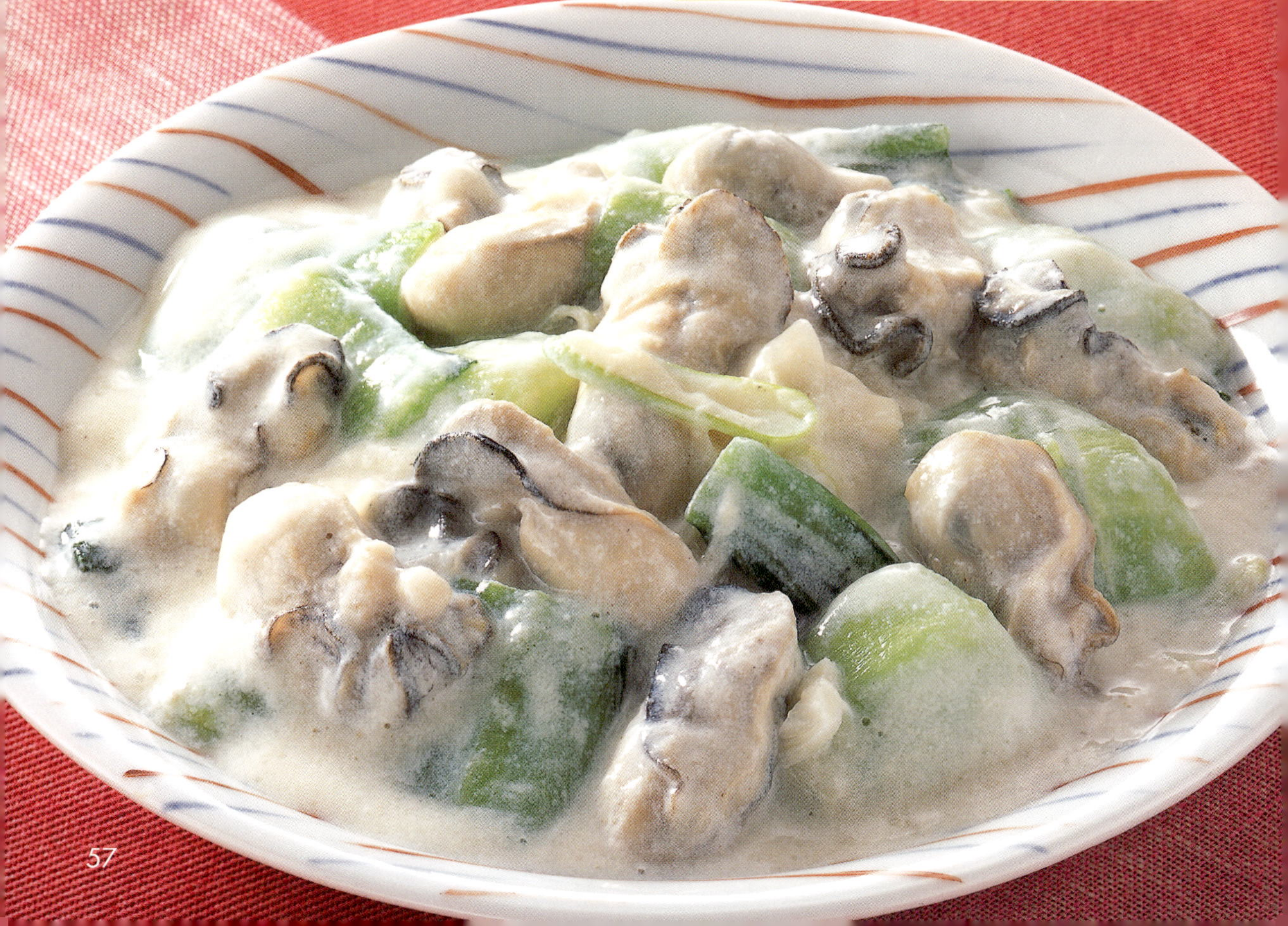

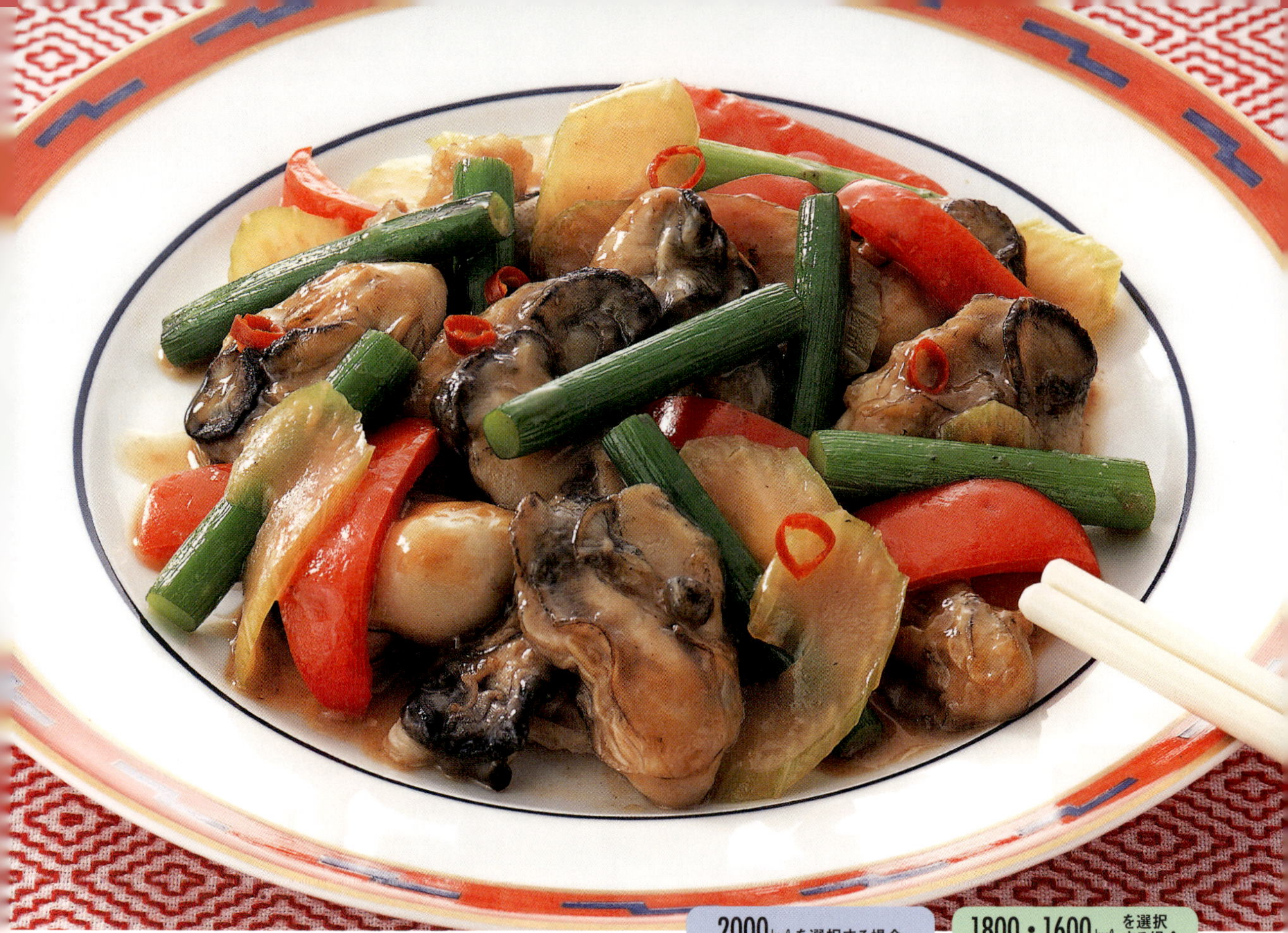

2000kcal を選択する場合	
200kcal	塩分3.0g

1800・1600kcal を選択する場合	
170kcal	塩分2.7g

滋養に富んだカキをふっくらと炒めた

カキの中華炒め

〈作り方〉

❶にんにくの芽は3cm長さに切り、赤ピーマンは縦に1cm幅に切る。セロリは筋をとって斜め薄切りにし、赤とうがらしは小口切りにする。

❷カキは目のあらいざるに入れ、薄い塩水につけながら軽く振り洗いして汚れを落とす。さらに水でさっと洗い、よく水けをきって、軽くかたくり粉をまぶしておく。

❸フライパンに植物油と赤とうがらしを入れて弱火で炒める。香りが出たら赤ピーマン、にんにくの芽、セロリの順に入れて強火で炒め、②を加えて両面に焼き色がつくまで焼く。

❹③にAを入れ、全体に味をからめて火を止める。

■材料(1人分)		2000kcal	1800・1600kcal
カキ(むき身)		120g	100g
にんにくの芽		1本	1本
赤ピーマン		$\frac{1}{2}$個	$\frac{1}{2}$個
セロリ		30g	30g
赤とうがらし		$\frac{1}{2}$本	$\frac{1}{2}$本
かたくり粉		小さじ1	小さじ1
A	しょうゆ	小さじ1	小さじ1
A	砂糖	小さじ$\frac{1}{2}$	小さじ$\frac{1}{2}$
A	日本酒	小さじ1	小さじ1
A	塩	少々	少々
植物油		小さじ2	小さじ1$\frac{1}{2}$

淡泊な白身魚に野菜のうまみをプラス

かじきの野菜あんかけ

〈作り方〉

❶にんじんはせん切りにし、もやしはひげ根をつみとる。しめじは石づきを切り落として小分けにし、さやいんげんは筋をとって斜め切りにする。

❷鍋にAを入れて煮立て、①を加えて中火で煮る。野菜に火が通ったら、まぜ合わせたBの水どきかたくり粉を回し入れてとろみをつける。

❸フライパンに植物油を入れて熱し、軽く塩とこしょうを振っためかじきを入れ、焼き色がつくまで中火で両面を焼く。

❹③を器に盛り、②の野菜あんをかける。

■材料（１人分）

材料（１人分）		2000kcal	1800・1600kcal
めかじき（切り身）		80g	60g
にんじん		10g	10g
もやし		20g	20g
しめじ		25g	25g
さやいんげん		1本	1本
A	昆布だし	$\frac{1}{4}$カップ	$\frac{1}{4}$カップ
	しょうゆ	小さじ$\frac{1}{2}$	小さじ$\frac{1}{2}$
	砂糖	小さじ$\frac{1}{2}$	小さじ$\frac{1}{2}$
	みりん	小さじ$\frac{1}{2}$	小さじ$\frac{1}{2}$
B	かたくり粉	小さじ$\frac{1}{2}$	小さじ$\frac{1}{2}$
	水	大さじ1	大さじ1
塩、こしょう		各少々	各少々
植物油		小さじ1	小さじ1

アドバイス

低脂肪で低エネルギーなめかじきは、ダイエット献立に積極的に利用したい白身魚のひとつです。

2000kcalを選択する場合		1800・1600kcalを選択する場合	
190kcal	塩分1.7g	160kcal	塩分1.6g

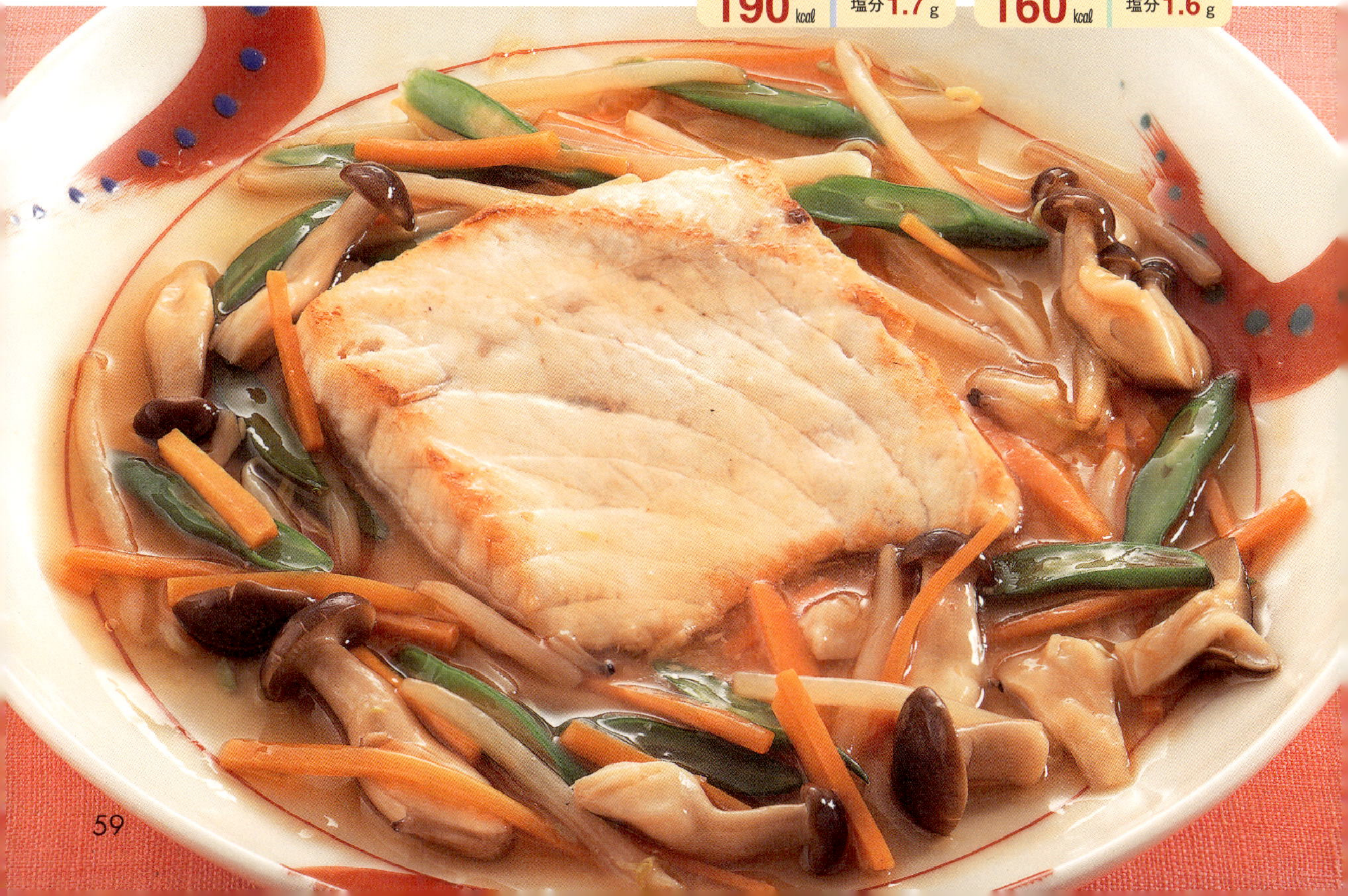

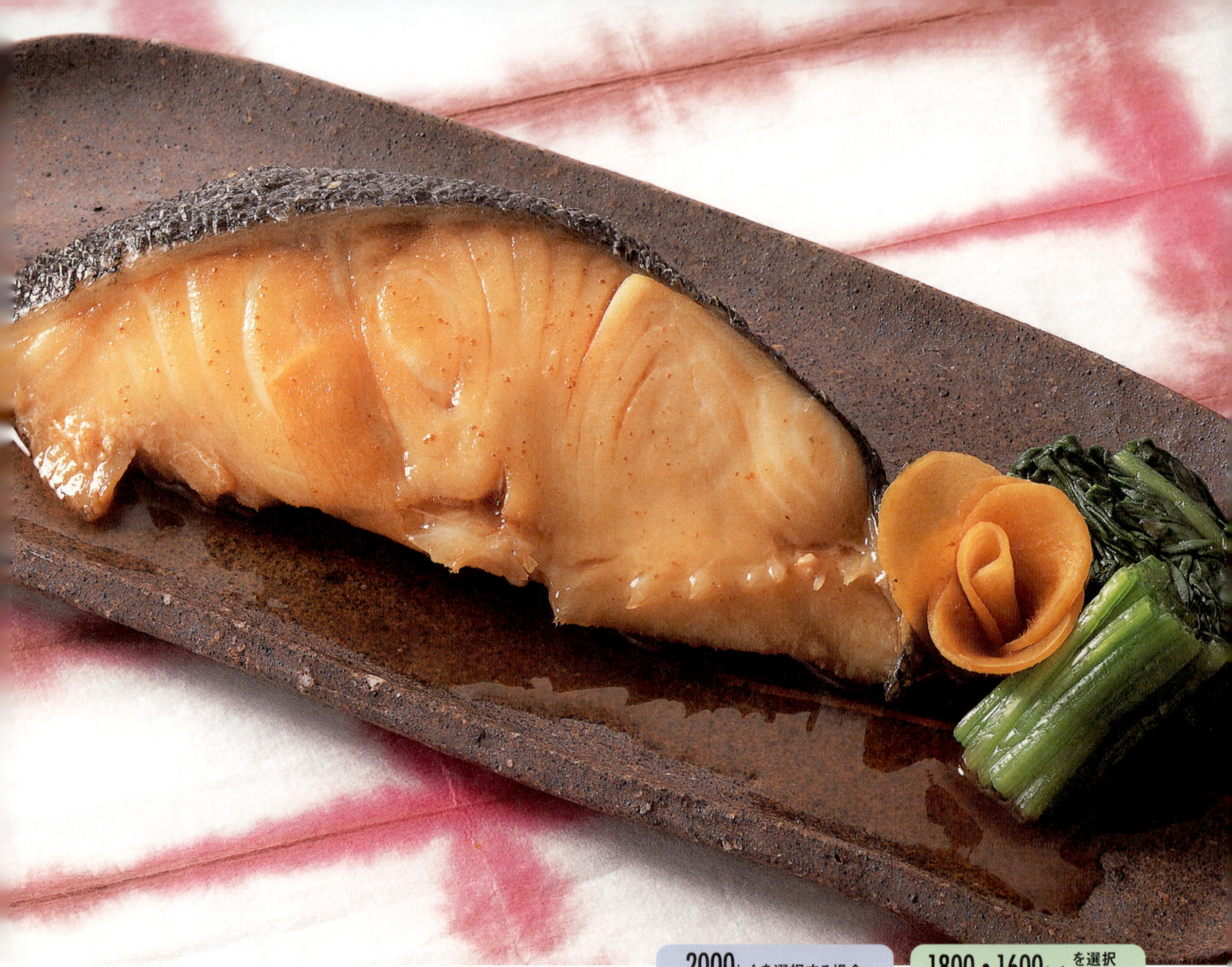

2000kcal を選択する場合		1800・1600kcal を選択する場合	
200kcal	塩分1.1g	150kcal	塩分0.7g

薄味でおいしく煮上げた

銀だらの煮つけ

〈作り方〉

❶ほうれんそうは鍋に沸かした熱湯でしんなりするまでゆで、水にとって冷まし、水けをしぼって3㎝長さに切る。

❷鍋にAとしょうがを入れて火にかけ、煮立ったら銀だらを入れる。落としぶたをし、ときどき煮汁をかけながら煮汁が少なくなるまで中火で煮る。

❸皿に煮汁ごと②を盛ってしょうがも添え、①をつけ合わせる。

■材料（１人分）

		2000kcal	1800・1600kcal
銀だら（切り身）		80g	60g
しょうが（薄切り）		2〜３枚	2〜３枚
A	水	$\frac{1}{2}$カップ	$\frac{1}{2}$カップ
	しょうゆ	小さじ１	小さじ$\frac{2}{3}$
	日本酒	小さじ１	小さじ１
	砂糖	小さじ１	小さじ$\frac{2}{3}$
ほうれんそう		20g	20g

趣向を変えて洋風で味わう

銀だらの洋風蒸し

〈作り方〉

❶玉ねぎは薄切りに、クレソンは長さを半分に切る。

❷銀だらの身に、軽く塩、こしょうを振る。

❸器に②を入れ、①としょうがをのせ、白ワインとブイヨンスープをかける。レモンスライスをのせて蒸気の上がった蒸し器に入れ、強火で3～4分蒸す。

材料（1人分）	2000kcal	1800・1600kcal
銀だら（切り身）	70g	60g
玉ねぎ	30g	30g
クレソン	3本	3本
しょうが（薄切り）	2枚	2枚
レモン（薄い輪切り）	2枚	2枚
塩、こしょう	各少々	各少々
白ワイン	大さじ1	大さじ1
ブイヨンスープ	大さじ1	大さじ1

※ブイヨンスープは、ブイヨンの素（固形）少々を湯大さじ1でといたもの。

ここがポイント！ 蒸し物は、プリン体を減らすと同時に摂取エネルギーを控えることができる、おすすめの調理法です。プリン体や脂がとけ出た煮汁は残すようにしましょう。

2000kcal を選択する場合	
190kcal	塩分1.5g

1800・1600kcal を選択する場合	
170kcal	塩分1.5g

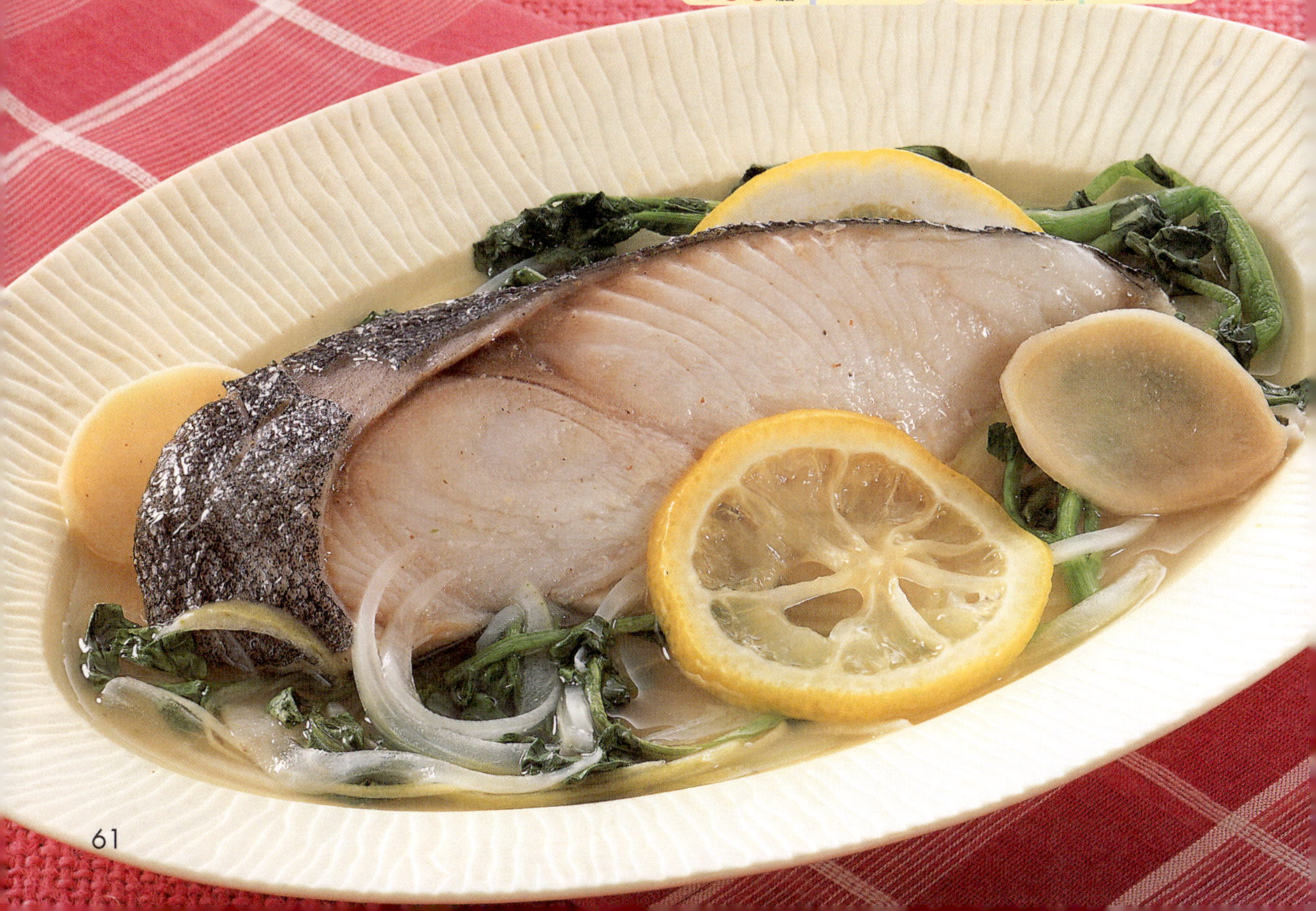

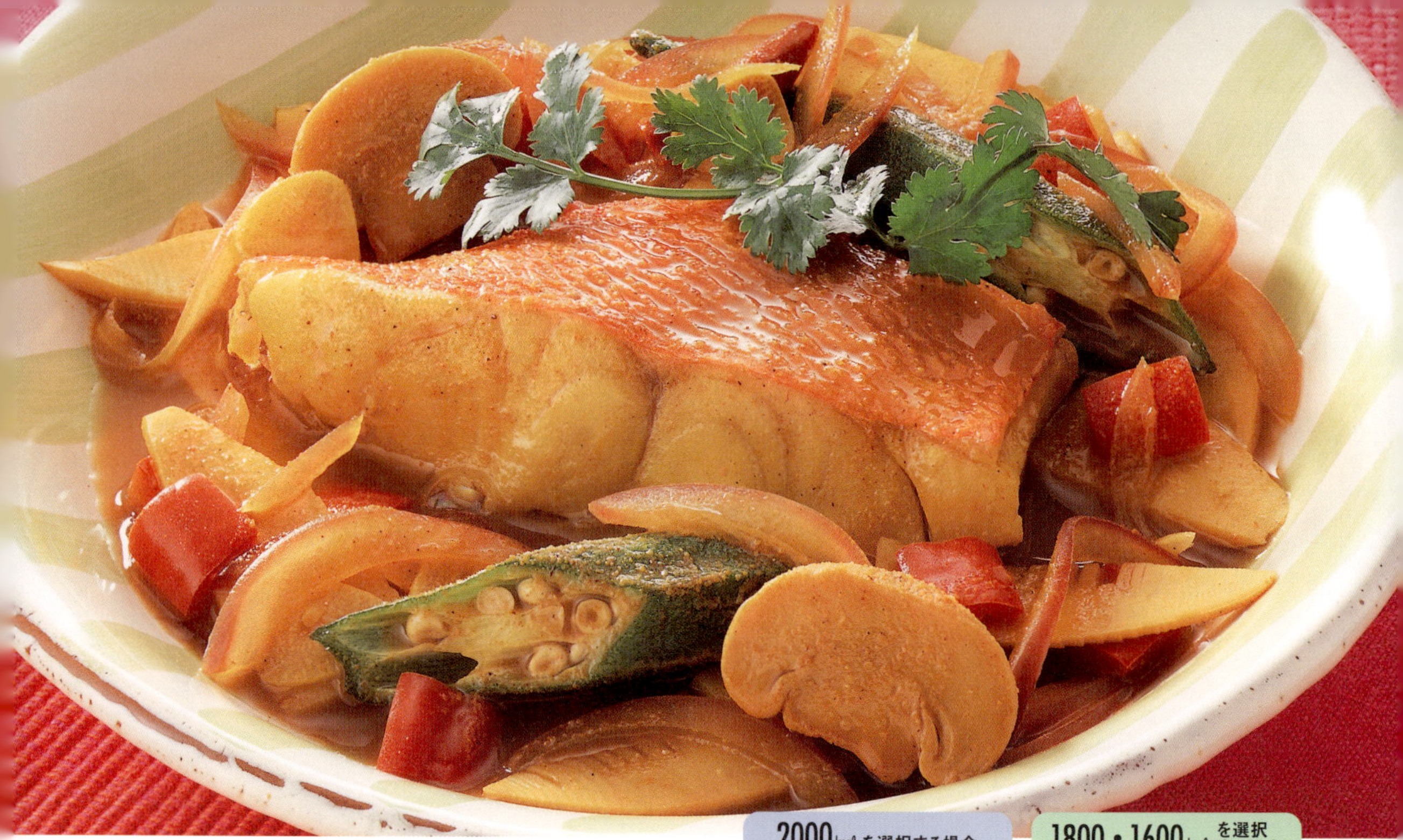

2000kcal を選択する場合		1800・1600kcal を選択する場合	
190kcal	塩分2.5g	150kcal	塩分2.5g

ナンプラーを使ったアジアンなおいしさ

きんめだいのエスニック煮

〈作り方〉

❶ゆでたけのこと紫玉ねぎ、にんにくは薄切りにする。

❷赤ピーマンは1㎝角に切り、マッシュルームは縦半分に切る。オクラはへたを切り落とし、斜め半分に切る。

❸きんめだいに軽く塩とこしょうを振る。

❹鍋にAを入れて火にかけ、煮立ったら赤とうがらしと①、②を入れ、中火で2～3分煮る。

❺④に③を入れて弱火にし、5～6分煮込む。

❻⑤を煮汁ごと器に盛り、あれば香菜《シャンツァイ》少々をのせる。

参考メモ

ナンプラーはタイの魚醤油のこと。大きなスーパーやデパートなどで入手できます。ない場合は、しょうゆとレモン汁を半々にまぜたもので代用してください。

材料（1人分）		2000kcal	1800・1600kcal
きんめだい（切り身）		80g	60g
ゆでたけのこ		40g	40g
紫玉ねぎ		30g	30g
赤ピーマン		$\frac{1}{4}$個	$\frac{1}{4}$個
オクラ		1本	1本
マッシュルーム（ホール・水煮缶詰）		1個	1個
にんにく		$\frac{1}{2}$片	$\frac{1}{2}$片
赤とうがらし		$\frac{1}{2}$本	$\frac{1}{2}$本
A	チキンスープ	$\frac{2}{3}$カップ	$\frac{2}{3}$カップ
	ナンプラー	小さじ1	小さじ1
	しょうゆ	小さじ$\frac{1}{2}$	小さじ$\frac{1}{2}$
	レモン汁	小さじ2	小さじ2
	カレー粉	小さじ1	小さじ1
塩、こしょう		各少々	各少々

※チキンスープは、チキンスープの素（固形）$\frac{1}{3}$個を湯$\frac{2}{3}$カップでといたもの。

主菜

魚介料理

フライパンひとつで作れる

鮭と野菜の蒸し焼き

〈作り方〉

❶長ねぎは斜め薄切りにする。ブロッコリーは小房に切り分ける。

❷鮭は2～3等分に切る。

❸フライパンに植物油を入れて熱し、②を入れて中火で両面をこんがりと焼き、①と赤とうがらしを加えてさらに焼く。

❹③に日本酒としょうゆを振りかけ、こしょうを振って炒め合わせ、ふたをして弱火で3～4分蒸し焼きにする。

■材料（１人分）	2000kcal	1800・1600kcal
生鮭（切り身）	80g	70g
長ねぎ	20g	20g
ブロッコリー	40g	40g
赤とうがらし	$\frac{1}{2}$本	$\frac{1}{2}$本
日本酒	小さじ１	小さじ１
しょうゆ	小さじ１	小さじ１
こしょう	少々	少々
植物油	小さじ1$\frac{1}{2}$	小さじ１

2000kcal を選択する場合		1800・1600kcal を選択する場合	
190kcal	塩分1.1g	160kcal	塩分1.0g

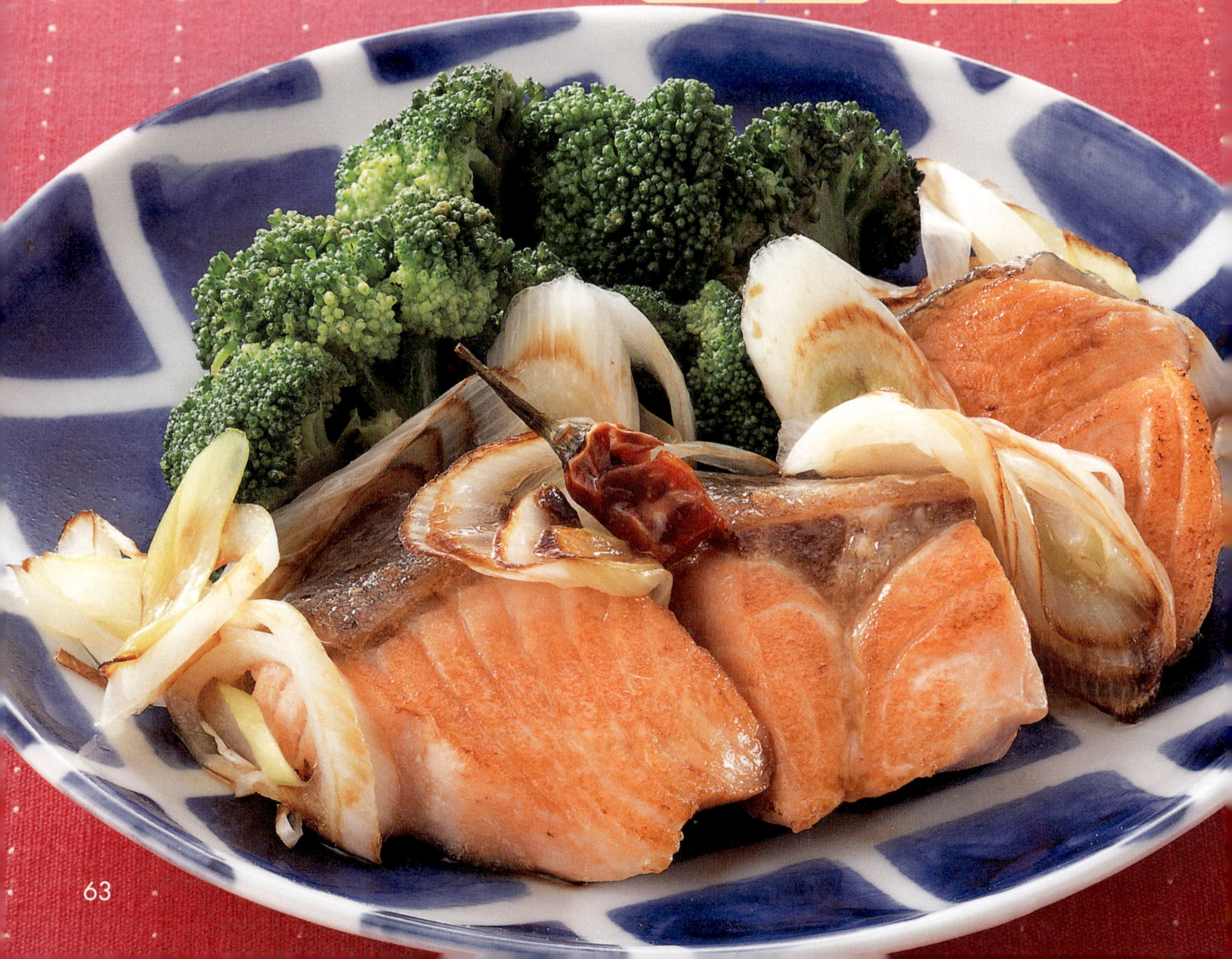

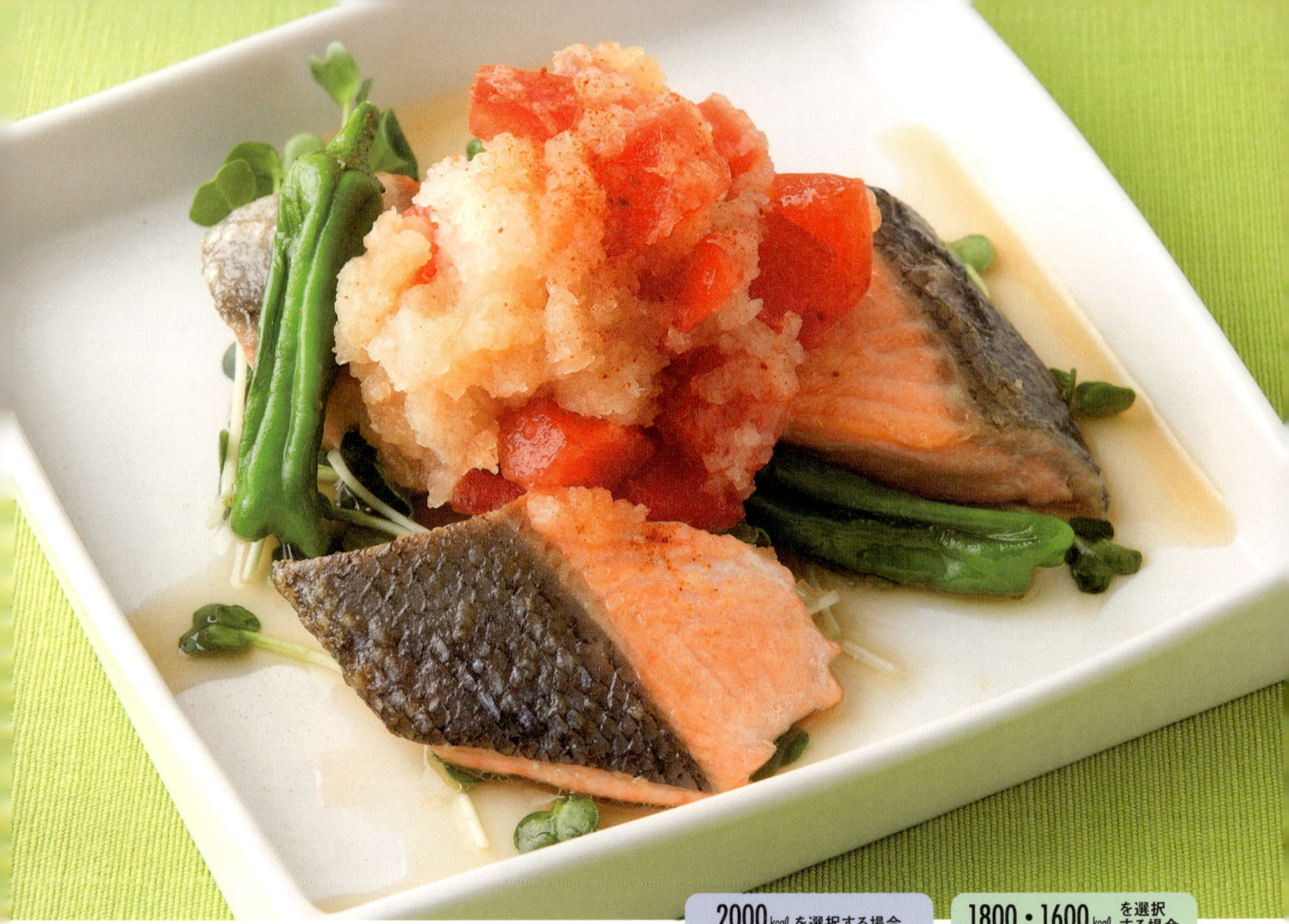

2000kcal を選択する場合		1800・1600kcal を選択する場合	
200kcal	塩分1.8g	170kcal	塩分1.8g

鮭は揚げずにグリルで焼いてカロリーダウン

焼き鮭のトマトおろしだれ

■材料（1人分）

		2000kcal	1800・1600kcal
生鮭（切り身）		70g	65g
小麦粉		少々	少々
ししとうがらし		3本	3本
ごま油		小さじ1	小さじ$\frac{1}{2}$
A	トマト	$\frac{1}{2}$個	$\frac{1}{2}$個
	大根おろし	150g	150g
	一味とうがらし	少々	少々
貝割れ菜		$\frac{1}{4}$パック	$\frac{1}{4}$パック
ポン酢しょうゆ		小さじ2	小さじ2

〈作り方〉

❶鮭は3等分のそぎ切りにし、薄く小麦粉をまぶす。ししとうがらしも薄く小麦粉をまぶし、鮭とともにごま油をからめ、グリルでこんがりと焼く。

❷鮭を焼いている間にAを合わせておく。

❸①が焼けたら、貝割れ菜を敷いた器に盛り、合わせたAをのせ、ポン酢しょうゆをかける。

煮汁に大根おろしを加えたさっぱり仕上げ
さばのおろし煮

■材料（1人分）		2000kcal	1800・1600kcal
さば（切り身）		70g	50g
大根おろし		50g	50g
A	昆布だし	$\frac{1}{3}$カップ	$\frac{1}{3}$カップ
	しょうゆ	小さじ1	小さじ1
	みりん	小さじ1	小さじ1
	日本酒	小さじ1	小さじ1
塩		少々	少々
植物油		小さじ$\frac{1}{2}$	小さじ$\frac{1}{2}$
万能ねぎ		$\frac{1}{2}$本	$\frac{1}{2}$本

〈作り方〉

❶万能ねぎは小口切りにする。

❷さばは半分に切り、両面に塩を振る。

❸フライパンに植物油を入れて熱し、②を入れて両面をこんがりと焼く。

❹鍋にAを入れて煮立て、③を入れ中火で3～4分煮る。大根おろしを加え、一煮立ちしたら火を止め、器に盛って①を散らす。

ここがポイント! 本来は、さばを油で揚げてから煮る料理ですが、フライパンで焼いて煮る方法でエネルギーを抑えてあります。

参考メモ 輸入もののさばを使う場合は、国産ものより脂肪分が多くエネルギーが高いので、表示量の$\frac{2}{3}$量程度しか使えません。

2000kcalを選択する場合		1800・1600kcalを選択する場合	
190kcal	塩分1.8g	150kcal	塩分1.7g

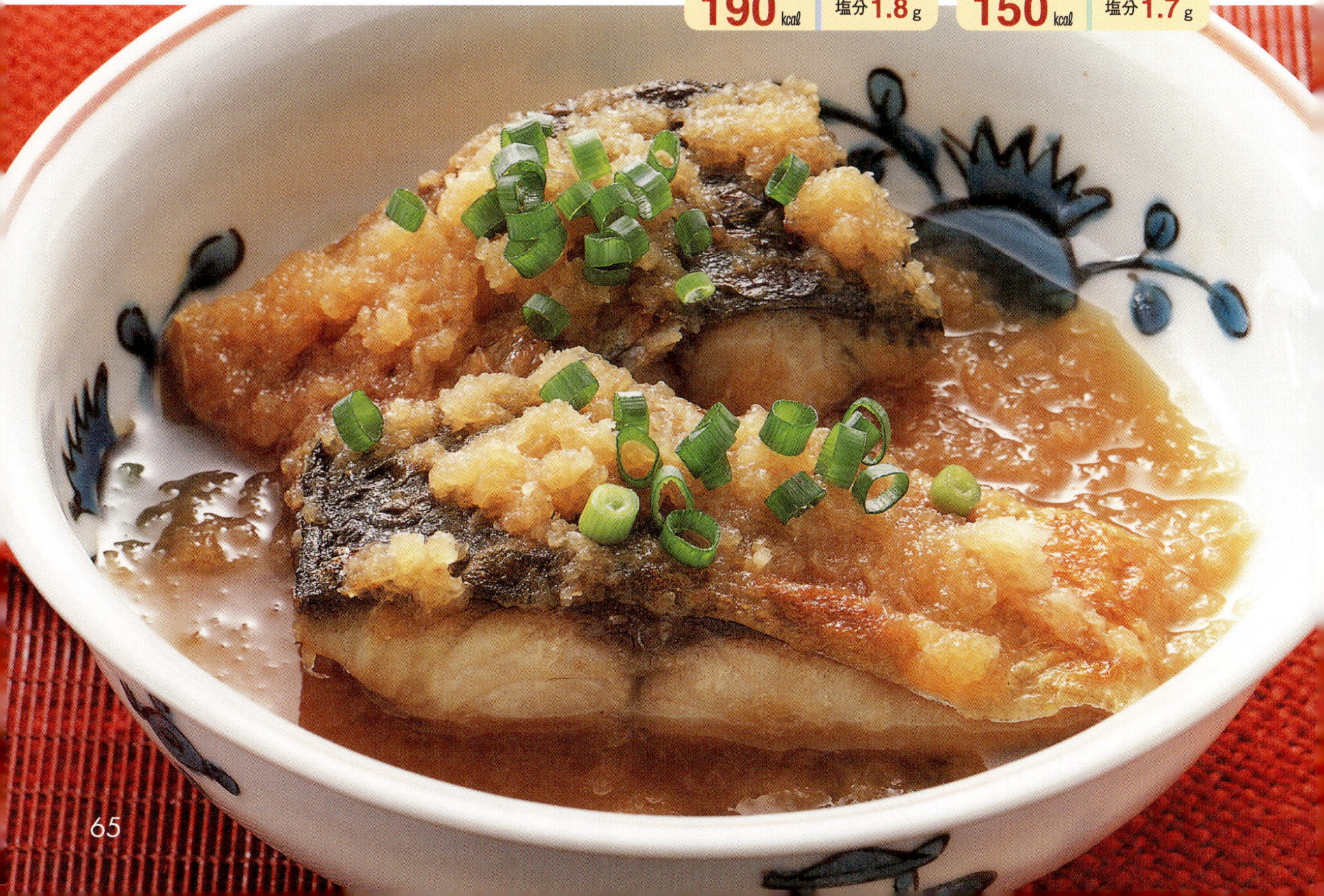

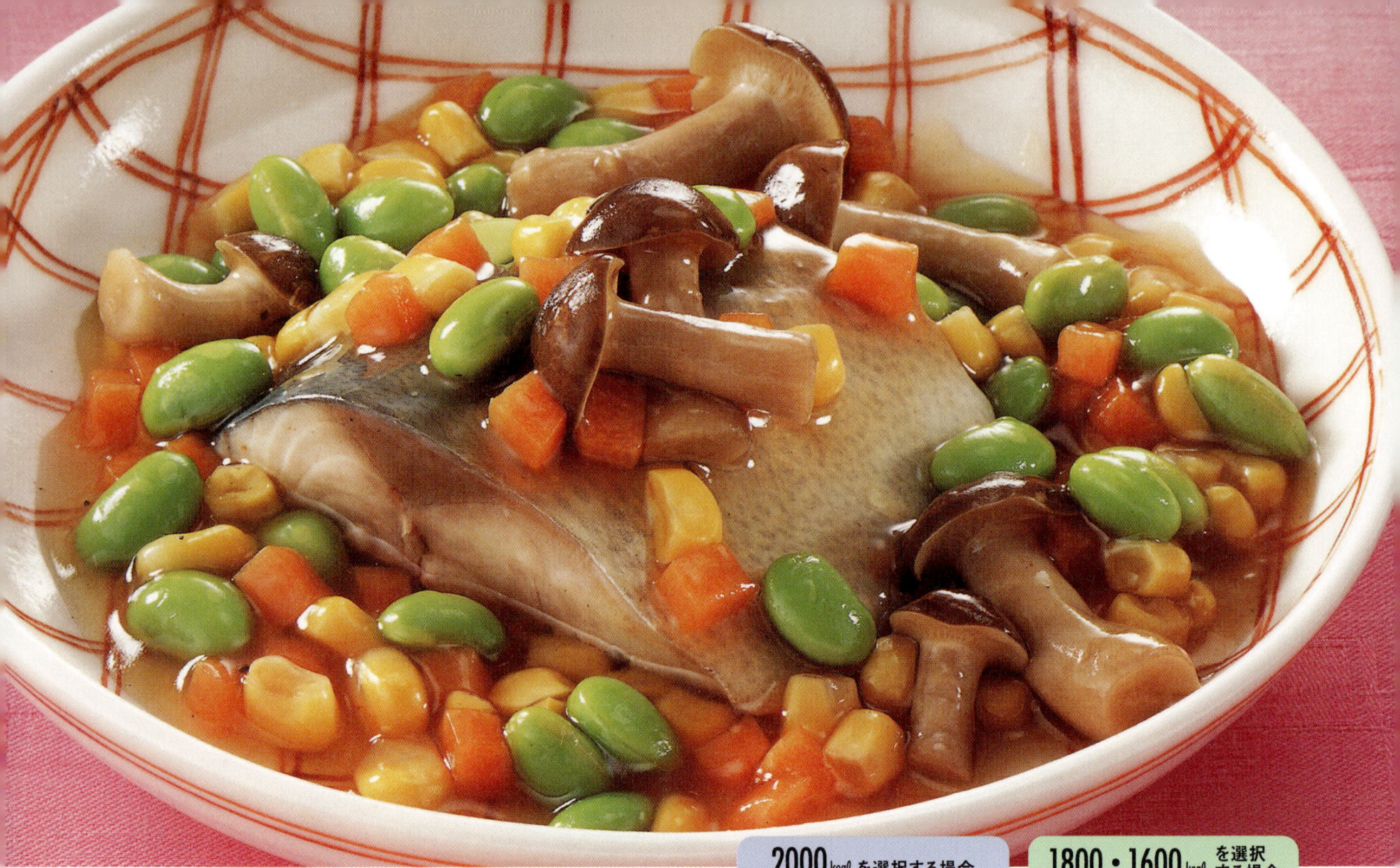

2000kcal を選択する場合		1800・1600kcal を選択する場合	
200kcal	塩分1.3g	160kcal	塩分1.3g

注目のEPAやDHAの多い魚を使った蒸し物

さばの酒蒸しあんかけ

〈作り方〉

❶さばは中央に浅く切り込みを入れ、軽く塩を振って5分ほどおく。これを蒸し器に入る大きさの皿にのせ、日本酒を振りかけて、蒸気の上がった蒸し器に入れて5分強火で蒸し、蒸し汁は捨てておく。

❷しめじは石づきを切り落として小分けにし、にんじんは5㎜角に切る。

❸鍋にAを入れて強火にかけ、煮立ったら枝豆、粒コーン、②を入れて2～3分煮る。ここに、まぜ合わせたBを回し入れてとろみをつけ、①のさばの上からかける。

ここがポイント! 蒸し汁は捨てるので、プリン体を減らすと同時に摂取エネルギーを控えることができます。

参考メモ

輸入もののさばを使う場合は、国産ものより脂肪分が多くエネルギーが高いので、表示量の$\frac{2}{3}$量程度しか使えません。

材料(1人分)		2000kcal	1800・1600kcal
さば(切り身)		60g	45g
枝豆(ゆでてさやから出したもの)		10g	10g
粒コーン(ホール・水煮缶詰)		10g	10g
しめじ		30g	30g
にんじん		20g	20g
A	昆布だし	$\frac{1}{4}$カップ	$\frac{1}{4}$カップ
	しょうゆ	小さじ$\frac{1}{2}$	小さじ$\frac{1}{2}$
	日本酒	小さじ1	小さじ1
	みりん	小さじ1	小さじ$\frac{1}{2}$
	しょうが汁	小さじ$\frac{1}{2}$	小さじ$\frac{1}{2}$
塩		少々	少々
日本酒		大さじ1	小さじ2
B	かたくり粉	小さじ1	小さじ1
	水	大さじ1	大さじ1

淡泊なさわらに春の彩りと味わいを添えた

さわらの菜種《なたね》焼き

〈作り方〉

❶菜の花は葉の部分と茎の部分に切り分け、鍋に沸かした熱湯でさっとゆでておく。

❷さわらは厚みを半分に切って切り身を2枚にし、塩を振っておく。

❸①の茎の部分はみじん切りにしてボウルに入れ、マヨネーズととき卵を加えてよくまぜ合わせる。

❹フライパンに③を流し入れてかきまぜ、油を使わずに半熟状のいり卵を作る。

❺オーブントースターの天板に②を重ならないように並べ、④を均等にのせて、オーブントースターで焼き色がつくまで焼く。

❻⑤を皿に盛り、ざく切りにした①の葉の部分とレモンを添える。

■材料（１人分）	2000kcal	1800・1600kcal
さわら（切り身）	65g	55g
菜の花	２本	２本
とき卵	大さじ$1\frac{1}{3}$	大さじ１
マヨネーズ	大さじ$\frac{1}{2}$	小さじ１
塩	少々	少々
レモン（輪切り）	１枚	１枚

2000kcal を選択する場合		1800・1600kcal を選択する場合	
200kcal	塩分0.8g	160kcal	塩分0.8g

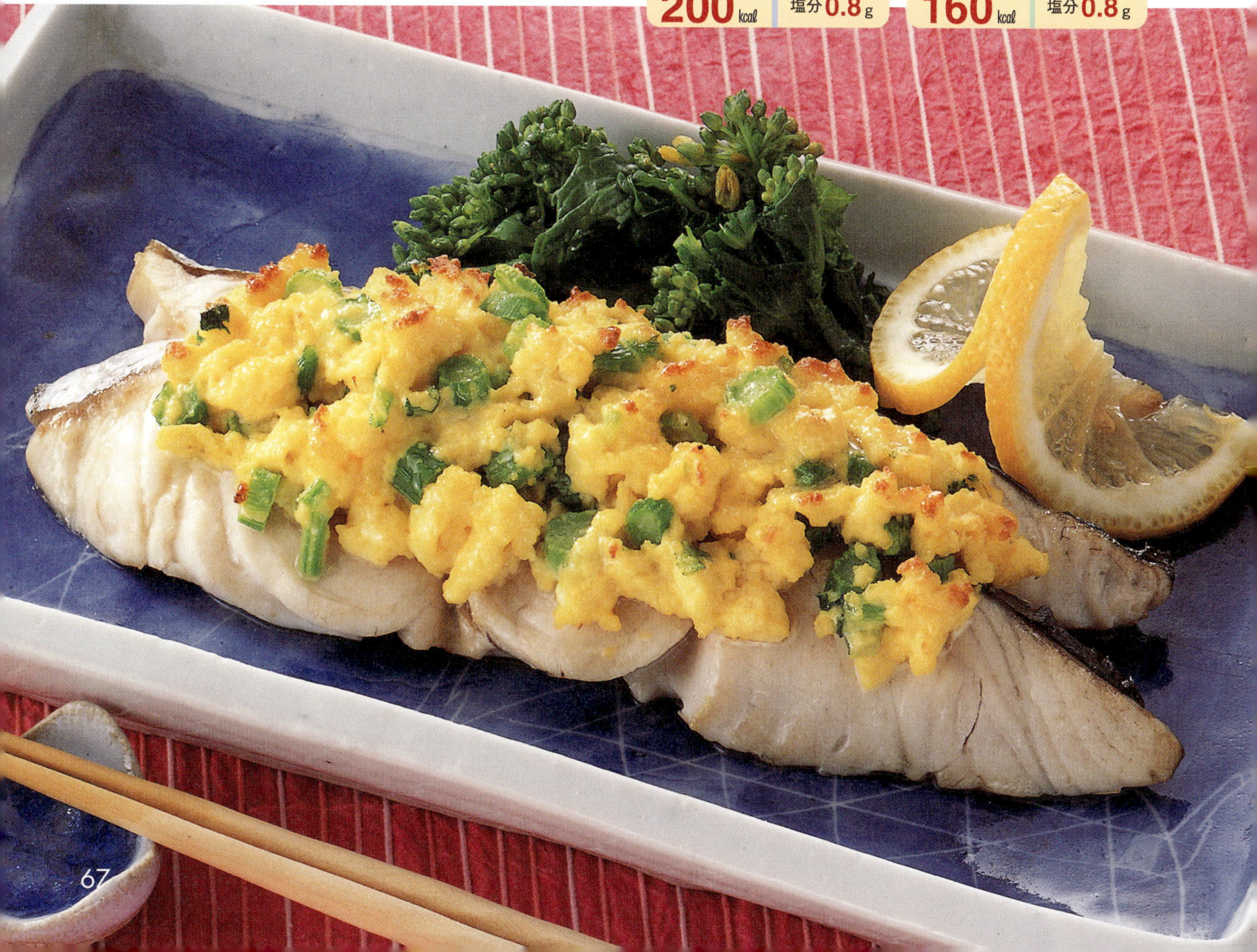

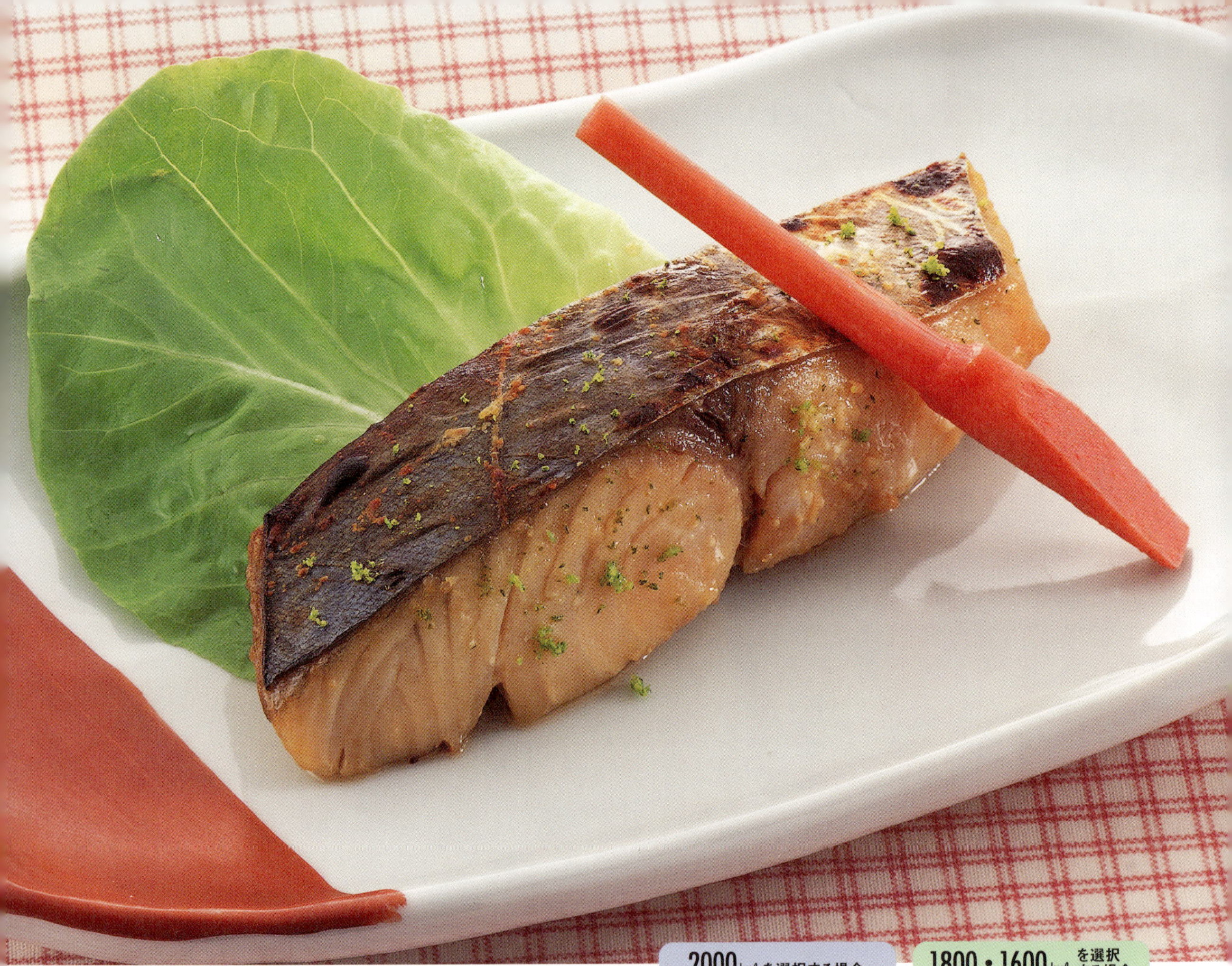

2000kcal を選択する場合		1800・1600kcal を選択する場合	
190kcal	塩分1.7g	160kcal	塩分1.4g

ゆずの香りをほんのりと添えた

さわらのみそ焼き

〈作り方〉

❶ボウルにAを入れ、よくまぜ合わせる。

❷ラップを用意し、①の半量を広げてのせ、上にさわらをおく。さわらの上に①の残りを均一に塗り、ラップで包み込んで2時間～半日、冷蔵庫に入れて漬け込む。

❸②のさわらからみそをぬぐいとり、盛りつけるときに上になる皮側を下にして焼き網にのせ、中火でこんがりと焼き、裏返して同様に焼く。

❹サラダ菜を敷いた皿に③を盛り、ゆずの皮を振りかけて、酢どりしょうがを添える。

■材料（１人分）		2000kcal	1800・1600kcal
さわら（切り身）		85g	70g
A	みそ	大さじ$\frac{1}{2}$	小さじ１強
	みりん	小さじ１	小さじ$\frac{2}{3}$
	日本酒	小さじ１	小さじ１
ゆずの皮（すりおろし）		少々	少々
酢どりしょうが		１本	１本
サラダ菜		１枚	１枚

さっぱり味のドレッシングに漬け込んだ

スモークサーモンのマリネ

■材料（１人分）

		2000kcal	1800・1600kcal
スモークサーモン		5枚（50g）	4枚（40g）
ピーマン		$\frac{1}{4}$個	$\frac{1}{4}$個
セロリ		30g	30g
玉ねぎ		30g	30g
にんじん		30g	30g
A	水	大さじ3	大さじ3
	コンソメスープの素（顆粒）	少々	少々
	酢	小さじ2	小さじ2
	レモン汁	小さじ1	小さじ1
	オリーブ油	小さじ2	小さじ1$\frac{1}{2}$
	塩、こしょう	各少々	各少々

〈作り方〉

❶スモークサーモンは食べやすい長さに切る。

❷ピーマンは2～3㎜幅の輪切りにし、セロリと玉ねぎは薄切り、にんじんはせん切りにする。

❸ボウルにAを入れてよくまぜ、マリネ液を作る。

❹バットなどに①と②を重ね入れ、③をかけて1時間以上漬け込む。

❺④を野菜ごと器に盛る。

ここがポイント! 野菜をたっぷりとることで、尿の酸性化を防ぎます。

2000kcal を選択する場合	
190kcal	塩分3.0g

1800・1600kcal を選択する場合	
160kcal	塩分2.6g

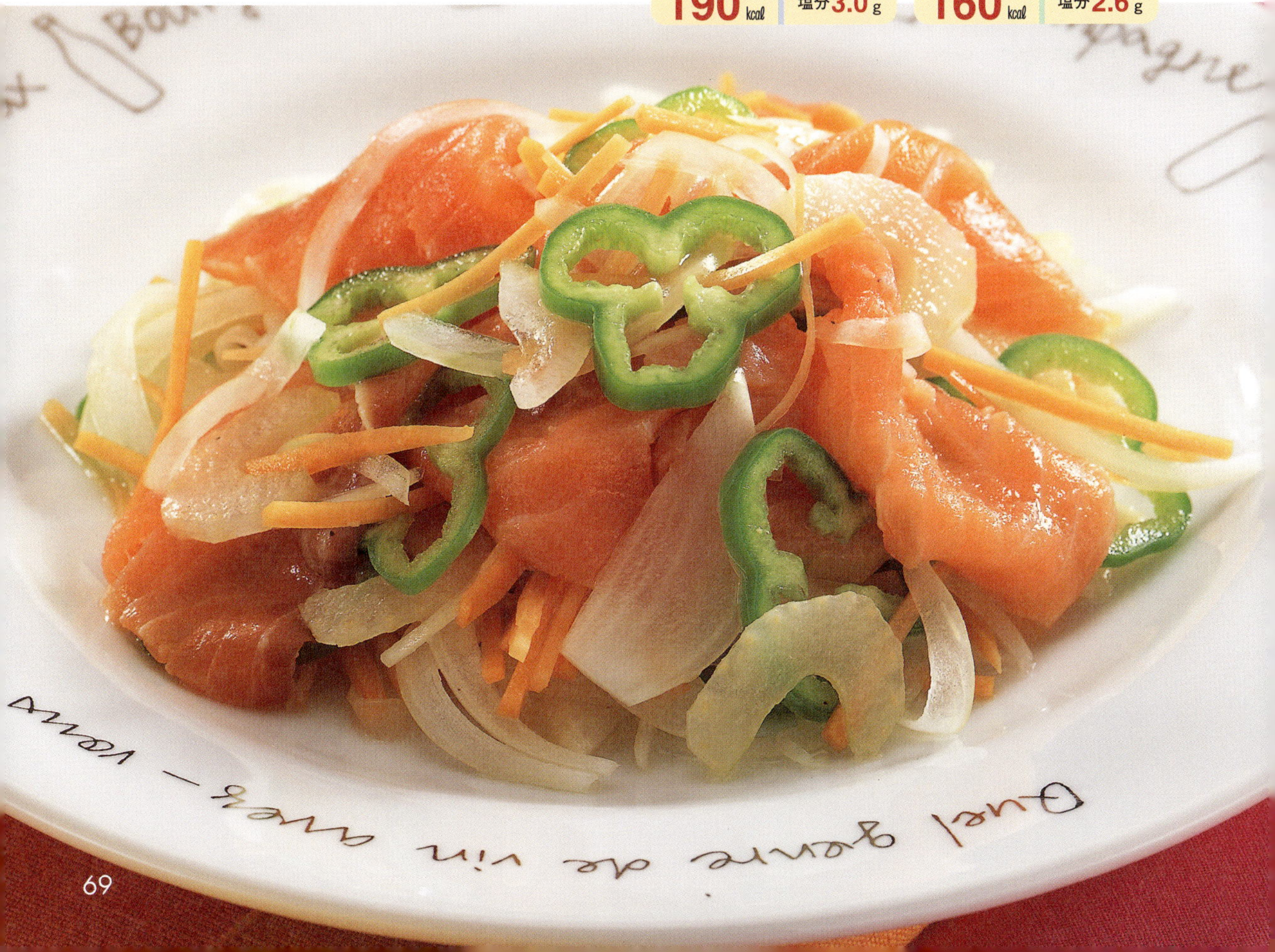

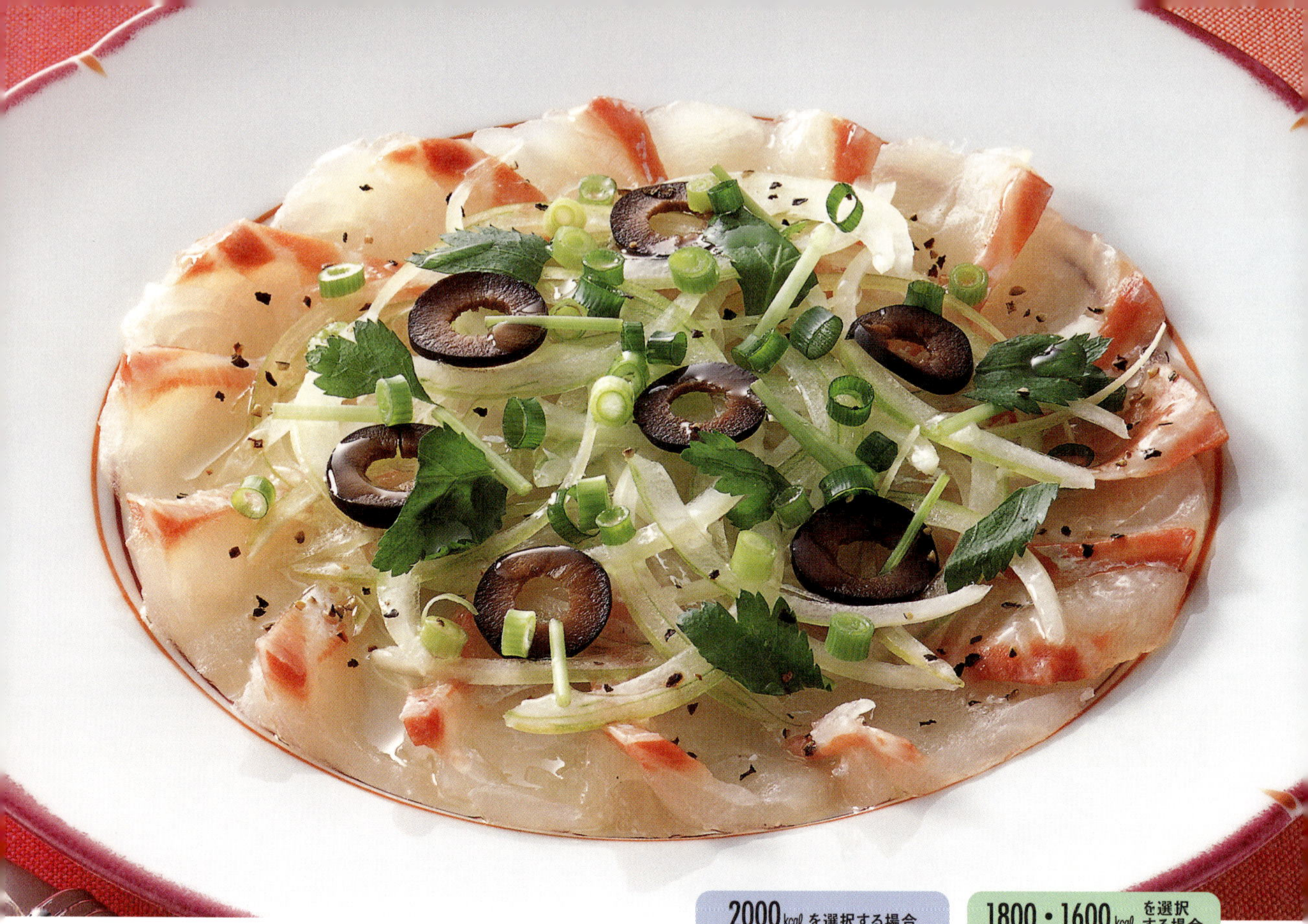

2000kcal を選択する場合		1800・1600kcal を選択する場合	
200kcal	塩分0.6g	160kcal	塩分0.6g

ボリューム感をもたせて華やかに演出

たいのカルパッチョ

■材料（１人分）

	2000kcal	1800・1600kcal
たい（刺し身用のさく）	60g	50g
玉ねぎ	15g	15g
三つ葉	１本	１本
黒オリーブの塩漬け（種抜き）	１個	１個
万能ねぎ（小口切り）	少々	少々
塩	少々	少々
黒こしょう（あらびき）	少々	少々
オリーブ油	小さじ２	小さじ$1\frac{1}{2}$

〈作り方〉

❶玉ねぎと黒オリーブは薄切りにする。三つ葉は１㎝長さに切る。

❷たいは薄いそぎ切りにする。

❸皿に②を重ならないように並べ、軽く塩、黒こしょうを振る。その上に①と万能ねぎを散らし、オリーブ油を回しかける。

参考メモ

たいは、冷凍した状態で切ると、写真のようにごく薄く切ることができます。

アドバイス

野菜をじょうずに組み合わせれば、魚がメインでもボリューム感のある主菜になります。

こまかく刻んだ野菜のコクをプラスしたイタリア風

たこのグリーンソースサラダ

〈作り方〉

❶紫玉ねぎは薄切りに、黒オリーブは輪切りにする。

❷ラディシュと赤ピーマン、にんにく、バジル、きゅうりのピクルスはすべてごくこまかいみじん切りにして、パセリを合わせる。

❸ボウルにAを入れてよくまぜ合わせ、②を加えてグリーンソースを作る。

❹ゆでだこの足は斜め薄切りにする。

❺皿に紫玉ねぎを敷いて④を並べ、③をのせ、黒オリーブを散らす。

材料（１人分）		2000kcal	1800・1600kcal
ゆでだこの足		100g	80g
紫玉ねぎ		30g	30g
黒オリーブ（種なし）		1個	1個
ラディシュ		1個	1個
赤ピーマン		$\frac{1}{4}$個	$\frac{1}{4}$個
にんにく		$\frac{1}{2}$片	$\frac{1}{2}$片
バジル（生葉）		1枚	1枚
パセリ（みじん切り）		小さじ1	小さじ1
きゅうりのピクルス		$\frac{1}{2}$本	$\frac{1}{2}$本
A	酢	大さじ$\frac{1}{2}$	大さじ$\frac{1}{2}$
	塩、こしょう	各少々	各少々
	オリーブ油	小さじ$2\frac{1}{2}$	小さじ$1\frac{3}{4}$

2000kcal を選択する場合
200kcal 塩分1.5g

1800・1600kcal を選択する場合
160kcal 塩分1.4g

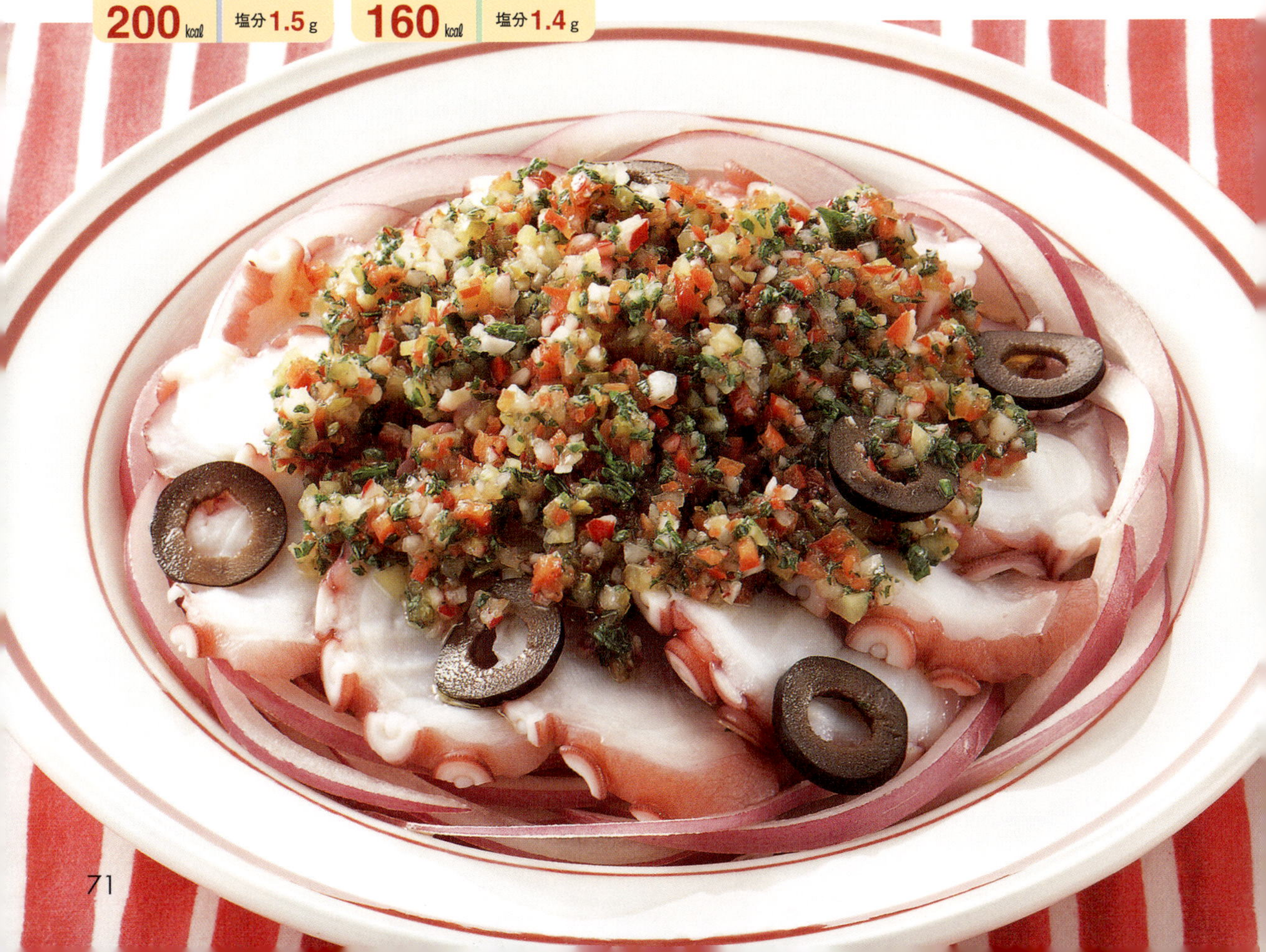

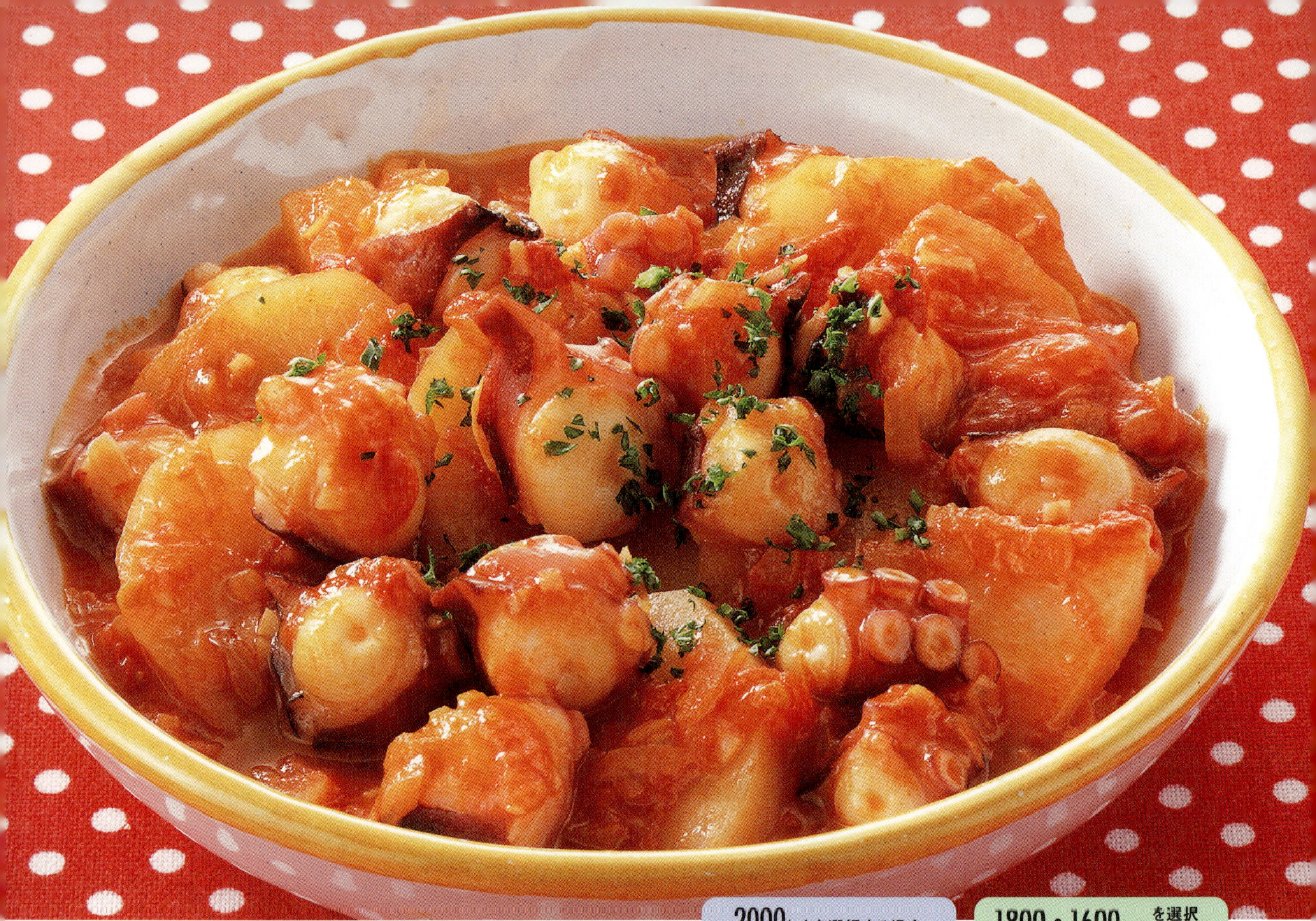

2000kcal を選択する場合		1800・1600kcal を選択する場合	
200kcal	塩分1.4g	170kcal	塩分1.3g

トマト味にこっくりと煮込んだ

たこのスペイン風煮物

〈作り方〉

① じゃがいもは5㎜厚さの半月切りにする。

② 玉ねぎとにんにくはみじん切りにし、トマトの水煮は手でつぶしておく。

③ ゆでだこの足は1㎝幅に切る。

④ 鍋にオリーブ油を入れて熱し、にんにくと玉ねぎを弱火で炒め、香りが出たら③と①を加えて強火でさらに一炒めする。

⑤ ④にチキンスープとトマトの水煮を加えて中火で10分ほど煮、Aを加えて調味し、仕上げにパセリを振る。

■材料（1人分）

		2000kcal	1800・1600kcal
ゆでだこの足		80g	60g
じゃがいも		50g	50g
玉ねぎ		30g	30g
にんにく		$\frac{1}{2}$片	$\frac{1}{2}$片
トマト（ホール・水煮缶詰）		80g	80g
チキンスープ		$\frac{2}{3}$カップ	$\frac{2}{3}$カップ
A	チリパウダー	小さじ$\frac{1}{3}$	小さじ$\frac{1}{3}$
	こしょう	少々	少々
	砂糖	小さじ$\frac{2}{3}$	小さじ$\frac{2}{3}$
オリーブ油		小さじ$\frac{3}{4}$	小さじ$\frac{1}{2}$
パセリ（みじん切り）		少々	少々

※チキンスープは、チキンスープの素（固形）$\frac{1}{4}$個を湯$\frac{2}{3}$カップにといたもの。

黄、赤、緑の彩りが美しい

たらの三色ピーマンソースがけ

■材料（1人分）		2000kcal	1800・1600kcal
生だら（切り身）		100g	80g
ピーマン		$\frac{1}{4}$個	$\frac{1}{4}$個
赤ピーマン		$\frac{1}{4}$個	$\frac{1}{4}$個
黄ピーマン		$\frac{1}{4}$個	$\frac{1}{4}$個
A	白ワイン	大さじ1	大さじ1
	ブイヨンスープ	$\frac{1}{4}$カップ	$\frac{1}{4}$カップ
	薄口しょうゆ	小さじ$\frac{1}{2}$	小さじ$\frac{1}{2}$
塩、こしょう		各少々	各少々
オリーブ油		小さじ2	小さじ$1\frac{1}{2}$
レモン（半月切り）		2枚	2枚

※ブイヨンスープは、ブイヨンスープの素（固形）少々を湯$\frac{1}{4}$カップでといたもの。

〈作り方〉

❶ピーマン類はすべて細切りにする。

❷生だらに軽く塩とこしょうを振って、魚焼きグリルで両面をこんがりと焼き、皿に盛っておく。

❸フライパンを熱してオリーブ油を入れ、①を中火で炒める。ピーマンがしんなりしたらまぜ合わせたAを注ぎ入れ、煮汁がなくなるまで弱火で煮る。

❹③を②のたらの上からかけ、半分に切ったレモンを添える。

アドバイス

たらは、脂肪やコレステロールが少なく、低エネルギーで高タンパクな白身魚です。ダイエット献立に積極的に利用したい白身魚のひとつです。

2000kcalを選択する場合		1800・1600kcalを選択する場合	
190kcal	塩分1.6g	150kcal	塩分1.5g

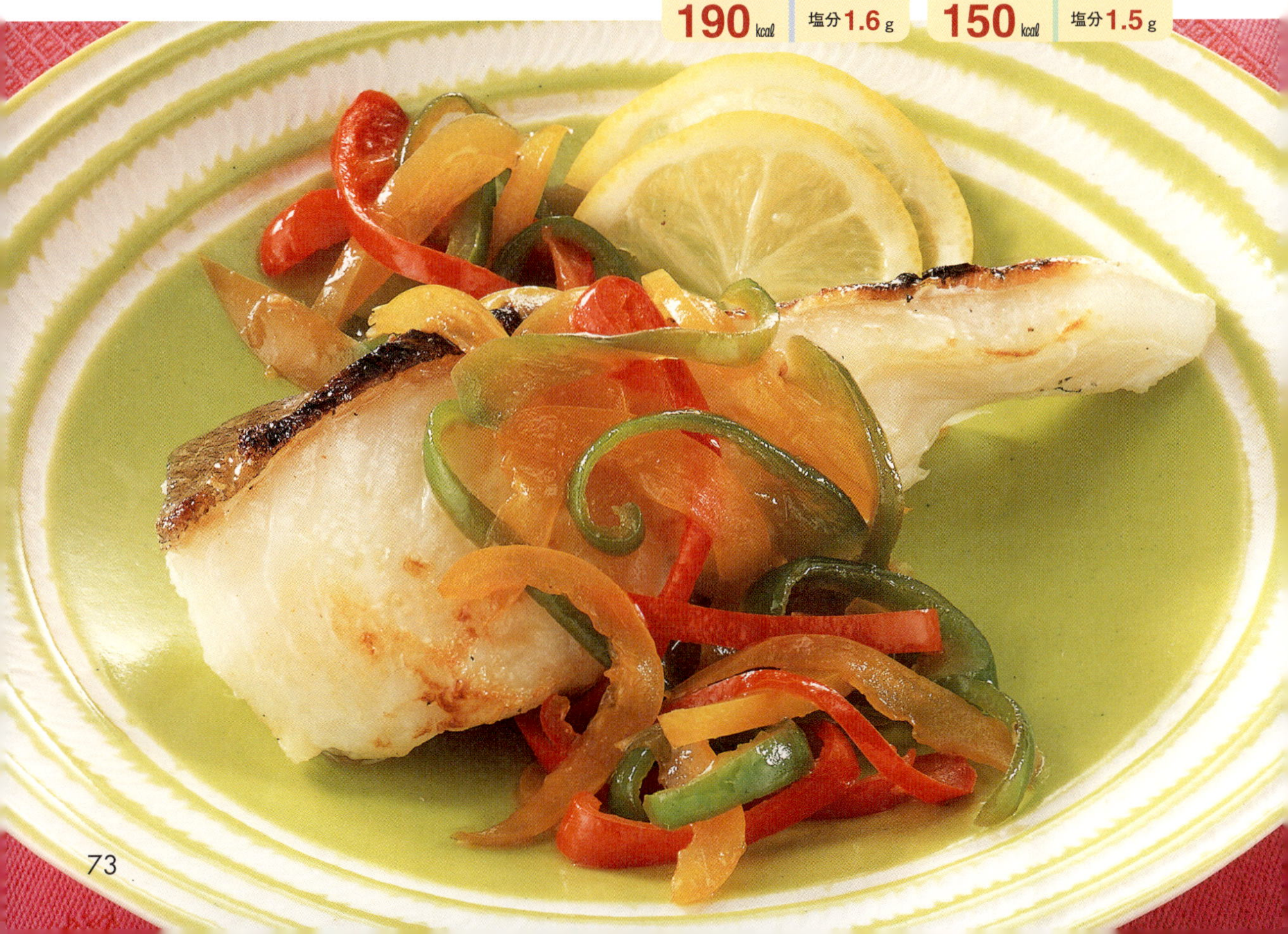

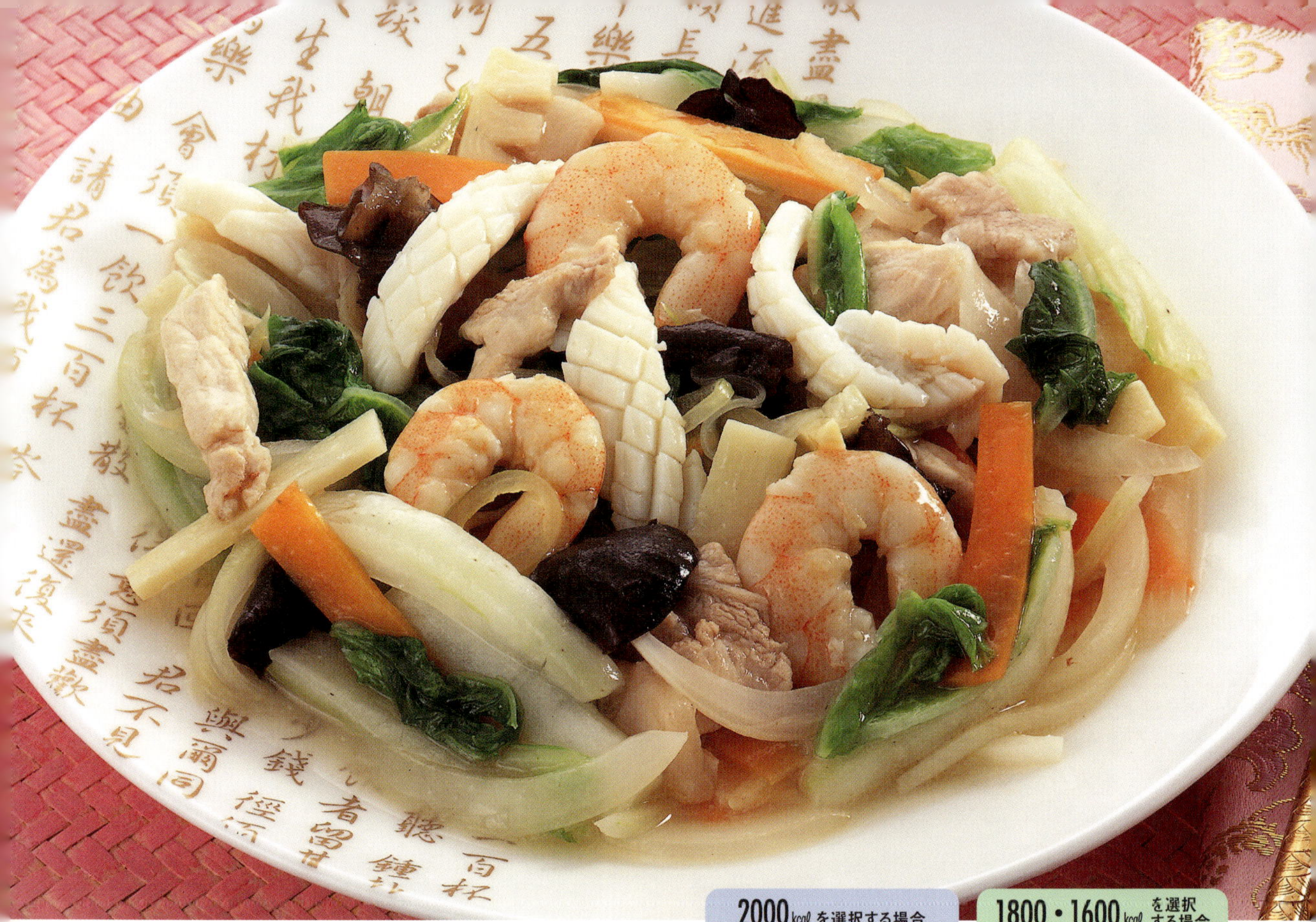

2000kcal を選択する場合		1800・1600kcal を選択する場合	
190kcal	塩分2.4g	160kcal	塩分2.3g

野菜もたっぷりとれる一皿

八宝菜

〈作り方〉

❶いかは皮をむき、表面に2～3㎜幅の斜め格子に切り目を入れ、3㎝長さの1㎝幅に切る。

❷豚もも肉は3㎝長さの短冊状に切る。

❸きくらげは水につけてもどし、石づきをとって食べやすい大きさにちぎっておく。玉ねぎは薄切りに、白菜は3㎝角に切る。ゆでたけのことにんじんは3㎝長さの短冊に切って、熱湯で軽くゆでておく。

❹フライパンに植物油を入れて熱し、②、むきえび、①の順に入れて強火で炒める。いかの色が変わったら③を加えて炒め合わせ、スープと日本酒を入れて煮立てる。塩とこしょうで調味し、まぜ合わせたAを回し入れてとろみをつけ、火を止める。

■材料（1人分）		2000kcal	1800・1600kcal
いか（胴）		40g	30g
豚もも薄切り肉（赤身）		40g	30g
むきえび		20g	20g
玉ねぎ		$\frac{1}{4}$個	$\frac{1}{4}$個
白菜		$\frac{1}{2}$枚（50g）	$\frac{1}{2}$枚（50g）
ゆでたけのこ		20g	20g
にんじん		10g	10g
きくらげ（乾燥）		$\frac{1}{2}$枚	$\frac{1}{2}$枚
塩		小さじ$\frac{1}{3}$	小さじ$\frac{1}{3}$
こしょう		少々	少々
スープ		$\frac{1}{4}$カップ	$\frac{1}{4}$カップ
日本酒		小さじ1	小さじ1
植物油		小さじ1	小さじ$\frac{3}{4}$
A	かたくり粉	小さじ1	小さじ1
	水	大さじ1	大さじ1

※スープは、鶏ガラスープの素（顆粒）少々を湯$\frac{1}{4}$カップでといたもの。

新鮮な海の幸を味わう地中海風

ブイヤベース

■材料（1人分）		2000kcal	1800・1600kcal
生だら		100g	80g
はまぐり（殻つき）		小5個（100g）	小3個（60g）
トマト		1/2個（100g）	1/2個（100g）
玉ねぎ		1/4個	1/4個
にんにく		1/2片	1/2片
A	水	1カップ	1カップ
	コンソメスープの素（固形）	1/4個	1/4個
	サフラン	少々	少々
塩、こしょう		各少々	各少々
オリーブ油		小さじ1 1/2	小さじ1
パセリ（みじん切り）		少々	少々

〈作り方〉

❶はまぐりは海水程度の塩水（水2 1/2カップに塩大さじ1）につけて砂を吐かせ、殻をよく洗っておく。

❷生だらは一口大に切る。

❸トマトは皮を湯むき（皮に浅く十文字の切り目を入れ、熱湯にさっとくぐらせてむく方法）して種をとり除き、あらいみじん切りにする。

❹玉ねぎとにんにくはみじん切りにする。

❺厚手の鍋にオリーブ油と④を入れて弱火で炒め、香りが出たら①と②、③、Aを加え、はまぐりの口が開くまで強火で煮る。

❻塩とこしょうで味をととのえ、器に盛ってパセリを散らす。

2000kcalを選択する場合		1800・1600kcalを選択する場合	
190kcal	塩分2.0g	160kcal	塩分1.9g

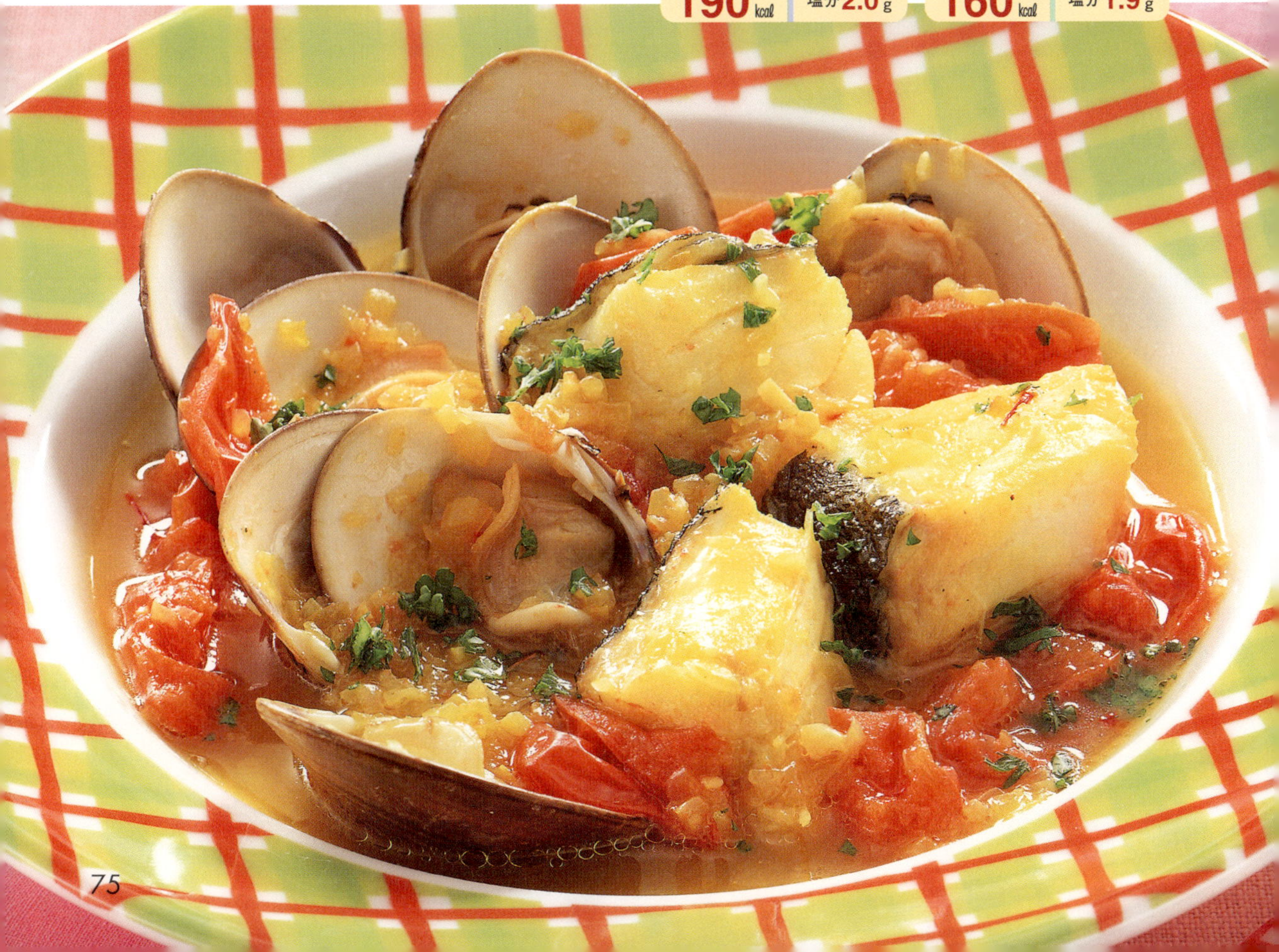

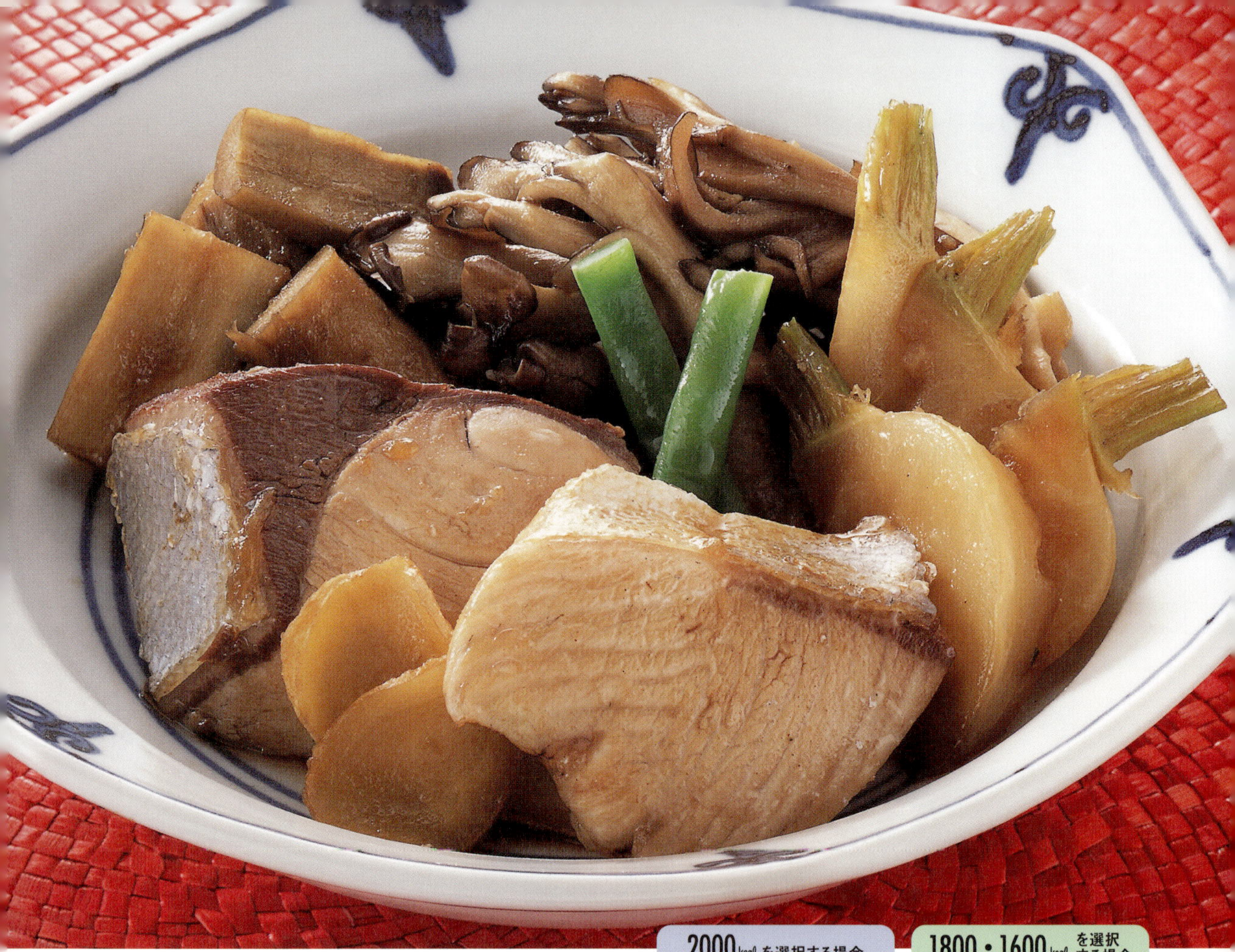

2000kcal を選択する場合		1800・1600kcal を選択する場合	
210kcal	塩分1.5g	160kcal	塩分1.1g

野菜やきのこと組み合わせてボリュームアップ

ぶりと野菜の煮物

〈作り方〉

❶ごぼうは皮をこそげて縦半分に切り、かぶはくし形に切る。

❷まいたけは小分けにし、さやいんげんは筋をとって長さを半分に切る。

❸ぶりは半分に切る。

❹鍋に昆布だしを入れて強火にかけ、煮立ったら①を入れて中火で煮る。ごぼうがやわらかくなったらAを加え、③と②を入れて煮汁がほぼなくなるまで弱火で煮る。

■材料（１人分）		2000kcal	1800・1600kcal
ぶり（切り身）		50g	40g
かぶ		70g	60g
まいたけ		40g	30g
ごぼう		40g	30g
さやいんげん		1本	1本
昆布だし		$\frac{1}{3}$カップ	$\frac{1}{3}$カップ
A	しょうゆ	大さじ$\frac{1}{2}$	小さじ1強
	日本酒	小さじ1強	小さじ1弱
	みりん	小さじ1	小さじ$\frac{2}{3}$
	しょうが（薄切り）	2枚	2枚

主菜

● 魚介料理

ハーブをじょうずに使って低塩分でも満足の味に

ぶりのハーブ焼き

材料（1人分）	2000kcal	1800・1600kcal
ぶり（切り身）	60g	50g
タイム（生葉）	1本	1本
ローズマリー（生葉）	1本	1本
塩、こしょう	各少々	各少々
バルサミコ酢	大さじ$\frac{1}{2}$	大さじ$\frac{1}{2}$
オリーブ油	小さじ1	小さじ$\frac{3}{4}$
レモン（くし形切り）	1切れ	1切れ

〈作り方〉

❶ぶりは軽く塩とこしょうを振っておく。

❷タイムとローズマリーは手でこまかくちぎり、ぶりの上に散らす。これを魚焼きグリルで両面ともこんがりと焼き、皿に盛る。

❸バルサミコ酢とオリーブ油を、②のぶりのまわりにかけ、レモンを添える。

アドバイス

ハーブの香りをじょうずに利用すると、塩分をあまり使わずにおいしく仕上げることができます。

2000kcal を選択する場合	
200kcal	塩分0.6g

1800・1600kcal を選択する場合	
170kcal	塩分0.6g

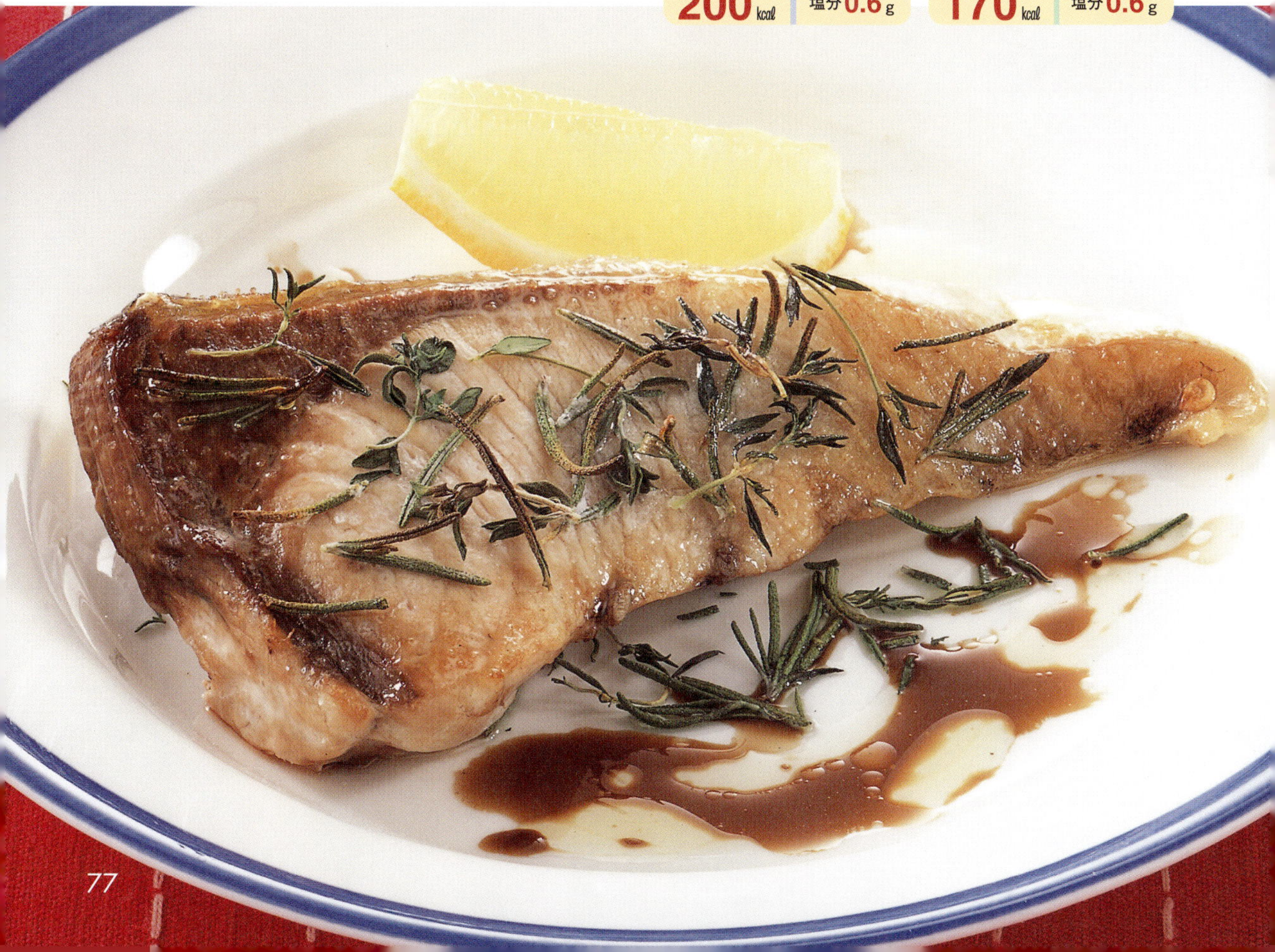

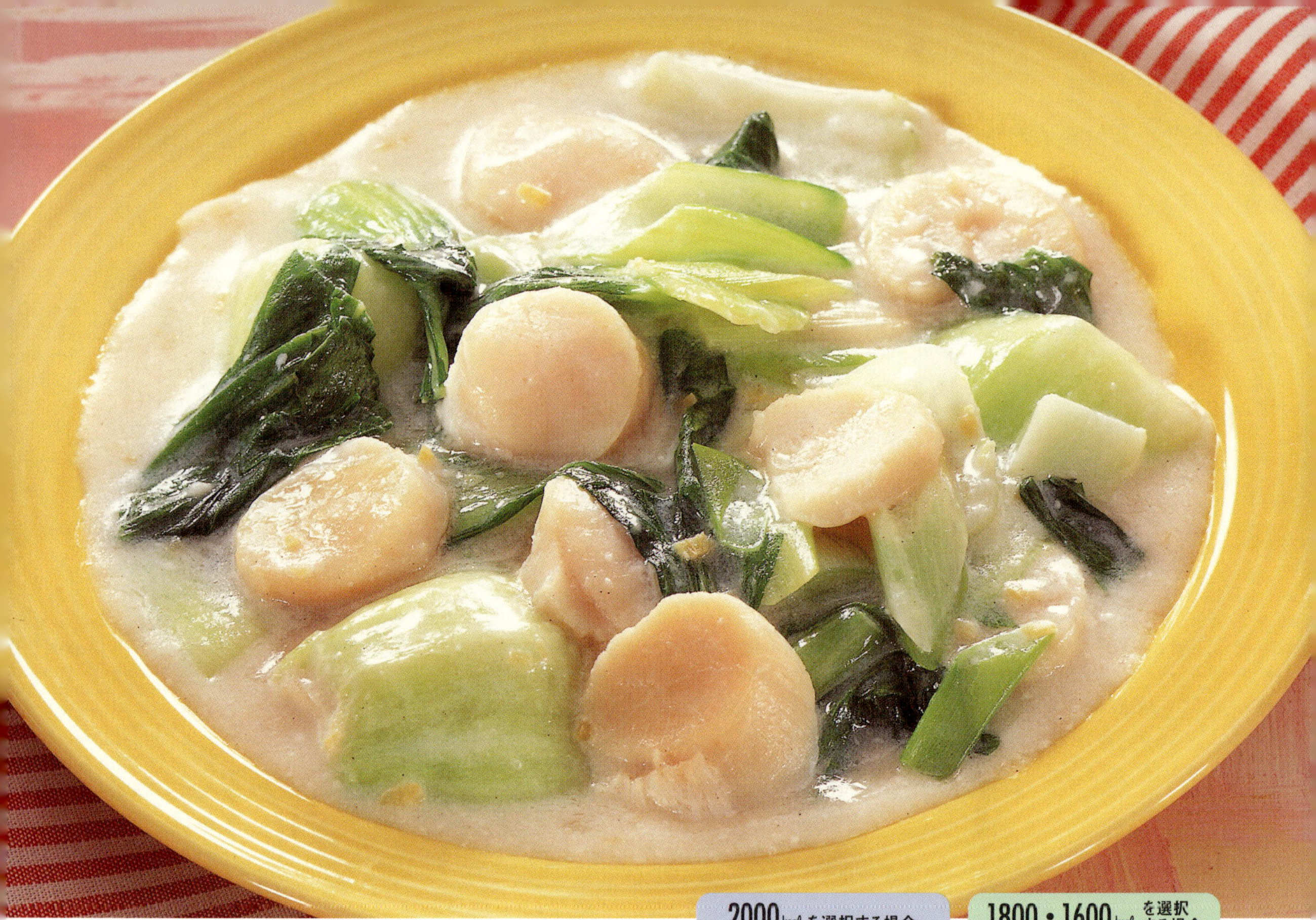

2000kcalを選択する場合		1800・1600kcalを選択する場合	
210kcal	塩分1.1g	170kcal	塩分1.0g

牛乳でまろやかな味わいに仕上げた

ほたてと青梗菜《チンゲンサイ》のクリーム炒め

■材料（１人分）

		2000kcal	1800・1600kcal
ほたて貝柱		100g(約3個)	70g(約2個)
青梗菜		100g	100g
長ねぎ(みじん切り)		大さじ1	大さじ1
しょうが(みじん切り)		小さじ2	小さじ2
スープ		$\frac{1}{4}$カップ	$\frac{1}{4}$カップ
日本酒		小さじ2	小さじ2
牛乳		$\frac{1}{4}$カップ	$\frac{1}{4}$カップ
塩、こしょう		各少々	各少々
ごま油		小さじ1	小さじ$\frac{3}{4}$
A	かたくり粉	小さじ1	小さじ1
	水	大さじ1	大さじ1

※スープは、鶏ガラスープの素(顆粒)少々を湯$\frac{1}{4}$カップでといたもの。

〈作り方〉

❶青梗菜は根元を切り落として4〜5cm長さのざく切りにし、茎と葉に分けておく。

❷ほたて貝柱は厚みを2〜3等分にする。

❸フライパンにごま油と長ねぎ、しょうがを入れて弱火で炒める。香りが出たら青梗菜の茎、②、青梗菜の葉の順に加えて強火でさっと炒め合わせる。

❹③にスープと日本酒を加えて煮立て、牛乳を入れて、塩とこしょうで味をととのえる。まぜ合わせたAを回し入れてとろみをつけ、火を止める。

野菜もたっぷりとれる和風サラダ

まぐろの刺し身サラダ

〈作り方〉

❶大根、きゅうり、にんじん、長ねぎは長さをそろえてせん切りにし、水にさらしてシャキッとさせ、水けをきる。

❷まぐろは一口大に薄いそぎ切りにする。

❸小さなボウルにAを入れてまぜ、ドレッシングを作る。

❹器に青じそを敷き、さっくりとまぜ合わせた①の野菜を広げ、②をのせて③を回しかけ、練りわさびをのせる。

■材料（１人分）

材料		2000kcal	1800・1600kcal
まぐろ（赤身・刺し身用さく）		80g	60g
大根		50g	50g
きゅうり		30g	30g
にんじん		20g	20g
長ねぎ		20g	20g
青じそ		3枚	3枚
A	しょうゆ	大さじ1	大さじ1
A	昆布だし	小さじ1	小さじ1
A	酢	小さじ1	小さじ1
A	オリーブ油	小さじ2	小さじ$1\frac{1}{2}$
練りわさび		少々	少々

ここがポイント！ 野菜をたっぷりつけ合わせて尿の酸性化を防ぐ、おすすめのメニューです。

2000kcalを選択する場合		1800・1600kcalを選択する場合	
190kcal	塩分2.8g	160kcal	塩分2.8g

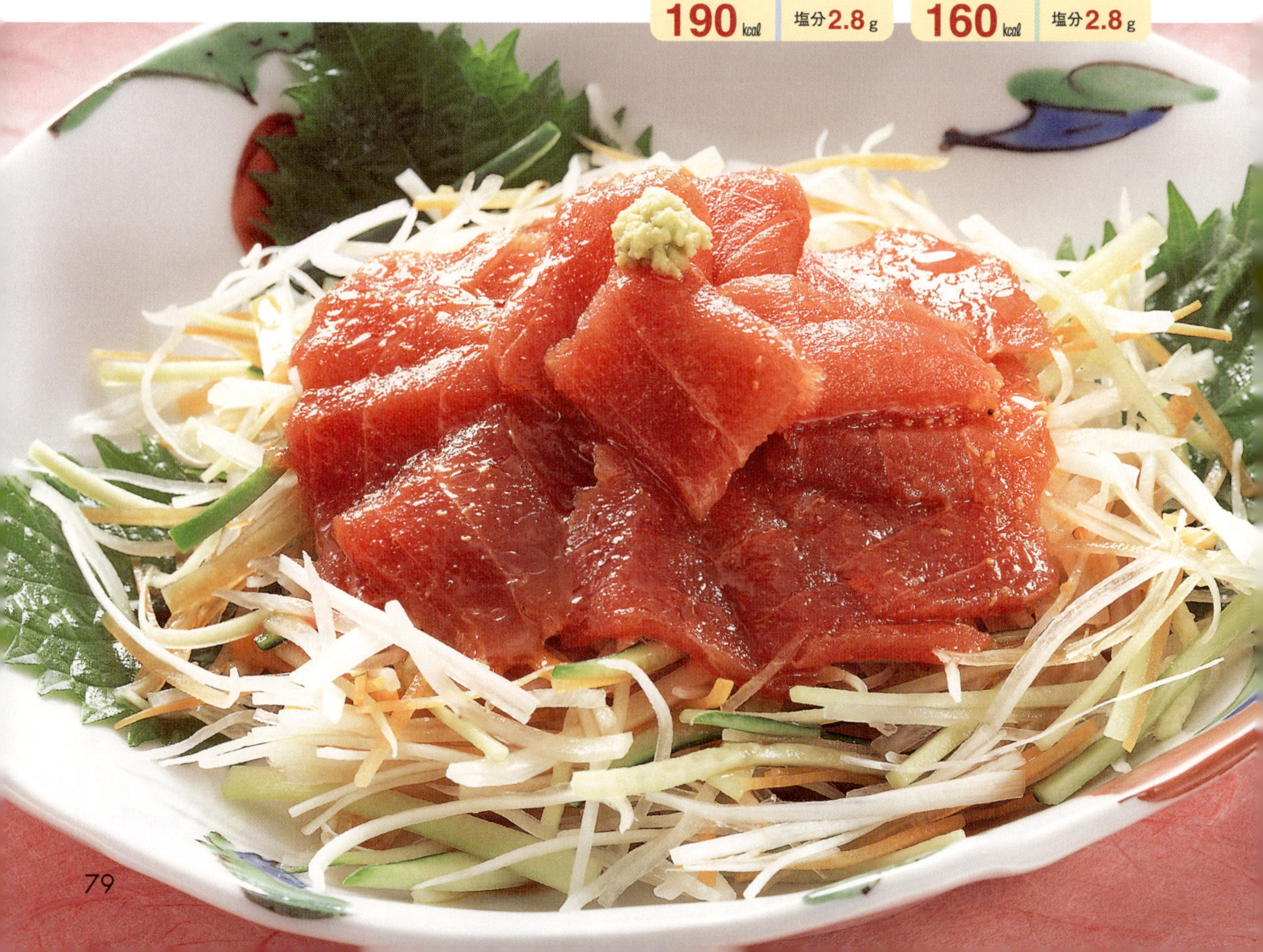

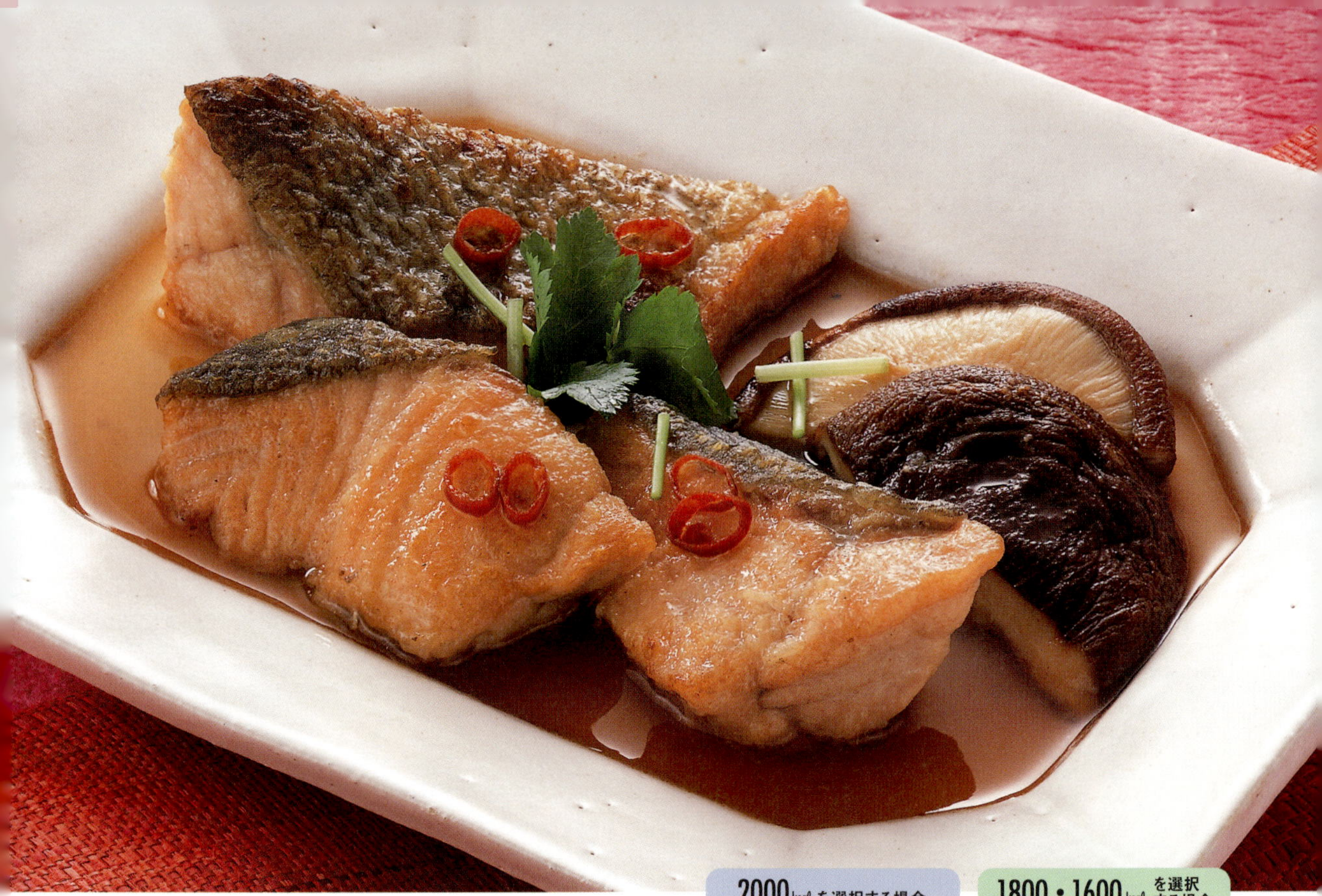

2000kcal を選択する場合		1800・1600kcal を選択する場合	
200kcal	塩分1.2g	170kcal	塩分1.1g

油で揚げない調理法でエネルギーを抑えた

焼き鮭の南蛮漬け

■材料（1人分）

		2000kcal	1800・1600kcal
生鮭（切り身）		80g	70g
生しいたけ		1個	1個
糸三つ葉		1本	1本
小麦粉		小さじ1	小さじ1
A	薄口しょうゆ	小さじ1	小さじ1
A	酢	小さじ2	小さじ2
A	砂糖	小さじ1	小さじ1
A	赤とうがらし（小口切り）	$\frac{1}{2}$本分	$\frac{1}{2}$本分
植物油		小さじ$1\frac{1}{2}$	小さじ1

〈作り方〉

❶生しいたけは軸を切り落とし、三つ葉は1㎝幅に切る。

❷ボウルにAを入れてよくまぜ合わせ、南蛮だれを作る。

❸生鮭は2～3等分に切り、小麦粉を薄くまぶして余分な粉をはたき落としておく。

❹フライパンに植物油を入れて熱し、③を1切れずつ入れ、両面を中火でこんがりと焼く。これを、熱いうちに②に入れ、ときどき上下を返しながら1時間ほど漬けて味を含ませる。

❺④のフライパンで①の生しいたけを両面とも中火でこんがりと焼き、半分に切って④にいっしょに漬ける。

❻器に鮭としいたけを漬け汁ごと盛り、三つ葉を散らす。

卵は半熟状にとじるのがコツ

厚揚げとにらの卵とじ

■材料（1人分）

		2000kcal	1800・1600kcal
厚揚げ		70g	50g
とき卵		大さじ3	大さじ2
にら		20g	20g
玉ねぎ		$\frac{1}{4}$個	$\frac{1}{4}$個
A	昆布だし	$\frac{1}{3}$カップ	$\frac{1}{3}$カップ
	しょうゆ	大さじ$\frac{1}{2}$	小さじ1
	みりん	小さじ$\frac{1}{2}$	小さじ$\frac{1}{3}$

〈作り方〉

❶厚揚げはざるにのせ、熱湯を回しかけて油抜きをし、縦半分に切ってから5㎜厚さに切る。

❷にらは3～4㎝長さに切る。玉ねぎは薄切りにする。

❸鍋にAを入れて煮立て、①と②の玉ねぎを入れて中火で煮る。玉ねぎがしんなりしたら②のにらも加えて一煮する。

❹③にとき卵を流し入れ、半熟状になったら火を止める。

2000kcalを選択する場合	
200kcal	塩分1.6g

1800・1600kcalを選択する場合	
150kcal	塩分1.1g

写真は2人分です

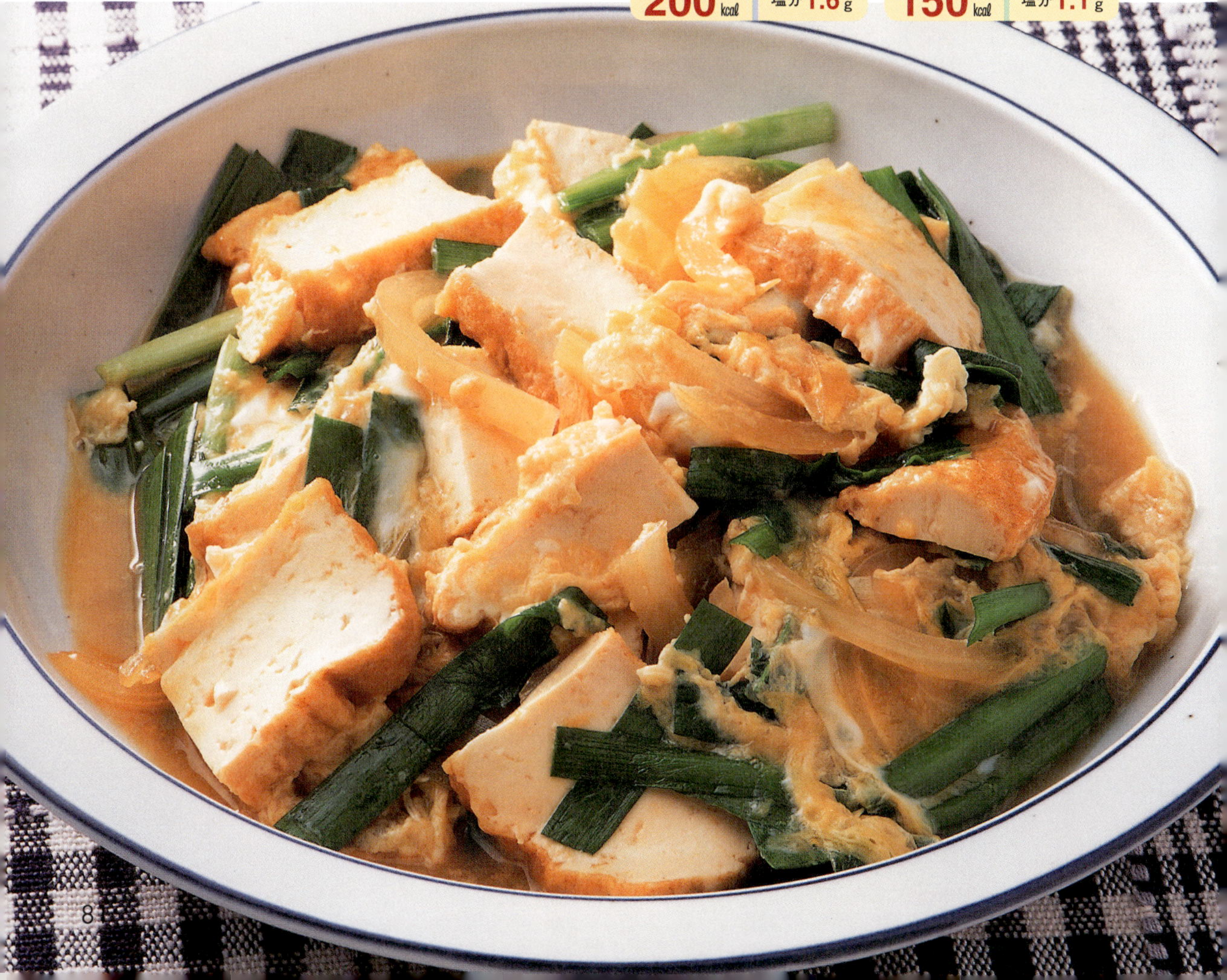

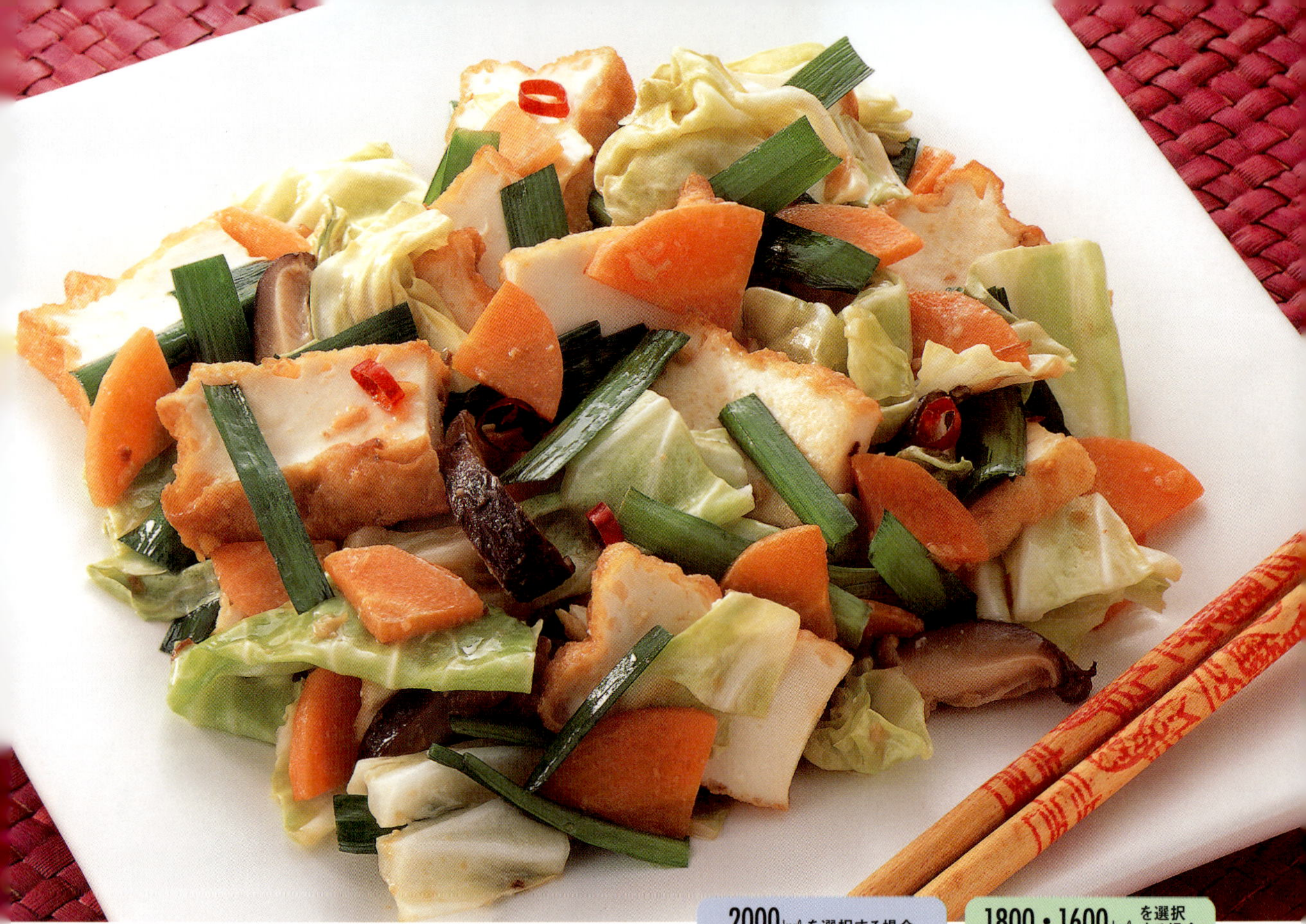

2000kcal を選択する場合		1800・1600kcal を選択する場合	
200kcal	塩分1.1g	160kcal	塩分1.1g

香味野菜を隠し味に使った

厚揚げと野菜のみそ炒め

■材料（１人分）

		2000kcal	1800・1600kcal
厚揚げ		80g	60g
キャベツ		１枚	１枚
にんじん		20g	20g
にら		10g	10g
生しいたけ		$\frac{1}{2}$個	$\frac{1}{2}$個
A	しょうが（みじん切り）	少々	少々
	にんにく（みじん切り）	少々	少々
	赤とうがらし（小口切り）	少々	少々
B	みそ	小さじ１	小さじ１
	しょうゆ	小さじ$\frac{1}{2}$	小さじ$\frac{1}{2}$
	みりん	小さじ$\frac{1}{2}$	小さじ$\frac{1}{2}$
植物油		小さじ１	小さじ$\frac{3}{4}$

〈作り方〉

❶キャベツは2～3㎝角に、にんじんは2～3㎜厚さのいちょう切りにする。にらは2～3㎝長さに切る。生しいたけは軸を切り落とし、薄切りにする。

❷厚揚げはざるにのせ、熱湯を回しかけて油抜きをし、縦半分に切ってから5㎜厚さに切る。

❸フライパンに植物油とAを入れて弱火で炒める。香りが出たら②と①を入れて手早く炒め合わせ、野菜に火が通ったところで、まぜ合わせたBを加えて全体にからめ、火を止める。

カキ油と香味野菜で本格味に

厚揚げの中華炒め

■材料（1人分）

		2000kcal	1800・1600kcal
厚揚げ		80g	70g
白菜		1枚	1枚
ピーマン		$\frac{1}{2}$個	$\frac{1}{2}$個
A	長ねぎ（みじん切り）	大さじ1	大さじ1
	にんにく（みじん切り）	小さじ1	小さじ1
	しょうが（みじん切り）	小さじ1	小さじ1
B	日本酒	小さじ2	小さじ2
	オイスターソース（カキ油）	小さじ$1\frac{1}{3}$	小さじ1
ごま油		小さじ1	小さじ$\frac{1}{2}$

〈作り方〉

❶白菜は一口大のそぎ切り、ピーマンはへたと種をとり除いて乱切りにする。

❷厚揚げはざるにのせ、熱湯を回しかけて油抜きをする。これを縦半分に切り、さらに7～8㎜厚さに切る。

❸フライパンにごま油とAを入れて弱火で炒め、香りが出たら①と②を加えて手早く炒め合わせる。

❹③の野菜に火が通ったら、Bで味つけする。

2000kcalを選択する場合		1800・1600kcalを選択する場合	
200kcal	塩分0.9g	170kcal	塩分0.7g

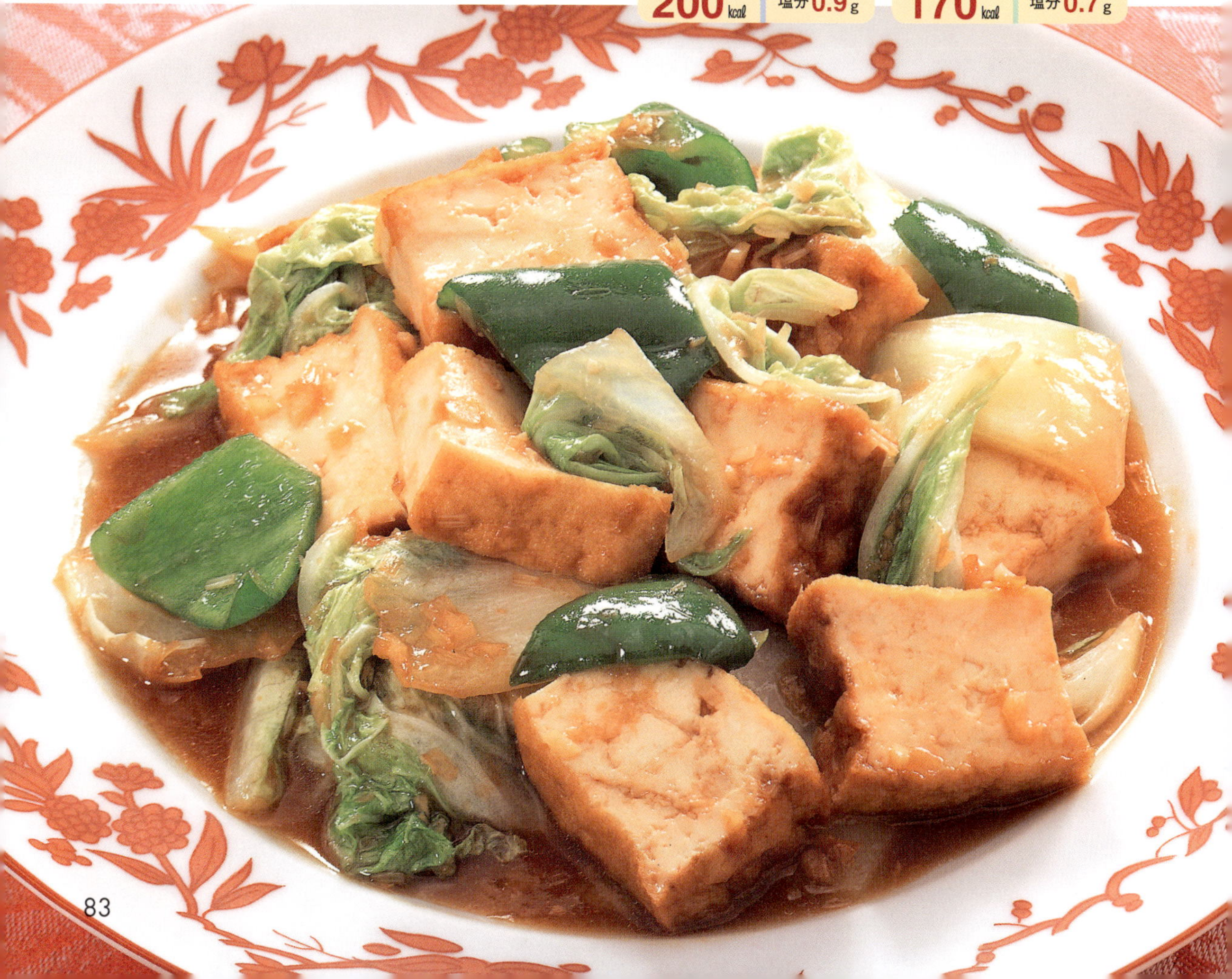

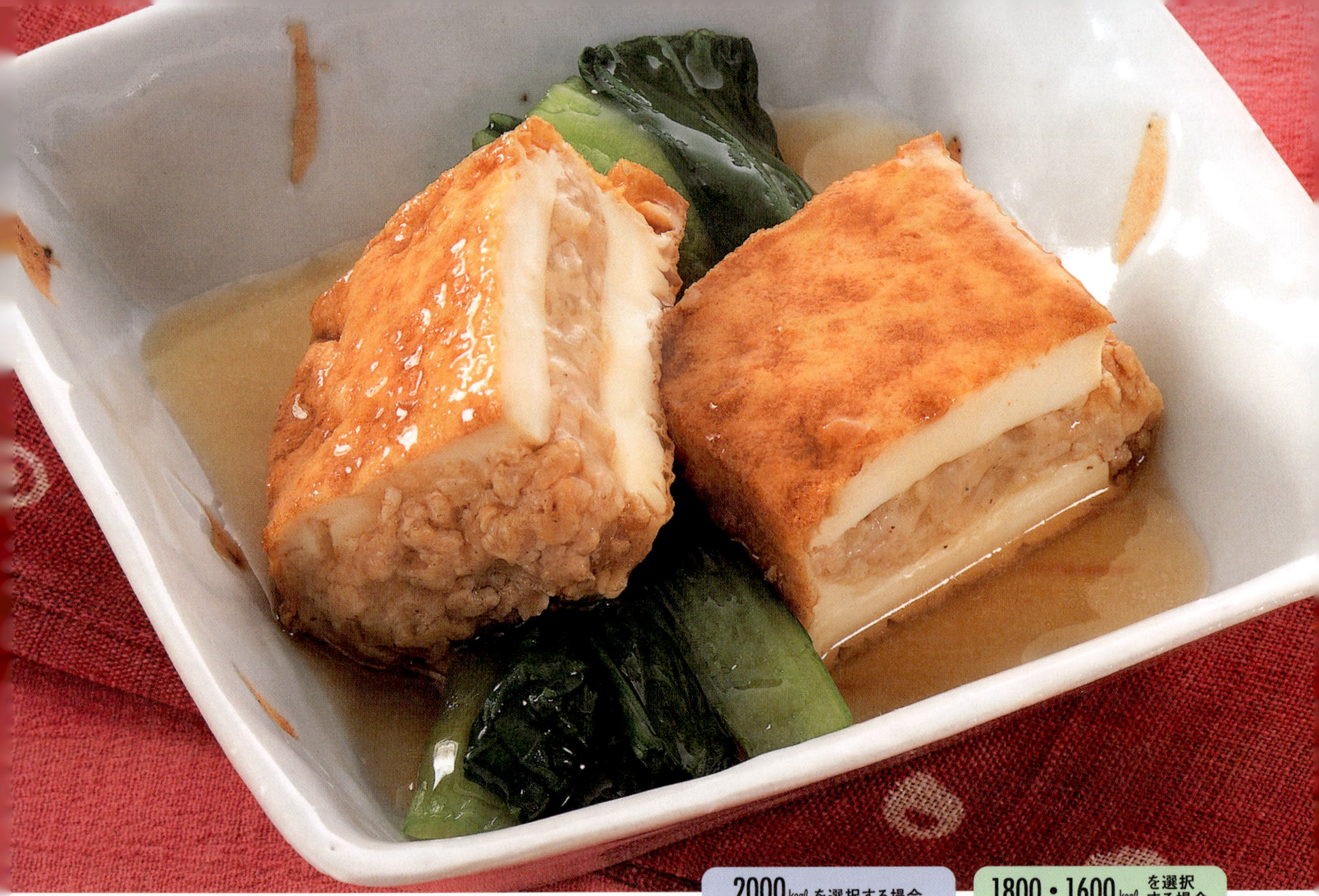

2000kcal を選択する場合		1800・1600kcal を選択する場合	
200kcal	塩分1.6g	160kcal	塩分1.5g

ひき肉を詰めたボリュームアップおかず

厚揚げのはさみ煮

〈作り方〉

❶厚揚げはざるにのせ、熱湯を回しかけて油抜きをし、切り離さないように注意しながら、厚みにひき肉だねを詰め込むための切り込みを入れる。

❷玉ねぎはみじん切りにしてボウルに入れ、鶏ひき肉とAを加えてよく練りまぜる。

❸厚揚げの切り込みを広げて内側にかたくり粉を軽く振り、②を詰める。

❹鍋にBを入れて強火にかけ、煮立ったら③を入れて中火で煮る。煮汁が少なくなってきたら、まぜ合わせたCを加えてとろみをつける。

❺④の厚揚げを半分に切って器に盛り、ゆでて3㎝長さに切った青梗菜を添えて、煮汁をかける。

材料（1人分）		2000kcal	1800・1600kcal
厚揚げ		80g	60g
鶏ひき肉		25g	20g
玉ねぎ		20g	20g
A	しょうが汁	少々	少々
	塩、こしょう	各少々	各少々
かたくり粉		小さじ$\frac{1}{3}$	小さじ$\frac{1}{3}$
B	昆布だし	$\frac{1}{2}$カップ	$\frac{1}{2}$カップ
	しょうゆ	小さじ1	小さじ1
	砂糖	小さじ$\frac{2}{3}$	小さじ$\frac{2}{3}$
	日本酒	小さじ$\frac{1}{2}$	小さじ$\frac{1}{2}$
C	かたくり粉	小さじ$\frac{2}{3}$	小さじ$\frac{2}{3}$
	水	大さじ2	大さじ2
青梗菜《チンゲンサイ》		20g	20g

豆腐にとりどりの具を炒め合わせた

いり豆腐

■材料（１人分）

		2000kcal	1800・1600kcal
木綿豆腐		130g	100g
ちくわ		30g	30g
にんじん		20g	20g
さやいんげん		1本	1本
しらたき		30g	30g
A	昆布だし	小さじ$\frac{1}{2}$	小さじ$\frac{1}{2}$
	しょうゆ	小さじ$\frac{1}{2}$	小さじ$\frac{1}{2}$
	砂糖	小さじ$\frac{1}{2}$	小さじ$\frac{1}{2}$
	塩	少々	少々
植物油		小さじ$1\frac{1}{4}$	小さじ$\frac{3}{4}$

〈作り方〉

❶木綿豆腐はペーパータオルで包んで耐熱皿にのせ、電子レンジで1分加熱して水分を出す。

❷ちくわは薄切りに、にんじんは３cm長さのせん切りにする。

❸さやいんげんは筋をとり、鍋に沸かした熱湯でややかためにゆでる。水にとって水けをきり、斜めに薄く切る。

❹しらたきは鍋に沸かしたたっぷりの熱湯でさっとゆで、ざるに上げて水けをきり、食べやすい長さに切る。

❺鍋に植物油を入れて熱し、②と④を強火で炒める。全体に油が回ったら①を手でくずし入れ、Aも加えて、汁けがなくなるまでいりつける。

❻⑤に③を加え、さっとひとまぜして、器に盛る。

2000kcal を選択する場合	
200kcal	塩分1.6g

1800・1600kcal を選択する場合	
160kcal	塩分1.6g

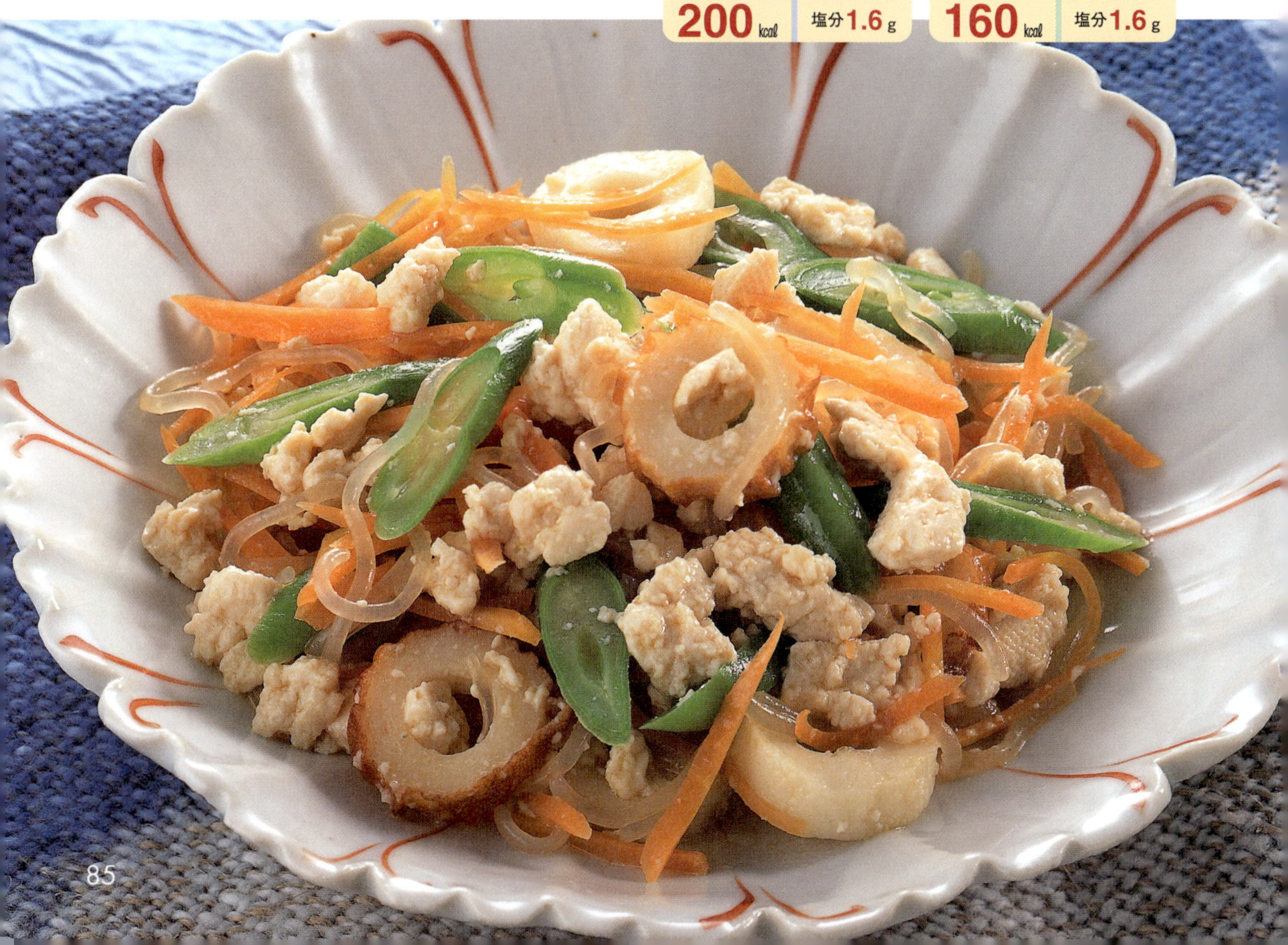

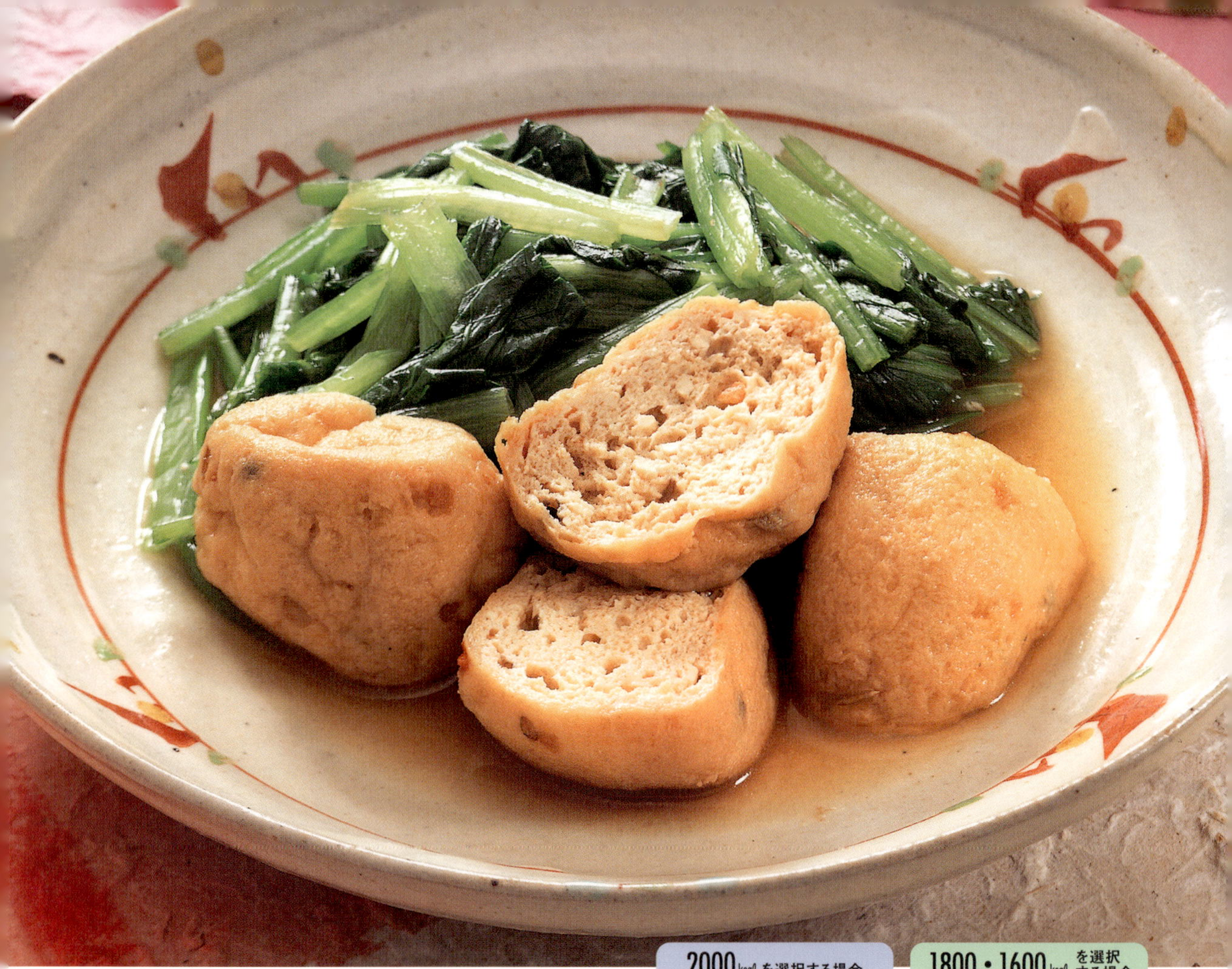

2000kcal を選択する場合		1800・1600kcal を選択する場合	
190kcal	塩分2.1g	160kcal	塩分2.1g

ご飯によく合う手軽なそうざい

がんもどきと青菜の煮物

〈作り方〉

1. がんもどきは鍋に沸かした熱湯で1～2分ゆでて油抜きし、水けを軽く押ししぼり、半分に切る。
2. 小松菜は3cm長さのざく切りにする。
3. 鍋にAを入れて煮立て、①を入れて弱めの中火で4～5分煮る。
4. 鍋端に②を加え、箸で煮汁に沈めながら一煮する。
5. がんもどきと小松菜を器に盛り合わせ、煮汁をはる。

材料（1人分）		2000kcal	1800・1600kcal
がんもどき		60g	50g
小松菜		100g	80g
A	昆布だし	$\frac{1}{3}$カップ	$\frac{1}{3}$カップ
	しょうゆ	小さじ2	小さじ2
	みりん	小さじ2	小さじ2

アドバイス

がんもどきは油で揚げてあるので、見かけより案外高エネルギーです。いろいろな大きさのものがあるので、きちんと計量して使いましょう。

トマト味にこっくりと煮た

がんもどきのトマトソース煮

〈作り方〉

❶玉ねぎ、ピーマン、赤ピーマンはすべて1cm角に切る。

❷がんもどきはざるに入れ、熱湯を回しかけて油抜きをしておく。

❸2000kcalを選択する人は、鍋に植物油を入れて熱し、①と②を中火で炒め合わせる。野菜に油が回ったらAを加え、弱火にして煮汁がなくなるまで煮る。1800・1600kcalを選択する人は鍋にAを入れて煮立て、①と②を入れて、弱火で煮汁がなくなるまで煮る。

■材料（1人分）		2000kcal	1800・1600kcal
がんもどき		60g	50g
玉ねぎ		30g	30g
ピーマン		$\frac{1}{4}$個	$\frac{1}{4}$個
赤ピーマン		$\frac{1}{4}$個	$\frac{1}{4}$個
A	水	$\frac{1}{4}$カップ	$\frac{1}{4}$カップ
	トマトジュース	$\frac{1}{3}$カップ	$\frac{1}{3}$カップ
	トマトケチャップ	小さじ1	小さじ1
	チキンスープの素（固形）	$\frac{1}{3}$個	$\frac{1}{3}$個
	ローリエ	$\frac{1}{2}$枚	$\frac{1}{2}$枚
	塩、こしょう	各少々	各少々
植物油		小さじ$\frac{3}{4}$	なし

2000kcalを選択する場合
200kcal　塩分1.8g

1800・1600kcalを選択する場合
150kcal　塩分1.8g

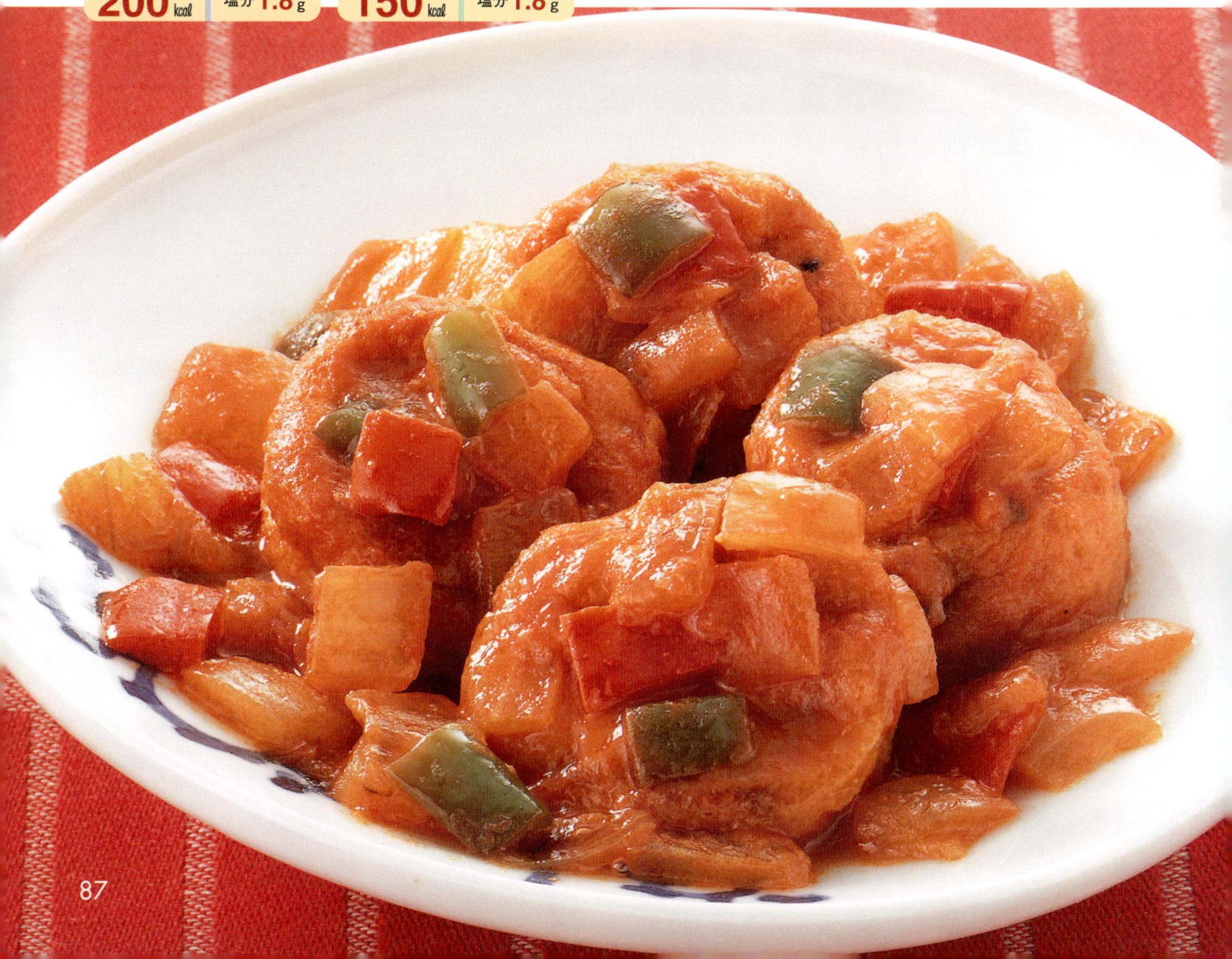

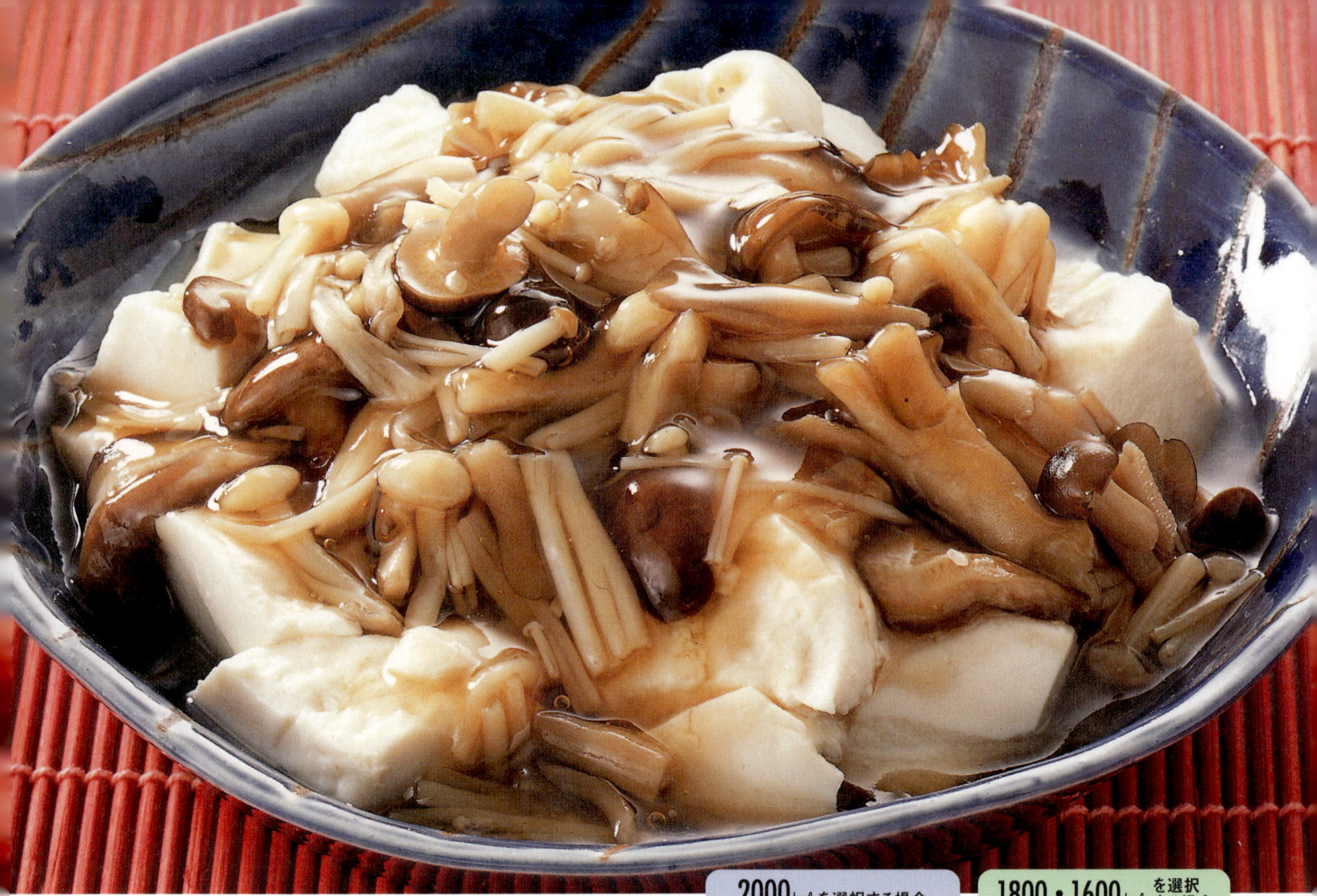

2000kcalを選択する場合	
190kcal	塩分2.2g

1800・1600kcalを選択する場合	
160kcal	塩分2.1g

なめらかで口当たりのよい

くずし豆腐のきのこあんかけ

〈作り方〉

❶生しいたけは石づきを切り落として薄切りにする。しめじも石づきを切り落とし、まいたけとともに小分けにする。えのきだけは根元を切り落とし、3cm長さに切る。

❷鍋に植物油を入れて熱し、①を中火で軽く炒め合わせる。全体に油が回ったらAを加えて2〜3分煮、まぜ合わせたBを回し入れてとろみをつけ、火を止める。

❸絹ごし豆腐は鍋に沸かした熱湯で2〜3分ゆで、ざるに上げる。

❹③を大きめにくずして皿に盛り、上から②をかける。

ここがポイント! 豆腐はプリン体をほとんど含まない、おすすめの食材です。

材料（1人分）		2000kcal	1800・1600kcal
絹ごし豆腐		$\frac{2}{3}$丁（200g）	$\frac{1}{2}$丁（150g）
生しいたけ		1個	1個
しめじ		20g	20g
まいたけ		30g	30g
えのきだけ		30g	30g
A	昆布だし	$\frac{1}{3}$カップ	$\frac{1}{3}$カップ
	しょうゆ	小さじ1	小さじ1
	日本酒	小さじ1	小さじ1
	みりん	小さじ1	小さじ1
	塩	少々	少々
B	かたくり粉	小さじ1	小さじ1
	水	大さじ1	大さじ1
植物油		小さじ$\frac{3}{4}$	小さじ$\frac{3}{4}$

豆腐とにがうりを使った夏の炒め物

チャンプルー

■材料（1人分）

材料		2000kcal	1800・1600kcal
木綿豆腐		100g	80g
豚もも薄切り肉（赤身）		30g	25g
もやし		50g	50g
生しいたけ		20g	20g
キャベツ		20g	20g
にんじん		15g	15g
にがうり		10g	10g
きくらげ（乾燥）		2枚	2枚
A	塩、こしょう	各少々	各少々
	しょうゆ	小さじ2	小さじ2
ごま油		小さじ$1\frac{1}{2}$	小さじ1

〈作り方〉

❶木綿豆腐は重しをし、30分ほどおいて水分を出す。

❷もやしはひげ根をつみとり、生しいたけは石づきを切り落として薄切りにする。キャベツとにんじんは短冊切りにする。

❸にがうりは縦半分に切ってわたをとり、端から薄切りに。きくらげは水でもどし、石づきをとって小さくちぎる。

❹豚もも肉は一口大に切る。

❺フライパンにごま油を入れて熱し、②と③、④を強火で炒め、肉に火が通ったら①を手でくずし入れ、よく炒め合わせてAで調味する。

2000kcal を選択する場合	
200kcal	塩分 2.3g

1800・1600kcal を選択する場合	
160kcal	塩分 2.2g

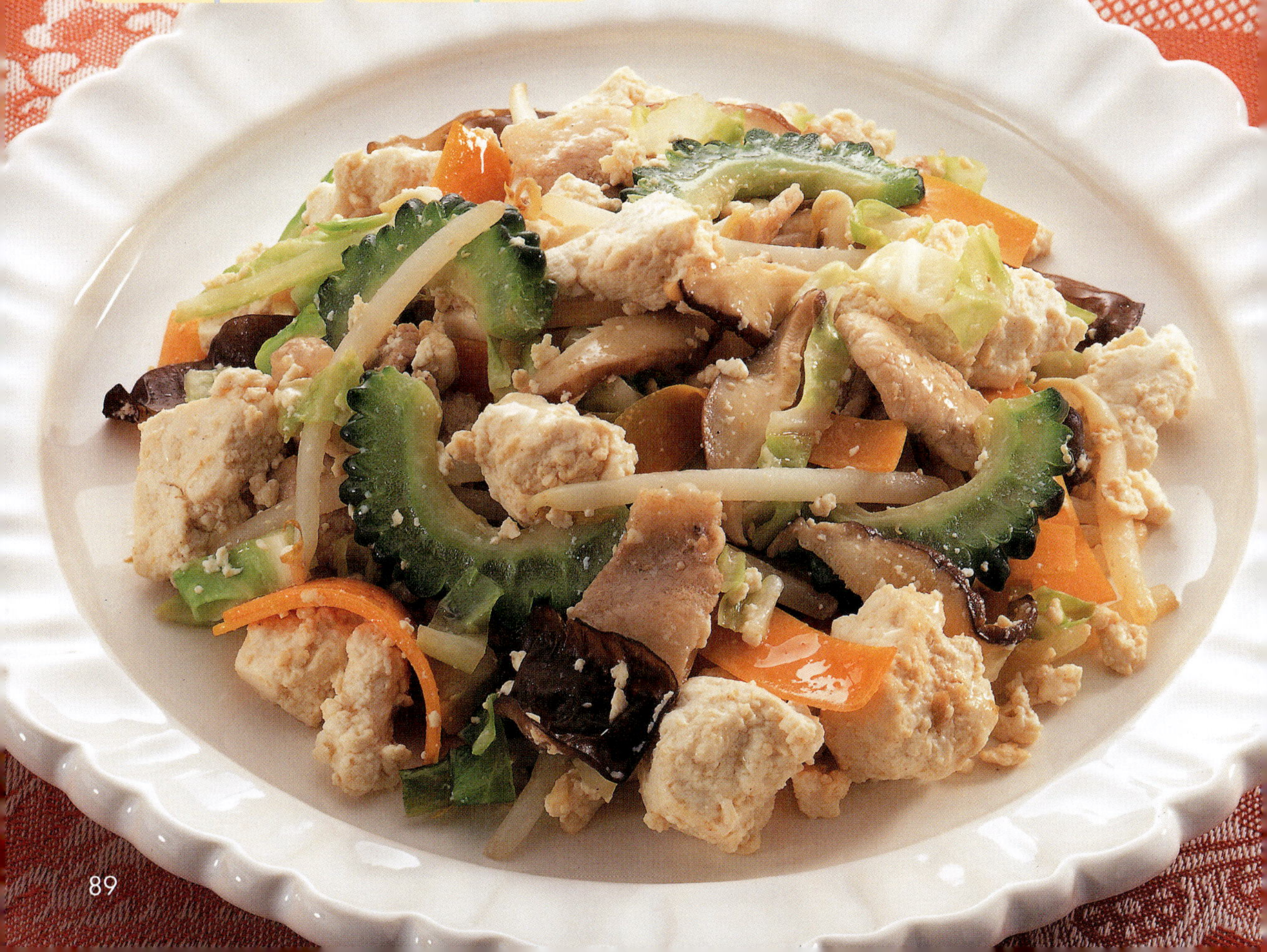

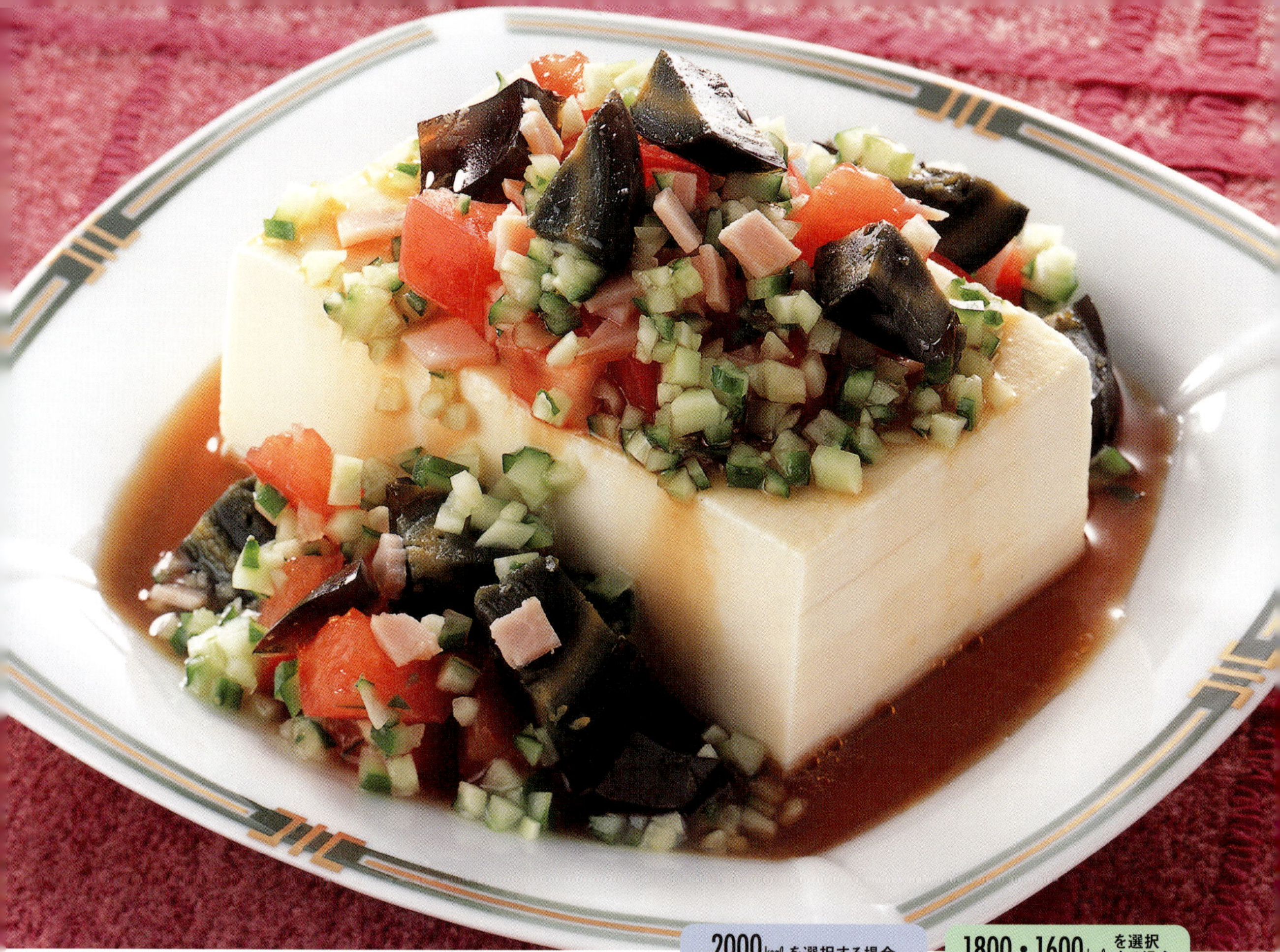

2000kcal を選択する場合	
210kcal	塩分1.6g

1800・1600kcal を選択する場合	
170kcal	塩分1.4g

ピータンを使った本場の味わい

中華風冷ややっこ

〈作り方〉

1. ピータンはかぶるくらいの水に1～2時間つけて、殻に付着している泥状のものをふやかす。これをきれいに水で洗い流し、殻をむいたものを分量だけ使用する。
2. 絹ごし豆腐はボウルに重ねたざるにのせて冷蔵庫に入れ、自然に水きりしながら冷やしておく。
3. トマトと①のピータンは1cm角に切る。ロースハムときゅうりはみじん切りにする。
4. ボウルにAを入れてよくまぜ合わせ、たれを作る。
5. ②を器に盛って③をのせ、④をかける。

■材料（1人分）		2000kcal	1800・1600kcal
絹ごし豆腐		$\frac{1}{2}$丁（150g）	$\frac{1}{3}$丁（100g）
ピータン		25g	20g
ロースハム		$\frac{1}{3}$枚	$\frac{1}{4}$枚
トマト		$\frac{1}{4}$個	$\frac{1}{4}$個
きゅうり		20g	20g
A	しょうゆ	小さじ1	小さじ1
	酢	小さじ$\frac{1}{2}$	小さじ$\frac{1}{2}$
	日本酒	小さじ1	小さじ1
	砂糖	小さじ$\frac{1}{2}$	小さじ$\frac{1}{2}$
	ごま油	小さじ$\frac{1}{2}$	小さじ$\frac{1}{2}$
	ラー油	小さじ$\frac{1}{4}$	小さじ$\frac{1}{4}$

主
菜

● 豆腐・大豆製品料理

味と彩りに変化をつけた
豆腐サラダ

〈作り方〉

❶木綿豆腐は1.5㎝角に切り、ボウルに重ねたざるにのせて冷蔵庫に入れ、自然に水きりしながら冷やす。かに風味かまぼこは長さを半分に切り、手で縦に細く裂く。

❷きゅうりは薄い小口切りにし、わかめは食べやすい長さに切る。

❸グリーンアスパラガスは熱湯でゆで、斜めに三つくらいに切る。

❹小さなボウルにAを入れてまぜ、ドレッシングを作る。

❺別のボウルに①と②、③、缶汁をきった粒コーンを入れてさっくりと合わせ、器に盛って、④を回しかける。

ここがポイント! 尿酸の排泄を促す働きのある海藻と野菜を組み合わせた、おすすめの一品です。

■材料(1人分)		2000kcal	1800・1600kcal
木綿豆腐		150g	120g
かに風味かまぼこ		30g	25g
きゅうり		30g	30g
グリーンアスパラガス		太1本	太1本
粒コーン(ホール・水煮缶詰)		10g	10g
わかめ(もどしたもの)		10g	10g
A	酢	小さじ2	小さじ2
	しょうゆ	小さじ2	小さじ2
	こしょう	少々	少々
	サラダ油	小さじ$\frac{3}{4}$	小さじ$\frac{1}{2}$
	ごま油	小さじ$\frac{1}{4}$	小さじ$\frac{1}{4}$

2000kcalを選択する場合		1800・1600kcalを選択する場合	
200kcal	塩分2.6g	170kcal	塩分2.5g

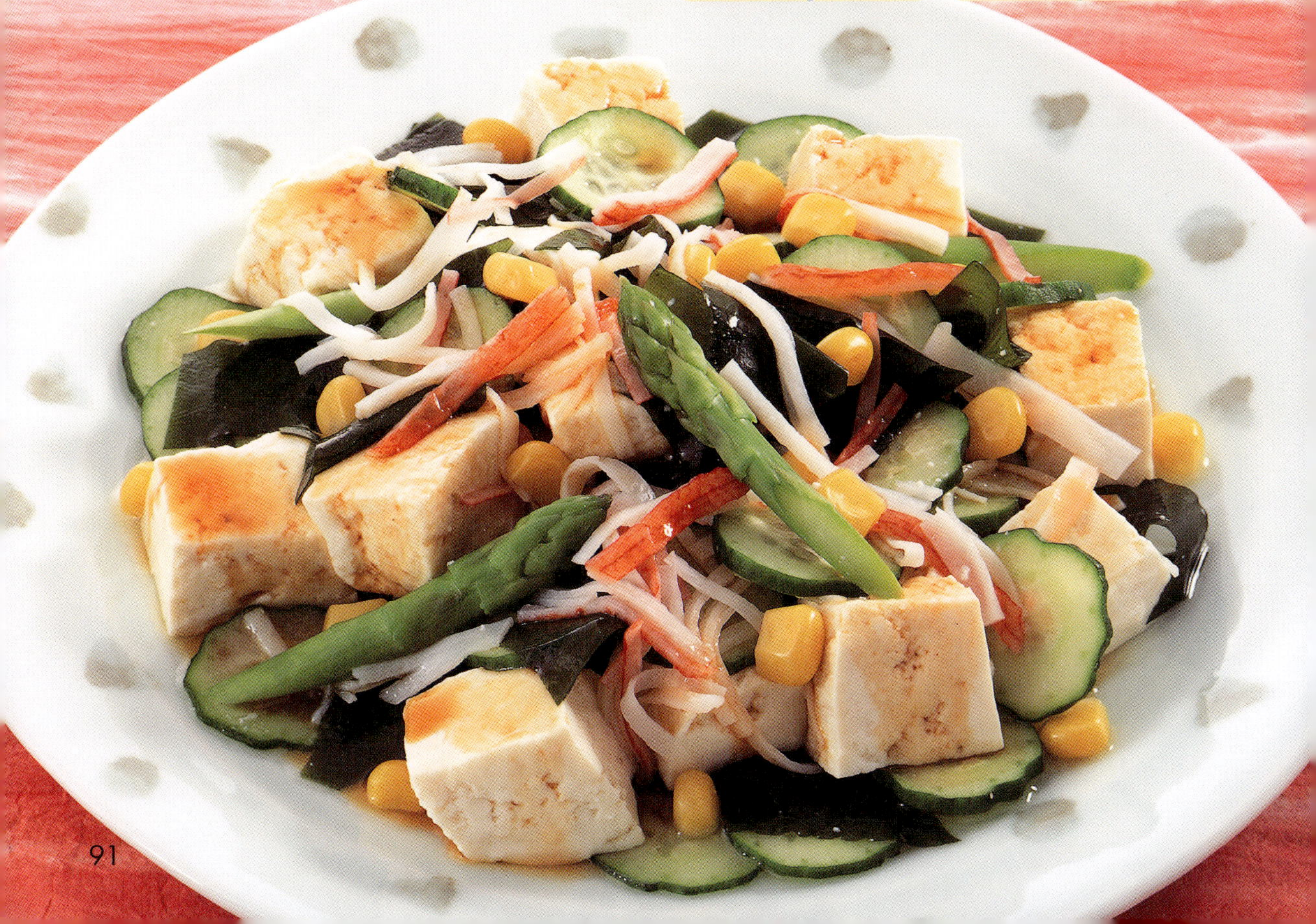

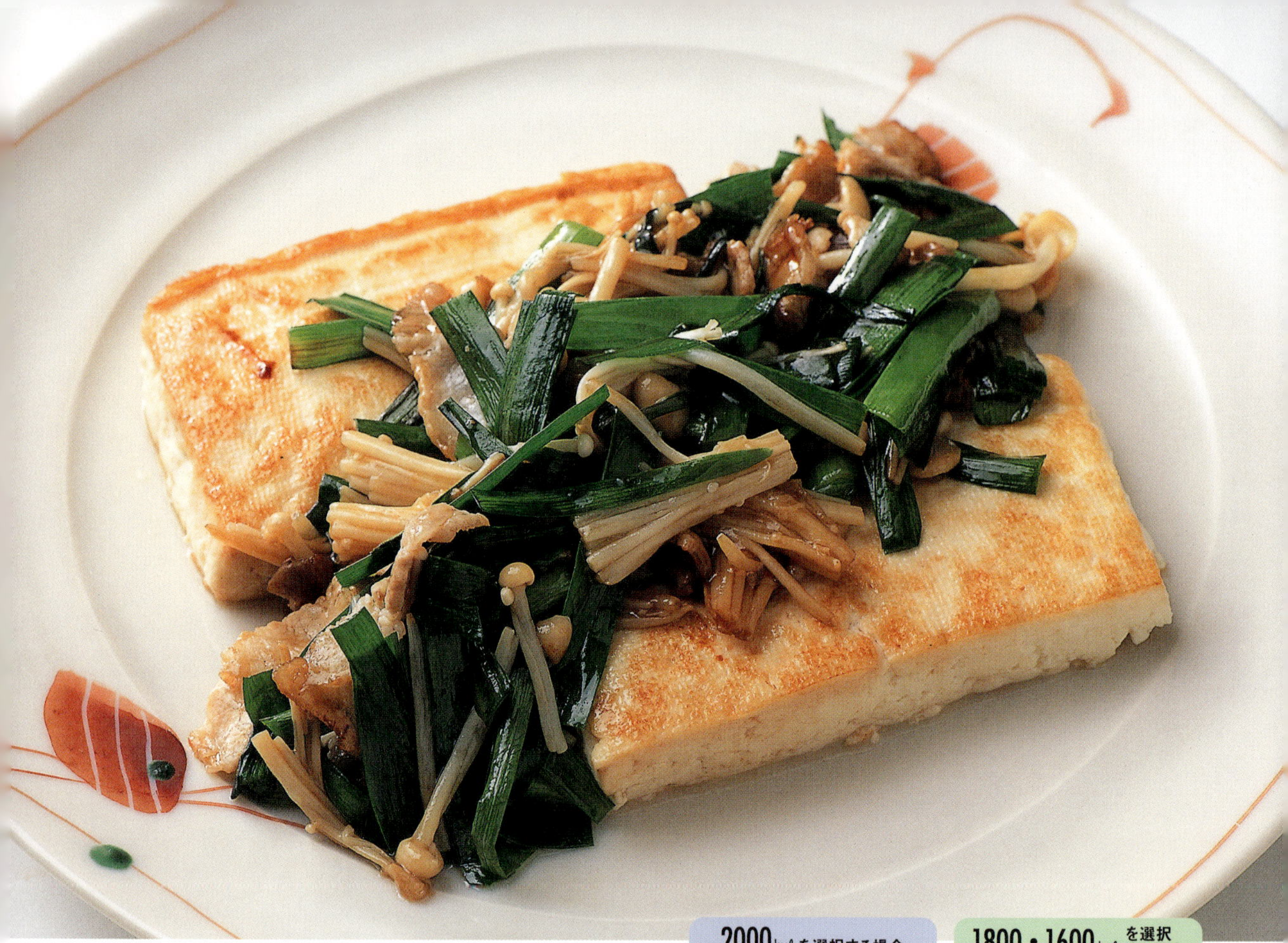

2000kcal を選択する場合		1800・1600kcal を選択する場合	
200kcal	塩分1.7g	160kcal	塩分1.3g

冷蔵庫にある野菜で作れる

豆腐ステーキ 肉野菜あん

■材料（１人分）		2000kcal	1800・1600kcal
木綿豆腐		130g	100g
豚もも薄切り肉（赤身）		25g	20g
にら		20g	20g
えのきだけ		20g	20g
しょうゆ		小さじ$\frac{1}{2}$	小さじ$\frac{1}{2}$
A	日本酒	大さじ$\frac{1}{2}$	大さじ$\frac{1}{2}$
A	しょうゆ	大さじ$\frac{1}{2}$	小さじ１
A	かたくり粉	小さじ$\frac{1}{3}$	小さじ$\frac{1}{3}$
植物油		小さじ$1\frac{1}{4}$	小さじ１

〈作り方〉

❶木綿豆腐はふきんで包み、まないたにのせて皿などで重しをし、30分ほどおいて水分を出す。これを厚みを半分に切る。

❷豚もも肉は細切りにする。にらは３㎝長さに切り、えのきだけは根元を切り落とし、長さを半分に切る。

❸フライパンに植物油の半量を熱し、ここに①の両面に手で薄くしょうゆをなじませて並べ入れ、両面を中火でこんがりと焼いて皿に盛る。

❹③のフライパンに残りの植物油を入れて熱し、②の豚肉を入れて炒める。肉に火が通ったら②のにらとえのきだけを加えて炒め合わせ、Aで調味して、③の豆腐の上にかける。

大根おろしのソースでさっぱりと味わう

豆腐ステーキ みぞれソース

〈作り方〉

❶木綿豆腐はふきんで包み、まないたにのせて皿などで重しをし、30分ほどおいて水分を出す。これを、6等分に切る。

❷大根はすりおろし、にんにくは薄切りにする。しめじは石づきを切り落とし、小分けにしておく。

❸鍋にAを入れて煮立て、②を入れて、しめじがしんなりするまで煮る。

❹フライパンに植物油を熱して①を並べ入れ、中火で両面をこんがりと焼いて皿にとる。

❺④に③をかけ、根元を切り落として長さを2～3等分に切った貝割れ菜を散らす。

■材料（1人分）

		2000kcal	1800・1600kcal
木綿豆腐		150g	120g
大根		80g	80g
しめじ		$\frac{1}{3}$パック	$\frac{1}{3}$パック
にんにく		$\frac{1}{3}$片	$\frac{1}{3}$片
貝割れ菜		15本	15本
A	昆布だし	大さじ1	大さじ1
	しょうゆ	小さじ2	小さじ2
	みりん	小さじ$\frac{1}{2}$	小さじ$\frac{1}{2}$
植物油		小さじ$1\frac{1}{4}$	小さじ$\frac{3}{4}$

2000kcalを選択する場合 190kcal 塩分1.7g

1800・1600kcalを選択する場合 150kcal 塩分1.7g

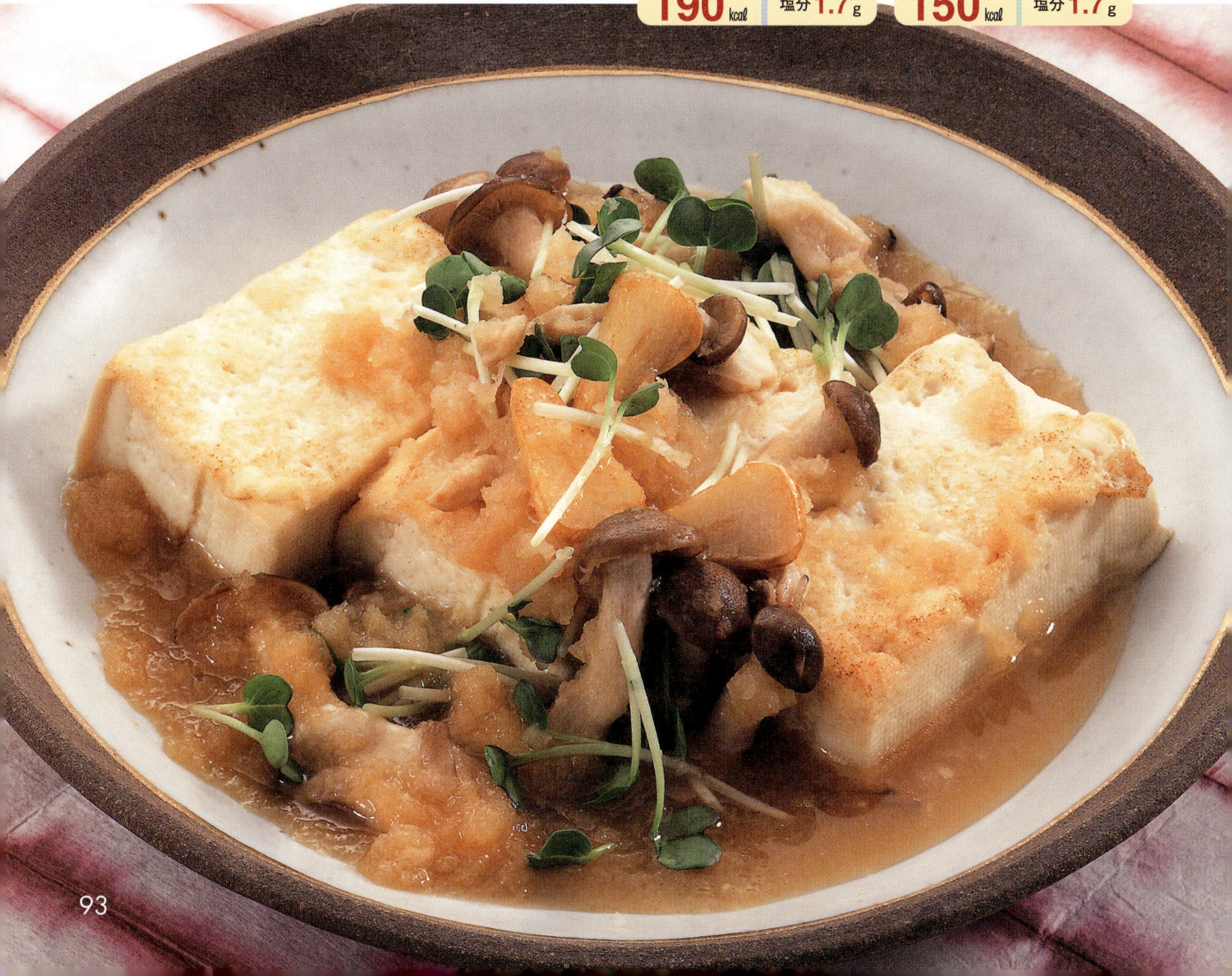

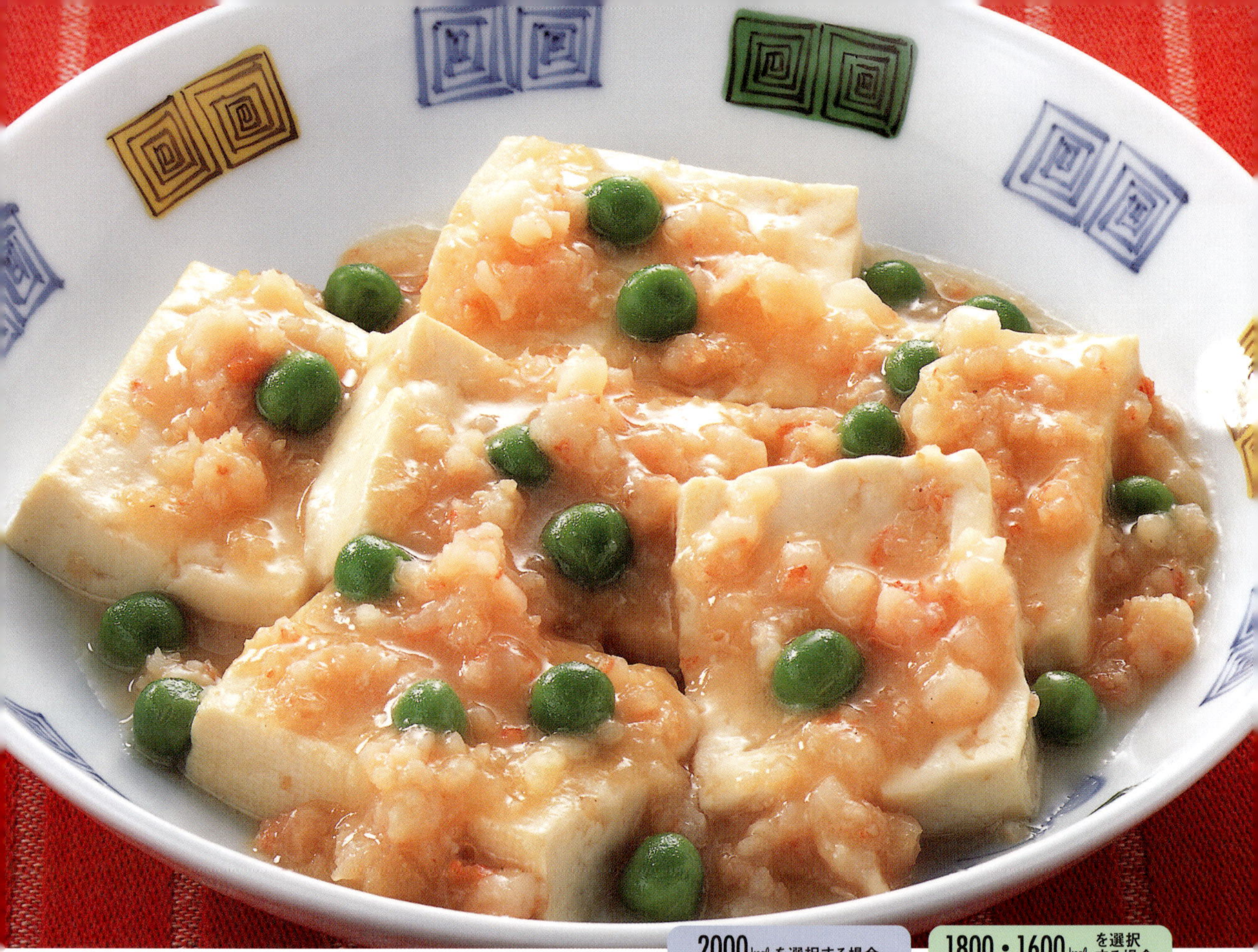

2000kcal を選択する場合		1800・1600kcal を選択する場合	
210kcal	塩分1.2g	150kcal	塩分1.2g

あらく刻んだえびとグリンピースが彩りを添える

豆腐とえびのうま煮

〈作り方〉

❶木綿豆腐は縦半分に切り、1㎝幅に切る。

❷むきえびはあらく刻む。

❸グリンピースは、鍋に沸かした熱湯でさっとゆでておく。

❹鍋に植物油を入れて熱し、②を軽く炒める。えびの色が変わったらAを加え、①を入れて弱火で3～4分煮、同量の水でといたかたくり粉を回し入れてとろみをつける。

❺④を器に盛り、③を散らす。

材料（1人分）		2000kcal	1800・1600kcal
木綿豆腐		$\frac{1}{2}$丁（150g）	$\frac{1}{3}$丁（100g）
むきえび		50g	40g
グリンピース（生）		10g	10g
A	中華スープ	$\frac{1}{4}$カップ	$\frac{1}{4}$カップ
	しょうゆ	小さじ1	小さじ1
	みりん	小さじ$\frac{1}{2}$	小さじ$\frac{1}{2}$
	日本酒	小さじ1	小さじ1
かたくり粉		小さじ$\frac{1}{3}$	小さじ$\frac{1}{3}$
植物油		小さじ$\frac{3}{4}$	小さじ$\frac{1}{2}$

※中華スープは、中華スープの素（顆粒）少々を湯$\frac{1}{4}$カップでといたもの。

中華調味料を使って本格味を楽しむ

豆腐と青梗菜《チンゲンサイ》のXO醤《エックスオージャン》炒め

〈作り方〉

❶青梗菜は1枚ずつはがし、茎と葉に切り分ける。きくらげは水でもどし、石づきをとって大きいものは二つに切る。長ねぎは斜め薄切りにする。

❷木綿豆腐はペーパータオルで包んで耐熱皿にのせ、電子レンジで1分加熱して水分を出す。これを1cm角の棒状に切り、塩とこしょうを振る。

❸フライパンに植物油を入れて熱し、中火で②をていねいにころがしながら全体に焼き色をつけ、いったんとり出す。

❹③のフライパンに①の青梗菜の茎、きくらげ、長ねぎを入れて強火で炒め、③の豆腐を戻し入れ、Aを加えて炒め合わせる。最後に①の青梗菜の葉を加え、ごま油を回しかけて全体を大きくまぜ、器に盛る。

■材料（1人分）		2000kcal	1800・1600kcal
木綿豆腐		150g	120g
青梗菜		$\frac{1}{2}$株	$\frac{1}{2}$株
きくらげ（乾燥）		2枚	2枚
長ねぎ		30g	30g
塩、こしょう		各少々	各少々
A	XO醤	小さじ1	小さじ1
	しょうゆ	小さじ1	小さじ1
	日本酒	小さじ1	小さじ1
	水	大さじ1	大さじ1
植物油		小さじ1	小さじ$\frac{3}{4}$
ごま油		小さじ$\frac{1}{2}$	小さじ$\frac{1}{2}$

参考メモ

XO醤は中国の混合調味料で、干し貝柱や干しえび、中国ハム、とうがらしなどを油で煮込んだもの。大きなスーパーやデパートなどで売られています。

2000kcalを選択する場合	
190kcal	塩分1.5g

1800・1600kcalを選択する場合	
160kcal	塩分1.5g

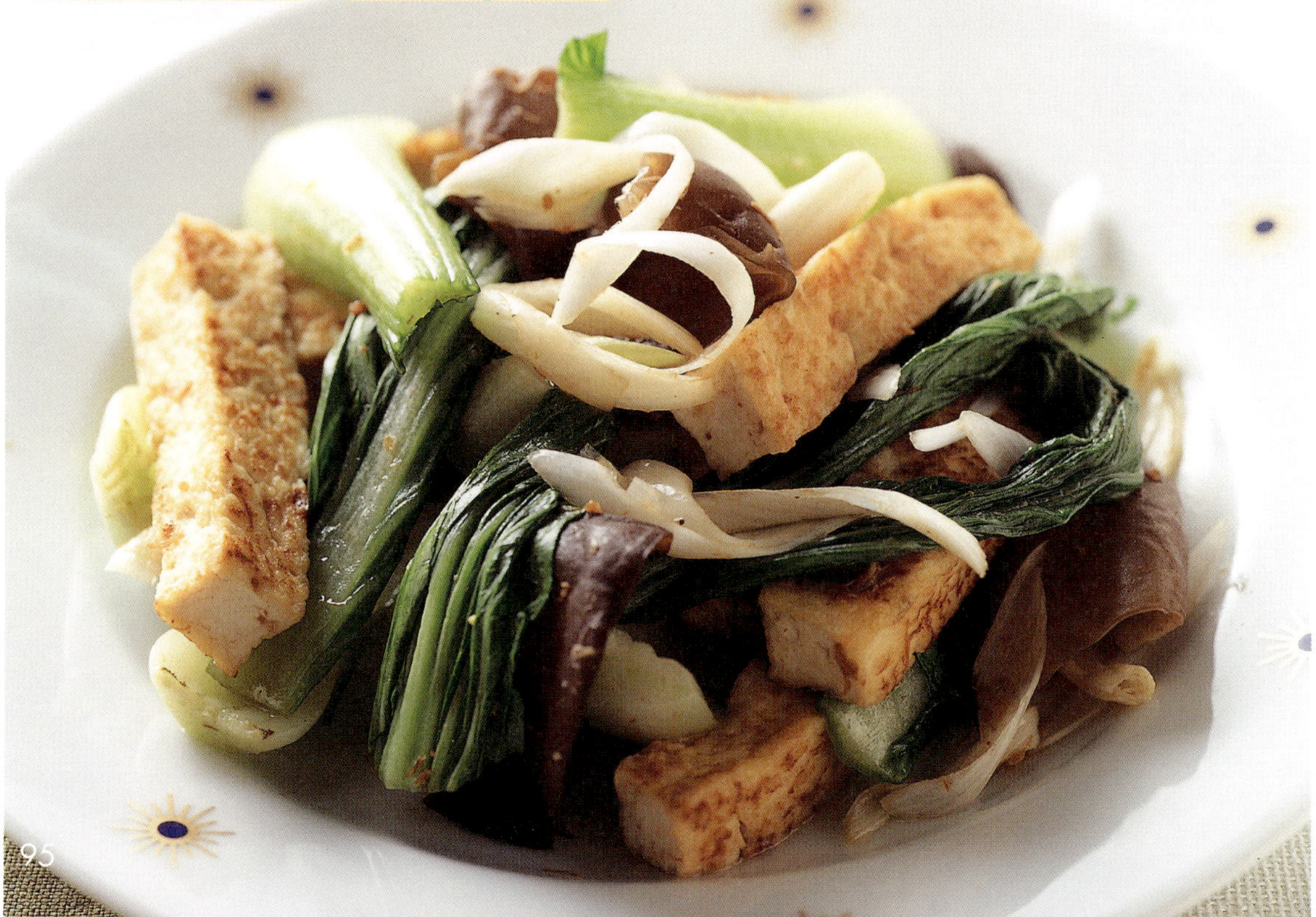

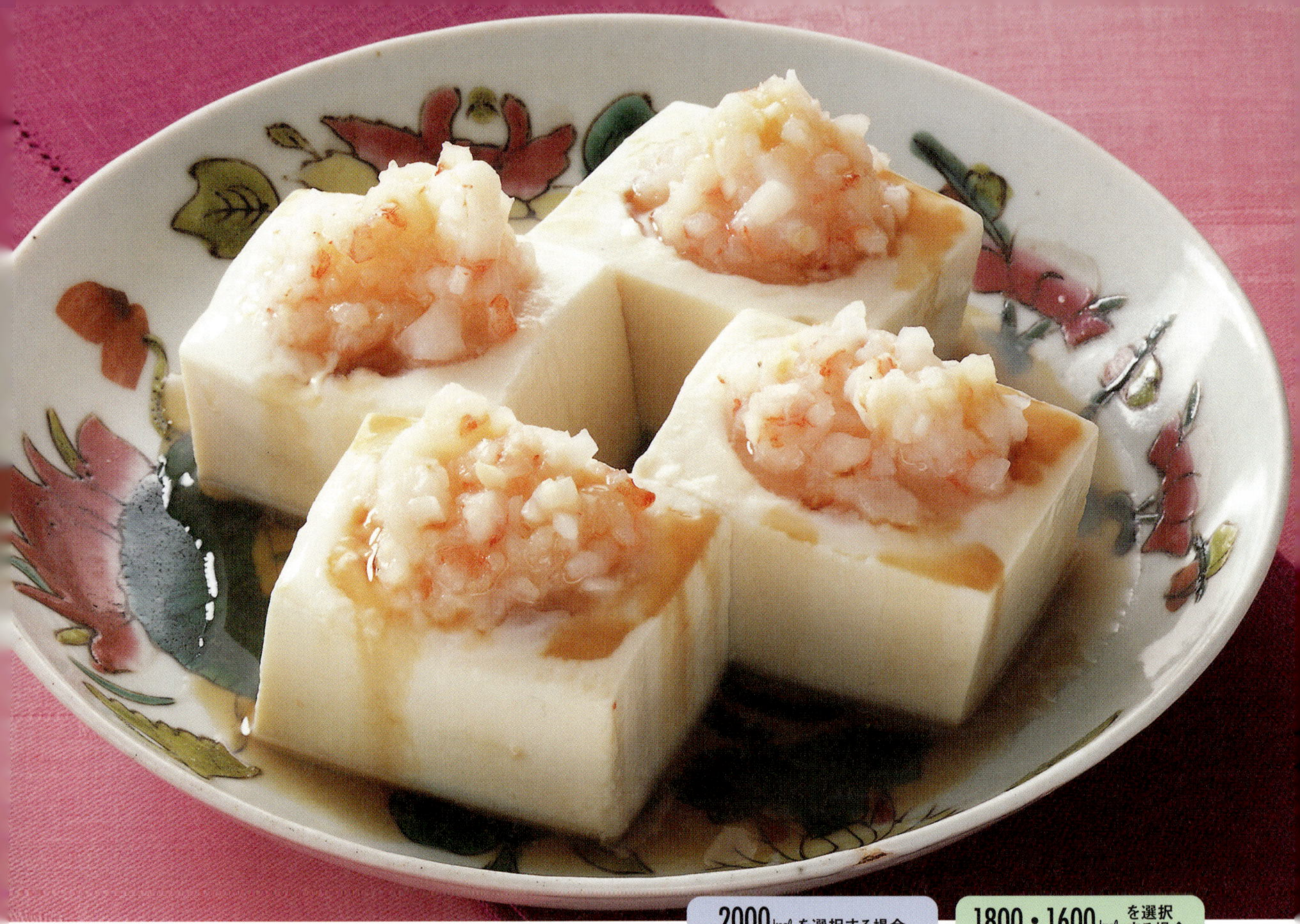

2000kcal を選択する場合		1800・1600kcal を選択する場合	
200kcal	塩分1.7g	160kcal	塩分1.6g

プリプリとしたえびの歯ごたえがおいしい

豆腐のえびだんご蒸し

■材料（１人分）		2000kcal	1800・1600kcal
絹ごし豆腐		$\frac{2}{3}$丁（200g）	$\frac{1}{2}$丁（150g）
むきえび		40g	30g
A	長ねぎ（みじん切り）	小さじ１	小さじ１
	しょうが汁	小さじ$\frac{1}{2}$	小さじ$\frac{1}{2}$
	日本酒	小さじ１	小さじ１
	卵白	$\frac{1}{2}$個分	$\frac{1}{2}$個分
	塩	少々	少々
	かたくり粉	小さじ１	小さじ１
B	しょうゆ	小さじ１	小さじ１
	酢	小さじ２	小さじ２
	砂糖	小さじ$\frac{1}{3}$	小さじ$\frac{1}{3}$
	ごま油	小さじ$\frac{1}{2}$	小さじ$\frac{1}{2}$

〈作り方〉

❶むきえびは背わたをとって包丁でこまかくたたき、ボウルに入れる。Aを合わせてよく練りまぜ、4等分にしてだんご状に丸めておく。

❷絹ごし豆腐は4等分に切り、それぞれの中心部をスプーンなどで丸くすくいとる。

❸皿に②の豆腐を並べ、豆腐のくぼみに①を詰め、蒸気の上がった蒸し器に入れて強火で約5分蒸す。

❹小さなボウルにBを合わせてまぜ、蒸し上がった豆腐の上からかける。

枝豆を散らして味と彩りに変化をつけた

豆腐のかにあんかけ

〈作り方〉

❶かにはかたい軟骨をとって身をあらくほぐし、長ねぎはみじん切りにする。

❷木綿豆腐はペーパータオルで包んで耐熱皿にのせ、電子レンジで30秒ほど加熱して軽く水分を出す。これを六つくらいの角切りにする。

❸2000kcalを選択する人は鍋にごま油を入れて熱し、①を入れて中火で炒める。全体に油が回ったらAを加えて煮立て、②と枝豆を加えて弱火で2〜3分煮る。1800・1600kcalを選択する人は、鍋にAを入れて煮立て、①と②、枝豆を加えて中火で3〜4分煮る。

❹③に、まぜ合わせたBを回し入れてとろみをつけ、火を止める。

■材料（1人分）		2000kcal	1800・1600kcal
木綿豆腐		120g	100g
かに（缶詰）		40g	30g
長ねぎ		20g	20g
枝豆（ゆでてさやから出したもの）		20g	20g
A	チキンスープ	$\frac{1}{3}$カップ	$\frac{1}{3}$カップ
	しょうゆ	小さじ$\frac{1}{2}$	小さじ$\frac{1}{2}$
	日本酒	大さじ$\frac{1}{2}$	大さじ$\frac{1}{2}$
	塩、こしょう	各少々	各少々
B	かたくり粉	小さじ1	小さじ1
	水	大さじ1	大さじ1
ごま油		小さじ$\frac{3}{4}$	なし

※チキンスープは、チキンスープの素（固形）$\frac{1}{5}$個を湯$\frac{1}{3}$カップでといたもの。

2000kcalを選択する場合		1800・1600kcalを選択する場合	
210kcal	塩分1.6g	160kcal	塩分1.5g

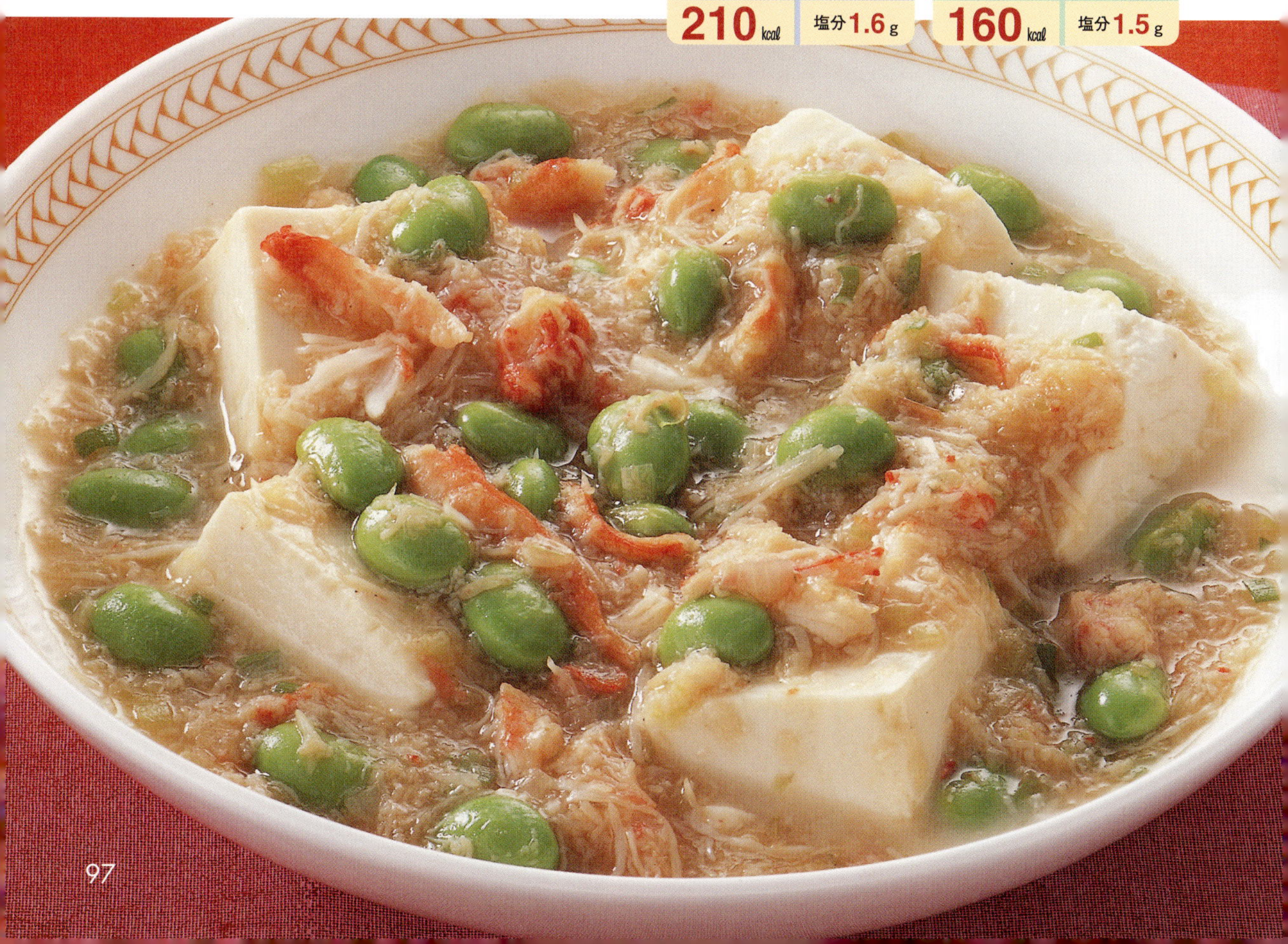

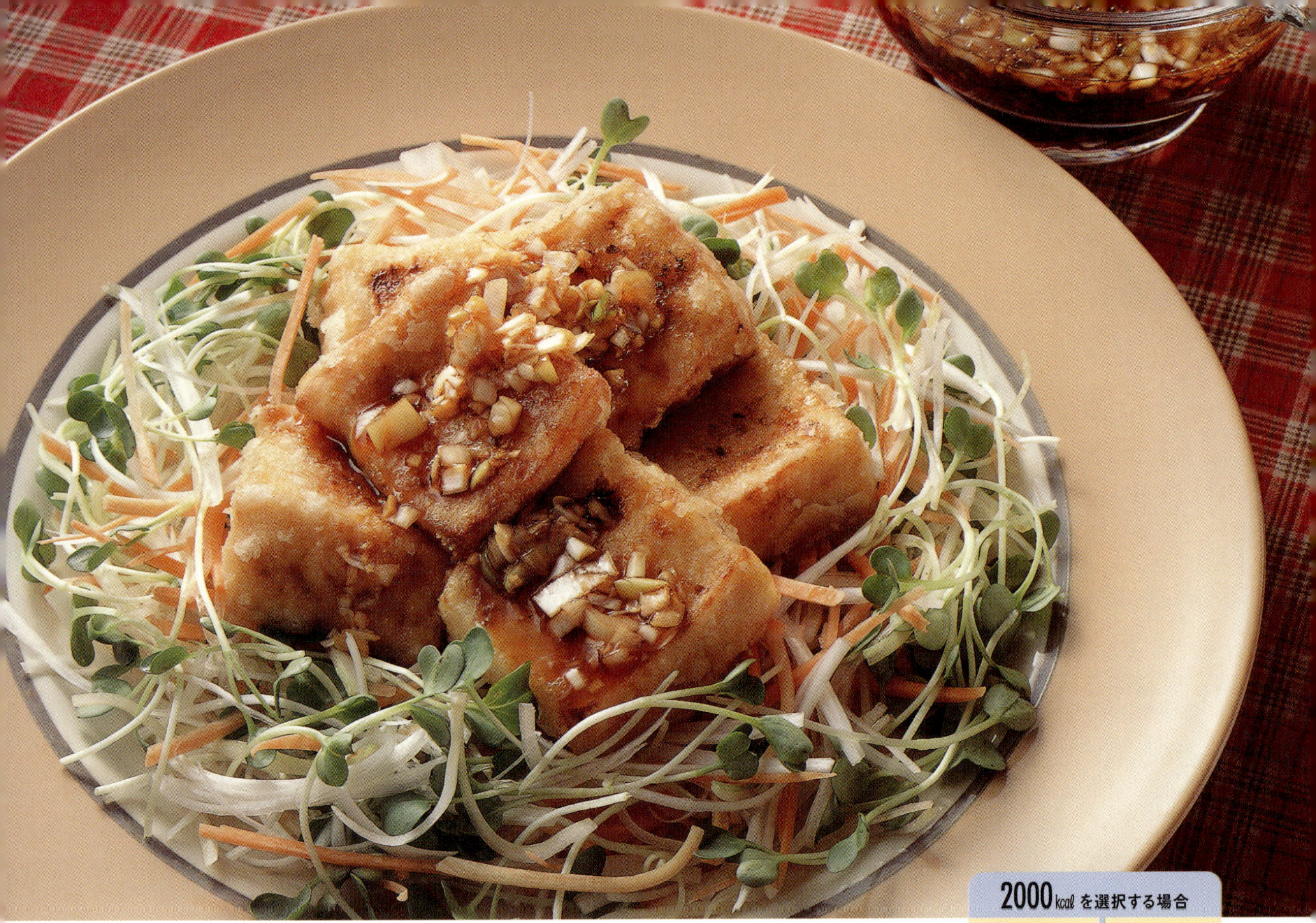

2000kcal を選択する場合
200kcal　塩分1.3g

1800・1600kcal を選択する場合
160kcal　塩分1.0g

サラダ感覚で野菜ごと味わう

豆腐のソテー 香味ソース

〈作り方〉

1. いりごまはあらく刻んでボウルに入れ、AとBを加えてよくまぜ、香味ソースを作る。
2. にんじんとセロリ、長ねぎはそれぞれ3～4cm長さのせん切りにし、貝割れ菜は根元を切り落として長さを半分に切る。これらを冷水にしばらくつけて、シャキッとさせる。
3. 木綿豆腐は縦半分に切ったのち、さらに6等分に切り、ペーパータオルで軽く水けをふきとる。
4. フライパンに植物油を入れて熱し、③にかたくり粉をまんべんなくまぶしつけて入れ、こんがりと焼き色がつくまで中火で両面を焼く。
5. 器に、水けをきった②を広げて盛り、④をのせて、①をかける。

■材料(1人分)		2000kcal	1800・1600kcal
木綿豆腐		120g	100g
にんじん		15g	15g
セロリ		20g	20g
長ねぎ		15g	15g
貝割れ菜		$\frac{1}{4}$パック	$\frac{1}{4}$パック
いり白ごま		小さじ$\frac{2}{3}$	小さじ$\frac{2}{3}$
A	しょうが(みじん切り)	小さじ$\frac{1}{2}$	小さじ$\frac{1}{2}$
A	にんにく(みじん切り)	小さじ$\frac{1}{4}$	小さじ$\frac{1}{4}$
A	長ねぎ(みじん切り)	大さじ$\frac{1}{2}$	大さじ$\frac{1}{2}$
B	しょうゆ	大さじ$\frac{1}{2}$	小さじ1強
B	砂糖	大さじ$\frac{1}{2}$	小さじ1
B	酢、日本酒	各大さじ$\frac{1}{2}$	各大さじ$\frac{1}{2}$
かたくり粉		小さじ1$\frac{1}{3}$	小さじ1$\frac{1}{3}$
植物油		小さじ1	小さじ$\frac{1}{2}$

主菜

豆腐・大豆製品料理

サクサクッとしたトッピングの食感が新鮮

豆腐の中華風刺し身

■材料（１人分）

		2000kcal	1800・1600kcal
絹ごし豆腐		150g	120g
大根		60g	60g
にんじん		20g	20g
ししとうがらし		2本	2本
長ねぎ		15g	15g
しょうが（薄切り）		2枚	2枚
ピーナッツ		6粒	6粒
コーンフレーク		$\frac{1}{2}$カップ弱（8g）	$\frac{1}{3}$カップ弱（5g）
A	しょうゆ	大さじ$\frac{1}{2}$	大さじ$\frac{1}{2}$
	酢	小さじ$1\frac{1}{2}$	小さじ$1\frac{1}{2}$
	ごま油	小さじ$\frac{3}{4}$	小さじ$\frac{1}{2}$

〈作り方〉

❶大根とにんじん、ししとうがらしはせん切りにし、水に放してシャキッとさせ、よく水けをきっておく。

❷長ねぎとしょうがもせん切りにする。

❸ピーナッツとコーンフレークはこまかく砕いておく。

❹小さなボウルにAを入れ、よくまぜ合わせる。

❺絹ごし豆腐は鍋に沸かした熱湯に入れ、ゆらゆらと動くくらいの火かげんで2～3分ゆでて余分な水分を出し、１cm幅に切る。

❻皿に①を敷いて⑤をのせ、③と②を上から散らして④を回しかける。

2000kcalを選択する場合		1800・1600kcalを選択する場合	
210kcal	塩分1.5g	170kcal	塩分1.4g

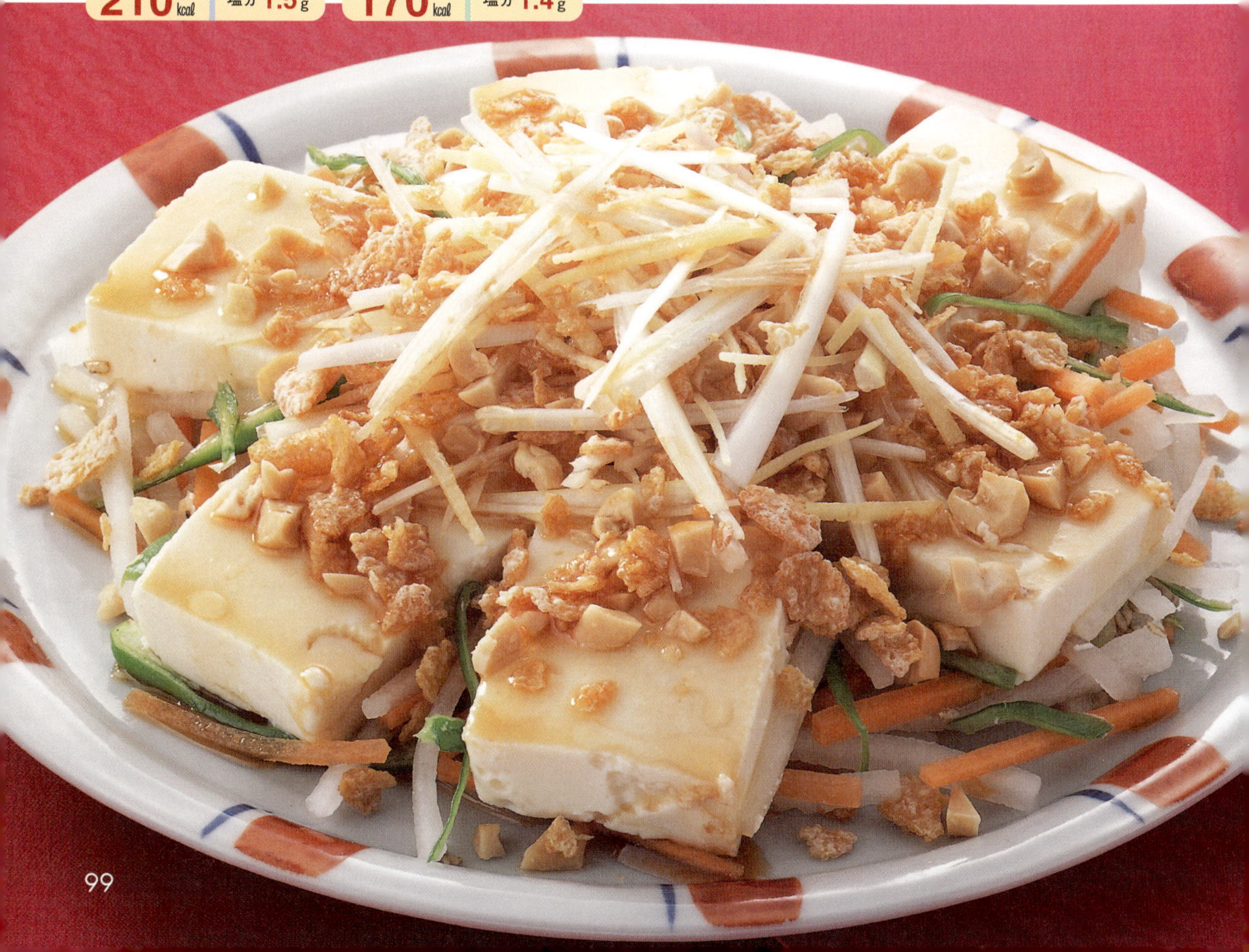

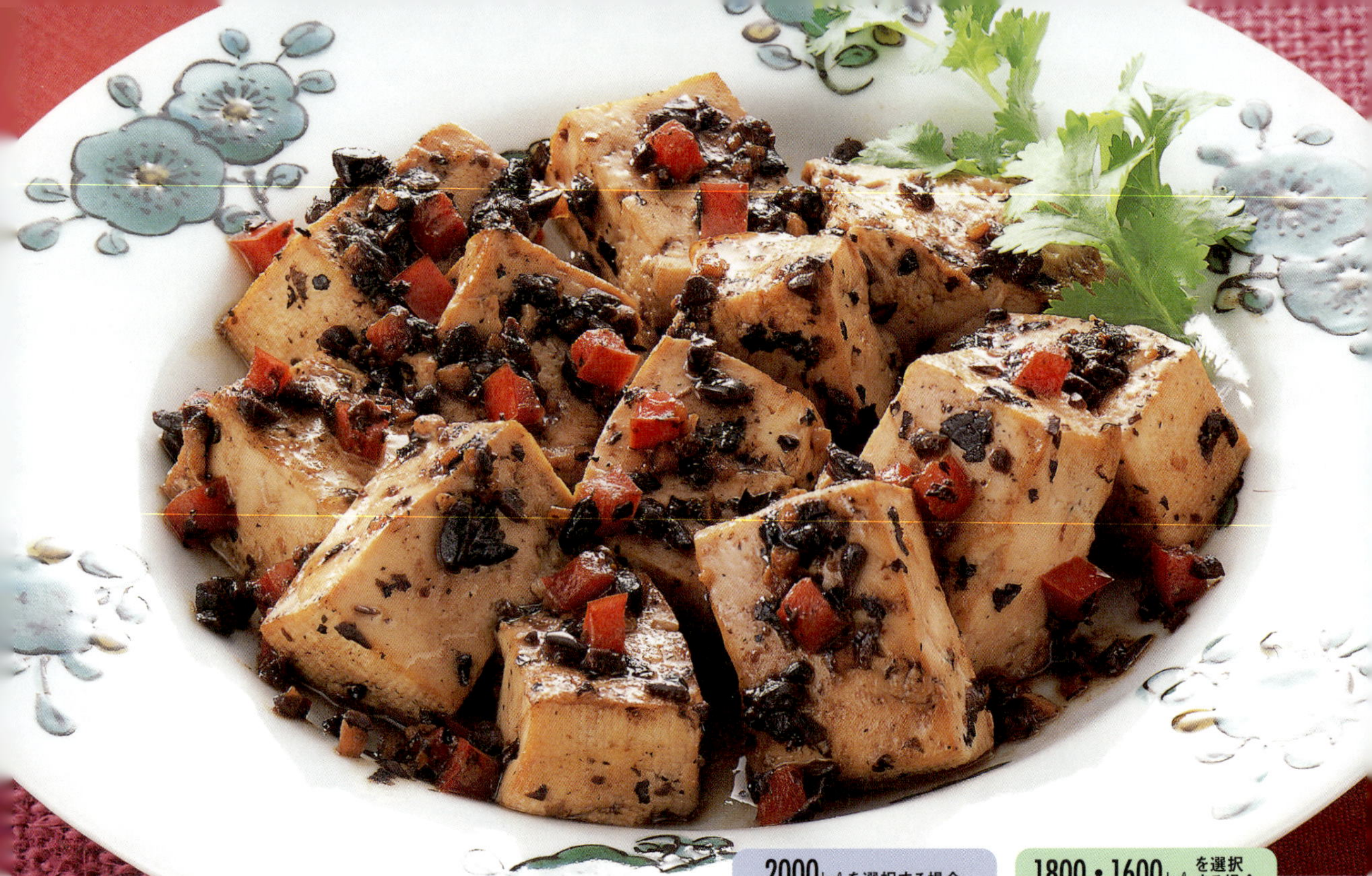

2000kcal を選択する場合		1800・1600kcal を選択する場合	
190kcal	塩分0.9g	160kcal	塩分0.9g

特有のうまみと風味がきいた

豆腐の豆豉《トウチ》炒め

〈作り方〉

❶木綿豆腐はふきんで包み、まないたにのせて皿などで重しをし、30分ほどおいて水分を出す。これを1.5㎝角に切る。

❷赤ピーマンは小さめの角切りにする。

❸豆豉は包丁であらく刻む。

❹フライパンに植物油、しょうがと③を入れて弱火で炒め、香りが出たら①と②を加えて強火で炒め合わせる。

❺④に、まぜ合わせたAを加え、煮汁がなくなるまでよく炒め合わせる。

❻⑤を器に盛り、あれば香菜《シャンツァイ》をあしらう。

■材料（1人分）		2000kcal	1800・1600kcal
木綿豆腐		150g	130g
赤ピーマン		$\frac{1}{4}$個	$\frac{1}{4}$個
しょうが（みじん切り）		小さじ$\frac{1}{3}$	小さじ$\frac{1}{3}$
豆豉		大さじ$\frac{1}{2}$	大さじ$\frac{1}{2}$
A	チキンスープ	大さじ2	大さじ2
	しょうゆ	小さじ1	小さじ1
	砂糖	小さじ$\frac{2}{3}$	小さじ$\frac{2}{3}$
	日本酒	大さじ$\frac{1}{2}$	大さじ$\frac{1}{2}$
植物油		小さじ$1\frac{1}{2}$	小さじ1

※チキンスープは、チキンスープの素（顆粒）少々を湯大さじ2でといたもの。

参考メモ

豆豉は中国特有の調味料のひとつで、蒸した大豆から作る豆状のみそ。みそとしょうゆを合わせたような塩辛さと特有のうまみがあり、あらく刻んで油で炒めると、独特の風味が出ます。大型スーパーやデパート、中華食材専門店などで入手できます。

温めたソースをジャッとかけた

豆腐の焼きじゃこのせ

〈作り方〉

1. トマトは皮を湯むきして、みじん切りにする。万能ねぎは小口切りにする。ししとうがらしは5㎜幅の輪切りにし、たくあんはみじん切りにする。
2. フライパンを熱してちりめんじゃこを入れ、油を使わずに、焼き色がついてカリカリになるまでからいりする。
3. 皿に木綿豆腐を盛り、その上に②と、ざっとまぜ合わせた①をのせる。
4. 鍋にAを入れて温め、③にかける。

■材料（1人分）		2000kcal	1800・1600kcal
木綿豆腐		150g	120g
ちりめんじゃこ		20g	20g
トマト		$\frac{1}{4}$個	$\frac{1}{4}$個
万能ねぎ		1本	1本
ししとうがらし		2本	2本
たくあん		5g	5g
A	昆布だし	大さじ1	大さじ1
A	酢	小さじ2	小さじ2
A	砂糖	小さじ$\frac{1}{3}$	小さじ$\frac{1}{3}$
A	ごま油	小さじ$\frac{3}{4}$	小さじ$\frac{1}{2}$
A	豆板醤《トウバンジャン》	小さじ$\frac{1}{3}$	小さじ$\frac{1}{3}$

ここがポイント! ちりめんじゃこやたくあんに塩分があるので、調味に塩やしょうゆは使いません。

2000kcalを選択する場合	
190kcal	塩分1.4g

1800・1600kcalを選択する場合	
160kcal	塩分1.4g

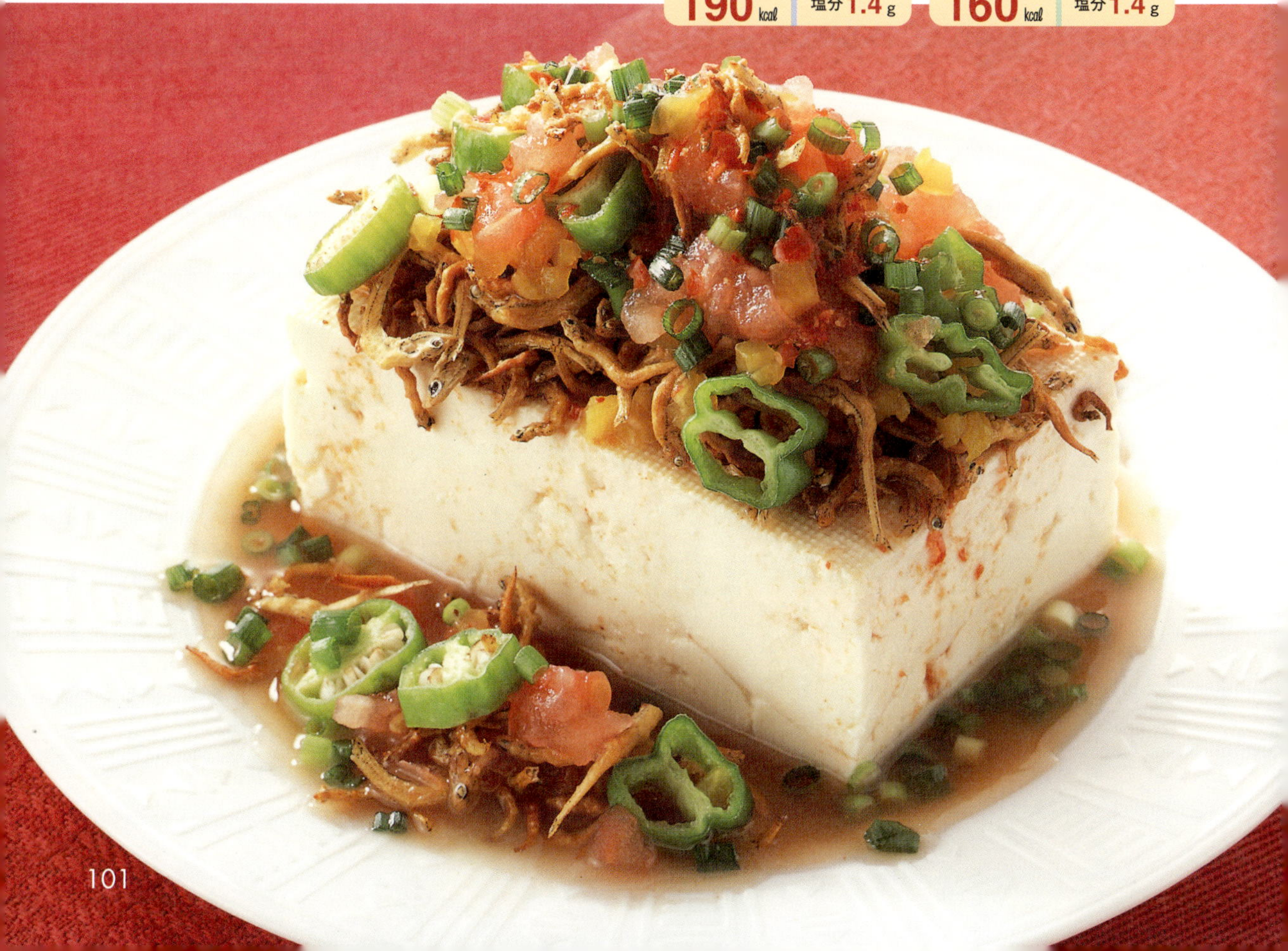

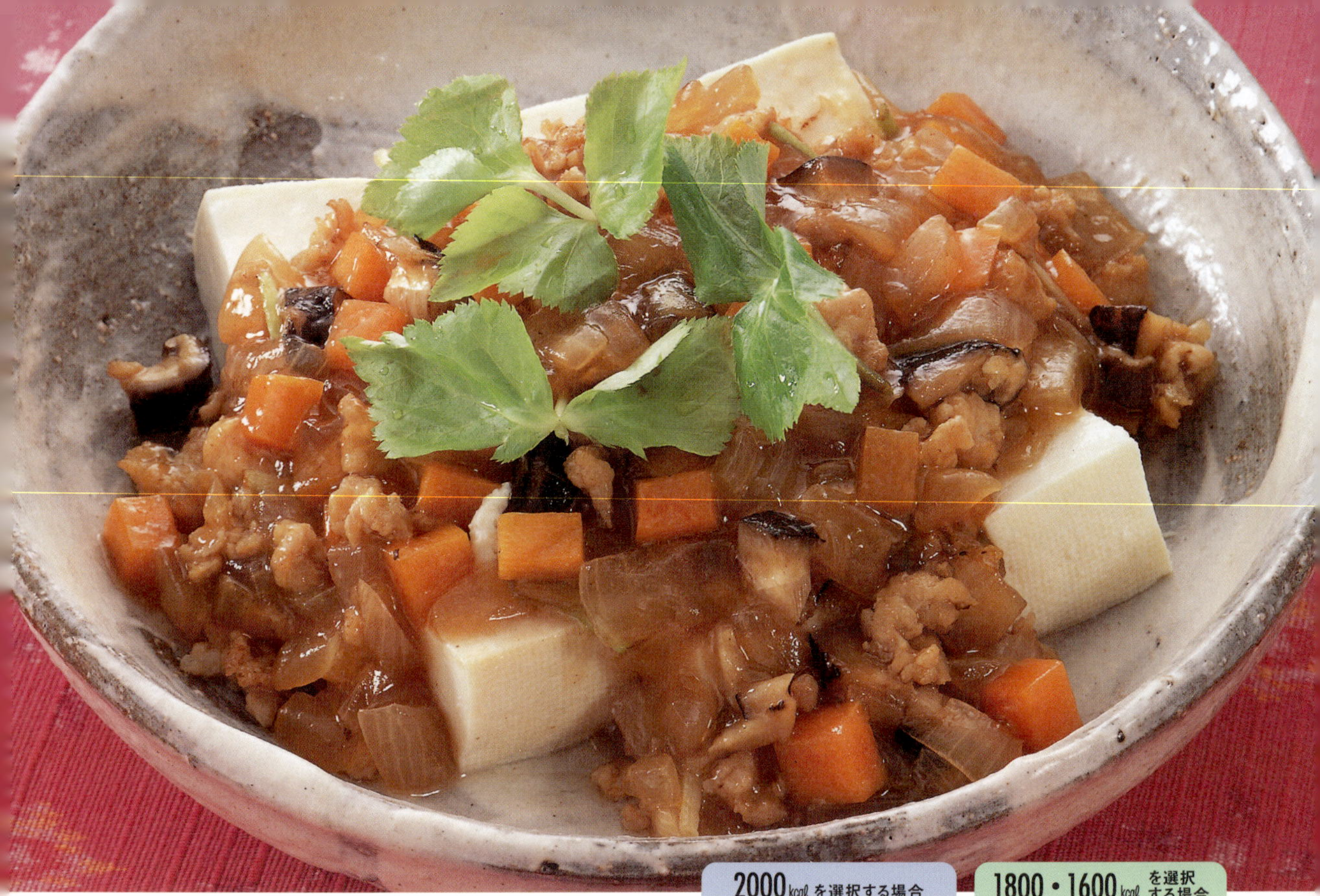

2000kcal を選択する場合		1800・1600kcal を選択する場合	
200kcal	塩分1.5g	170kcal	塩分1.4g

野菜あんたっぷりの温かいサラダ感覚の一品

豆腐の野菜あんかけ

〈作り方〉

❶生しいたけは石づきを切り落とし、玉ねぎやにんじんとともに小さめの角切りにする。三つ葉は1～2㎝長さに切る。

❷フライパンに植物油を入れて熱し、鶏ひき肉を入れて、木べらでまぜながらポロポロになるまで強火で炒めておく。

❸鍋にAを入れて強火にかけ、煮立ったら①の生しいたけ、玉ねぎとにんじん、②を入れて中火で煮る。野菜がしんなりしたら、三つ葉を飾り用に少し残して加え、まぜ合わせたBを回し入れてとろみをつける。

❹木綿豆腐は1～2㎝厚さの正方形に切り、鍋に沸かした熱湯に入れて温める。これを器に盛って③の野菜あんをかけ、残しておいた三つ葉を飾る。

材料（1人分）		2000kcal	1800・1600kcal
木綿豆腐		100g	80g
鶏ひき肉		30g	20g
玉ねぎ		1/4個	1/4個
にんじん		20g	20g
生しいたけ		1/2個	1/2個
三つ葉		2～3本	2～3本
A	昆布だし	1/3カップ	1/3カップ
	しょうゆ	大さじ1/2	大さじ1/2
	日本酒	小さじ1/2	小さじ1/2
	砂糖	小さじ1	小さじ1
B	かたくり粉	小さじ1	小さじ1
	水	大さじ2	大さじ2
植物油		小さじ1/2	小さじ1/2

消化がよく、大豆の豊富な栄養がたっぷりとれる

湯豆腐

〈作り方〉

❶小鍋にAを入れて火にかけ、一煮立ちさせて、つけだれを作る。これを取り鉢に入れる。

❷春菊は根元を切り落として長さを半分に切り、長ねぎは斜めに切る。生しいたけは軸を切り落とし、笠の中心部に包丁で3本の切り目を入れて飾り切りをほどこす。木綿豆腐は大きめの角切りにする。

❸土鍋に分量の水と、ぬれぶきんで表面の汚れをふきとった昆布、木綿豆腐を入れて強火にかけ、煮立ったら野菜を加えて一煮する。温まった豆腐や火の通った野菜をすくって、①につけて食べる。

材料（１人分）		2000kcal	1800・1600kcal
木綿豆腐		$\frac{2}{3}$丁(200g)	$\frac{1}{2}$丁(150g)
春菊		40g	40g
長ねぎ		40g	40g
生しいたけ		1個	1個
昆布		5cm	5cm
水		2カップ	2カップ
A	昆布だし	大さじ$\frac{1}{2}$	大さじ$\frac{1}{2}$
	しょうゆ	小さじ2	小さじ2
	みりん	小さじ$\frac{1}{2}$	小さじ$\frac{1}{2}$

2000kcal を選択する場合	
190kcal	塩分2.0g

1800・1600kcal を選択する場合	
150kcal	塩分2.0g

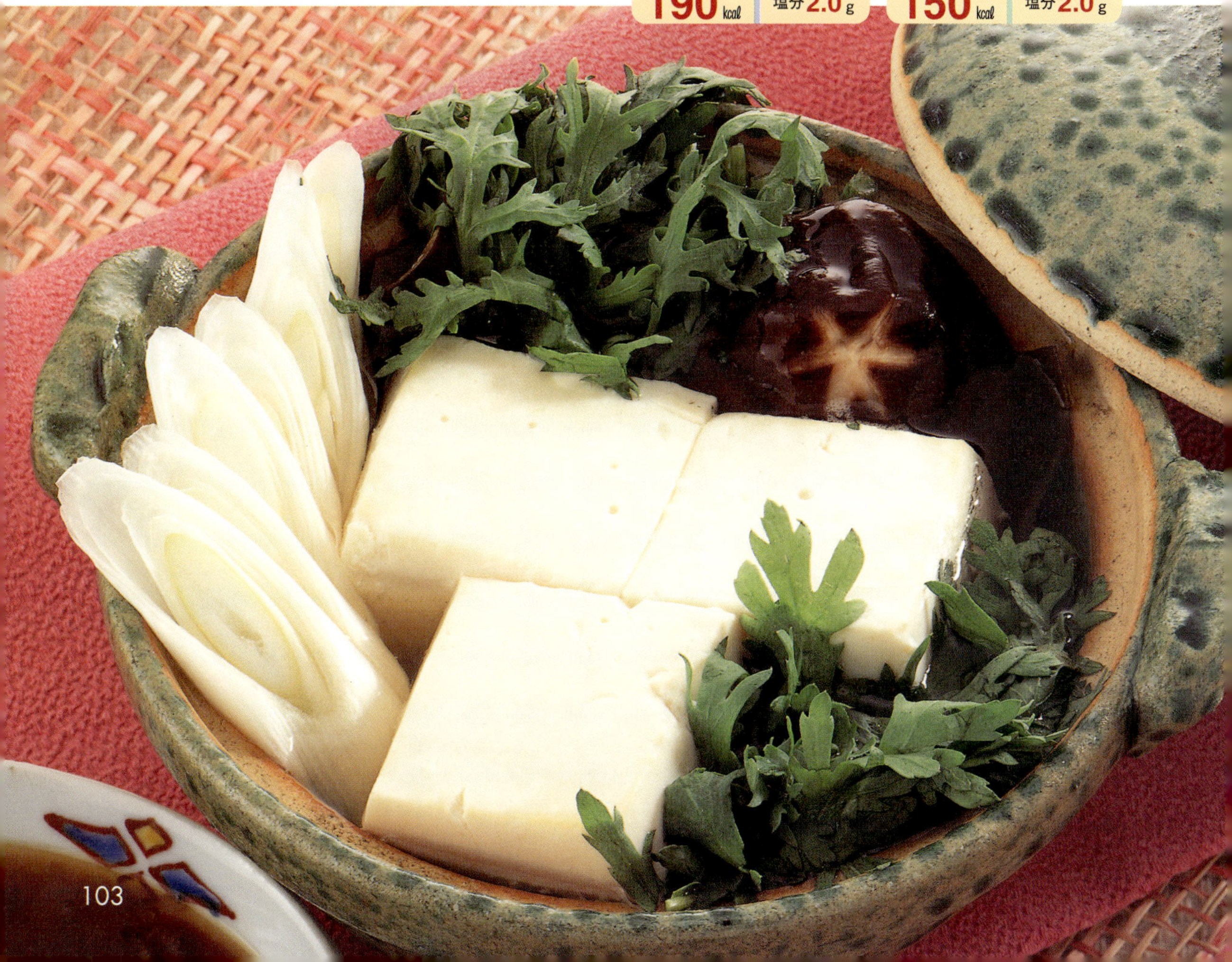

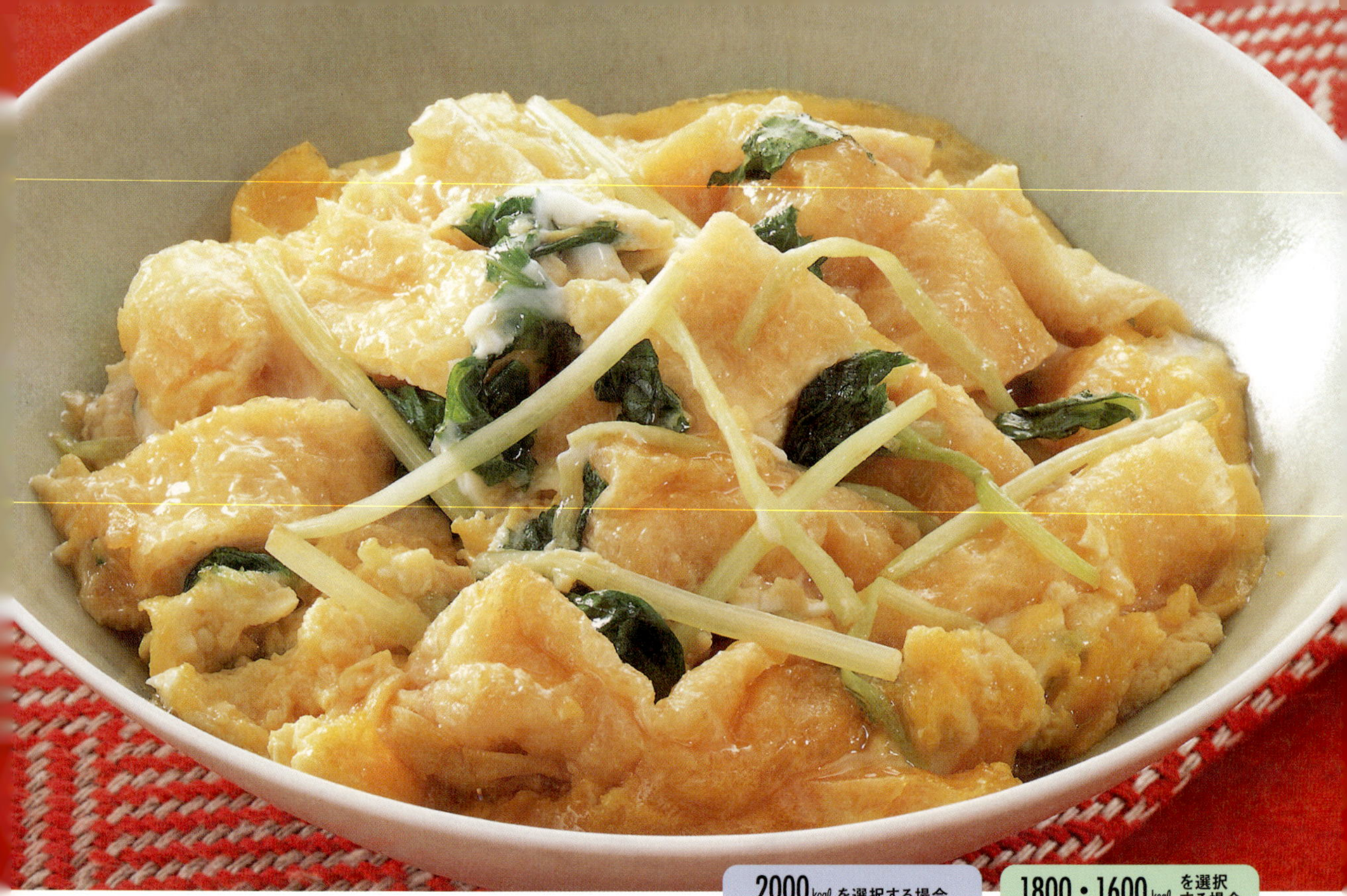

2000kcal を選択する場合		1800・1600kcal を選択する場合	
200kcal	塩分1.8g	170kcal	塩分1.8g

卵に火を通しすぎないことがおいしさのポイント

油揚げの卵とじ

〈作り方〉

❶油揚げはざるにのせ、熱湯を回しかけて油抜きをし、縦半分に切ってから1㎝幅に切る。

❷三つ葉はざく切りにする。

❸卵は小さなボウルに入れてときほぐしておく。

❹鍋にAを入れて強火にかけ、煮立ったら①を入れて煮汁が半量になるまで弱火で煮る。

❺④に②を加えて一煮し、③を回し入れて半熟状にとじる。

■材料（１人分）		2000kcal	1800・1600kcal
卵		60g（Lサイズ1個）	50g（Mサイズ1個）
油揚げ		25g	20g
三つ葉		20g	20g
A	昆布だし	$\frac{1}{4}$カップ	$\frac{1}{4}$カップ
	薄口しょうゆ	小さじ1	小さじ1
	日本酒	大さじ$\frac{1}{2}$	大さじ$\frac{1}{2}$
	塩	少々	少々

ここがポイント！ 卵はプリン体をほとんど含まない、おすすめの食材です。

参考メモ

油揚げや厚揚げ、がんもどきなど油で揚げてある材料を調理する前に、さっとゆでたり熱湯を回しかけたりして、表面についている油分をとり除くことを油抜きといいます。こうすると油くささが抜け、味ののりがよくなるだけでなく、余分な油を落とすのでややエネルギーをダウンできます。

といた卵にかにと野菜をまぜてふんわり焼く

かに玉

〈作り方〉

❶かにはかたい軟骨をとり除き、身をあらくほぐしておく。

❷ゆでたけのこはせん切りにし、長ねぎは斜め薄切りにする。生しいたけは石づきを切り落として薄切りにする。

❸ボウルに卵をときほぐして①と②、しょうがを加えてよくまぜ合わせる。

❹フライパンに植物油を入れて熱し、③を一気に流し入れる。丸く形をととのえながら両面を中火でこんがりと焼き、皿に移す。

❺鍋にAを入れて煮立て、まぜ合わせたBを回し入れてとろみをつけ、あんを作る。ここにグリンピースを加えて一煮し、④にかける。

■材料（1人分）

		2000kcal	1800・1600kcal
卵		60g (Lサイズ1個)	50g (Mサイズ1個)
かに（水煮缶詰）		40g	30g
ゆでたけのこ		30g	30g
生しいたけ		1個	1個
長ねぎ		15g	15g
しょうが（みじん切り）		小さじ1	小さじ1
グリンピース （冷凍または缶詰）		大さじ$\frac{1}{2}$	大さじ$\frac{1}{2}$
A	スープ	$\frac{1}{4}$カップ	$\frac{1}{4}$カップ
	日本酒	小さじ1	小さじ1
	砂糖	小さじ$\frac{1}{2}$	小さじ$\frac{1}{2}$
	酢	小さじ1	小さじ1
	しょうゆ	小さじ1	小さじ1
B	かたくり粉	小さじ$\frac{1}{2}$	小さじ$\frac{1}{2}$
	水	大さじ1	大さじ1
植物油		小さじ$\frac{3}{4}$	小さじ$\frac{1}{2}$

※スープは、鶏ガラスープの素（顆粒）少々を湯$\frac{1}{4}$カップでといたもの。

2000kcal を選択する場合	
200kcal	塩分1.8g

1800・1600kcal を選択する場合	
170kcal	塩分1.7g

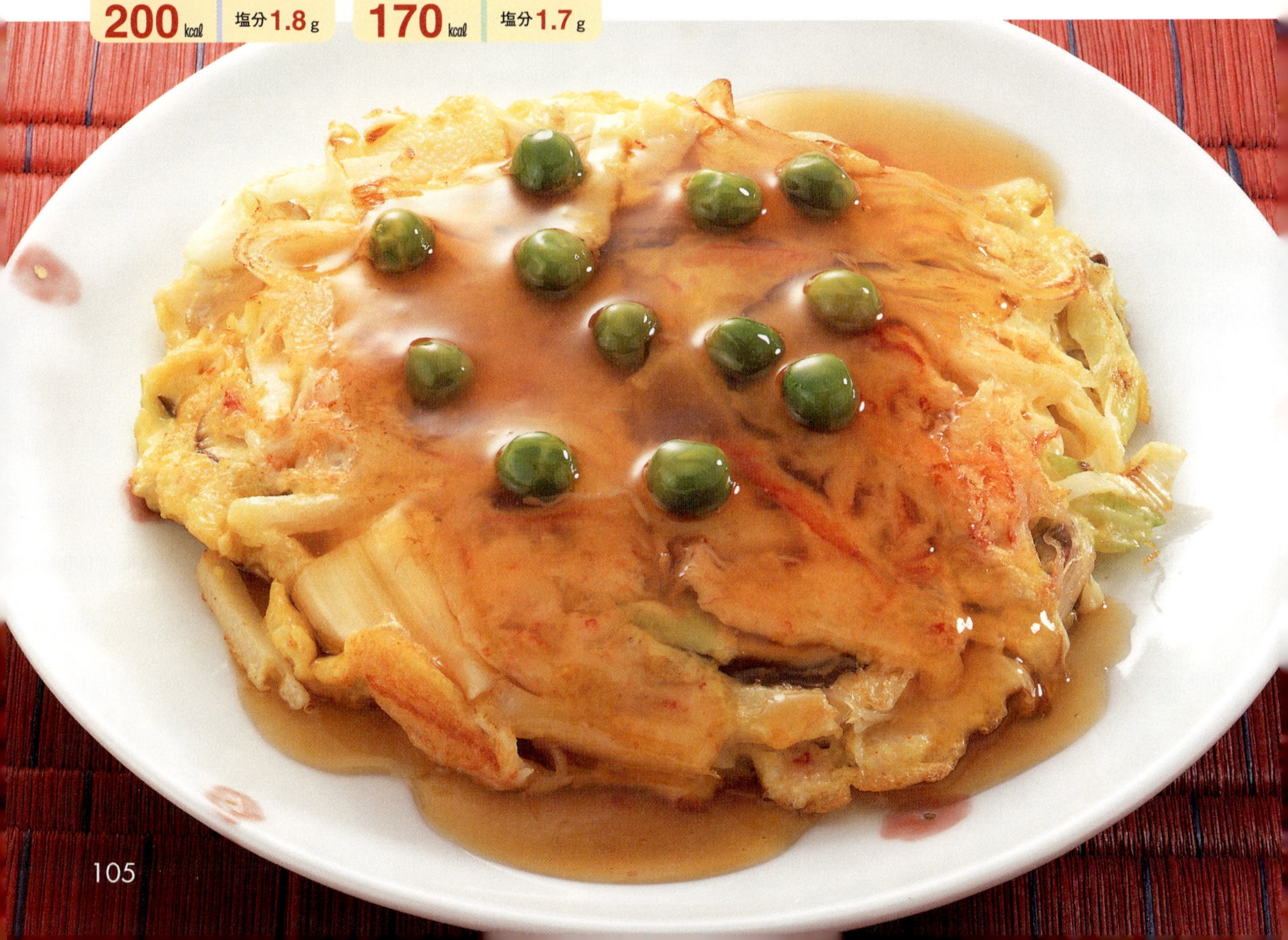

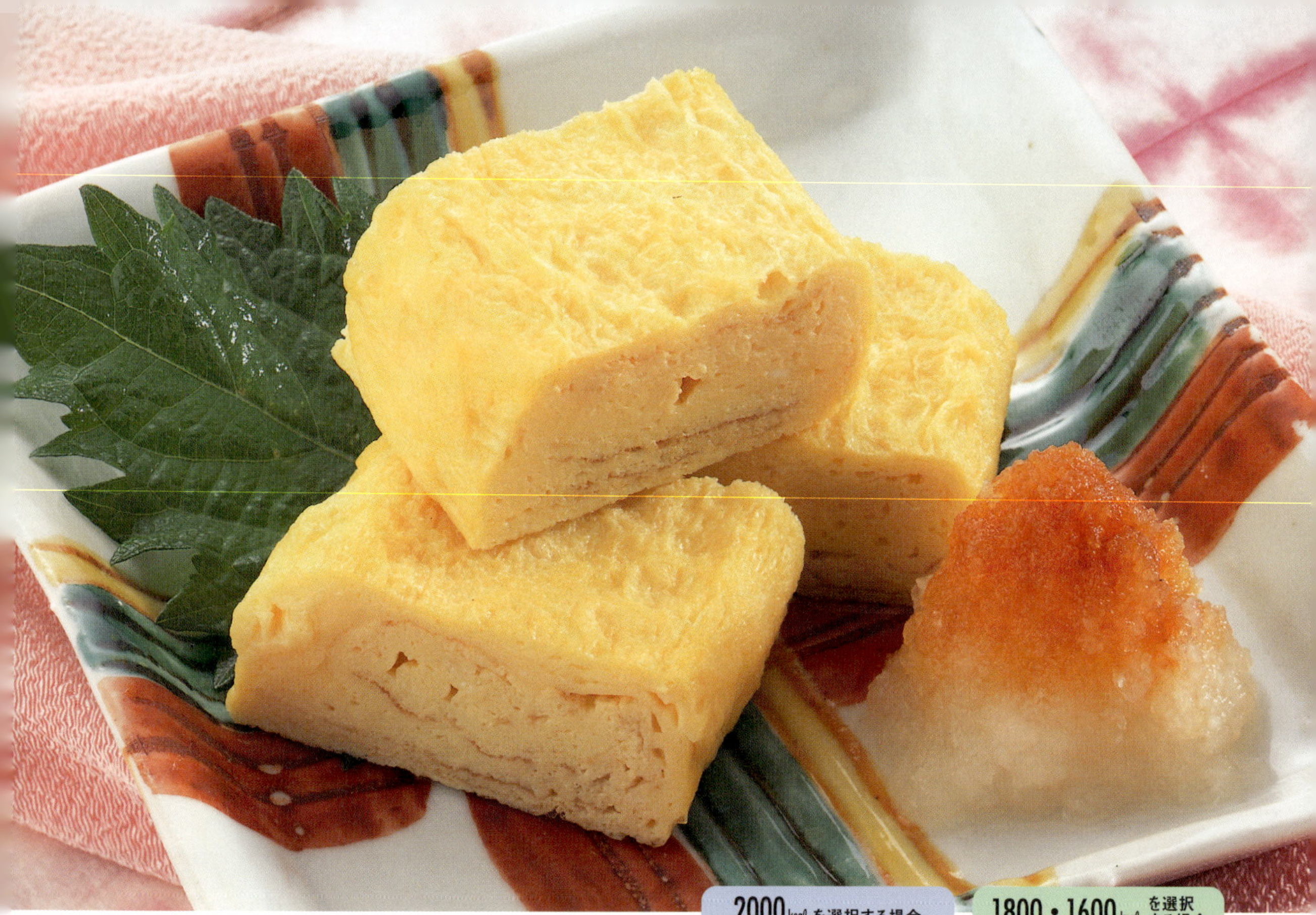

2000kcal を選択する場合	
200kcal	塩分1.2g

1800・1600kcal を選択する場合	
160kcal	塩分1.1g

酒の肴のほか、お弁当にも喜ばれる

だし巻き卵

■材料（1人分）

		2000kcal	1800・1600kcal
卵		100g（Mサイズ2個）	80g（Mサイズ$1\frac{1}{2}$個）
A	昆布だし	大さじ1	大さじ1
	砂糖	小さじ1	小さじ1
	塩	少々	少々
植物油		小さじ$\frac{3}{4}$	小さじ$\frac{1}{2}$
大根おろし		50g	50g
しょうゆ		小さじ$\frac{1}{3}$	小さじ$\frac{1}{3}$
青じそ		1枚	1枚

〈作り方〉

❶ボウルに卵を割り入れてよくときほぐし、Aを加えてまぜる。

❷卵焼き器に植物油を薄く引いて温め、①の$\frac{1}{5}$量を流し入れて、すばやく卵焼き器全体に広げる。表面が半熟状態になったら、卵を向こう側から手前にクルクルと折り返し、巻き終わったら卵を向こうへすべらせる。あいたところに植物油を薄く引き、残りの卵液の$\frac{1}{4}$量を流し入れる。巻いた卵を菜箸で浮かせ、下にも卵液を少し流し込み、半熟程度になったら巻いた卵を芯にして手前に折り返す。これをあと3回繰り返して焼き上げ、食べやすい大きさに切り分ける。

❸青じそを皿に敷き、その上に②を盛って大根おろしを添え、しょうゆをかける。

たらを使って栄養価もボリュームもアップ

卵とたらの辛み炒め

〈作り方〉

❶生だらは1cm角に切る。

❷卵はボウルに入れてときほぐす。

❸貝割れ菜は根元を切り落とし、長さを半分に切る。

❹フライパンに植物油を入れて熱し、①を中火で炒め、軽く塩とこしょうを振って焼き色をつける。ここに、まぜ合わせたAを加えて、さらによく炒めまぜる。

❺④に②を流し入れ、大きく全体をかきまぜて、半熟状になったら火を止める。

❻⑤を皿に盛り、③を散らす。

■材料（1人分）

材料（1人分）		2000kcal	1800・1600kcal
卵		60g（Lサイズ1個）	50g（Mサイズ1個）
生だら（切り身）		70g	60g
A	昆布だし	大さじ1	大さじ1
	砂糖	小さじ$\frac{1}{2}$	小さじ$\frac{1}{2}$
	豆板醤《トウバンジャン》	小さじ$\frac{1}{3}$	小さじ$\frac{1}{3}$
塩、こしょう		各少々	各少々
植物油		小さじ$1\frac{1}{4}$	小さじ$\frac{3}{4}$
貝割れ菜		少々	少々

2000kcal を選択する場合		1800・1600kcal を選択する場合	
200kcal	塩分1.3g	160kcal	塩分1.3g

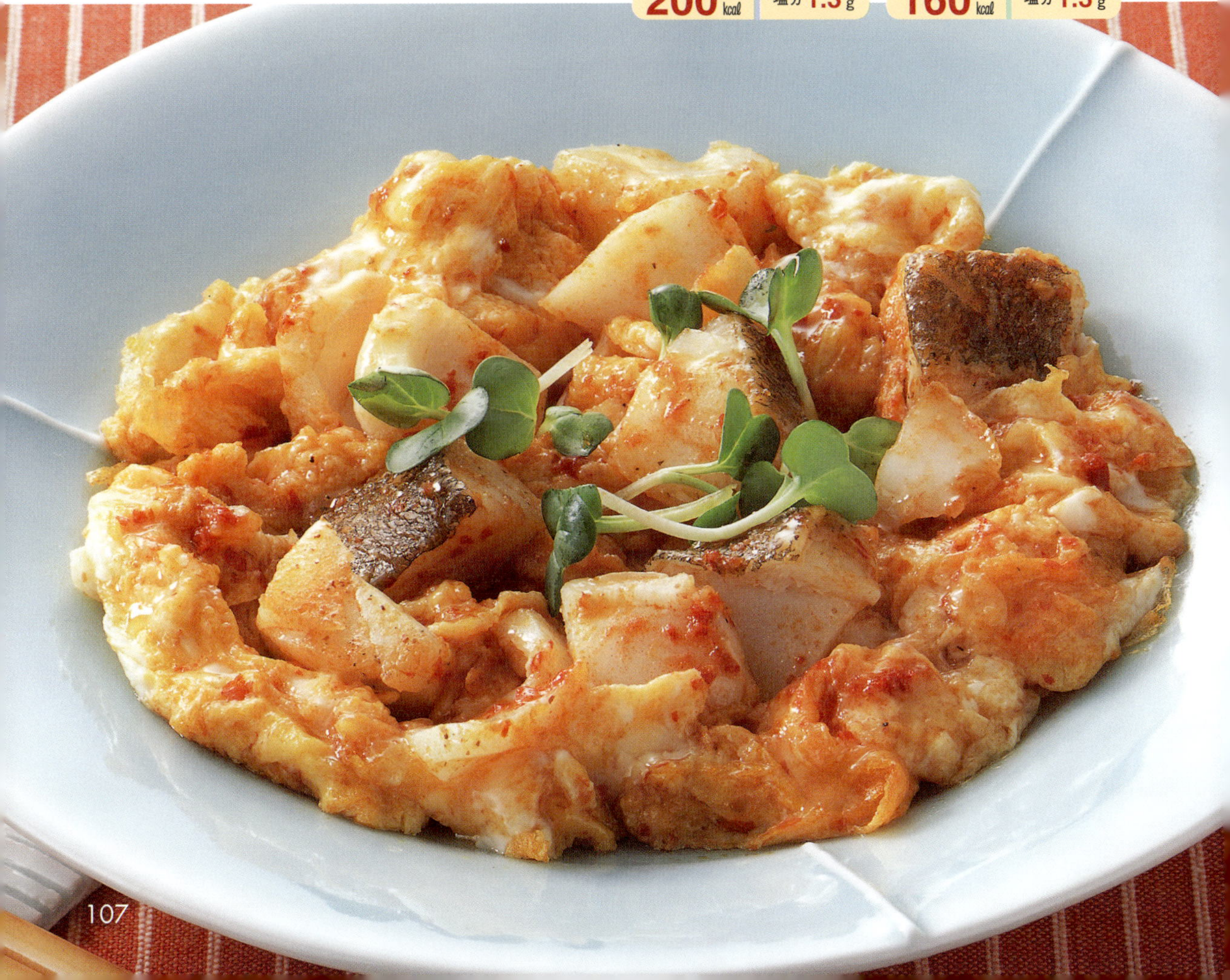

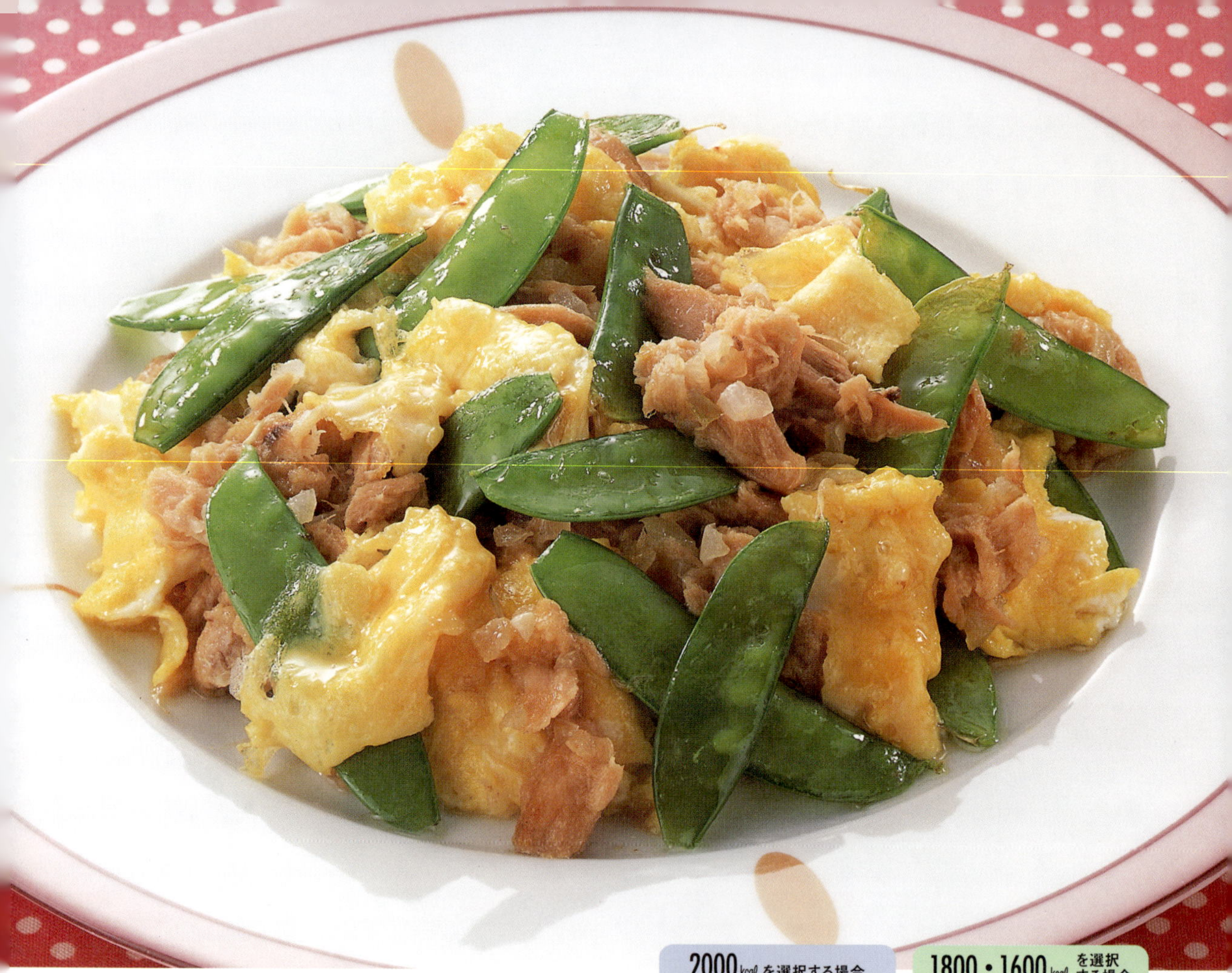

2000kcal を選択する場合	
190kcal	塩分1.2g

1800・1600kcal を選択する場合	
170kcal	塩分1.1g

手早くできて、朝食のおかずにも最適

卵とツナの炒め物

〈作り方〉

❶絹さやは筋をとっておく。

❷卵はボウルに入れてときほぐす。

❸フライパンにバターと玉ねぎを入れて弱火にかけ、弱火のまま玉ねぎが透き通ってくるまで炒める。

❹③に①を入れてしんなりするまで中火で炒め、ツナも加えて軽く炒め合わせ、塩とこしょうを振る。ここに②を回し入れ、卵の表面が固まりかけたら大きくかきまぜ、火を止める。

■材料（1人分）	2000kcal	1800・1600kcal
卵	60g（Lサイズ1個）	50g（Mサイズ1個）
ツナ（フレーク・ノンオイルタイプ缶詰）	80g	60g
絹さや	40g	40g
玉ねぎ（みじん切り）	大さじ2	大さじ2
塩、こしょう	各少々	各少々
バター	小さじ1	小さじ1

えびやあさり、野菜のうまみが卵にとけ込んだ

地中海風オープンオムレツ

〈作り方〉

❶ピーマンは5㎜角に切る。マッシュルームは薄切りに、ミニトマトは輪切りにする。

❷むきえびはあらく刻み、あさりはざるに入れて薄い塩水で洗い、水けをきっておく。

❸卵はボウルに入れてときほぐし、Aを加えてよくまぜる。

❹小さめのフライパンにオリーブ油を入れて熱し、①と②を入れて中火で軽く炒める。あさりの色が変わったら③を流し入れ、大きく全体をまぜてふたをし、表面が固まるまで弱火で3～4分焼く。

■材料（1人分）

		2000kcal	1800・1600kcal
卵		60g (Lサイズ1個)	50g (Mサイズ1個)
むきえび		20g	20g
あさり(むき身)		20g	20g
ピーマン		10g	10g
マッシュルーム (ホール・水煮缶詰)		2個	2個
ミニトマト		1個	1個
A	牛乳	大さじ$1\frac{1}{3}$	大さじ$1\frac{1}{3}$
A	塩、こしょう	各少々	各少々
A	タイム、バジル(ドライ)	各少々	各少々
オリーブ油		小さじ$1\frac{1}{2}$	小さじ1

アドバイス
この料理のようにハーブや香辛料をきかせると、無理なく減塩できます。

2000kcalを選択する場合		1800・1600kcalを選択する場合	
190kcal	塩分1.3g	160kcal	塩分1.3g

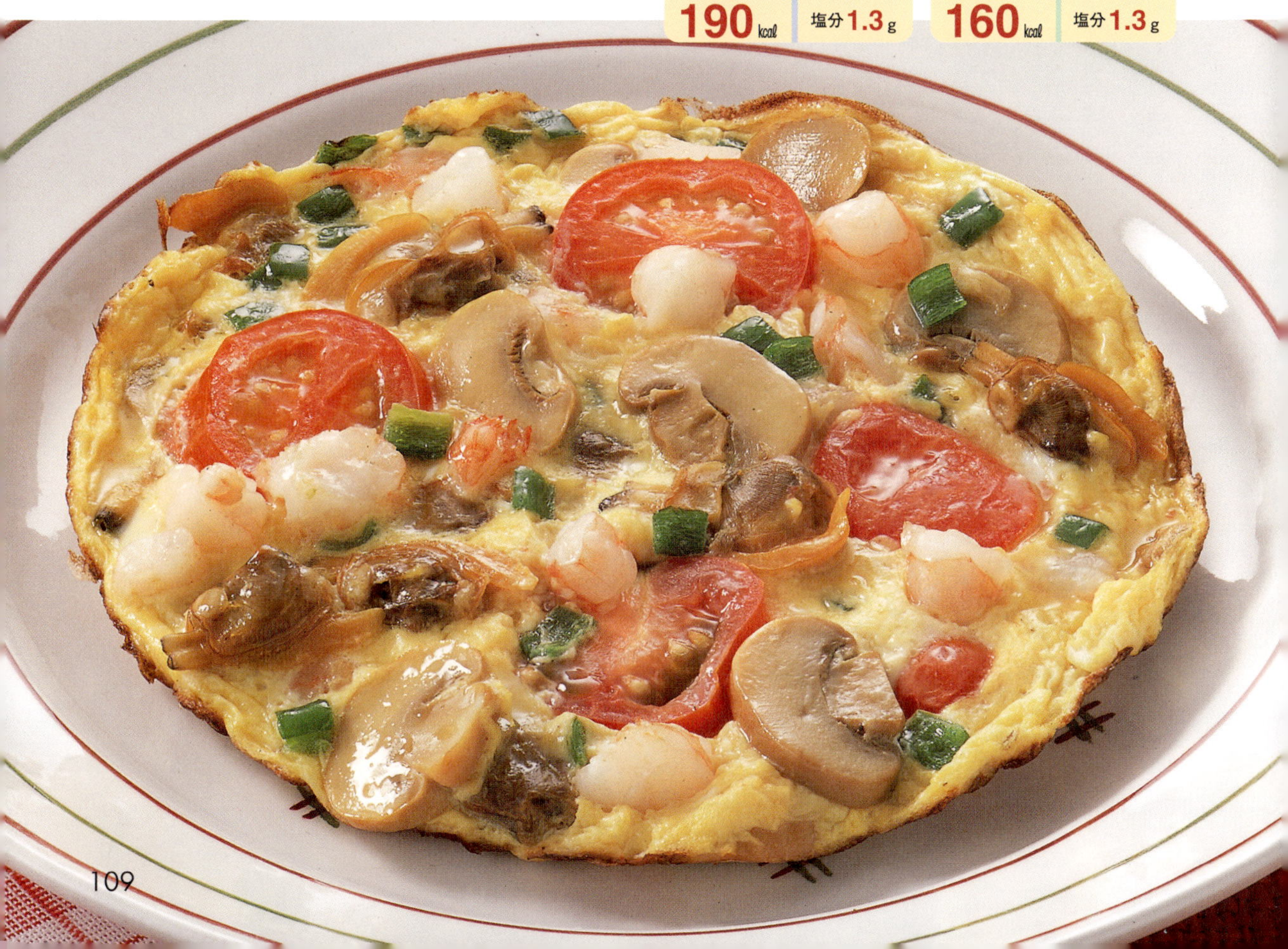

とき卵で具をふわっととじた

三つ葉とちくわの卵とじ

■材料（1人分）		2000㎉	1800・1600㎉
卵		60g（Lサイズ1個）	50g（Mサイズ1個）
焼きちくわ		40g	40g
三つ葉		1束（50g）	1束（50g）
しめじ		30g	30g
A	昆布だし	$\frac{1}{5}$カップ	$\frac{1}{5}$カップ
	しょうゆ	小さじ1	小さじ1
	みりん	小さじ1	小さじ1
植物油		小さじ$\frac{3}{4}$	なし

〈作り方〉

❶焼きちくわは、縦半分に切って斜め薄切りにする。

❷三つ葉は3㎝長さに切る。しめじは石づきを切り落として小分けにしておく。

❸卵はボウルに入れてときほぐす。

❹2000㎉を選択する人は、鍋に植物油を入れて熱し、①と②のしめじを入れて強火でさっと炒め合わせる。全体に油が回ったらAを加えて煮立て、しめじがしんなりしたら、煮汁が沸騰しているところへ③を回し入れる。1800・1600㎉を選択する人は、浅めの鍋にAを入れて煮立て、①と②のしめじを入れて中火で煮る。しめじがしんなりしたら火を強め、煮汁が沸騰しているところへ③を回し入れる。

❺④に三つ葉を散らして中火にし、鍋底に卵がくっつかないように鍋を揺する。卵が半熟状になったら火を止め、ふたをして少し蒸らして、器に盛る。

2000㎉を選択する場合	
200㎉	塩分1.9g

1800・1600㎉を選択する場合	
160㎉	塩分1.9g

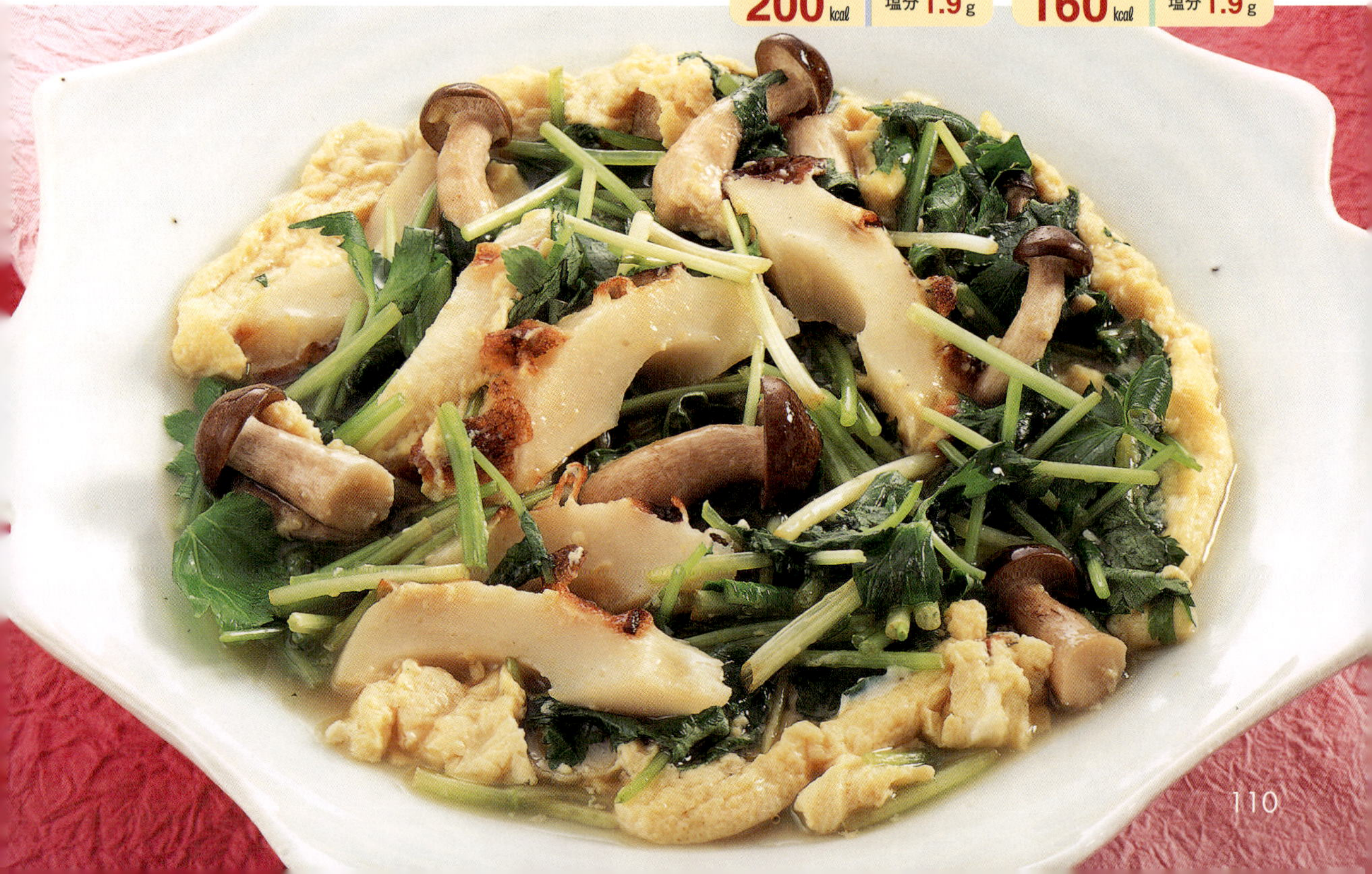

尿酸値を下げるのに効果的！

60〜70kcalの尿酸を排出しやすくする野菜中心のおかず

副菜 A

この副菜Aグループ（112〜140ページ）の中から1品選びます。

- 料理ごとに表示してあるエネルギー量、塩分量などの栄養データはすべて1人分です。
- 材料の分量は1人分です。特に指定のないものは原則として、使用量は正味量（野菜ならへたや皮などを除いた、純粋に食べられる量）で表示してあります。
- 材料は、特に指定のないものは原則として、水洗いをすませ、野菜などは皮をむくなどの下ごしらえしたものを使います。
- だしは、昆布でとった和風だしを使用しています。かつおや煮干しでとっただしはプリン体が多いのでおすすめしません。

1食分の献立のとり方

aまたはbパターンを選びます

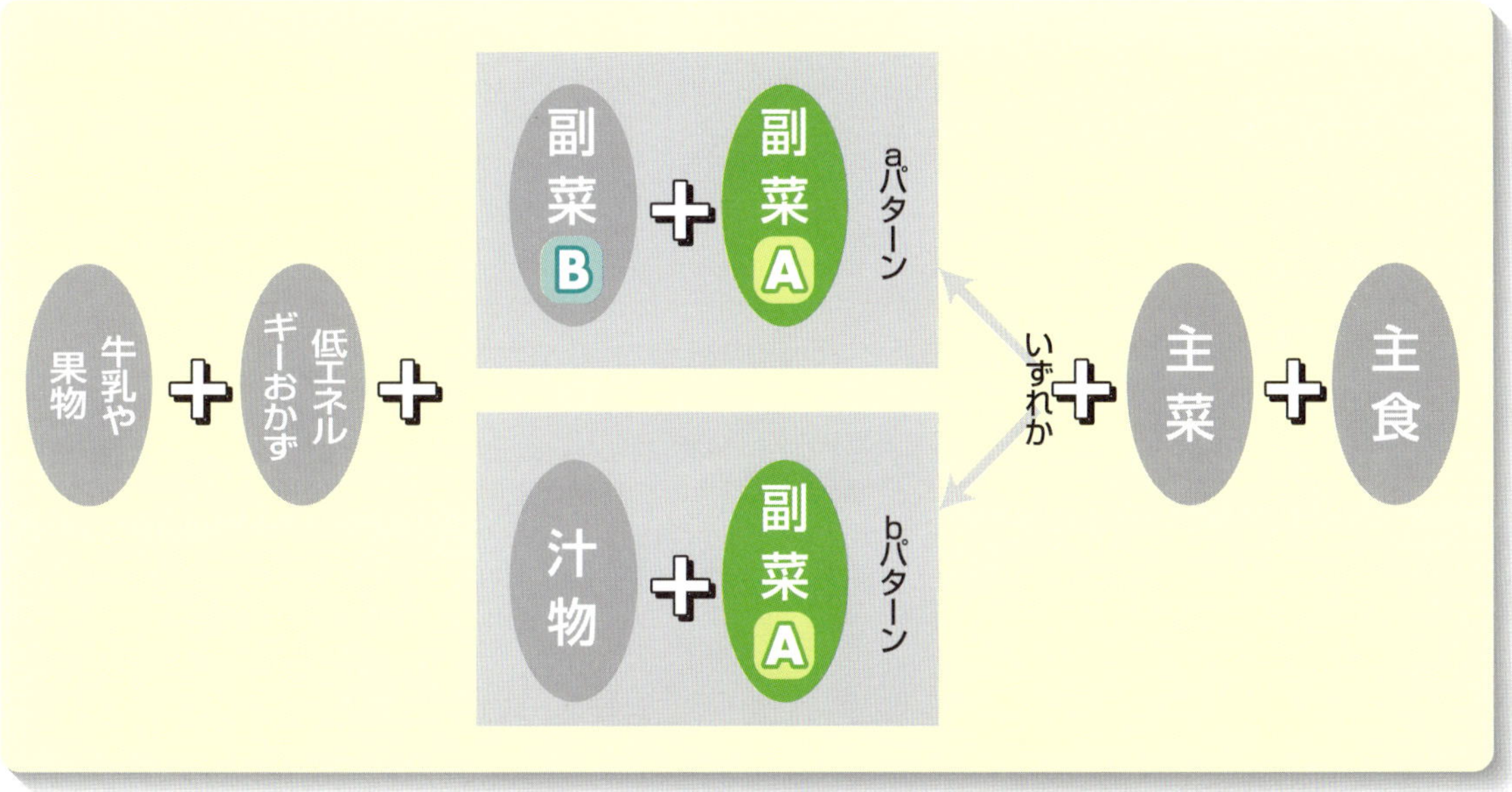

この仕組みに従っておかずなどを選んでいくと、栄養バランスを考慮したエネルギー（カロリー）計算にもとづく、健康的な1日の献立が自動的に設計できます。

脂肪が少なく低エネルギーなささ身を使った

きゅうりと鶏肉のごま酢あえ

70kcal　塩分0.6g

■材料（1人分）
きゅうり$\frac{1}{2}$本(50g)　鶏ささ身1本(40g)
A〈すり白ごま小さじ1　酢小さじ2　昆布だし大さじ1　砂糖小さじ$\frac{1}{3}$　塩少々〉

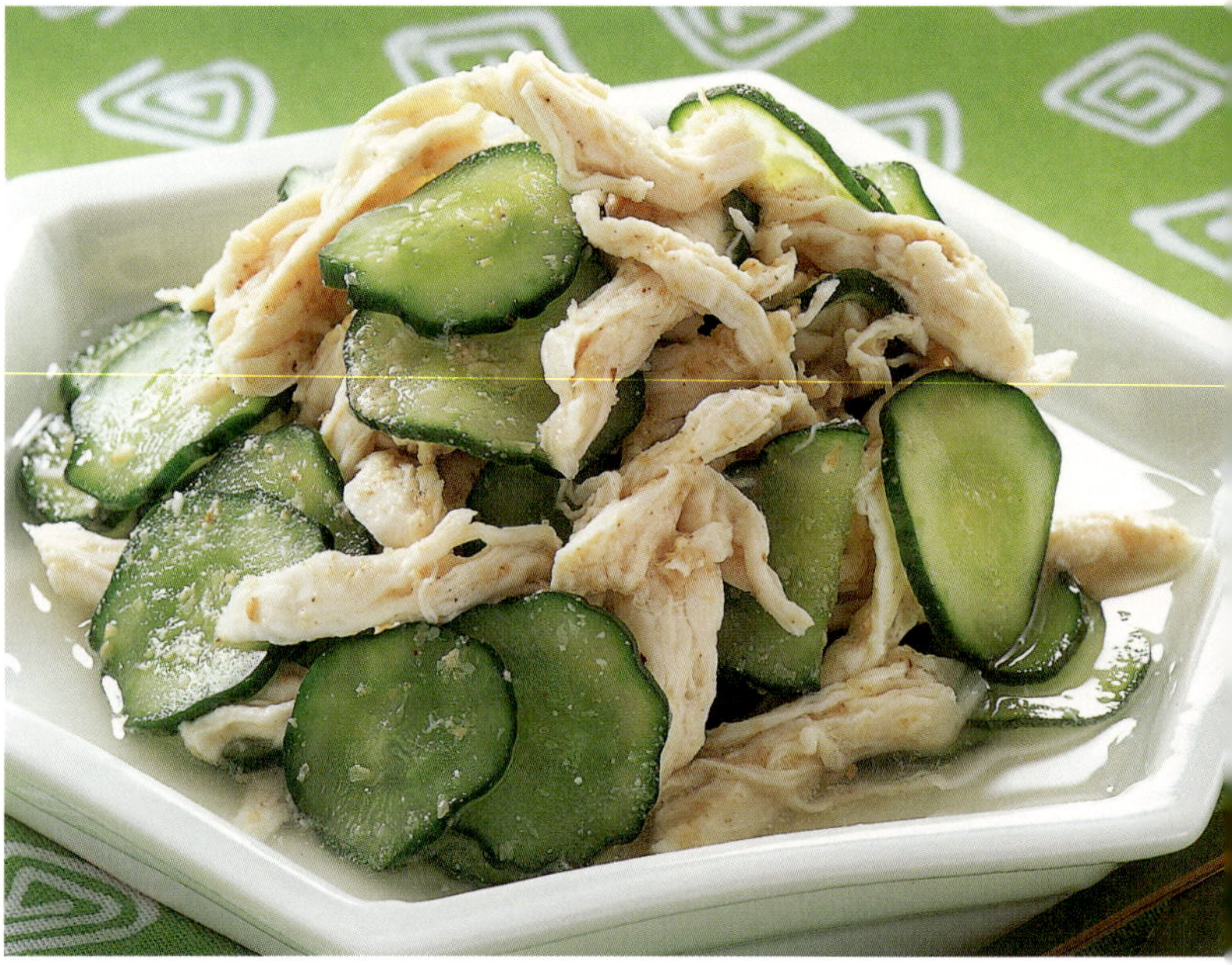

〈作り方〉

1. きゅうりは薄い輪切りにしてボウルに入れ、塩少々を振ってしんなりさせ、水洗いして軽く水けをしぼる。
2. 鶏ささ身は、切り目を入れて白い筋を包丁でとり除く。これを沸騰した湯で色が白く変わるまでゆで、冷めたら手で細く縦に裂く。
3. ボウルにAを入れてまぜ、①と②をあえる。

缶詰のあさりなら砂出しの手間いらず

小松菜とあさりのからしじょうゆあえ

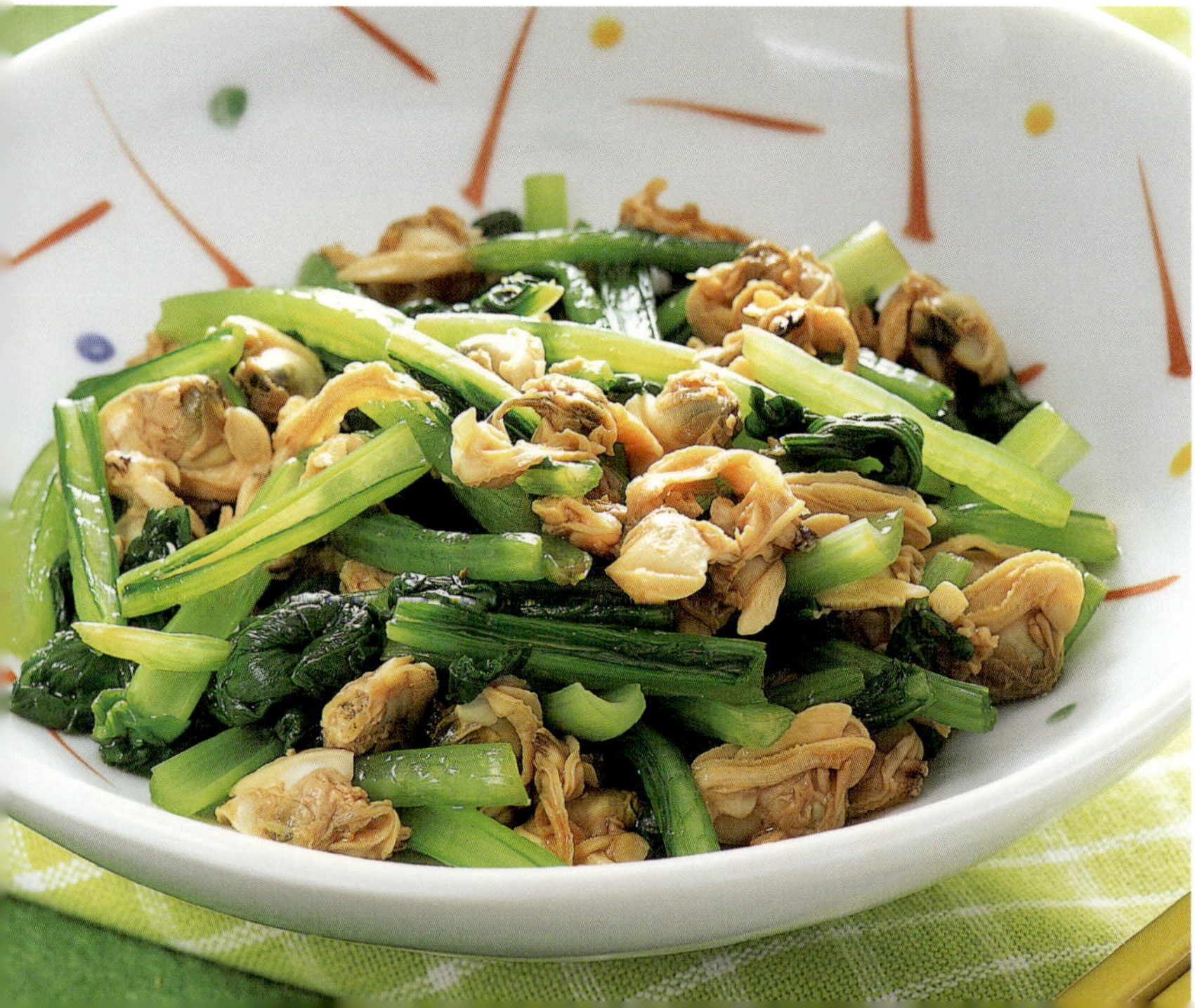

60kcal　塩分1.0g

■材料（1人分）
小松菜80g　あさり（水煮缶詰）40g
A〈しょうゆ小さじ$\frac{2}{3}$　昆布だし小さじ1　練りがらし少々〉

〈作り方〉

1. 小松菜は沸騰した湯でしんなりするまでゆで、水にとって冷まし、水けをしぼって3cm長さに切る。
2. ボウルにAを入れてよくまぜ合わせ、①と缶汁をきったあさりを入れてあえる。

ピリ辛だれできりっとあえた

三色ナムル

70kcal　塩分1.1g

■材料（1人分）
にら40g　もやし40g　にんじん10g　A〈しょうゆ小さじ1　酢、砂糖各小さじ$\frac{1}{2}$　豆板醤《トウバンジャン》少々　長ねぎ（みじん切り）1cm分　ごま油小さじ1〉

〈作り方〉

1. にらは沸騰した湯でしんなりするまでゆで、水にとって冷まし、水けをしぼって3cm長さに切る。
2. もやしはひげ根をつみとり、にんじんは細切りにして、それぞれ沸騰した湯でさっとゆでてざるに上げ、冷ます。
3. ボウルにAを入れてまぜ、それを3等分し、①と②の3種類の野菜を別々にあえる。

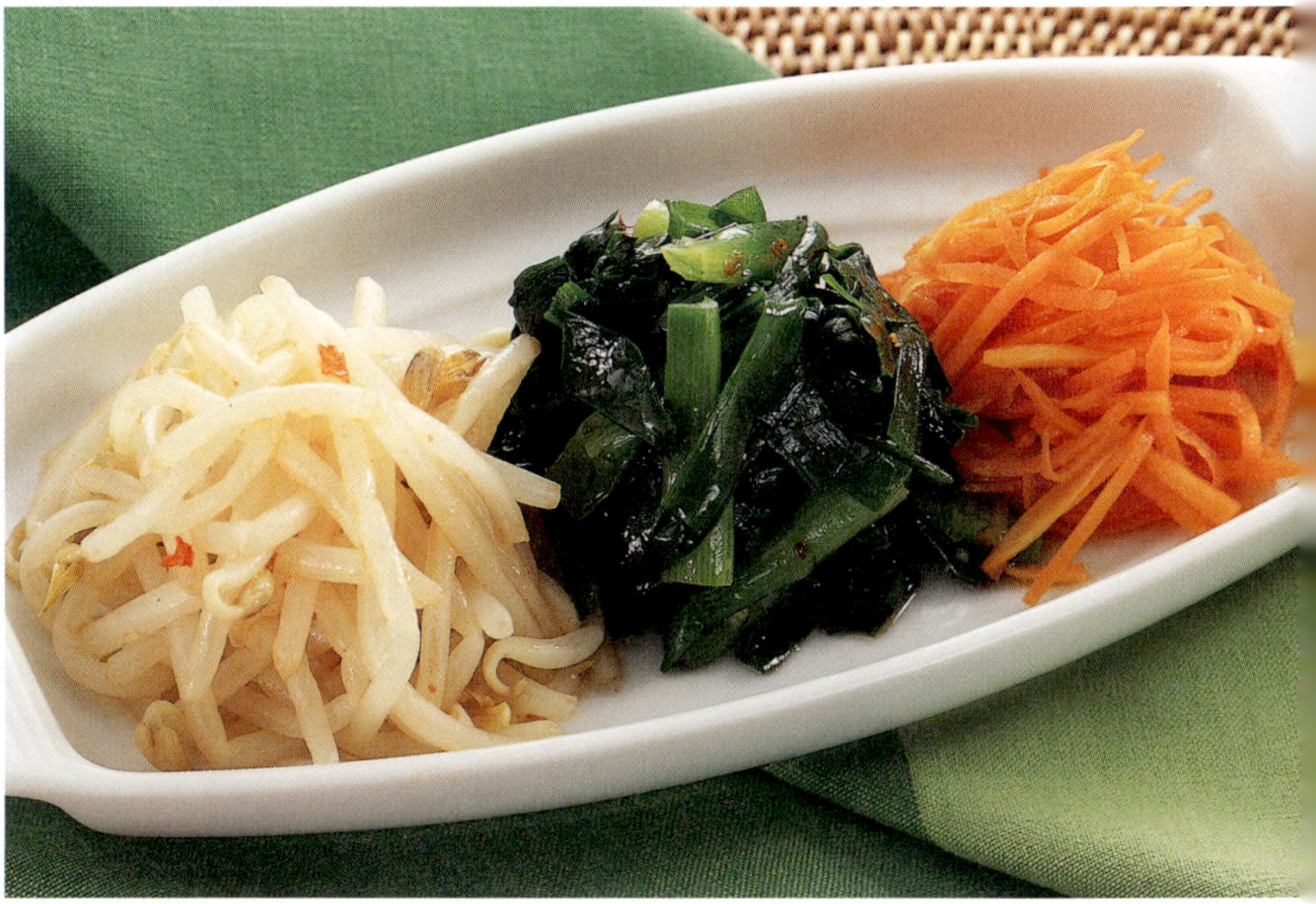

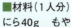

にんにくと豆板醤《トウバンジャン》が隠し味

春菊と豆もやしのナムル

70kcal　塩分1.9g

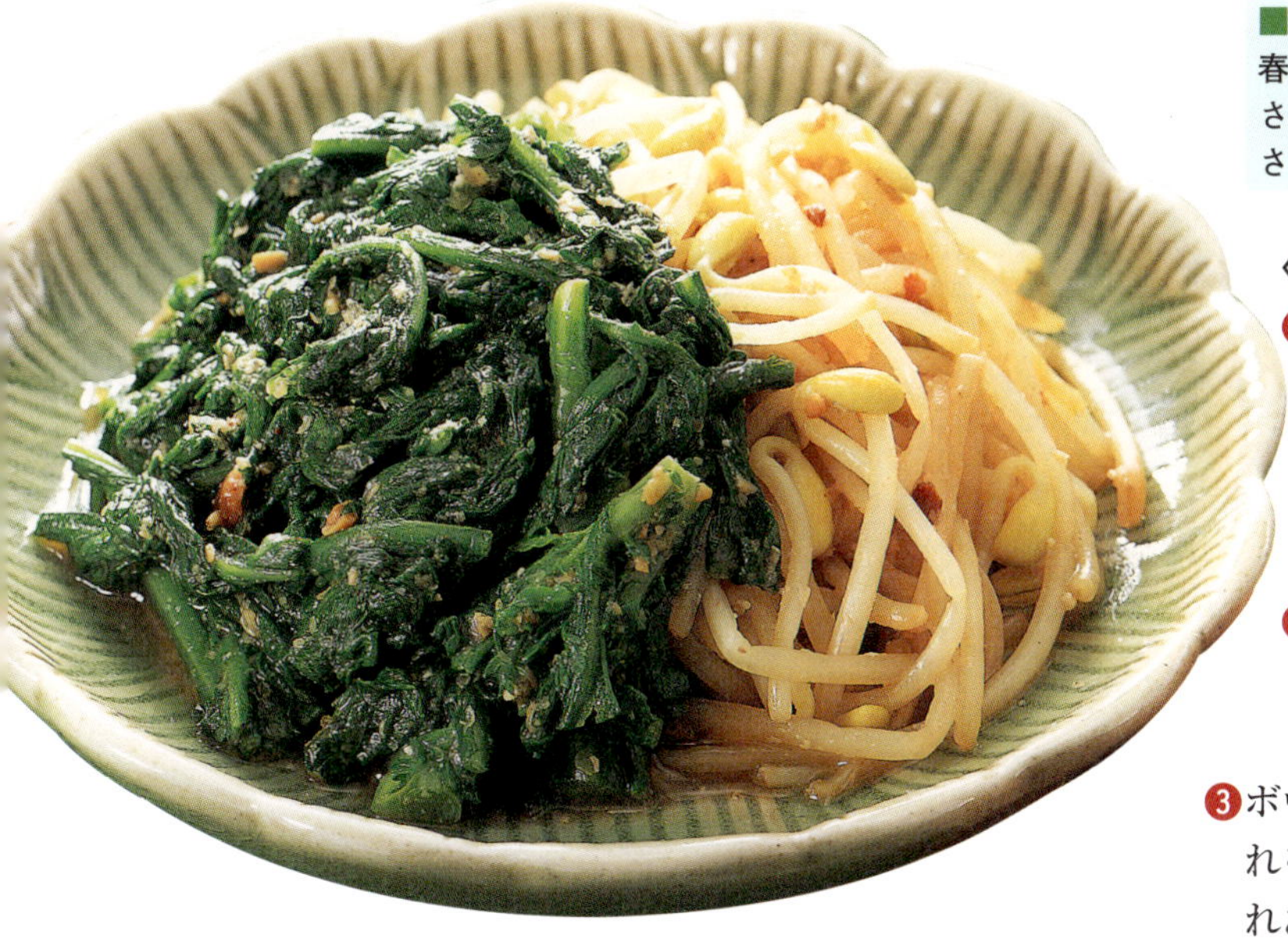

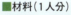

■材料（1人分）
春菊30g　豆もやし60g　A〈すり白ごま大さじ$\frac{1}{2}$　みそ、しょうゆ各小さじ1　砂糖小さじ$\frac{1}{3}$　おろしにんにく少々　豆板醤少々〉

〈作り方〉

1. 春菊はかたい根元を切り落とし、塩少々を加え沸騰させた湯でしんなりするまでゆで、水にとって冷ます。水けをよくしぼり、4〜5cm長さに切る。
2. 豆もやしはひげ根をつみとり、沸騰した湯でさっとゆで、ざるに上げて冷ます。
3. ボウルにAを入れてよくまぜ合わせ、これを2等分したもので①と②をそれぞれあえる。

ほんのりと梅の酸味がきいたあえ物

大根とちくわの梅マヨネーズ

70kcal　塩分2.1g

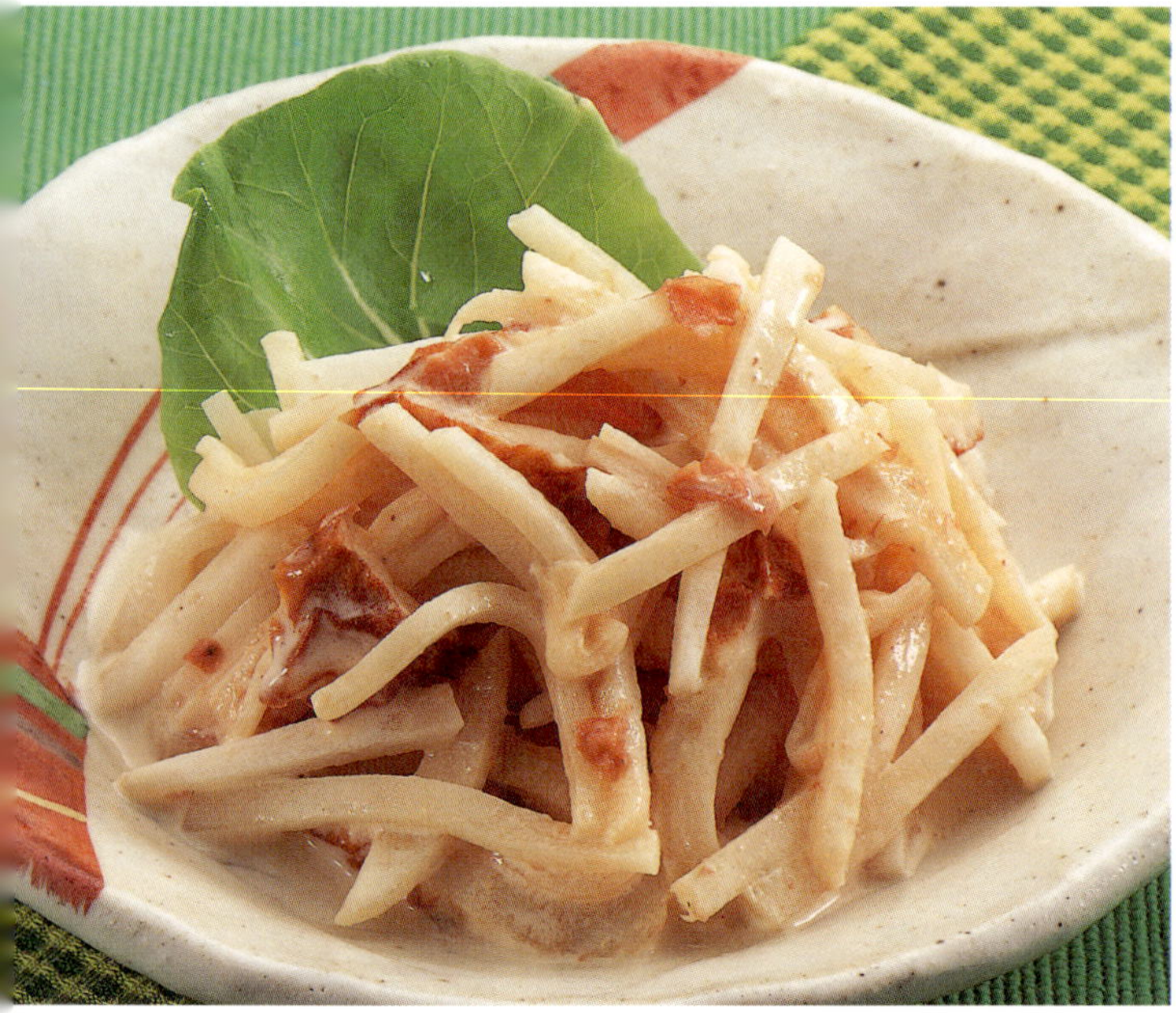

■材料(1人分)

大根70g　ちくわ小$\frac{1}{2}$本(15g)　梅干しの果肉$\frac{1}{2}$個分　塩少々　A〈マヨネーズ小さじ1　しょうゆ、みりん各小さじ$\frac{1}{3}$　こしょう少々〉　サラダ菜1枚

〈作り方〉

❶大根は2～3㎜角×4㎝長さくらいの棒状に切り、ボウルに入れて塩を振ってまぶし、しんなりしたら水けをしぼっておく。

❷ちくわは縦に薄切りにする。

❸梅干しの果肉は包丁でよくたたき、ボウルに入れてAを加えてまぜ、①と②をあえる。

❹器にサラダ菜を敷き、③を盛りつける。

からしあえのアレンジ版

菜の花のからしマヨネーズあえ

70kcal　塩分0.4g

■材料(1人分)

菜の花60g　A〈マヨネーズ大さじ$\frac{1}{2}$　練りがらし少々　しょうゆ小さじ$\frac{1}{3}$〉

〈作り方〉

❶菜の花は根元を切り落とし、沸騰した湯でしんなりするまでゆでる。ざるに上げて広げて冷まし、水けをしぼって3㎝くらいの食べやすい長さに切る。

❷ボウルにAを入れてよくまぜ、①をあえる。

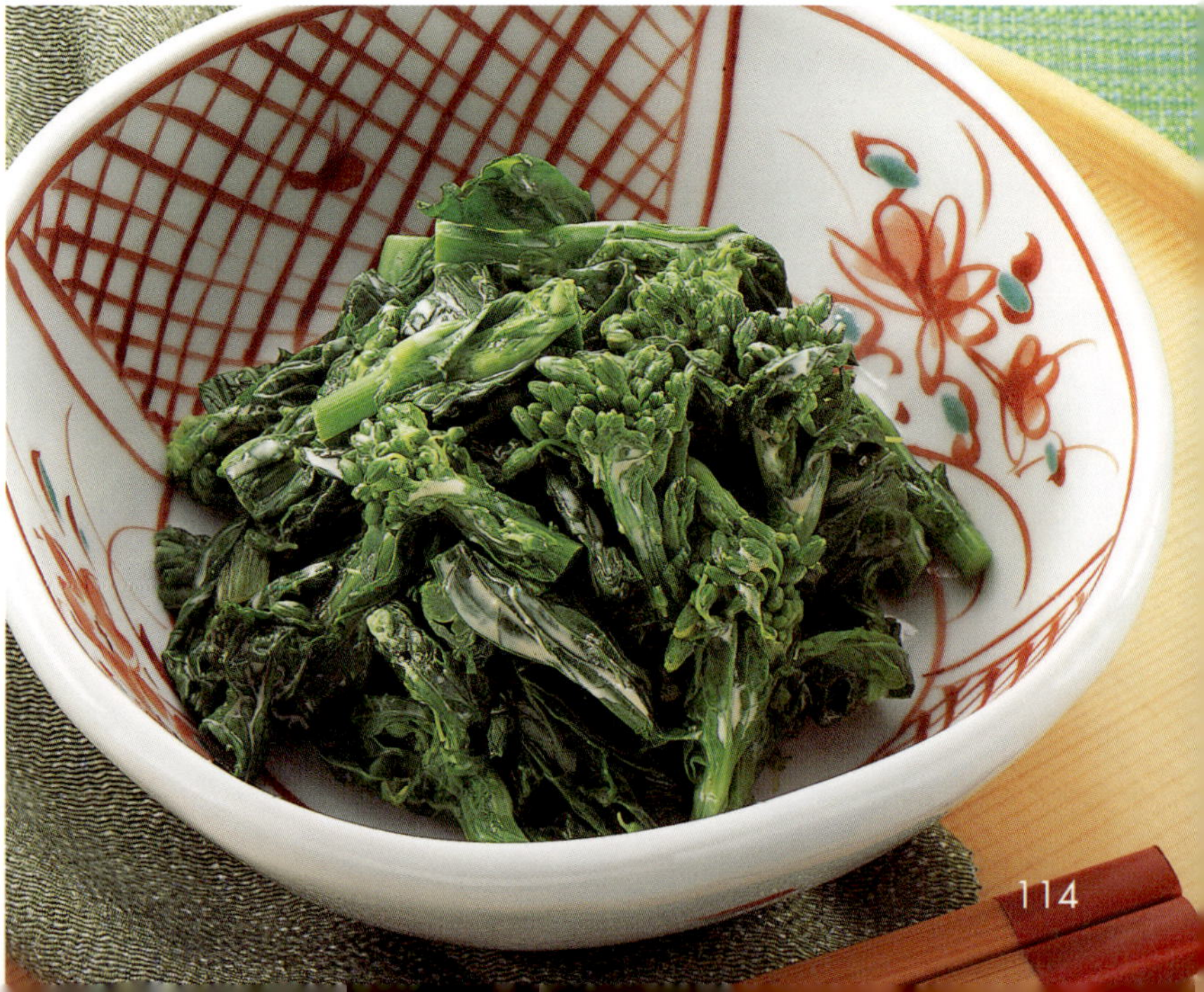

低脂肪・低エネルギーのいかを組み合わせた

にらといかのからしみそあえ

60kcal　塩分0.8g

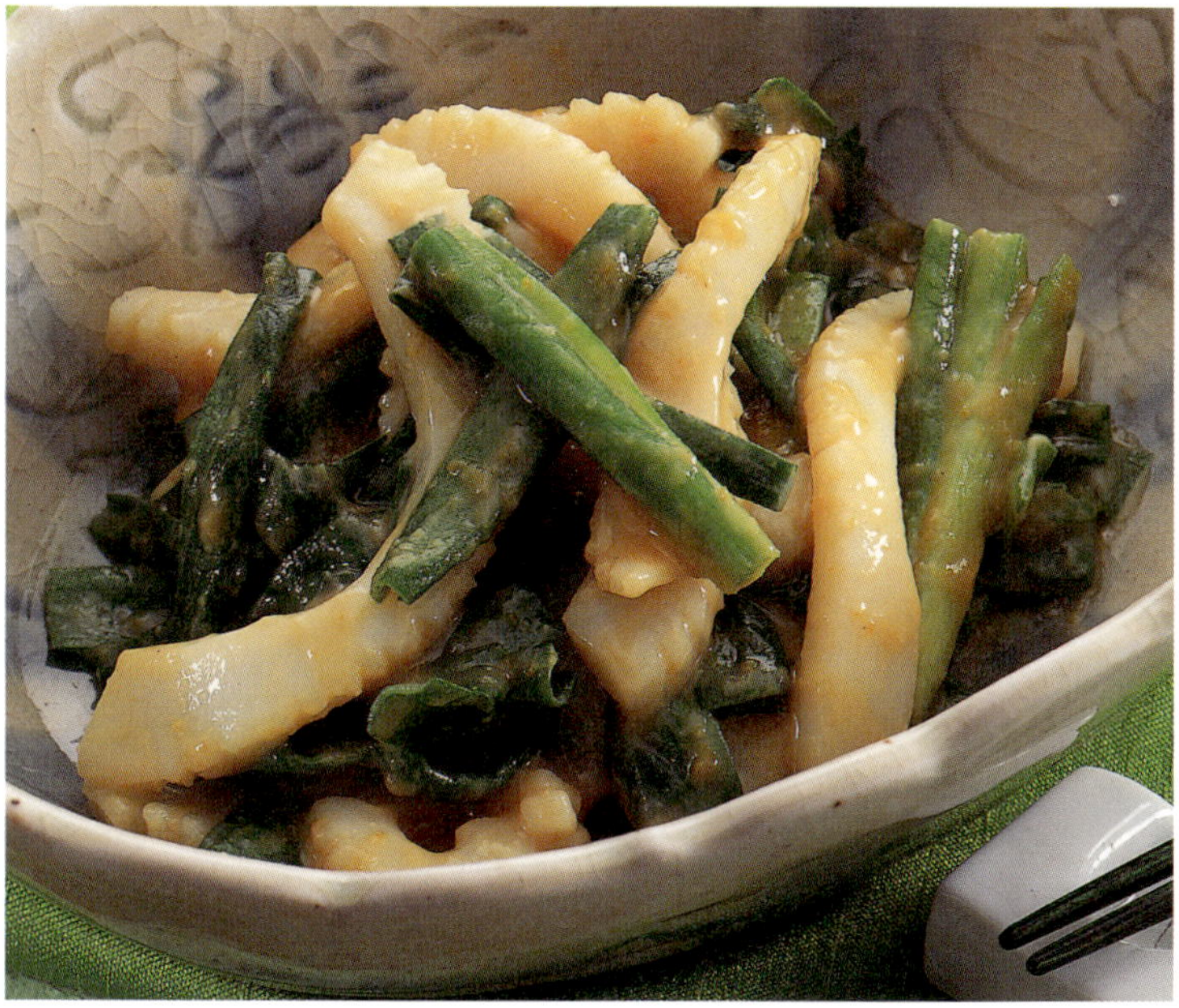

■材料（1人分）
にら$\frac{1}{2}$束　いか（胴）30g　A〈白みそ小さじ1　砂糖小さじ1　しょうゆ小さじ$\frac{1}{3}$　ときがらし小さじ$\frac{1}{3}$〉

〈作り方〉

❶にらは沸騰した湯でしんなりするまでゆで、水にとって冷まし、水けをしぼって3cm長さに切る。

❷いかは皮をむき、片面に3mm幅の格子状に切り目を入れて細切りにする。これを、塩少々を加え沸騰させた湯で色が変わるまでゆで、ざるに上げて冷ます。

❸ボウルにAを入れてよくまぜ、①と②をあえる。

黒ごまを使ったあえ物の定番

ほうれんそうのごまあえ

70kcal　塩分0.5g

■材料（1人分）
ほうれんそう70g　A〈すり黒ごま小さじ2$\frac{1}{2}$　砂糖小さじ1　薄口しょうゆ小さじ$\frac{1}{2}$〉　いり黒ごま小さじ1

〈作り方〉

❶ほうれんそうは沸騰した湯でしんなりするまでゆで、水にとって冷ます。水けをしぼって、3～4cm長さに切る。

❷ボウルにAを入れてまぜ、①をあえる。

❸②を器に盛り、いりごまを散らす。

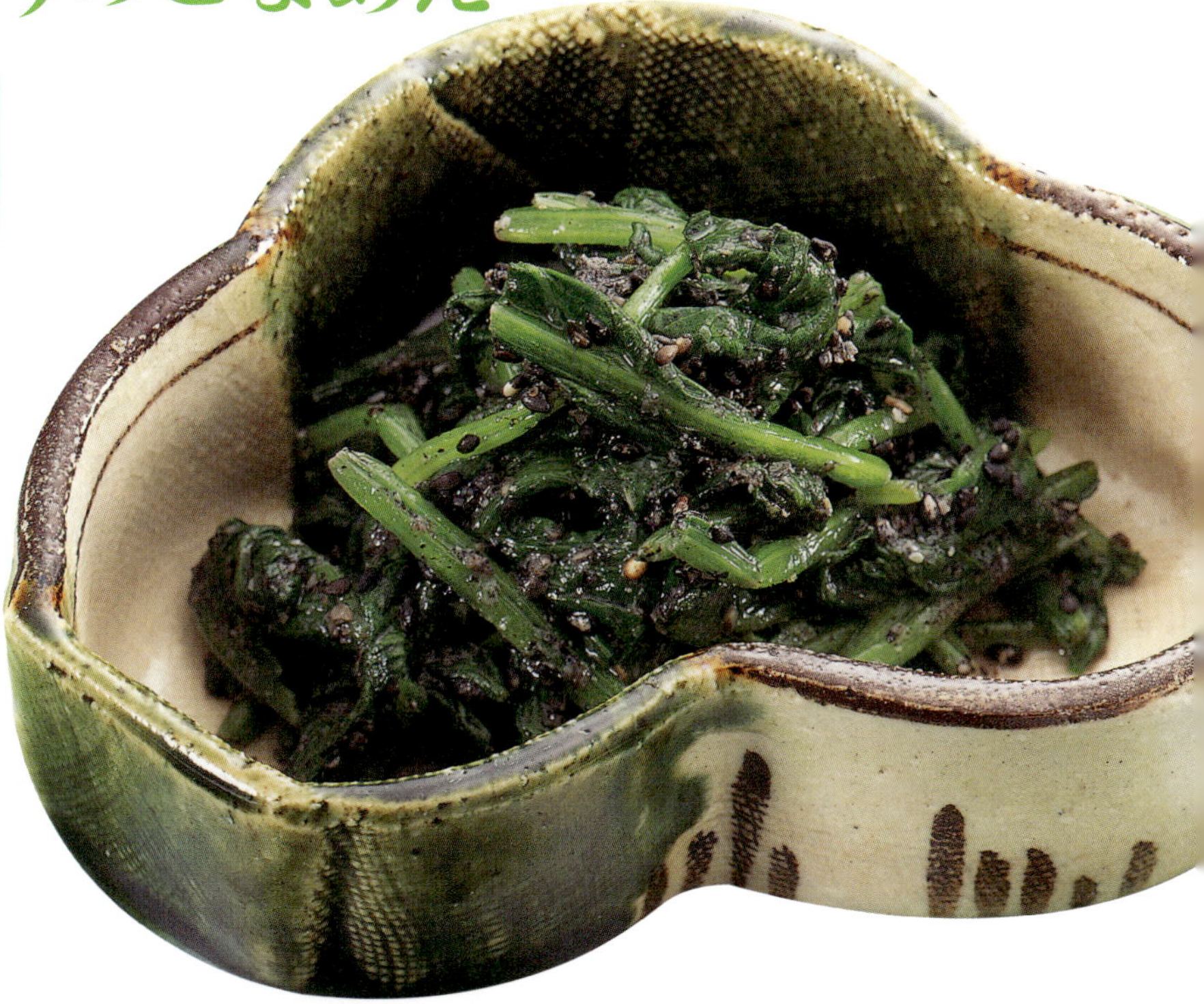

にんにくの芽の香りと歯ざわりを生かした

いかとにんにくの芽の炒め物

70kcal　塩分0.7g

■材料（1人分）
いか（胴）30g　にんにくの芽$\frac{1}{2}$束（約40g）　しょうゆ小さじ$\frac{2}{3}$　植物油小さじ$\frac{1}{2}$

〈作り方〉

1. にんにくの芽は3cm長さに切り、沸騰した湯でさっとゆで、ざるに上げて水けをきっておく。
2. いかは皮をむき、3〜4cm長さの短冊に切る。
3. フライパンに植物油を入れて熱し、①と②を強火で炒め合わせる。いかに火が通ったら、しょうゆを加えてひとまぜし、火を止める。

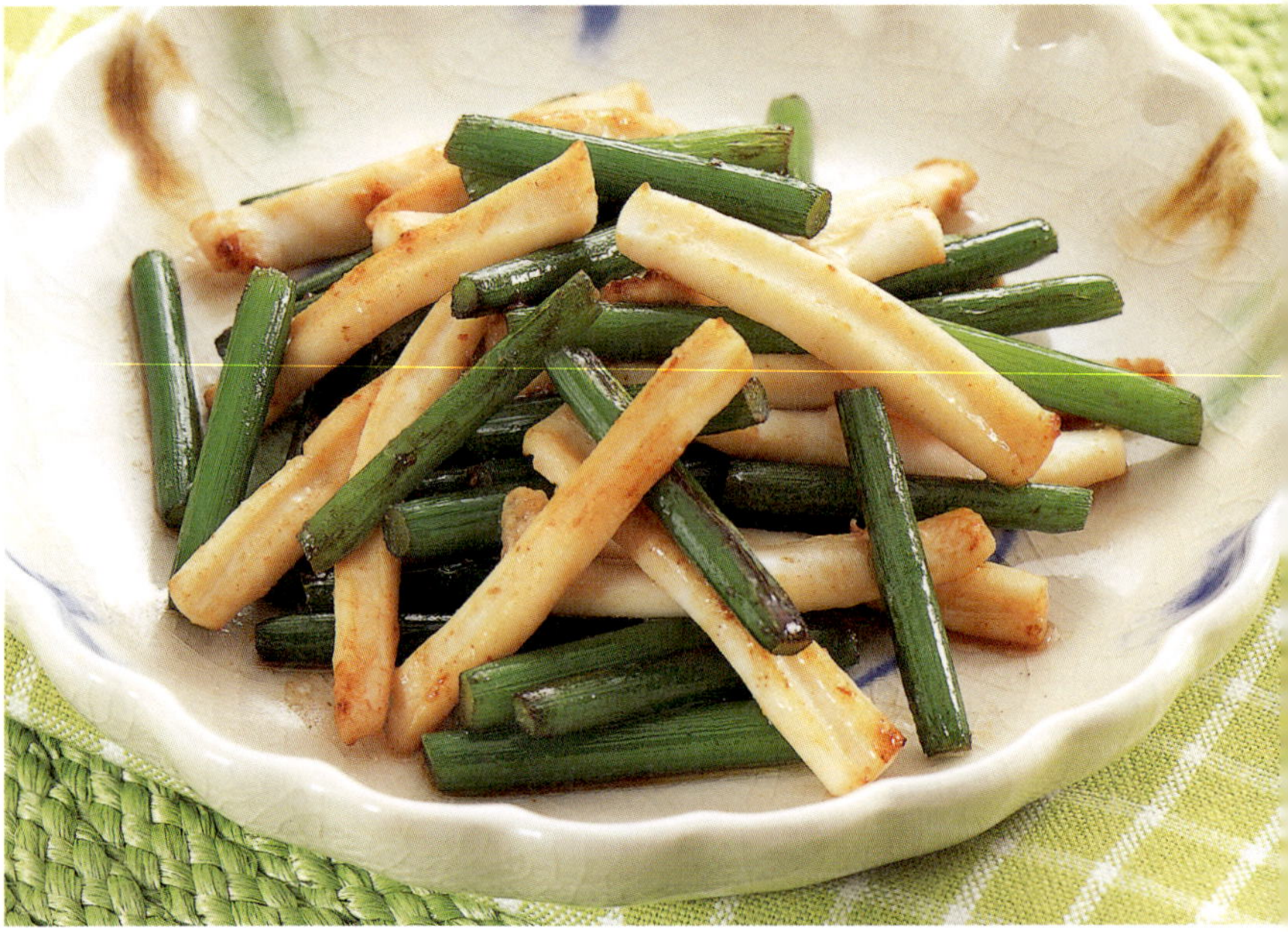

バターで風味よく炒め合わせた

えのきとハムのバターじょうゆ焼き

60kcal　塩分0.8g

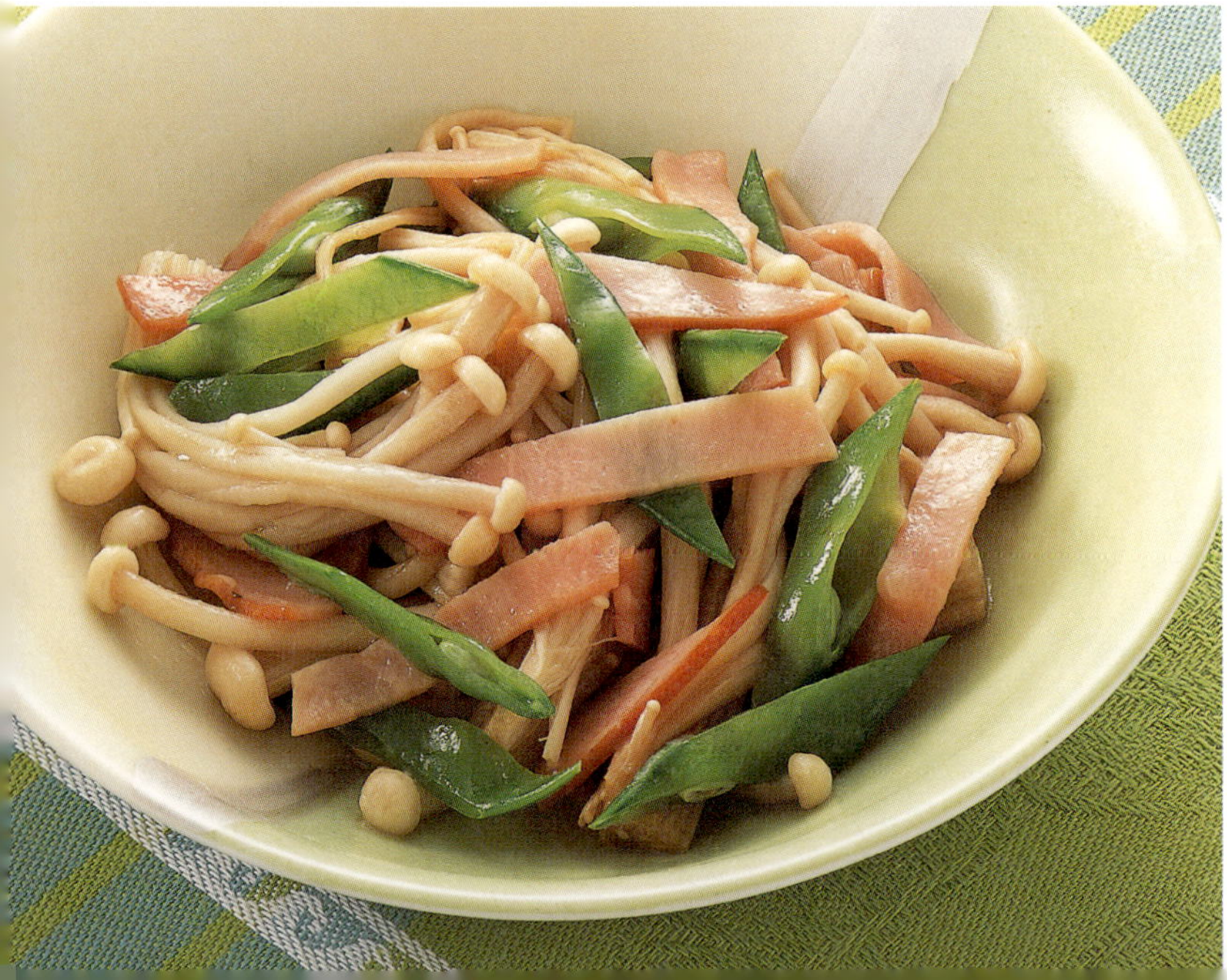

■材料（1人分）
えのきだけ$\frac{1}{2}$袋　ロースハム1枚　絹さや3枚　しょうゆ小さじ$\frac{1}{2}$　バター小さじ1

〈作り方〉

1. えのきだけは根元を切り落とし、食べやすい長さに切ってあらくほぐす。
2. ロースハムは3〜4mm幅に切る。
3. 絹さやは筋をとり、沸騰した湯でさっとゆで、水にとって冷ましたあと斜め細切りにする。
4. フライパンにバターを入れて弱火でとかし、①と②、③を中火で炒める。えのきだけがしんなりしたら、しょうゆで味つけする。

塩味であっさりと仕上げた

絹さやとしめじのソテー

60 kcal　塩分0.5 g

■材料（1人分）
絹さや40g　しめじ$\frac{1}{2}$パック　塩、こしょう各少々　植物油小さじ1

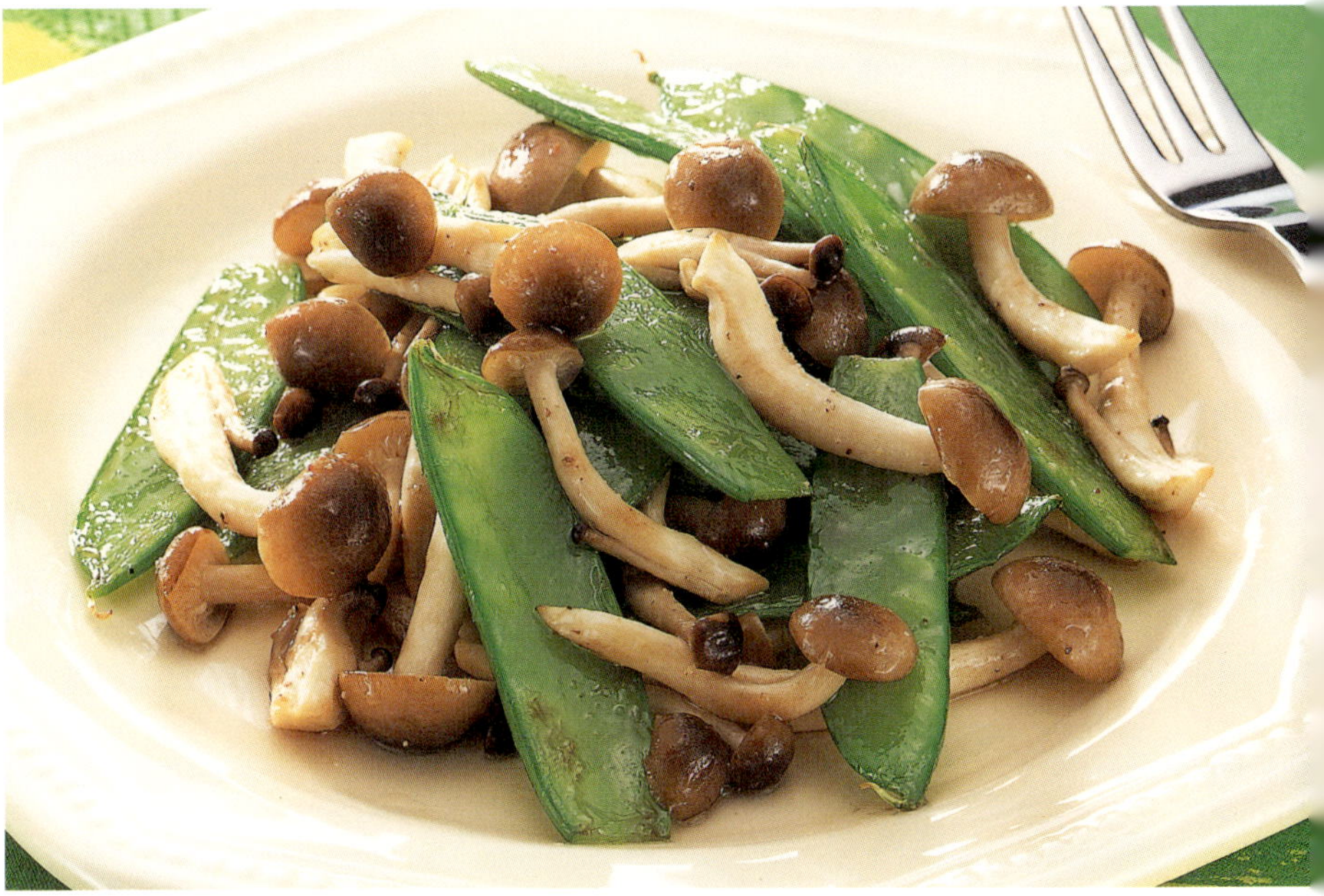

〈作り方〉

❶絹さやは筋をとる。

❷しめじは根元を切り落とし、小分けにする。

❸フライパンに植物油を熱して①と②を強火で手早く炒め合わせ、しんなりしてきたら塩とこしょうを振ってひとまぜし、火を止める。

アンチョビーで味にアクセントをつけた

キャベツのアンチョビーソテー

70 kcal　塩分0.6 g

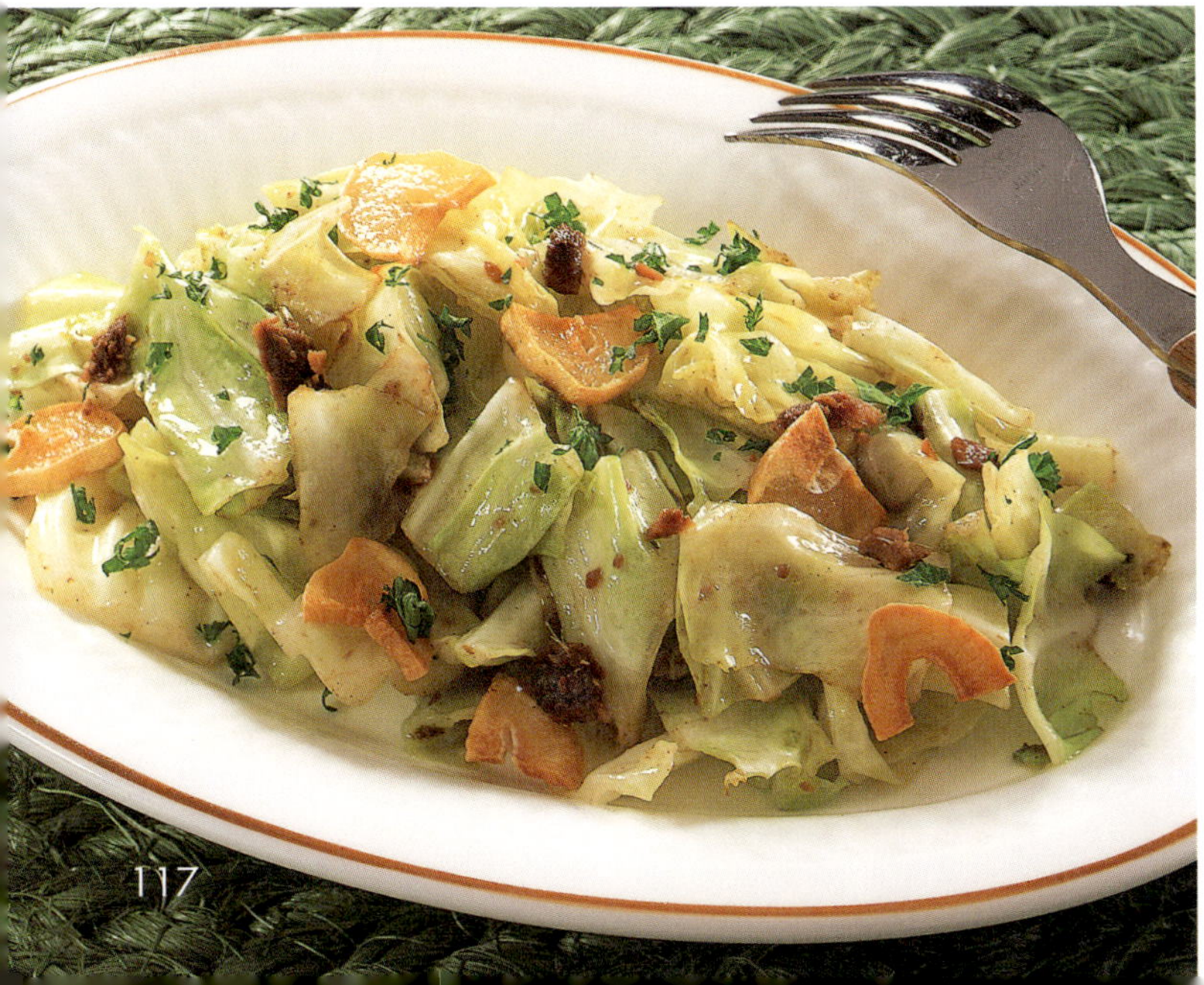

■材料（1人分）
キャベツ80g　アンチョビーフィレ（缶詰）1枚　にんにく（薄切り）$\frac{1}{2}$片分　塩、こしょう各少々　植物油小さじ$\frac{1}{2}$　パセリ（みじん切り）少々

〈作り方〉

❶キャベツは3～4cm角に切る。

❷アンチョビーはみじん切りにする。

❸フライパンに植物油とにんにくを入れて弱火にかけ、香りが出たら②を加えて軽く炒める。ここに①を入れて強火で手早く炒め合わせ、キャベツがしんなりしたら塩とこしょうを振る。

❹③を器に盛り、パセリのみじん切りを散らす。

ささっと炒めるだけのお手軽おかず

グリーンアスパラのガーリックソテー

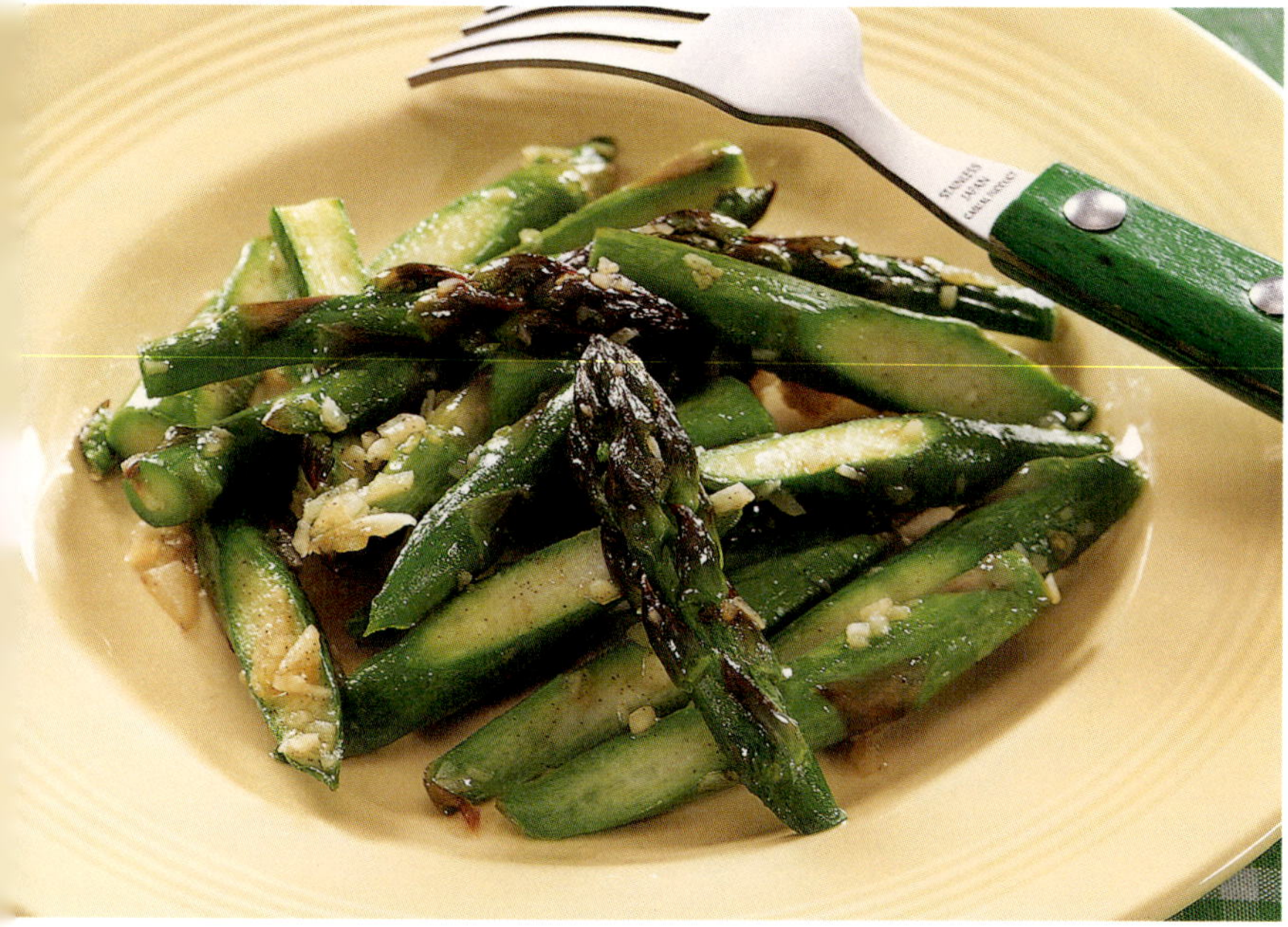

60 kcal　塩分0.3 g

■材料（1人分）
グリーンアスパラガス３本（60g）
にんにく1片　塩、こしょう各少々
植物油小さじ1強

〈作り方〉

❶グリーンアスパラガスは根元のかたい部分を切り落とすか皮をむき、斜め切りにする。
❷にんにくはみじん切りにする。
❸フライパンに植物油と②を入れて弱火にかけ、香りが出たら①を加えて強火で手早く炒め合わせ、塩とこしょうで調味して火を止める。

桜えびのうまみをプラス

小松菜と桜えびのしゃきしゃき炒め

60 kcal　塩分0.7 g

■材料（1人分）
小松菜70g　干し桜えび５g
A〈しょうゆ小さじ$\frac{2}{3}$　日本酒小さじ1〉　ごま油小さじ1弱

〈作り方〉

❶小松菜は、茎は3～4cm長さに、葉はざく切りにする。
❷フライパンを熱してごま油を入れ、先に①の茎の部分を強火で炒める。ややしんなりしたところで葉の部分と干し桜えびを加えて炒め合わせる。
❸全体に火が通ったらAを加えて味つけし、火を止める。

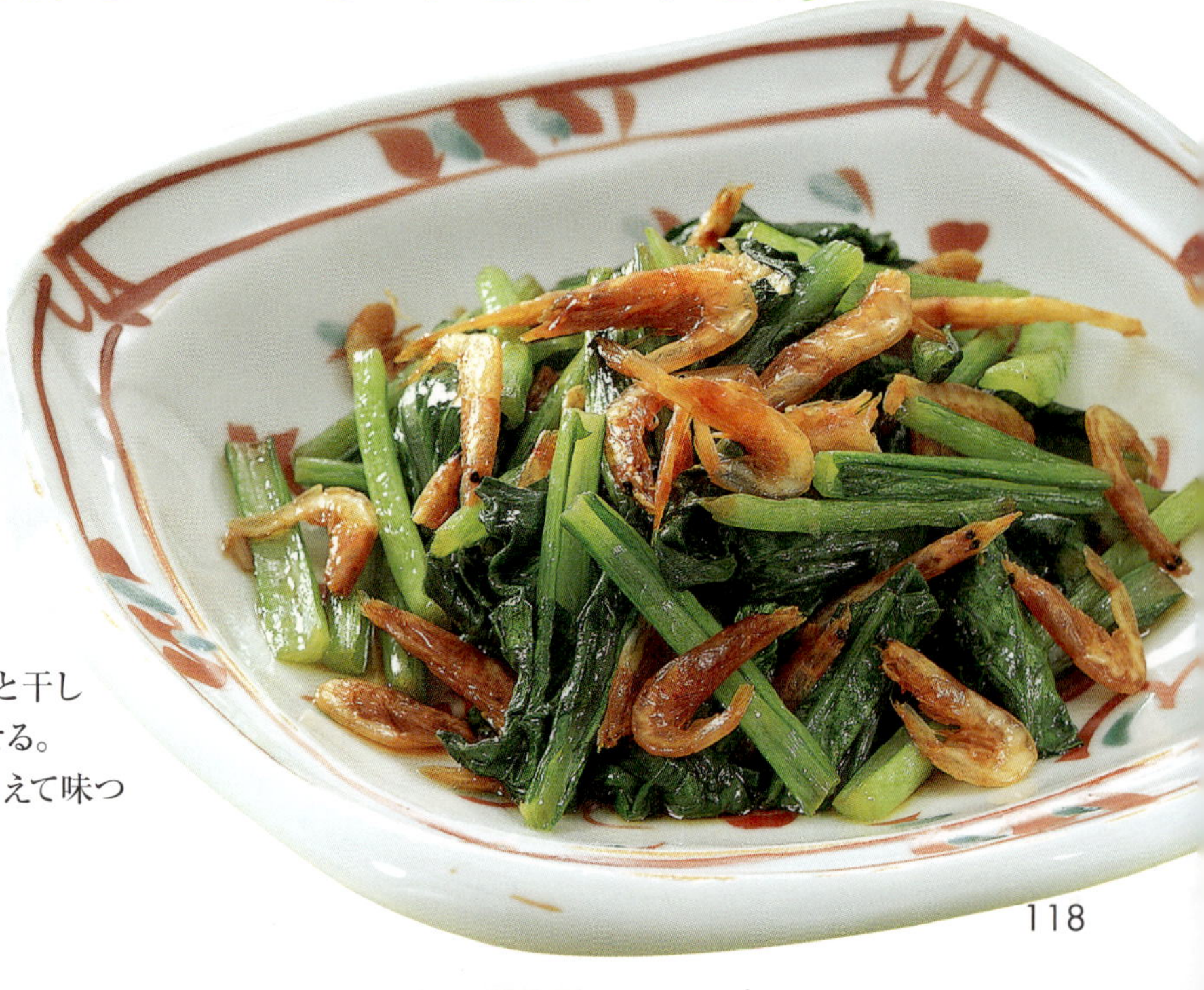

ビタミンやミネラルの補給に最適

五目野菜炒め

70kcal　塩分1.4g

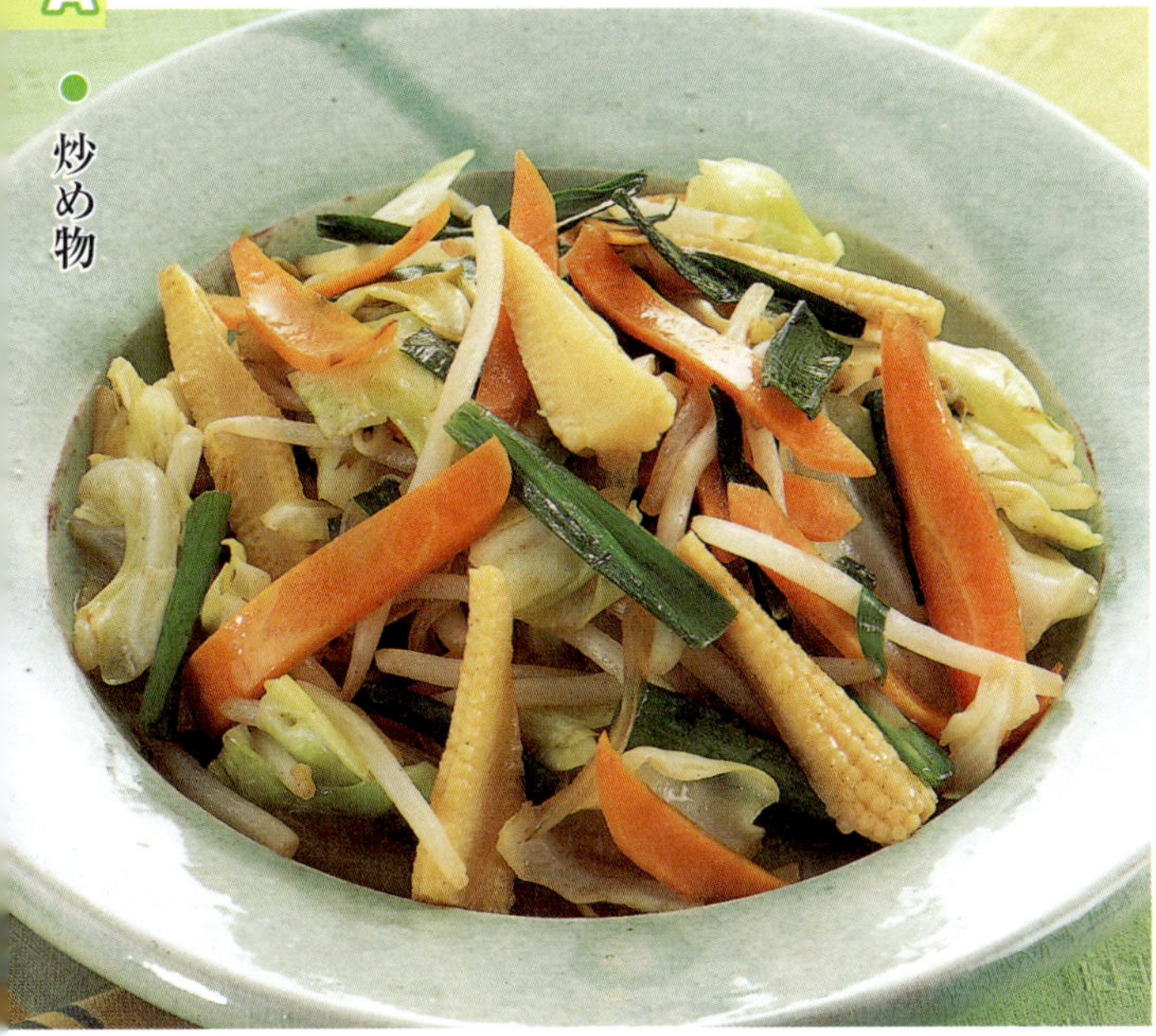

■材料（1人分）
キャベツ1枚　もやし、にんじん、玉ねぎ各20g
ヤングコーン2本　にら4茎　A〈塩、こしょう各少々　しょうゆ小さじ1〉　植物油小さじ1弱

〈作り方〉
1. キャベツはざく切りにし、もやしはひげ根をつみとる。
2. にんじんは斜め薄切りにしたものを7～8㎜幅に切る。
3. 玉ねぎは薄切りにし、にらは3～4㎝長さに切る。
4. ヤングコーンは縦半分に切ってから、半分の長さに斜め切りする。
5. フライパンに植物油を入れて熱し、①と②、③、④を強火で炒め合わせる。野菜がしんなりしたらAで味つけし、火を止める。

淡泊なズッキーニがおいしく変身

ズッキーニのソテー

60kcal　塩分1.0g

■材料（1人分）
ズッキーニ小1本（160g）　にんにく（みじん切り）$\frac{1}{4}$片分　塩小さじ$\frac{1}{5}$
こしょう少々　オリーブ油小さじ1
パプリカ（粉末香辛料）少々

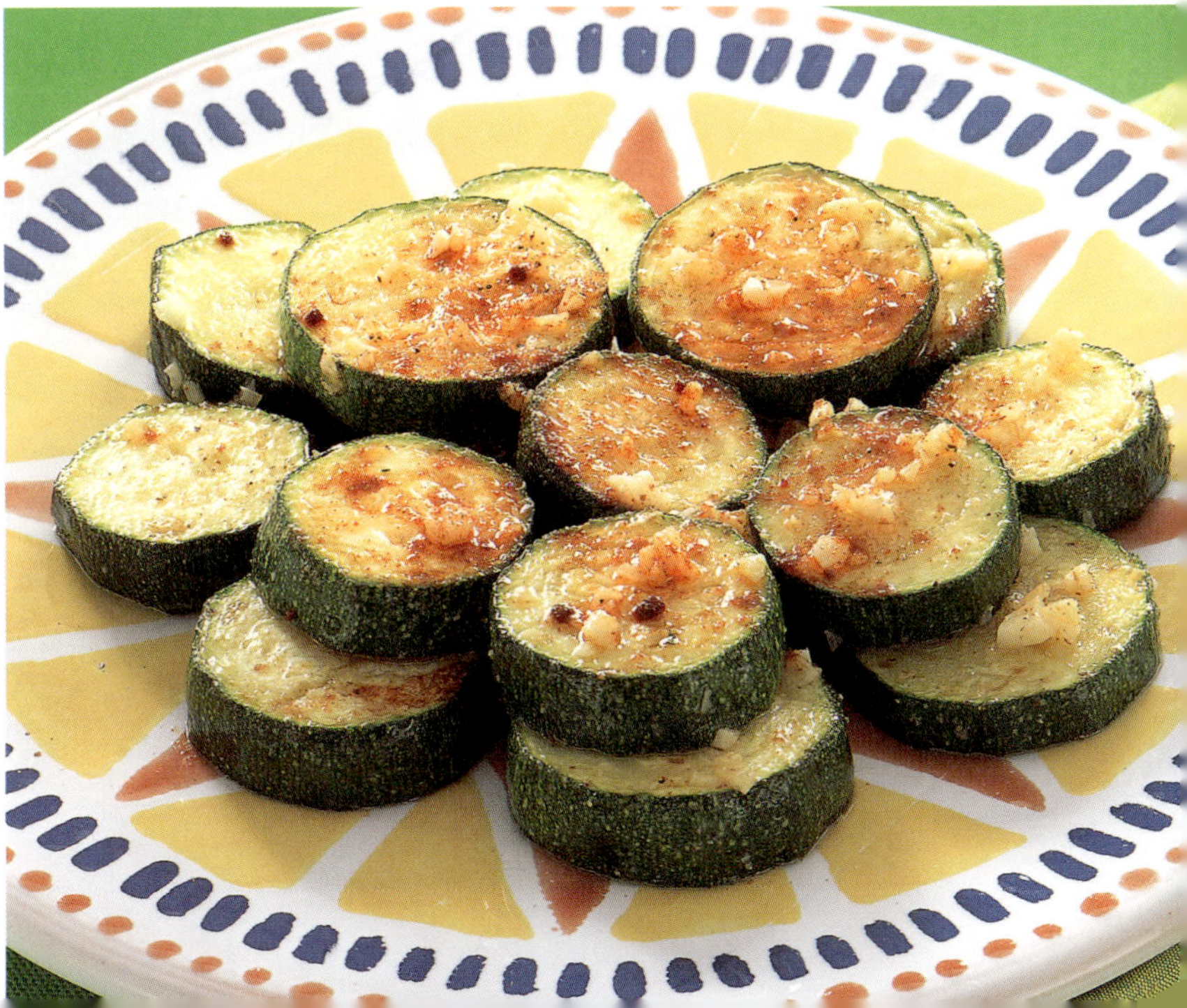

〈作り方〉
1. ズッキーニは両端を少し切り落とし、皮つきのまま5～6㎜厚さの輪切りにする。
2. フライパンにオリーブ油とにんにくを入れて弱火でじっくり香りを出し、①を加えて中火にし、両面ともこんがりと焼く。これに塩とこしょうで味をつける。
3. ②を器に盛り、パプリカを振りかけて香りを添える。

味つけの調味料は不要

高菜漬けとじゃこの炒め物

60kcal　塩分1.1g

■材料（1人分）
高菜の漬け物30g　ちりめんじゃこ大さじ$\frac{1}{2}$　にんじん30g　赤とうがらし（小口切り）$\frac{1}{2}$本分　日本酒小さじ1　植物油小さじ1弱

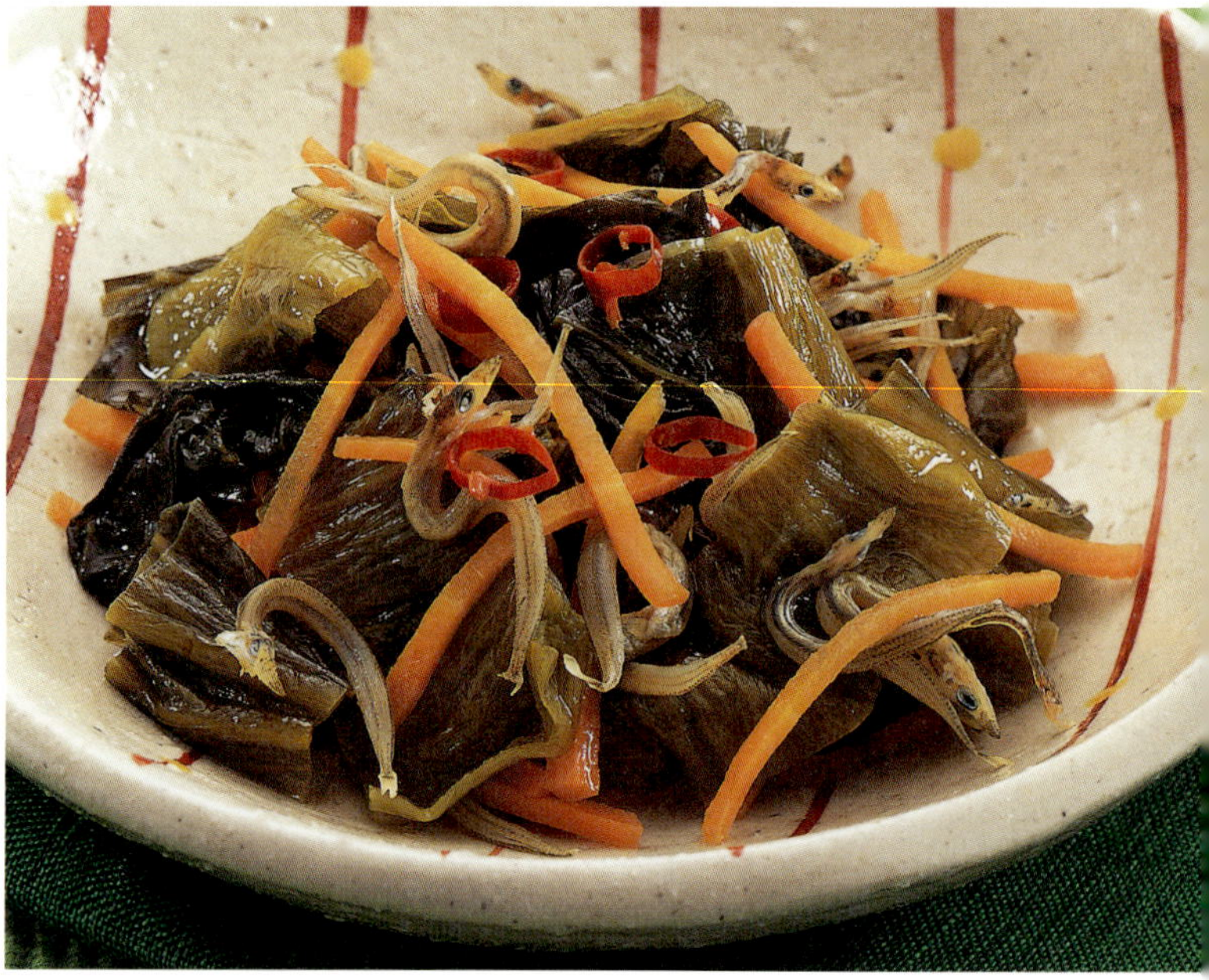

〈作り方〉

1. 高菜の漬け物は水でよく洗って塩分を落とし、ざく切りにして水けをしぼっておく。
2. にんじんはせん切りにする。
3. フライパンを熱して植物油を入れ、ちりめんじゃこと赤とうがらしを中火で炒める。香りが立ってきたら①と②を加えて炒め合わせる。
4. ③のにんじんがしんなりしたら、日本酒を加えてひとまぜし、火を止める。

家庭的な中華おかず

青梗菜《チンゲンサイ》のカキ油風味

70kcal　塩分1.1g

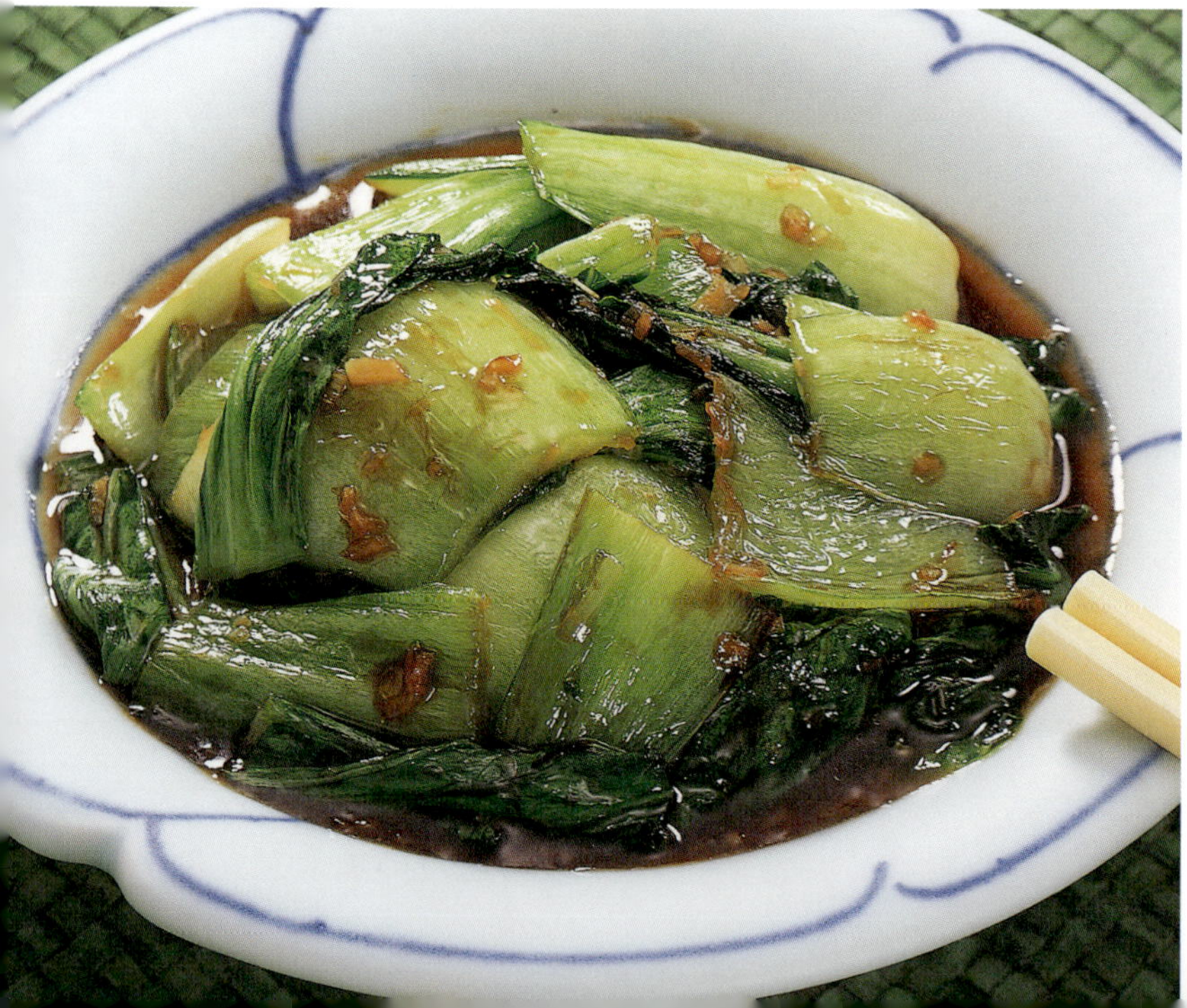

■材料（1人分）
青梗菜1株　長ねぎ20g　しょうが5g　にんにく$\frac{1}{2}$片　オイスターソース（カキ油）小さじ1　しょうゆ小さじ$\frac{1}{2}$　ごま油小さじ1

〈作り方〉

1. 青梗菜は3～4cm長さのざく切りにし、茎と葉に分けておく。
2. 長ねぎとしょうが、にんにくはそれぞれみじん切りにする。
3. フライパンを熱してごま油を入れ、弱火で②を炒める。香りが出たら①を茎、葉の順に入れて強火で炒め合わせる。
4. 青梗菜がしんなりしたらオイスターソースとしょうゆを回し入れ、一炒めして火を止める。

甘辛い味つけがご飯によく合う

なすとピーマンのみそ炒め

70kcal　塩分1.1g

■材料（1人分）
なす50g　ピーマン$\frac{1}{4}$個　玉ねぎ10g　A〈みそ小さじ1　砂糖小さじ$\frac{2}{3}$　しょうゆ小さじ$\frac{1}{2}$　日本酒小さじ1　昆布だし大さじ1　しょうが汁小さじ$\frac{1}{2}$〉　植物油小さじ1弱

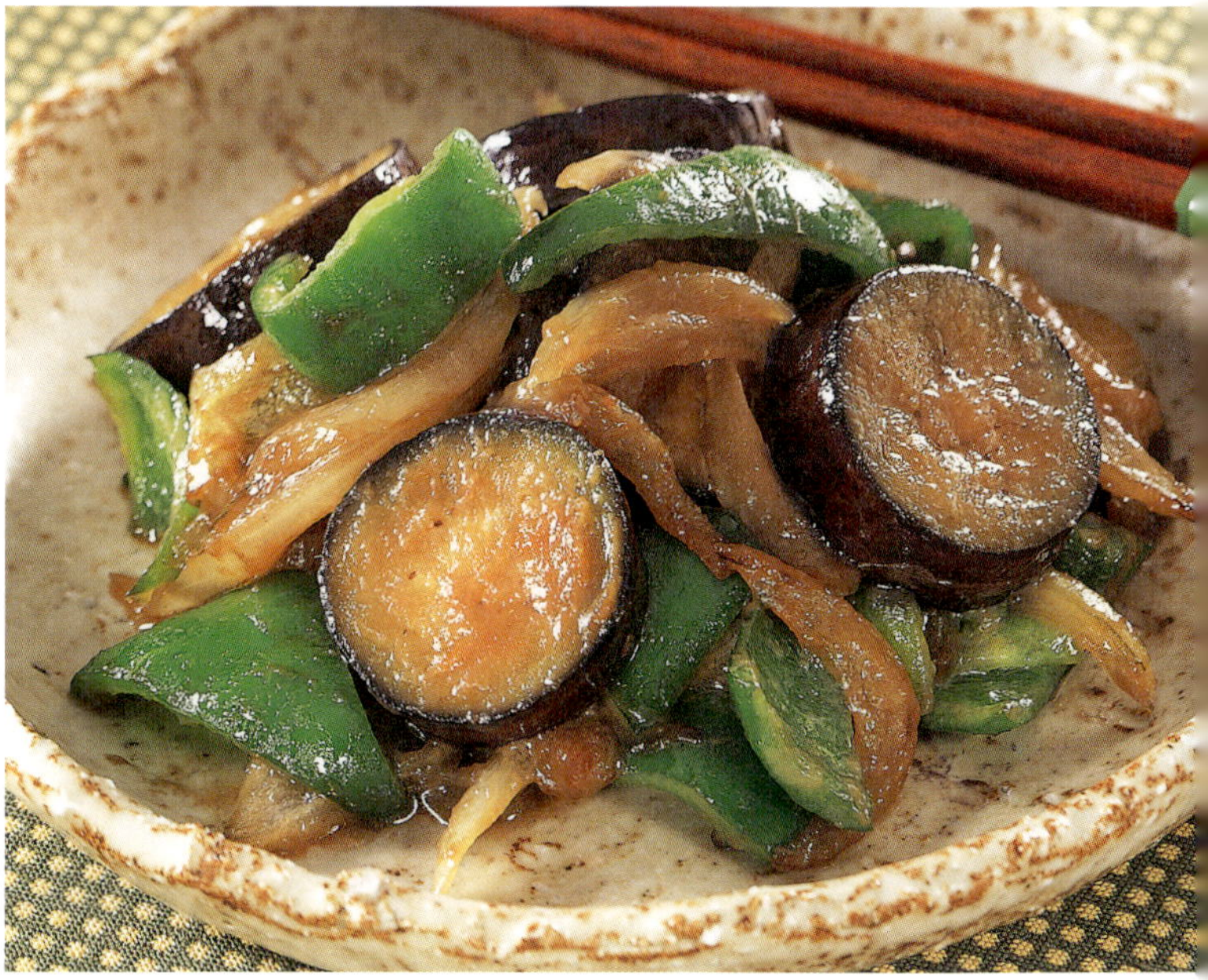

〈作り方〉
1. なすは皮ごと1cm厚さの輪切りにし、水につけてアク抜きする。
2. ピーマンは一口大の乱切りに、玉ねぎは薄切りにする。
3. ボウルにAを入れてまぜ合わせておく。
4. フライパンに植物油を入れて熱し、水けをふいた①を強火で炒める。なすがややしんなりしたら②を加えて炒め合わせ、③を加えて手早く全体にからめ、火を止める。

香味野菜をたっぷり使った

なすの香味炒め

60kcal　塩分1.2g

■材料（1人分）
なす1個　A〈長ねぎ（みじん切り）小さじ1　しょうが（みじん切り）小さじ$\frac{1}{2}$　にんにく（みじん切り）小さじ$\frac{1}{2}$〉　B〈しょうゆ小さじ1　塩少々〉　植物油小さじ1　青じそ1枚

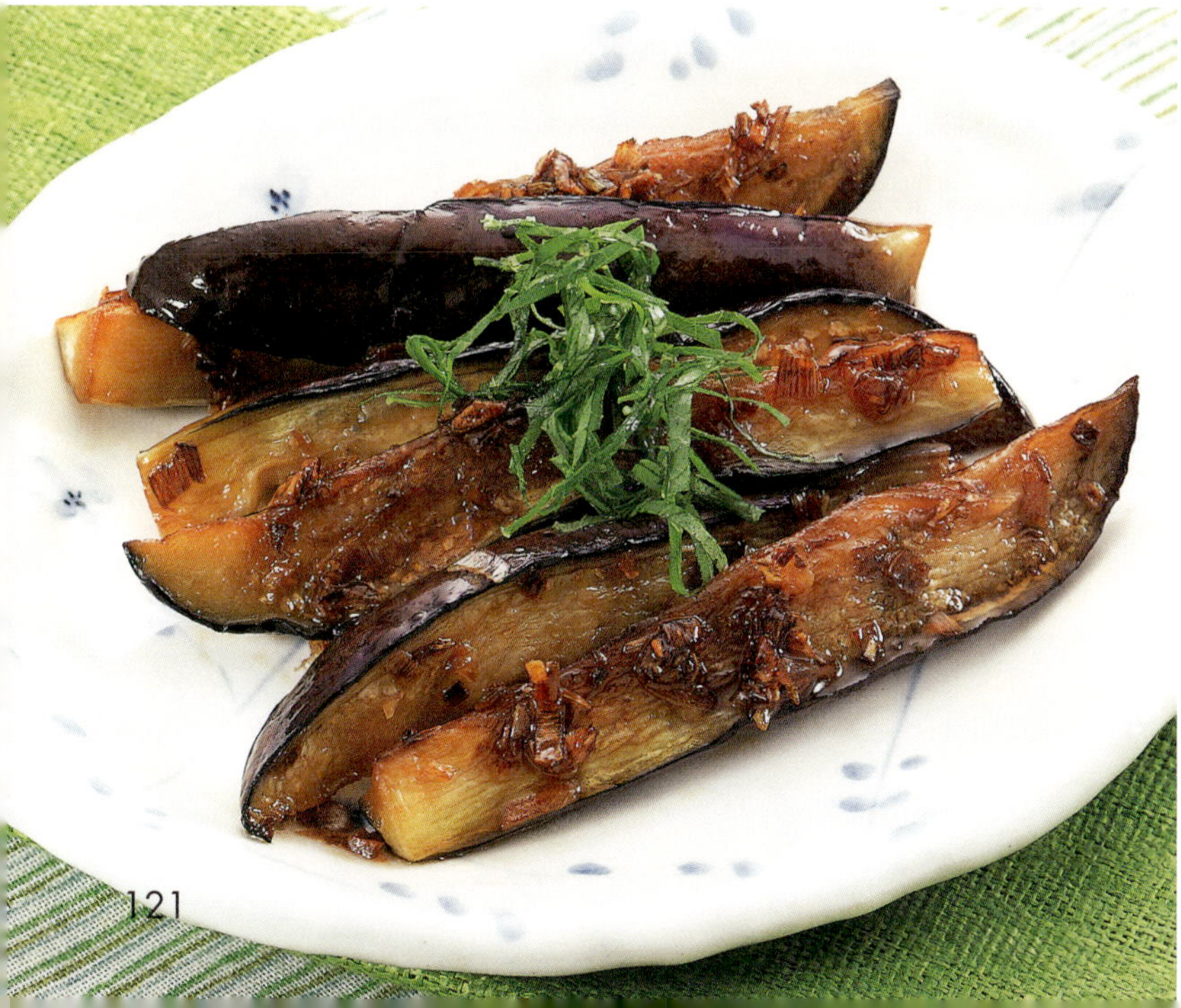

〈作り方〉
1. なすはへたを切り落として皮つきのまま縦6等分に切る。
2. フライパンに植物油とAを入れて弱火にかけ、香りが出たら中火で①を炒め、ふたをして弱火で蒸し焼きにする。
3. なすがしんなりしたら強火にし、Bを加えて味をからめる。
4. ③を器に盛り、せん切りにした青じそをのせる。

常備菜にも最適な

ピーマンとじゃこの炒め物

60 kcal　塩分0.8 g

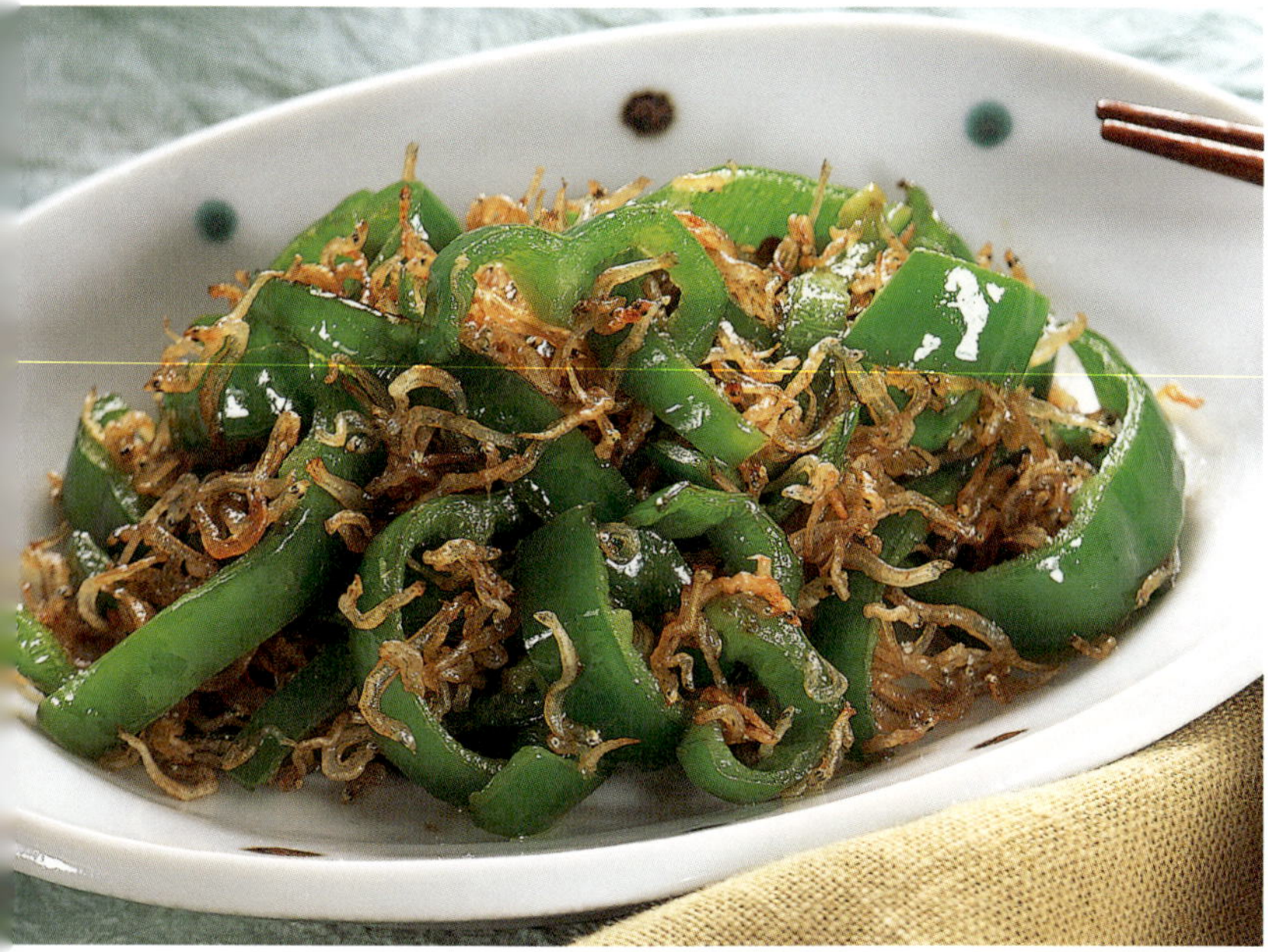

■材料（1人分）
ピーマン$1\frac{1}{2}$個　ちりめんじゃこ大さじ1　しょうゆ小さじ$\frac{1}{2}$　植物油小さじ1

〈作り方〉

❶ピーマンは縦半分に切ってへたと種を除き、横に細切りにする。

❷ちりめんじゃこはざるに入れて熱湯を回しかけ、水けをよくきる。

❸フライパンを熱して植物油を入れ、強火で①を手早く炒める。ピーマンの緑色があざやかになったら②を加えて炒め合わせ、しょうゆを加えて手早くまぜ、火を止める。

手軽に作れるのが魅力

ほうれんそうのにんにく炒め

60 kcal　塩分0.6 g

■材料（1人分）
ほうれんそう90g　にんにく1片　塩、こしょう各少々　バター小さじ1

〈作り方〉

❶ほうれんそうは沸騰した湯でややかためにゆで、水にとる。水けをしぼって3～4 cm長さに切り、茎と葉に分けておく。

❷にんにくは薄切りにする。

❸フライパンにバターと②を入れて弱火にかけ、にんにくの香りが出たら①を茎、葉の順に加えて中火で軽く炒め、塩とこしょうで味つけし、火を止める。

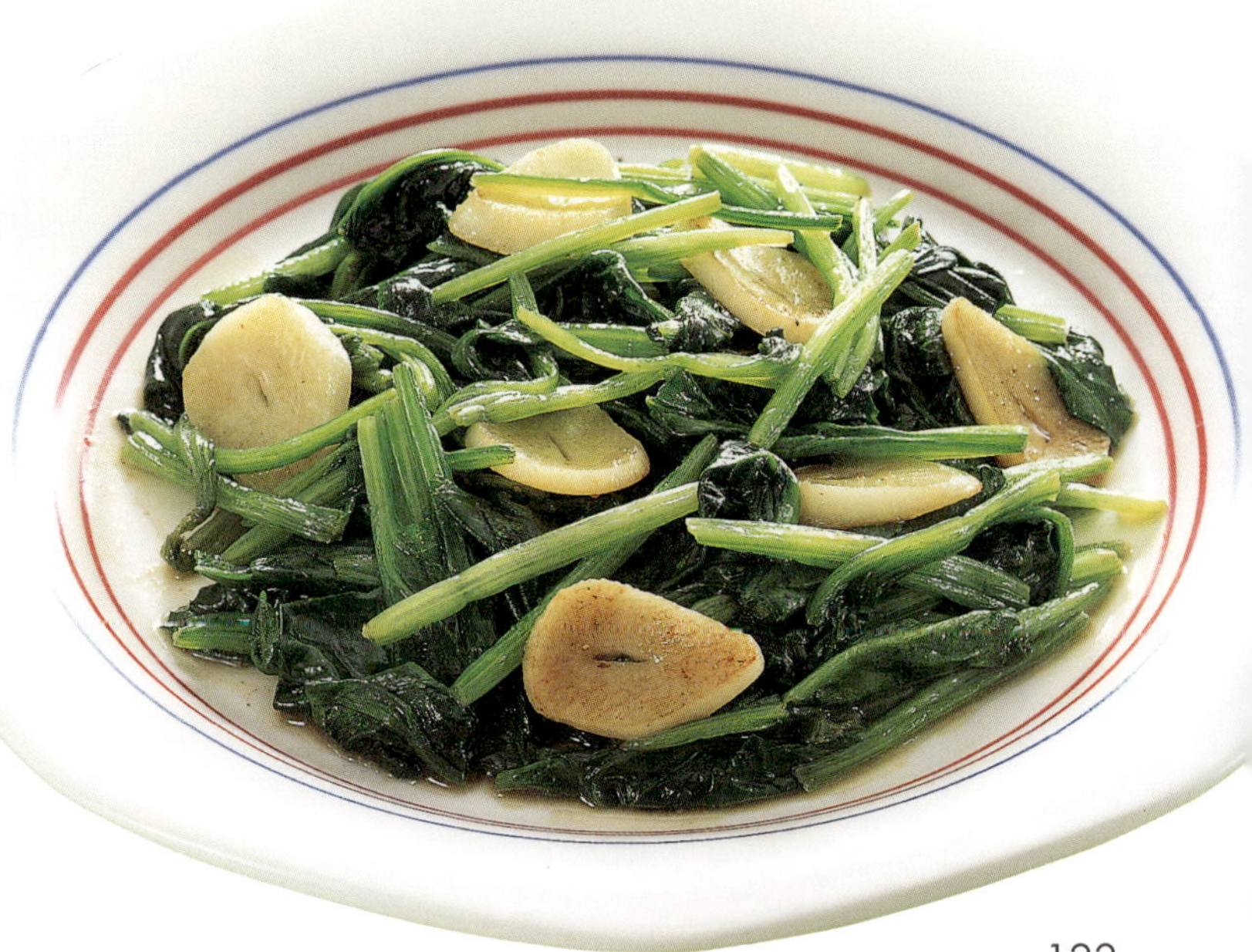

レタスに火を通しすぎないのがコツ

レタスとかにの炒め物

70 kcal　塩分0.7 g

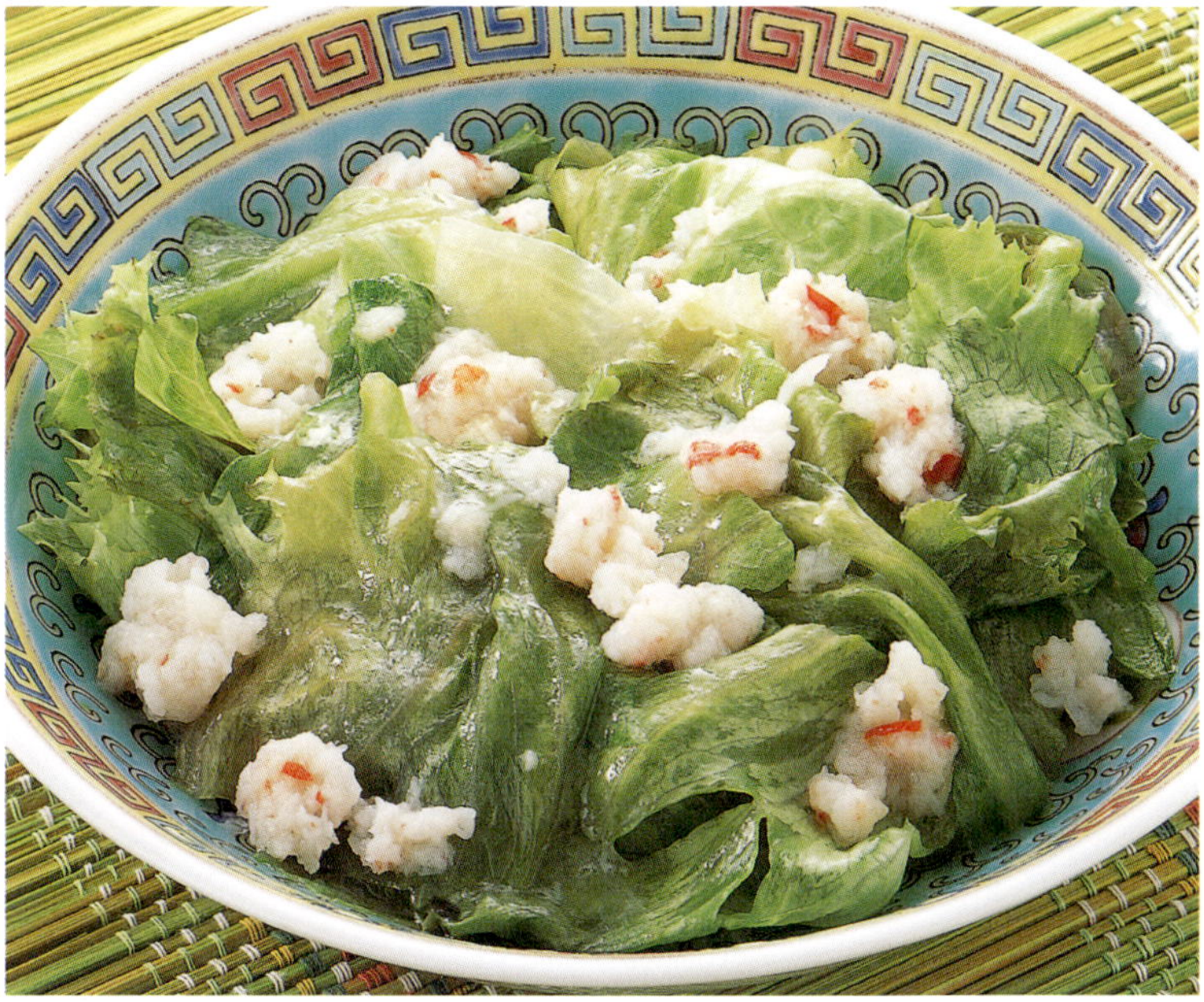

■材料（1人分）
レタス70g　かに（缶詰）15g　A〈塩少々　砂糖小さじ$\frac{2}{3}$　日本酒小さじ1〉　植物油小さじ1弱　B〈かたくり粉小さじ$\frac{2}{3}$　水小さじ2〉

〈作り方〉

1. レタスは手で一口大にちぎる。
2. 小さなボウルにAを入れ、よくまぜ合わせておく。
3. フライパンに植物油を熱し、缶汁をきったかにを入れて強火でさっと炒め、①を加えて手早く炒め合わせる。
4. レタスがややしんなりしたら②を加えて味つけし、まぜ合わせたBを回し入れてとろみをつけ、火を止める。

ゆで卵を彩りと味のアクセントにした

カリフラワーとブロッコリーの温サラダ

70 kcal　塩分0.6 g

■材料（1人分）
カリフラワー50g　ブロッコリー30g　ゆで卵（みじん切り）10g　A〈酢小さじ1　塩、こしょう各少々　すりおろし玉ねぎ小さじ1　粒マスタード小さじ$\frac{1}{3}$　植物油小さじ$\frac{1}{2}$〉

〈作り方〉

1. ボウルにAの材料をよくまぜ合わせて、ドレッシングを作る。
2. カリフラワーとブロッコリーは小房に切り分け、別々の鍋でゆでる。好みのかたさにゆで上がったらざるに上げ、ゆで汁をきって熱いうちに器に盛る。
3. ②にゆで卵を散らし、①をかける。

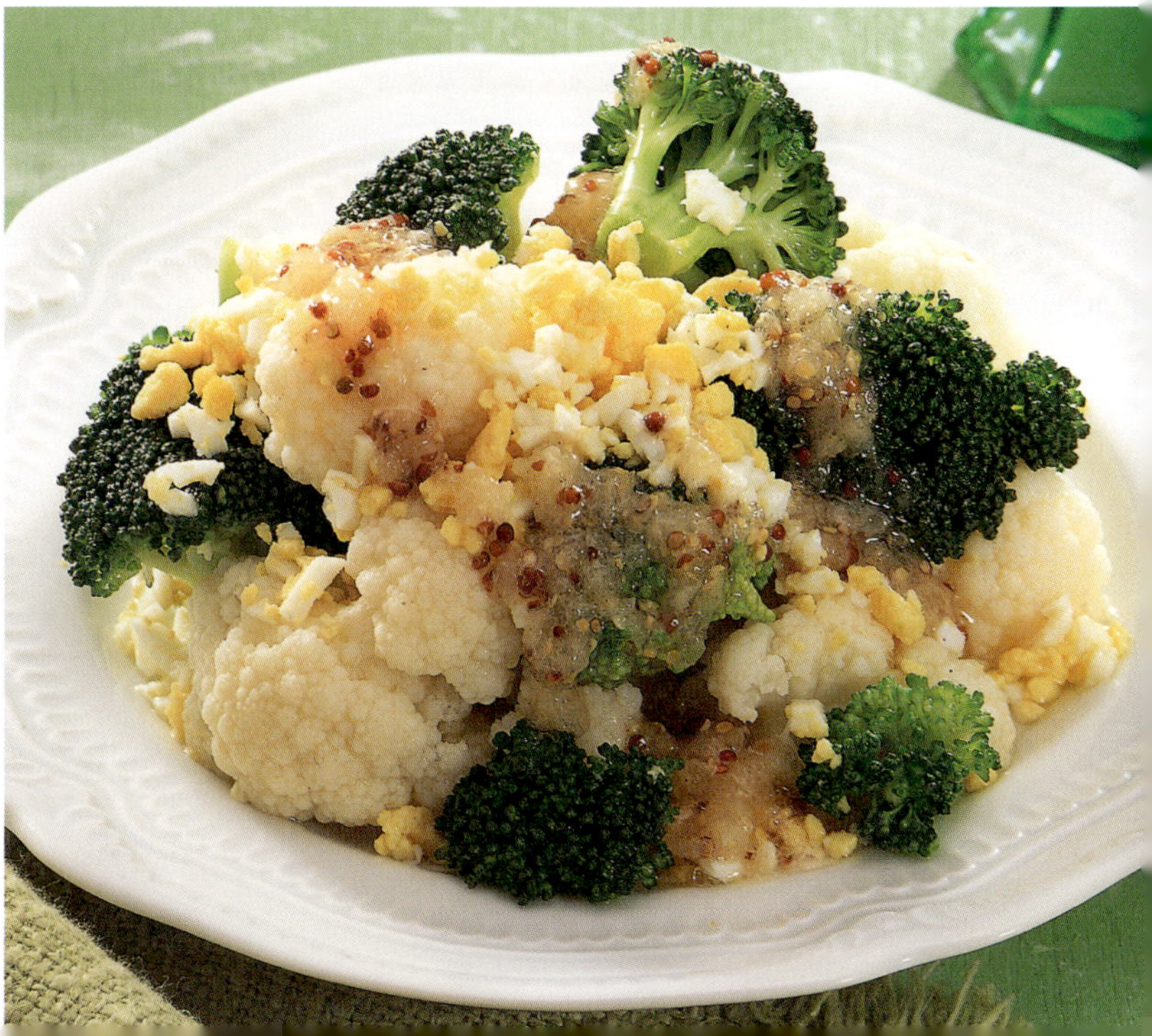

マヨネーズだけで薄味に仕上げた

きゅうりとほたてのサラダ

60 kcal　塩分0.4 g

■材料（1人分）
きゅうり$\frac{1}{2}$本　ほたて貝柱（水煮缶詰）30g　マヨネーズ小さじ1　パセリ少々

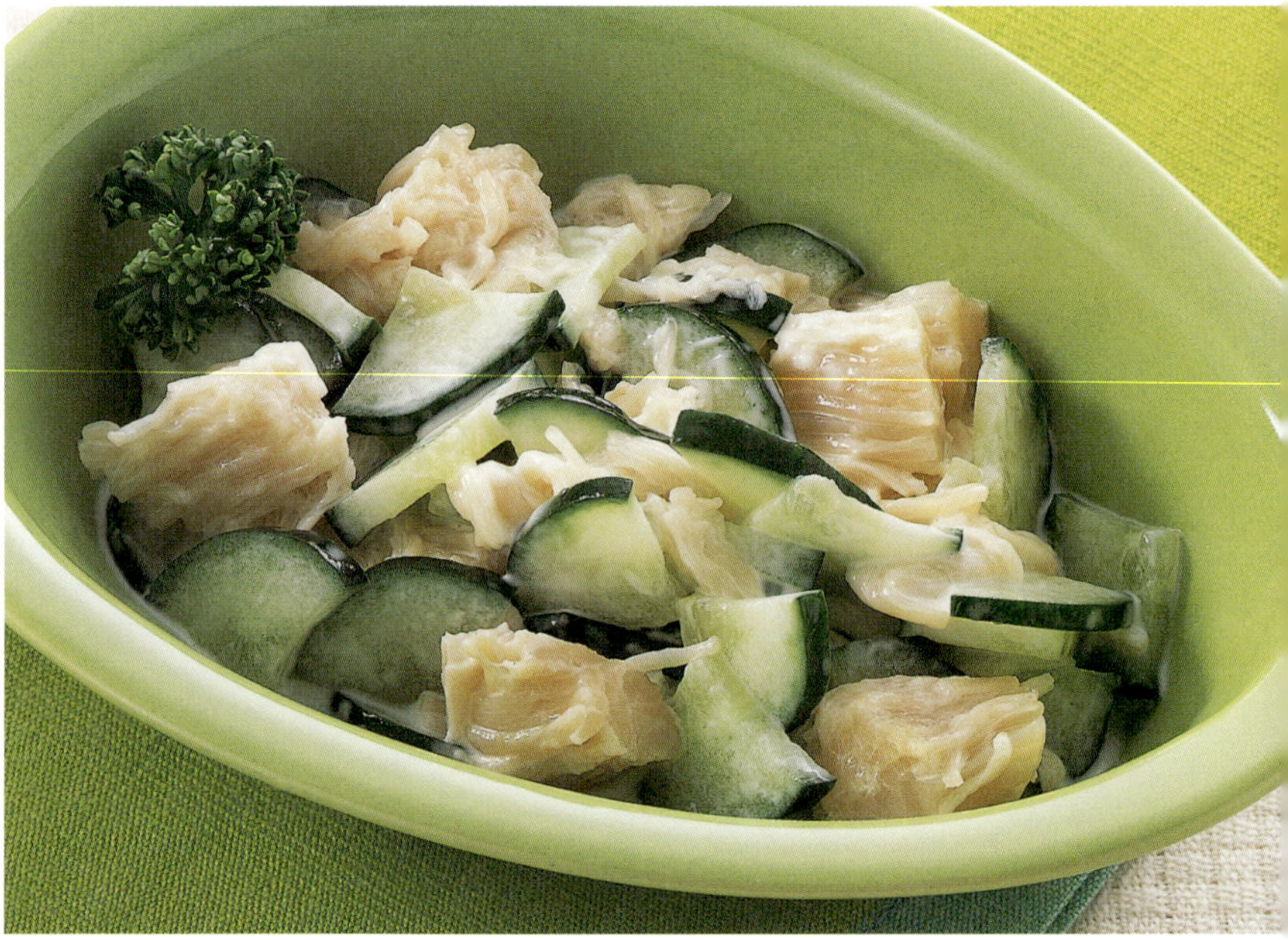

〈作り方〉

❶きゅうりは2～3㎜厚さのいちょう切りにする。

❷ほたて貝柱は缶汁をきり、あらくほぐす。

❸ボウルに①と②を入れ、マヨネーズを加えてよくまぜ合わせる。

❹器に③を盛り、パセリを添える。

粒マスタード入りのマヨネーズが味のアクセント

グリーンアスパラサラダ

60 kcal　塩分0.2 g

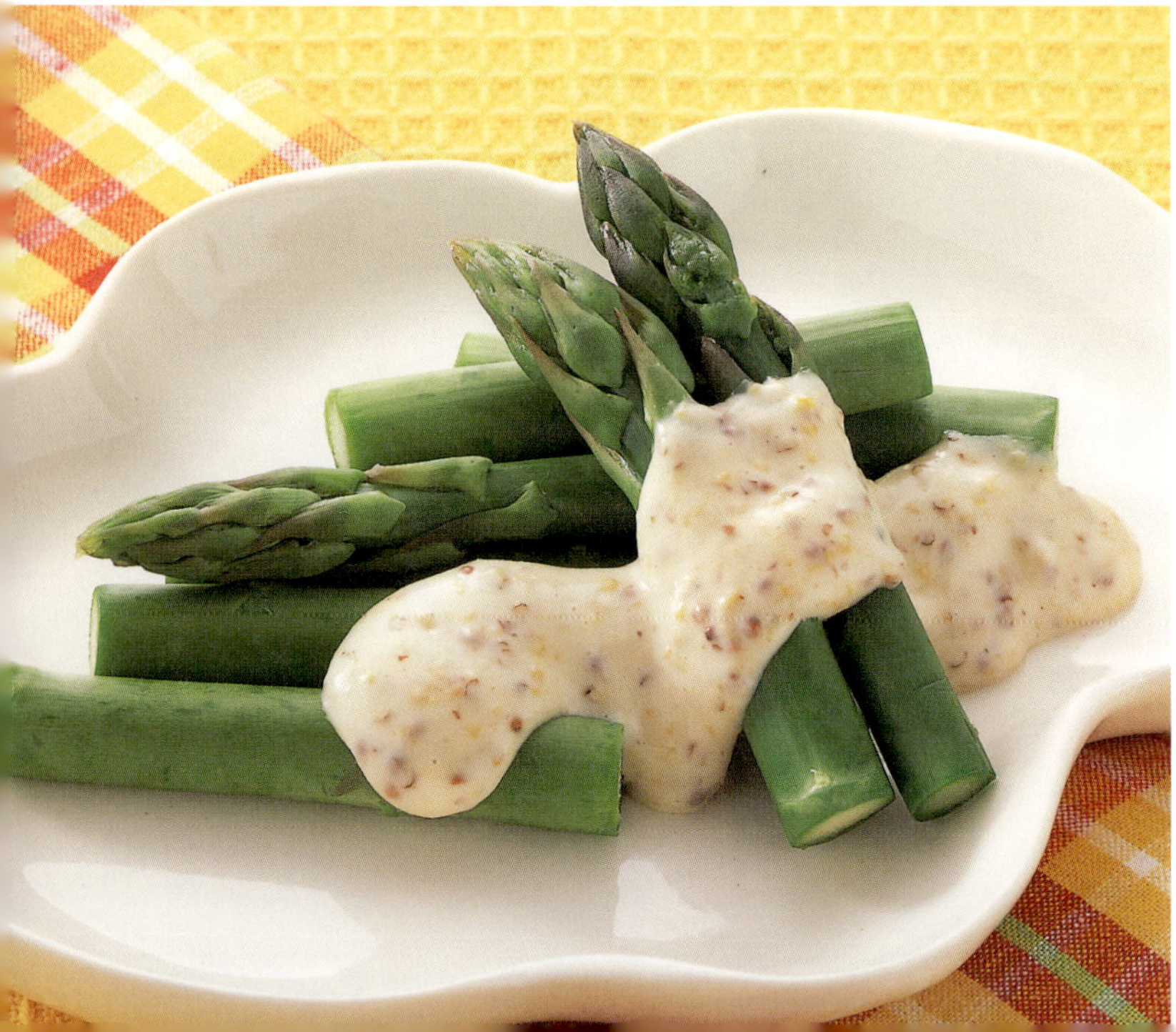

■材料（1人分）
グリーンアスパラガス60g　マヨネーズ大さじ$\frac{1}{2}$　粒入りマスタード小さじ$\frac{1}{3}$

〈作り方〉

❶グリーンアスパラガスは、根元のかたい部分は皮を薄くむくか切り落とし、長さを3等分に切る。

❷沸騰した湯で①をしんなりするまでゆで、水にとって冷まし、水けをきる。

❸小さなボウルに、マヨネーズと粒入りマスタードを入れてよくまぜる。

❹②を器に盛り、③をかける。

サラダのスタンダード

グリーンサラダ

60kcal　塩分0.5g

■材料（1人分）
レタス2枚　クレソン20g　きゅうり$\frac{1}{3}$本　ピーマン$\frac{1}{4}$個　A〈酢大さじ$\frac{1}{2}$　塩、こしょう各少々　オリーブ油小さじ1強〉

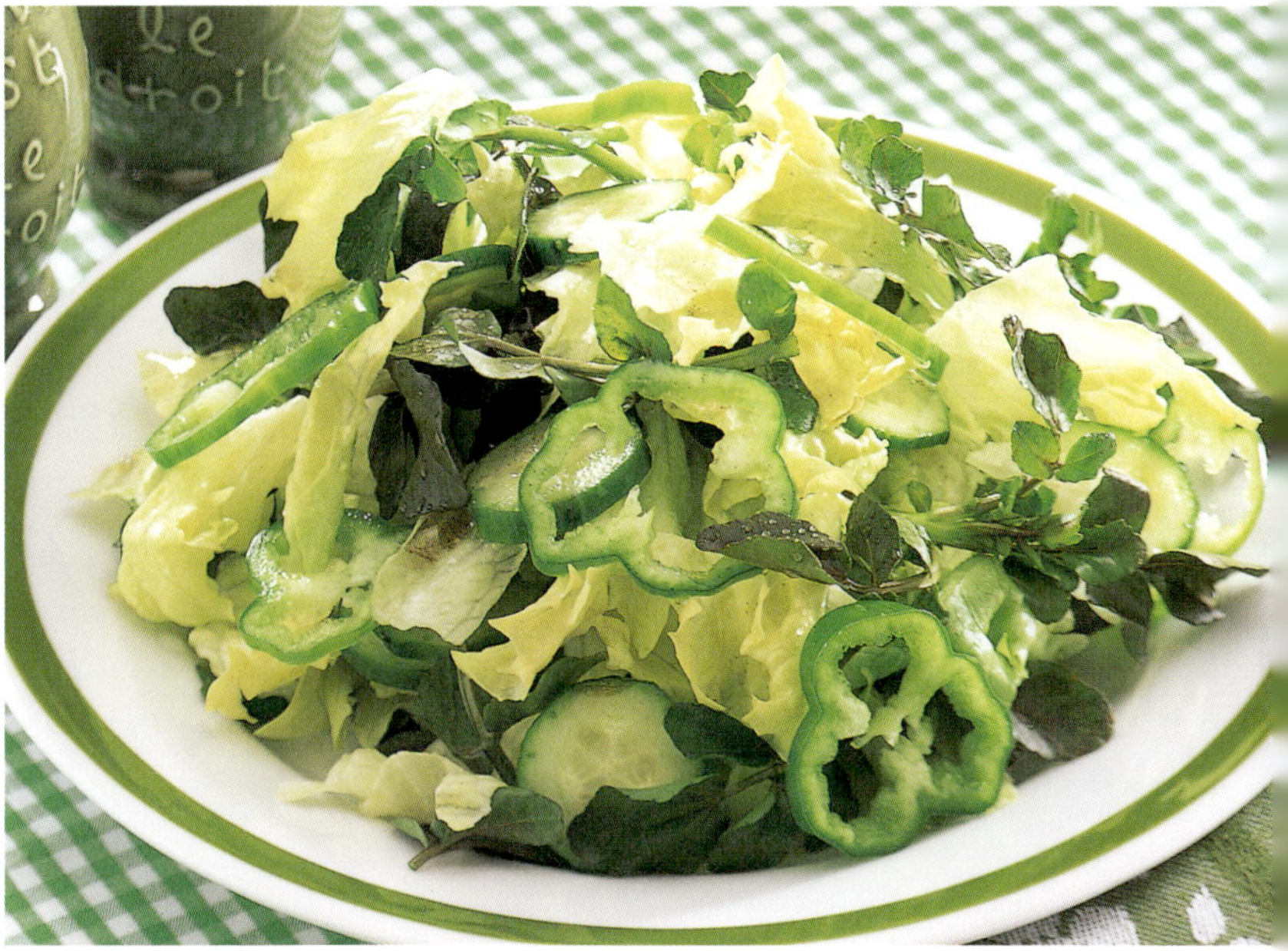

〈作り方〉

❶レタスは食べやすい大きさにちぎり、クレソンは葉先をつみとる。いっしょに冷水につけてシャキッとさせ、水けをよくきる。

❷きゅうりは3㎜厚さの輪切りにし、ピーマンも2～3㎜幅の輪切りにする。

❸①と②をさっくりと合わせて器に盛り、まぜ合わせたAを回しかける。

キャベツがたっぷり食べられる

コールスローサラダ

70kcal　塩分0.6g

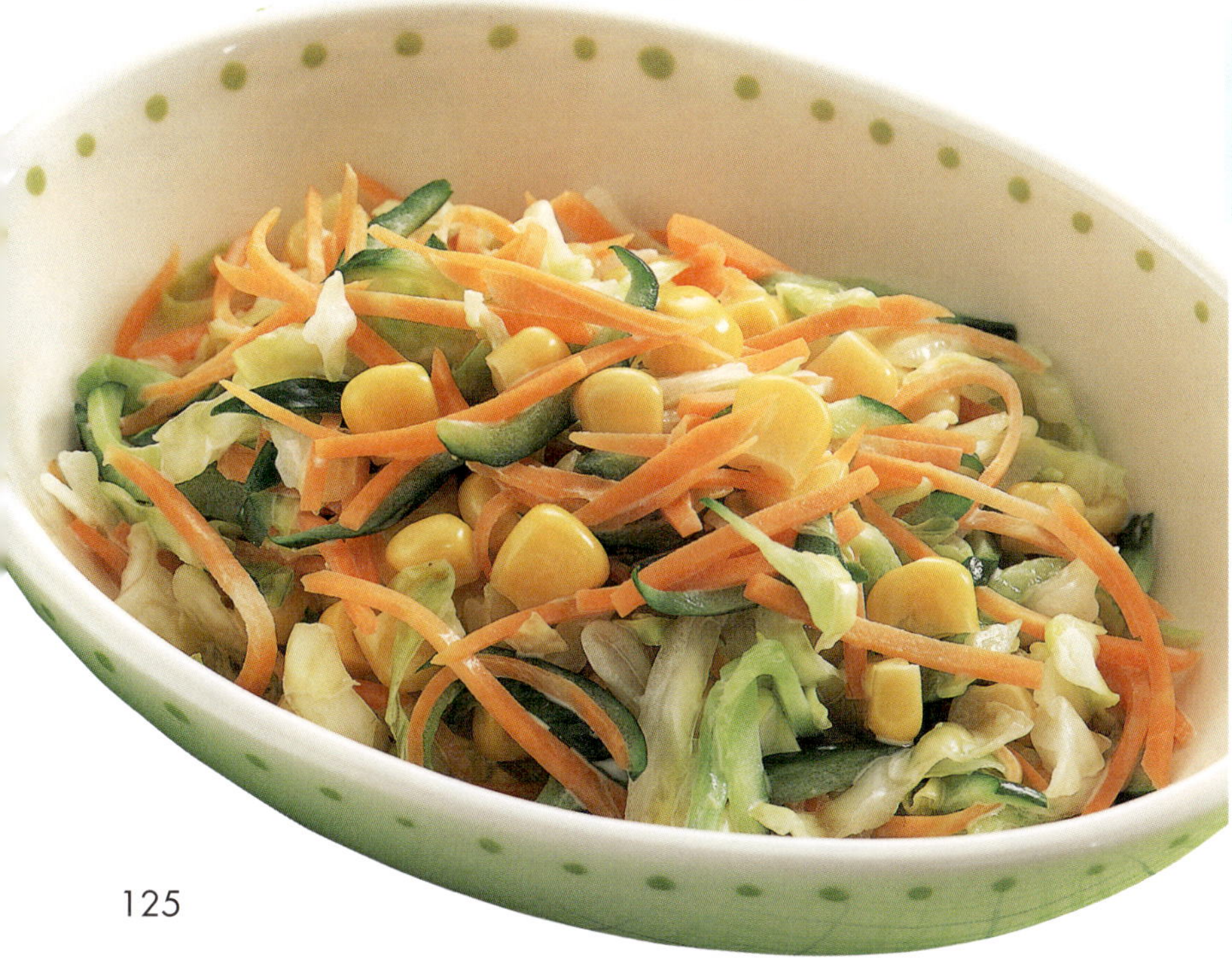

■材料（1人分）
キャベツ1枚　きゅうり20g　にんじん15g　粒コーン（缶詰または冷凍）10g　マヨネーズ大さじ$\frac{1}{2}$　塩、こしょう各少々

〈作り方〉

❶キャベツときゅうり、にんじんはせん切りにする。

❷①をボウルに入れ、塩を振ってもみ、水けをよくしぼる。

❸粒コーンはざるに入れて水けをきっておく。

❹ボウルに②と③を入れてマヨネーズであえ、こしょうで味をととのえる。

食物繊維が豊富な
ごぼうサラダ

70 kcal　塩分1.5 g

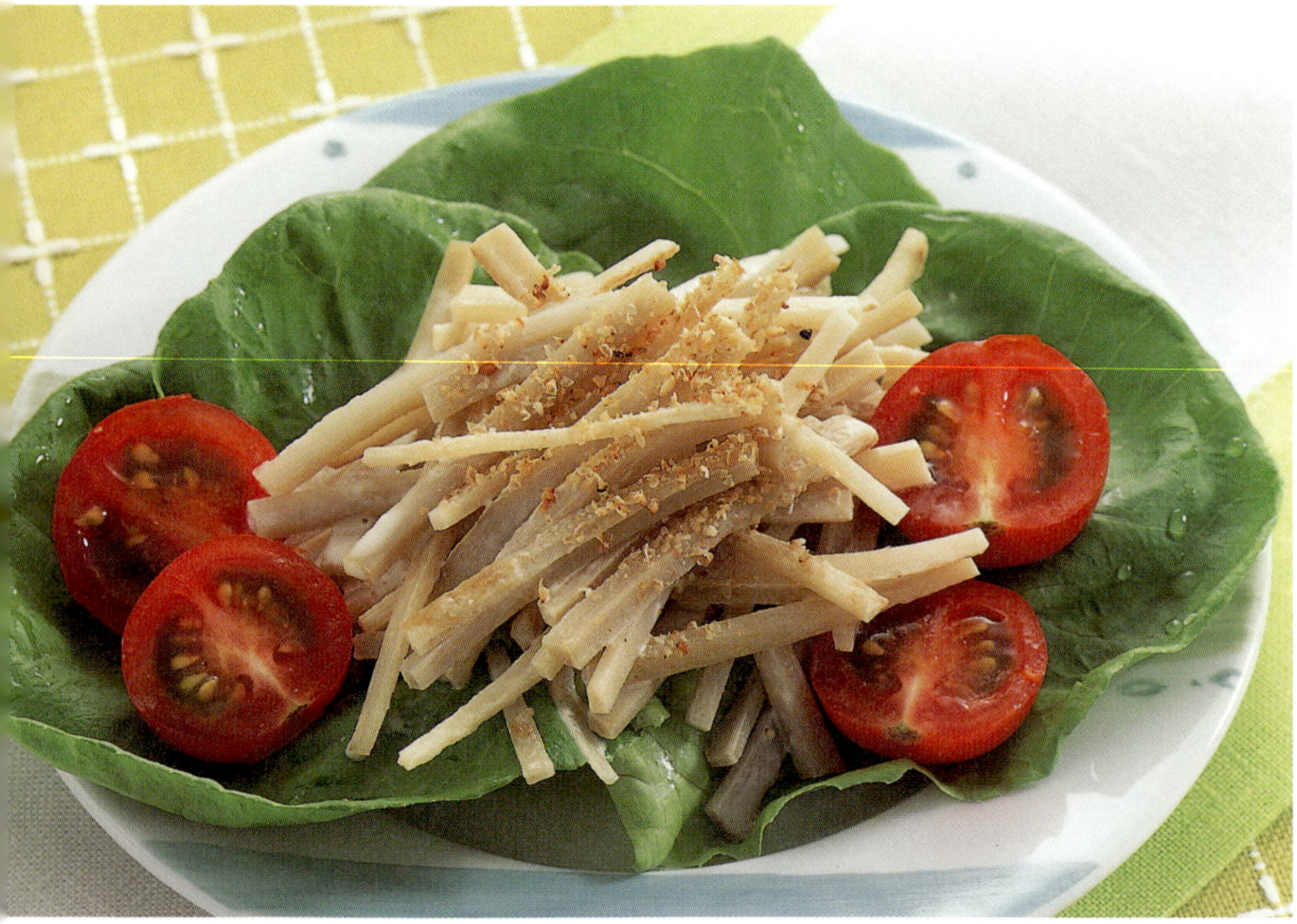

■材料（1人分）
ごぼう40g　A〈マヨネーズ、しょうゆ各小さじ1　練りがらし少々　塩少々〉　すり白ごま少々　サラダ菜3枚　ミニトマト2個

〈作り方〉

❶ごぼうはせん切りにして水につけ、アクを抜く。これを沸騰した湯で1～2分ゆで、ざるに上げて水けをきっておく。

❷ボウルにAを合わせてまぜ、①を入れてあえる。

❸器にサラダ菜を敷き、②を盛って上にすりごまを振り、縦半分に切ったミニトマトを添える。

ごま風味のドレッシングで味わう
せん切り野菜のサラダ

70 kcal　塩分1.4 g

■材料（1人分）
じゃがいも20g　キャベツ20g　紫キャベツ20g　セロリ15g　青じそ1枚　A〈酢小さじ1　しょうゆ小さじ1　砂糖小さじ$\frac{1}{3}$　塩少々　すり白ごま少々　オリーブ油小さじ1弱〉

〈作り方〉

❶野菜はすべて細いせん切りにし、水につけてシャキッとさせ、ざるに上げてよく水けをきっておく。

❷小さなボウルにAを入れてよくまぜ合わせ、ドレッシングを作る。

❸①をさっくりと合わせて器に盛り、②を回しかける。

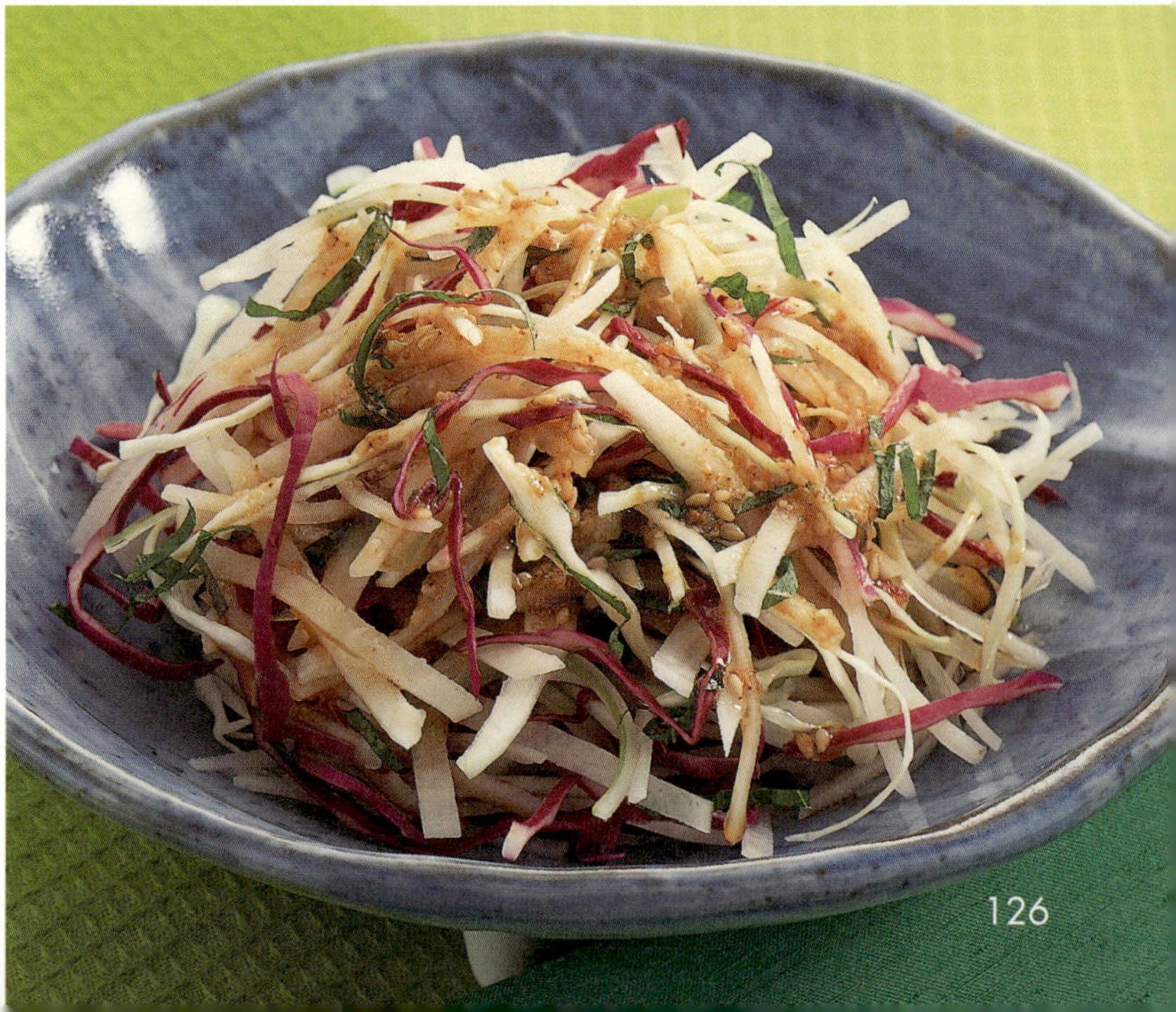

冷蔵庫にある野菜で手軽に作れる

ツナサラダ

70kcal　塩分0.7g

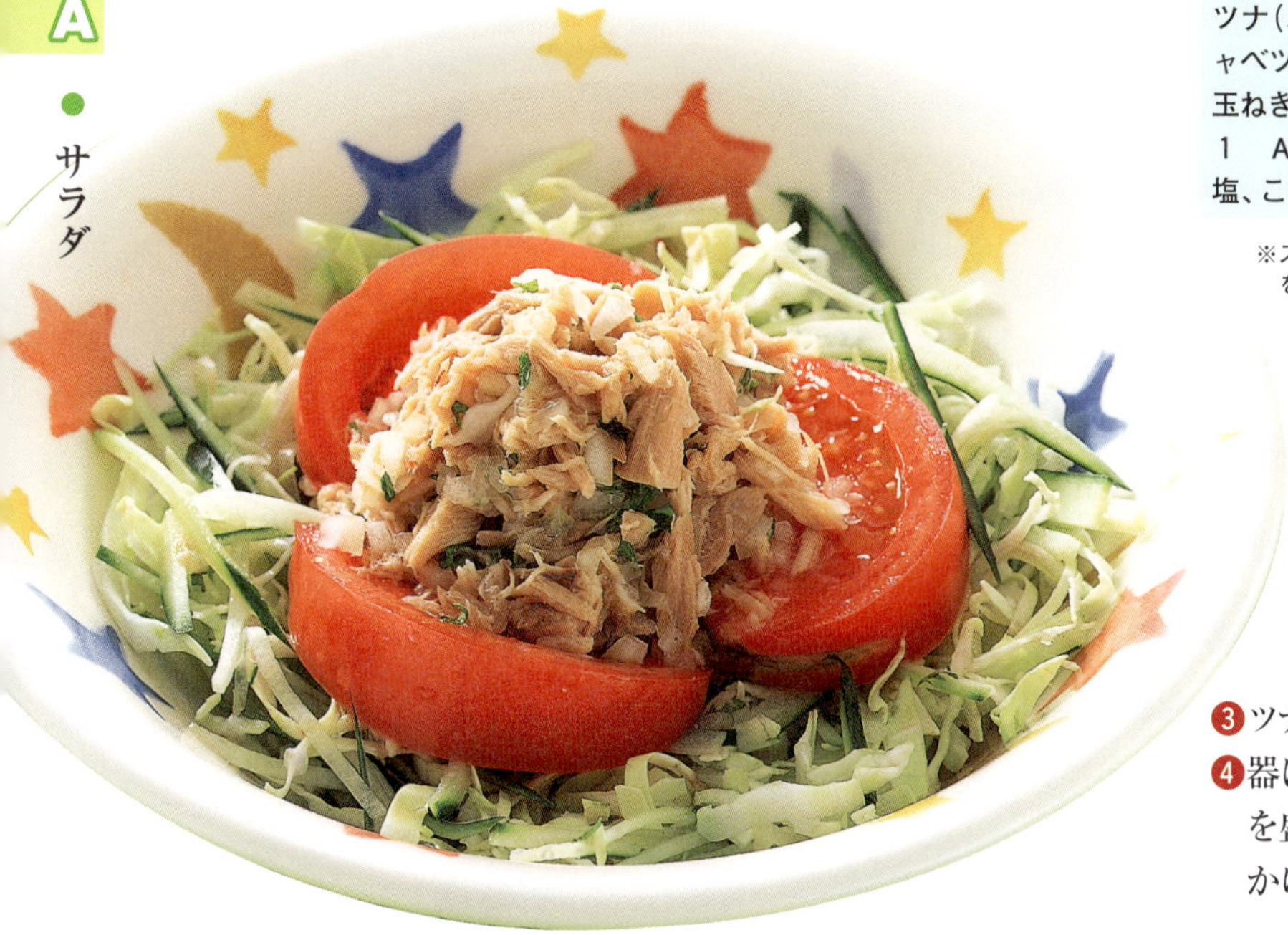

■材料（1人分）
ツナ（ノンオイルタイプ缶詰）30g　キャベツ40g　きゅうり$\frac{1}{4}$本　トマト30g　玉ねぎ15g　パセリ（みじん切り）小さじ1　A〈酢小さじ1　スープ小さじ2　塩、こしょう各少々　植物油小さじ$\frac{1}{2}$〉

※スープは、コンソメスープの素（顆粒）少々を湯小さじ2でといたもの。

〈作り方〉

❶キャベツときゅうりは、それぞれせん切りにする。
❷トマトはくし形に切り、玉ねぎはみじん切りにして水にさらし、水けをしぼる。
❸ツナに、玉ねぎとパセリをまぜる。
❹器に①を敷いてトマトをのせ、③を盛って、まぜ合わせたAを回しかける。

豆腐がいっしょにとれるヘルシーサラダ

豆腐サラダ

70kcal　塩分0.2g

■材料（1人分）
絹ごし豆腐40g　きゅうり10g　サニーレタス20g　コーン（ホール缶詰または冷凍品）15g　フレンチドレッシング（市販品）大さじ$\frac{1}{2}$

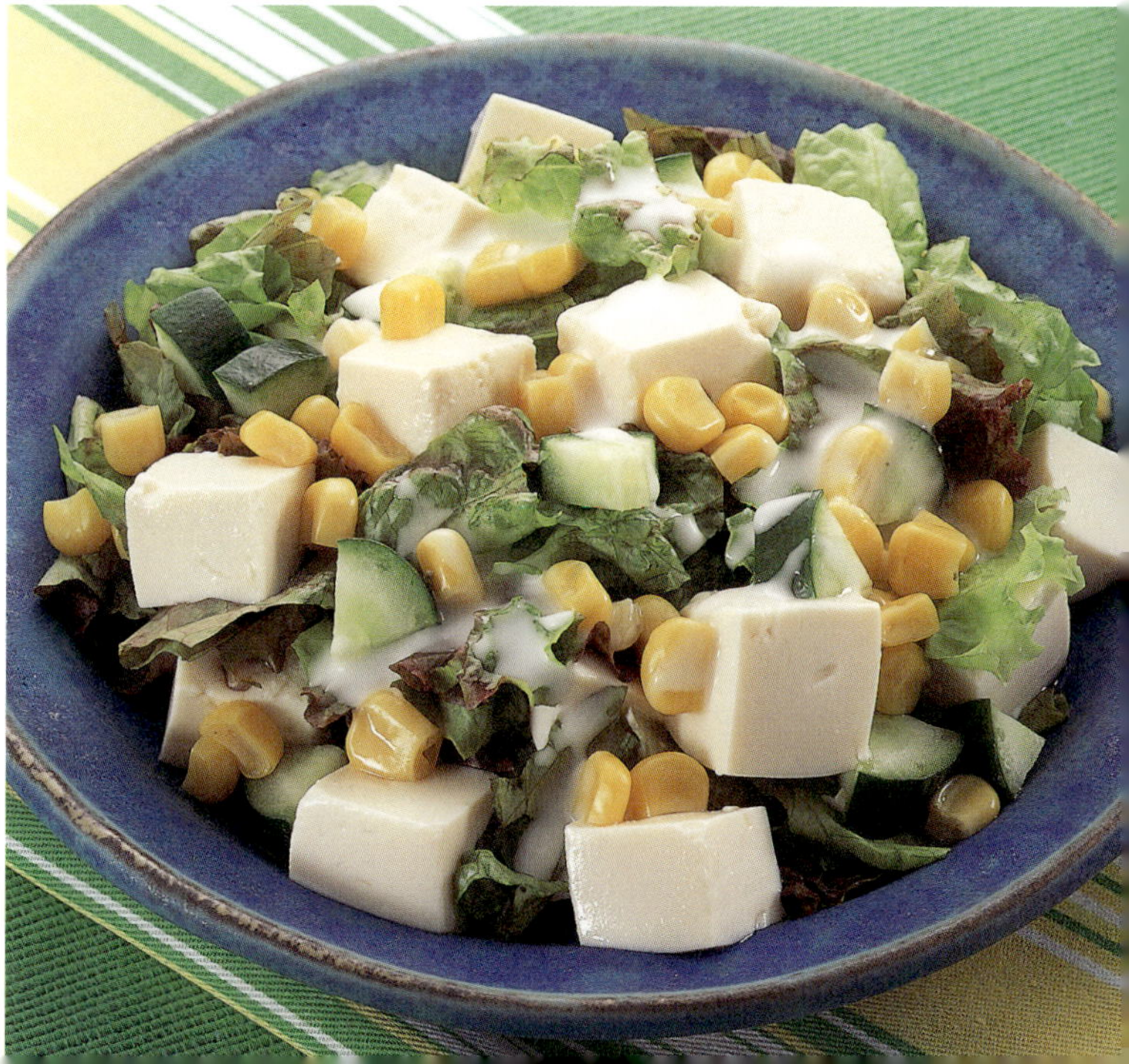

〈作り方〉

❶絹ごし豆腐は耐熱皿に入れてラップをかけ、電子レンジで1～2分加熱して余分な水分を出し、2㎝角に切る。
❷きゅうりは5㎜厚さのいちょう切りにする。
❸サニーレタスは食べやすい大きさに手でちぎり、水につけてシャキッとさせる。
❹ボウルに①と②、水けをきった③を入れ、コーンを加えてざっとまぜ、器に盛ってドレッシングをかける。

しらすの塩けが味のアクセント

トマトときゅうりの和風サラダ

60 kcal　塩分1.4 g

■材料（1人分）
トマト150ｇ　しらす干し８ｇ　きゅうり50ｇ　Ａ〈和風ドレッシング（市販品）大さじ１　黒こしょう少々〉

〈作り方〉

❶トマトは一口大に、きゅうりは薄い小口切りにする。

❷①としらすを合わせ、Aで合える。

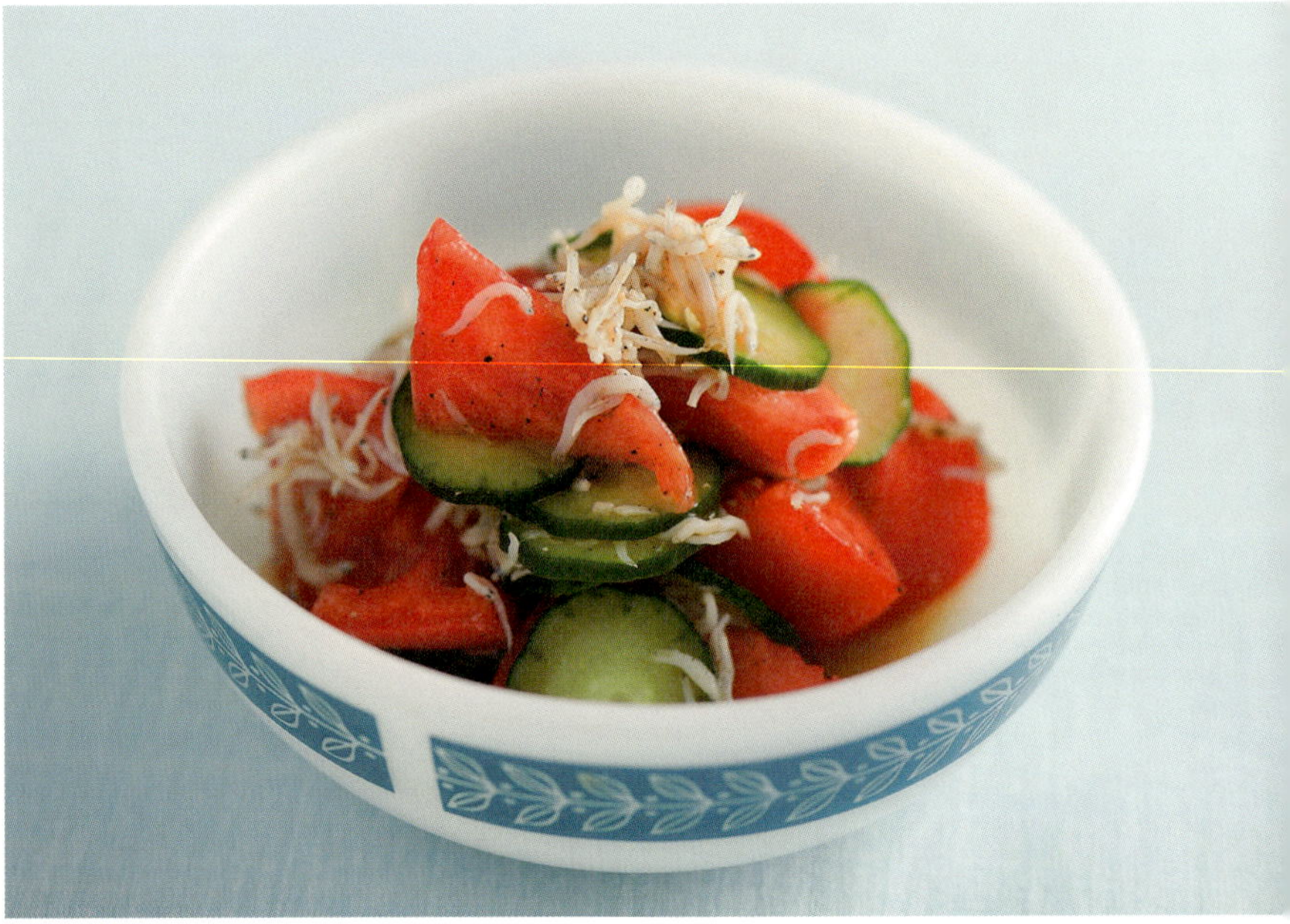

アドバイス
しらすの量は控えめに。
入れなくてもおいしくできます。

食物繊維がたっぷり

ビーンズサラダ

70 kcal　塩分1.0 g

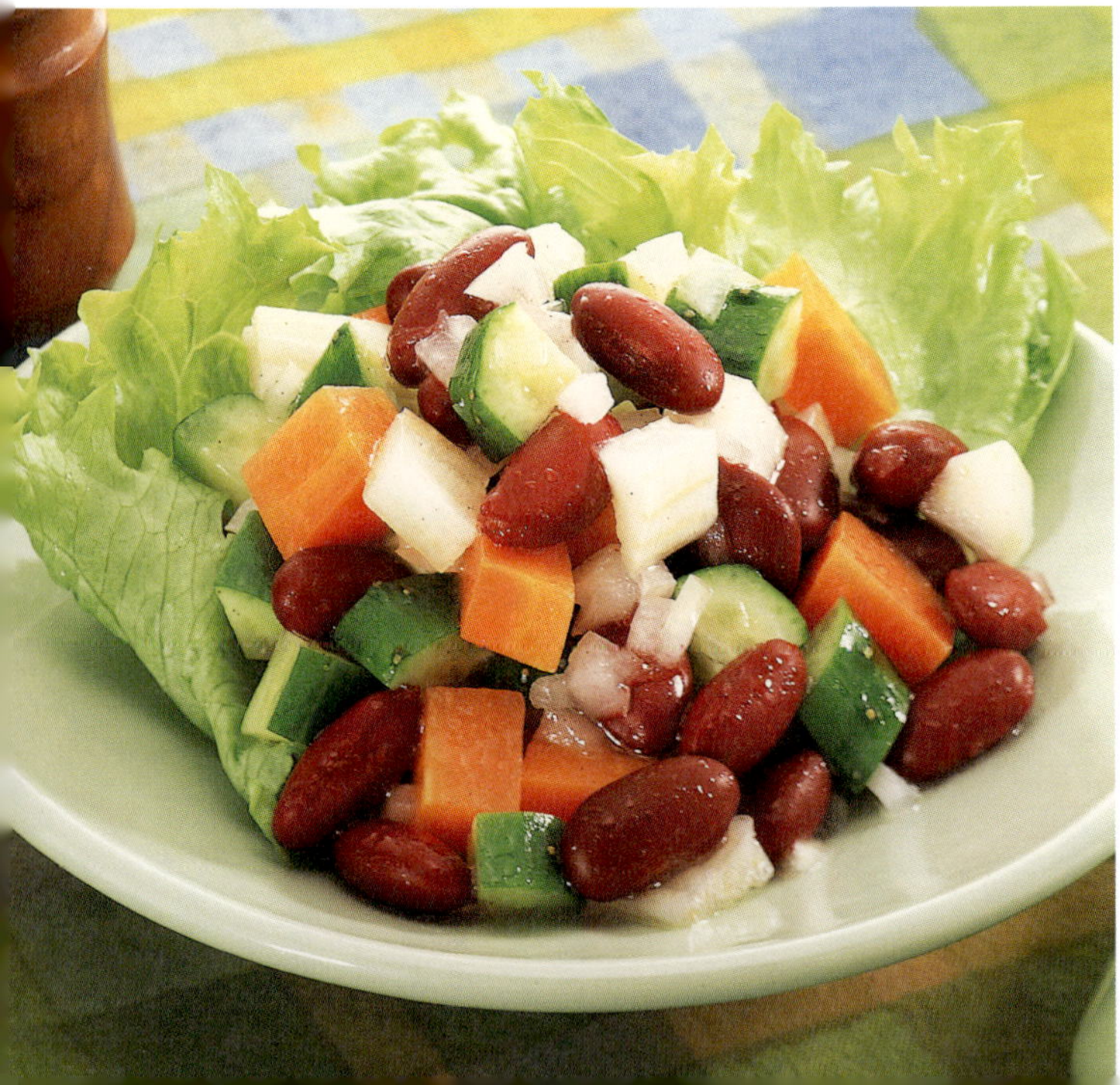

■材料（1人分）
きんとき豆（水煮缶詰）20g　にんじん20g　セロリ、きゅうり、玉ねぎ各15g　Ａ〈酢小さじ１　塩小さじ$\frac{1}{5}$　こしょう少々　オリーブ油小さじ$\frac{1}{2}$〉
レタス１枚

〈作り方〉

❶にんじんはきんとき豆の大きさに合わせて角切りにし、沸騰した湯でややかためにゆでて、水けをきっておく。

❷セロリときゅうりも、きんとき豆と同じ大きさの角切りにする。

❸玉ねぎはみじん切りにして水にさらし、ペーパータオルにとって水けをしぼる。

❹ボウルにAを入れてよくまぜ、①と②、③、缶汁をきったきんとき豆を入れてあえる。

❺器にレタスを敷き、④を盛る。

味の相性のよい組み合わせ

ほうれんそうとベーコンのサラダ

60kcal　塩分0.6g

■材料（1人分）
ほうれんそう（サラダ用）40g　ベーコン5g　黄ピーマン20g　A〈酢小さじ1　塩、こしょう各少々　オリーブ油小さじ1弱〉

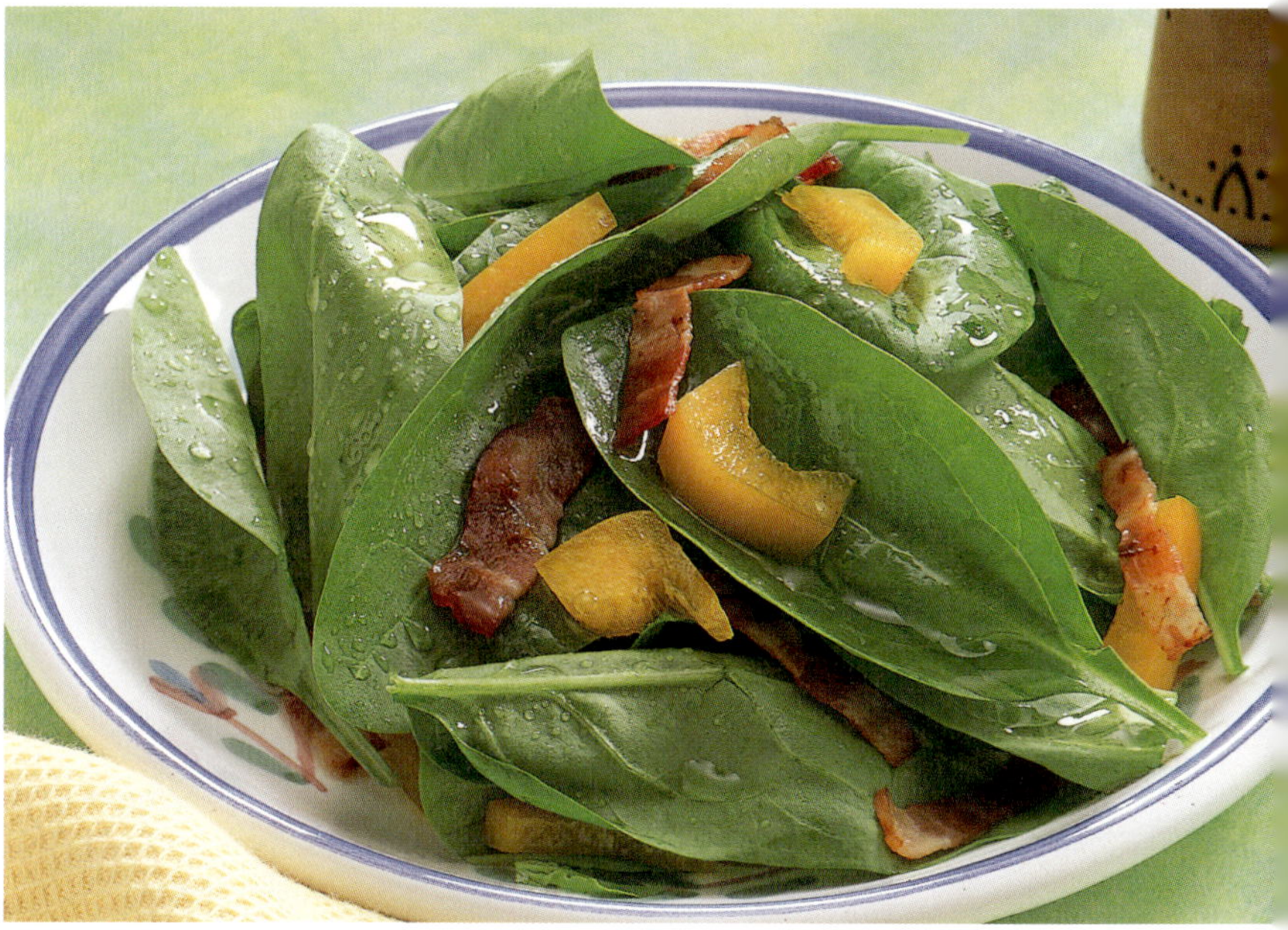

〈作り方〉

1. ほうれんそうは根元を切り、冷水につけてシャキッとさせ、よく水けをきって食べやすい大きさにちぎる。黄ピーマンは小さく切る。
2. ベーコンは6～7㎜幅に切り、フライパンで油を使わずにカリッとするまで弱火で炒める。
3. ①と②をさっくりと合わせて器に盛り、よくまぜ合わせたAをかける。

彩りもきれいな

カリフラワーのマリネ

70kcal　塩分0.8g

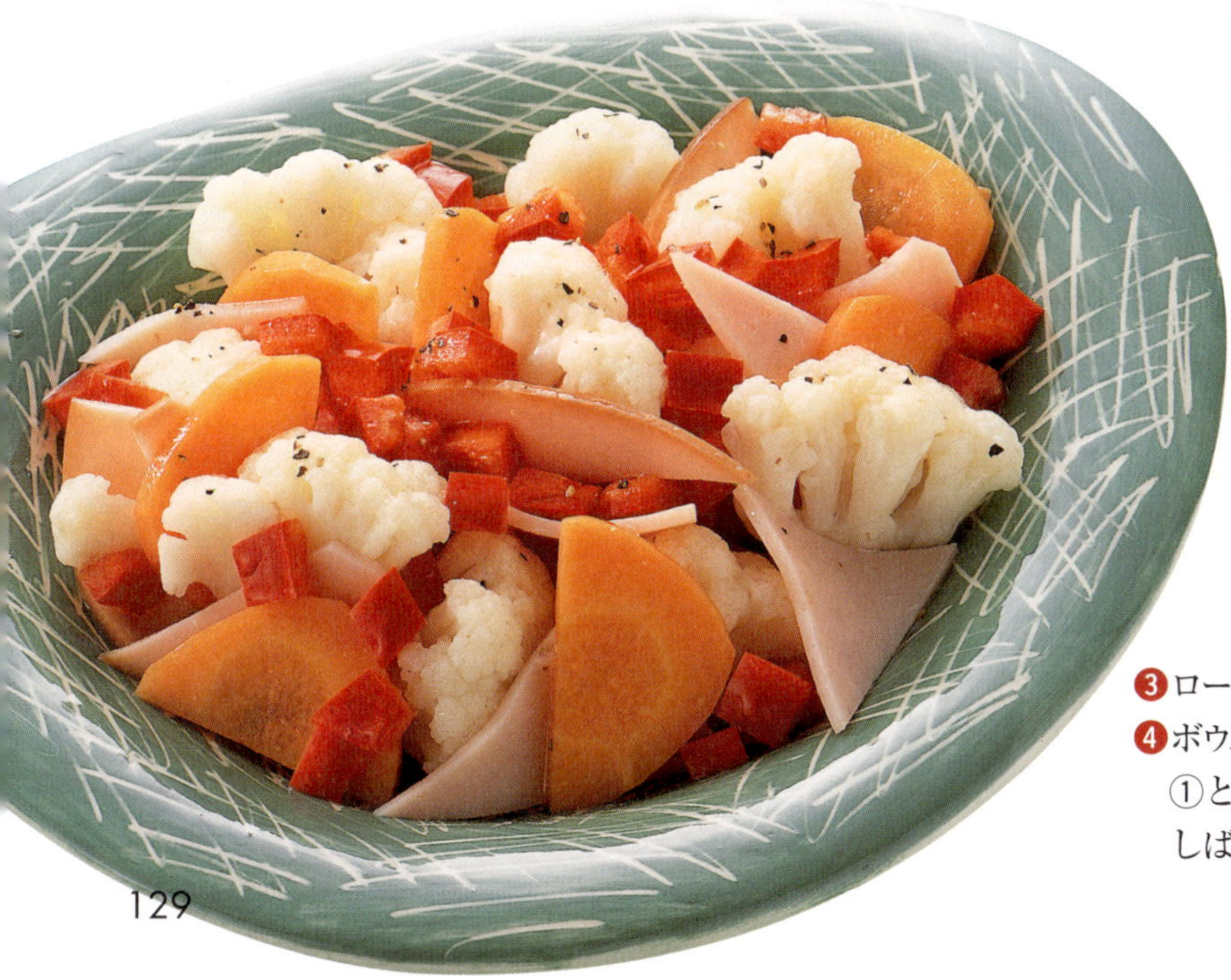

■材料（1人分）
カリフラワー50g　にんじん10g　赤ピーマン5g　ロースハム$\frac{1}{2}$枚　A〈酢大さじ$\frac{1}{2}$　塩、黒こしょう各少々　オリーブ油小さじ1弱〉

〈作り方〉

1. カリフラワーは小房に切り分け、にんじんは薄い半月切りにして、それぞれ沸騰した湯で好みのかたさにゆで、水けをきっておく。
2. 赤ピーマンはあらいみじん切りにする。
3. ロースハムは小さめの三角に切る。
4. ボウルにAを入れてよくまぜ、ここに①と②、③を入れて全体にからめ、しばらくおいて味をなじませる。

ごま油入りの合わせ酢であえた

きゅうりとたこの中華風酢の物

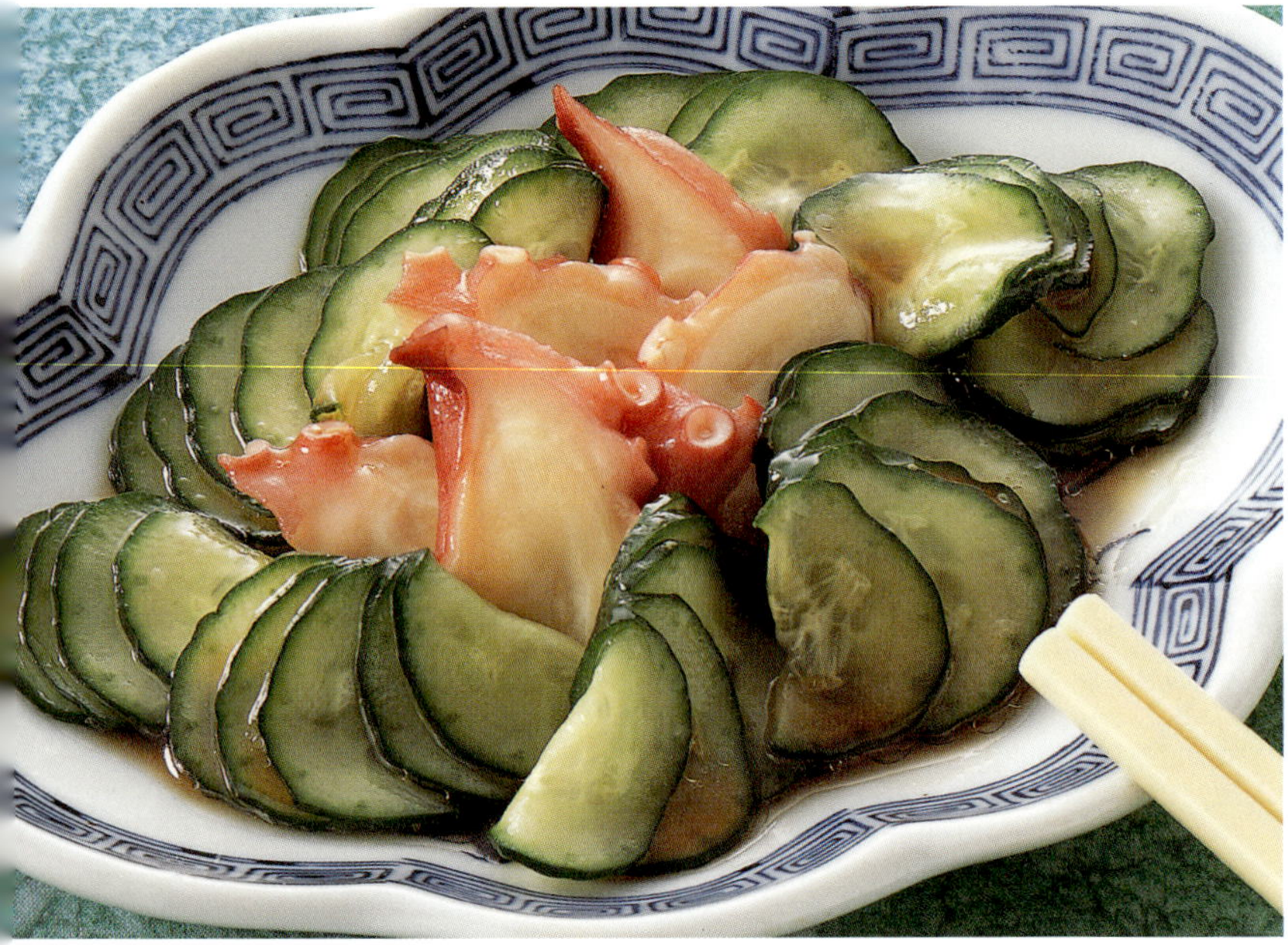

60 kcal　塩分1.0 g

■材料（1人分）
きゅうり40g　ゆでだこの足15g
A〈酢小さじ2　砂糖小さじ$\frac{2}{3}$　しょうゆ小さじ1　ごま油小さじ1弱〉

〈作り方〉

1. きゅうりは切り落とさない程度に端からこまかく切り目を入れていき、そのあと4〜5切れ分ずつ切り離す。
2. ゆでだこの足は薄切りにする。
3. ボウルにAを入れてよくまぜ、ここに①と②を入れてあえ、少しおいて味をなじませる。

おなじみの中華酢の物

はるさめとハムの酢の物

70 kcal　塩分1.0 g

■材料（1人分）
はるさめ（乾燥）10g　ロースハム$\frac{1}{2}$枚
きゅうり20g　A〈酢大さじ$\frac{1}{2}$　昆布だし小さじ1　砂糖小さじ$\frac{2}{3}$　塩少々〉

〈作り方〉

1. はるさめは熱湯につけてもどし、ざるにあけて水につけ、水けをきって食べやすい長さに切る。
2. ロースハムときゅうりは、それぞれせん切りにする。
3. ボウルにAを入れてよくまぜ合わせ、ここに①と②を入れてあえ、器に盛る。

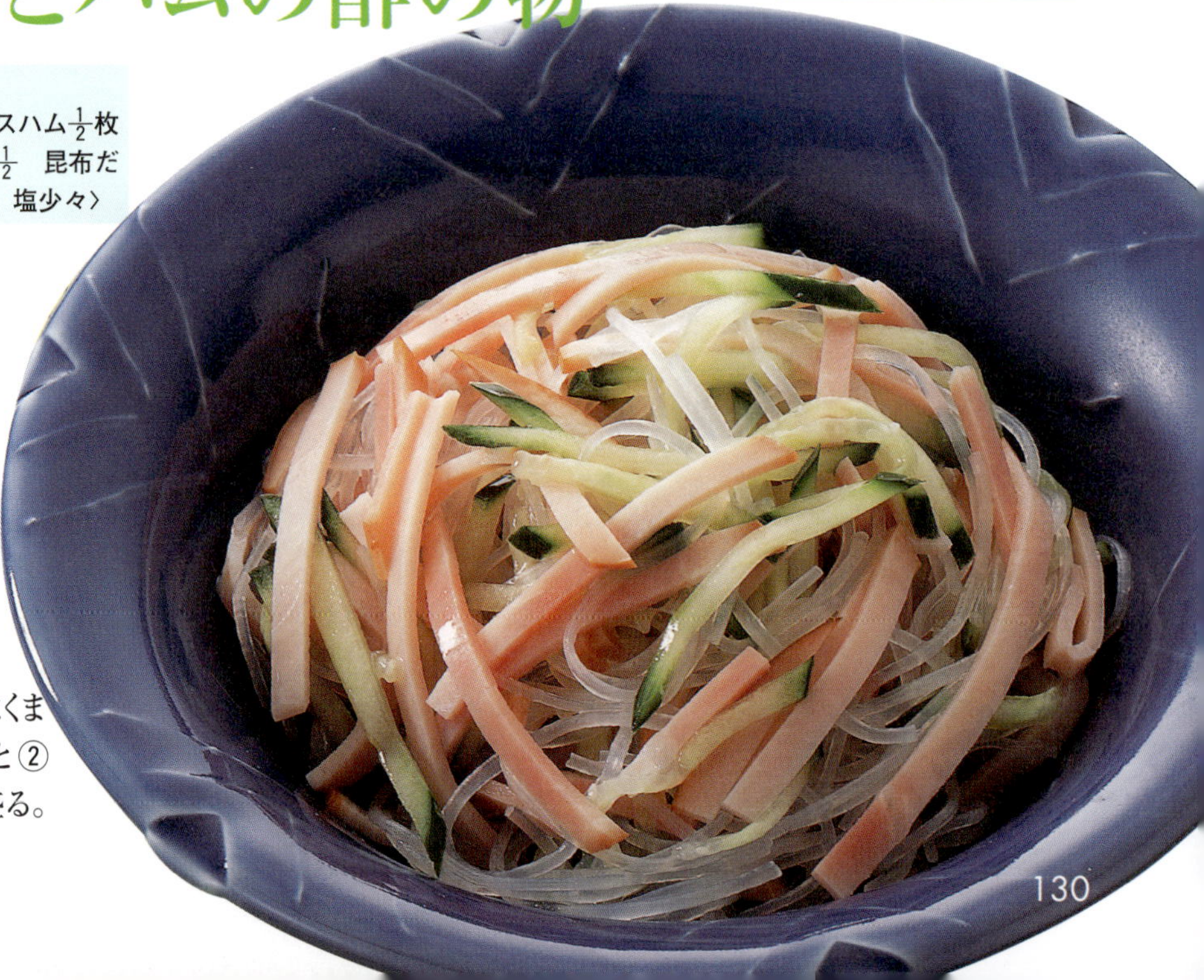

熱いうちに漬けるのがポイント

焼きアスパラの和風マリネ

60kcal　塩分1.1g

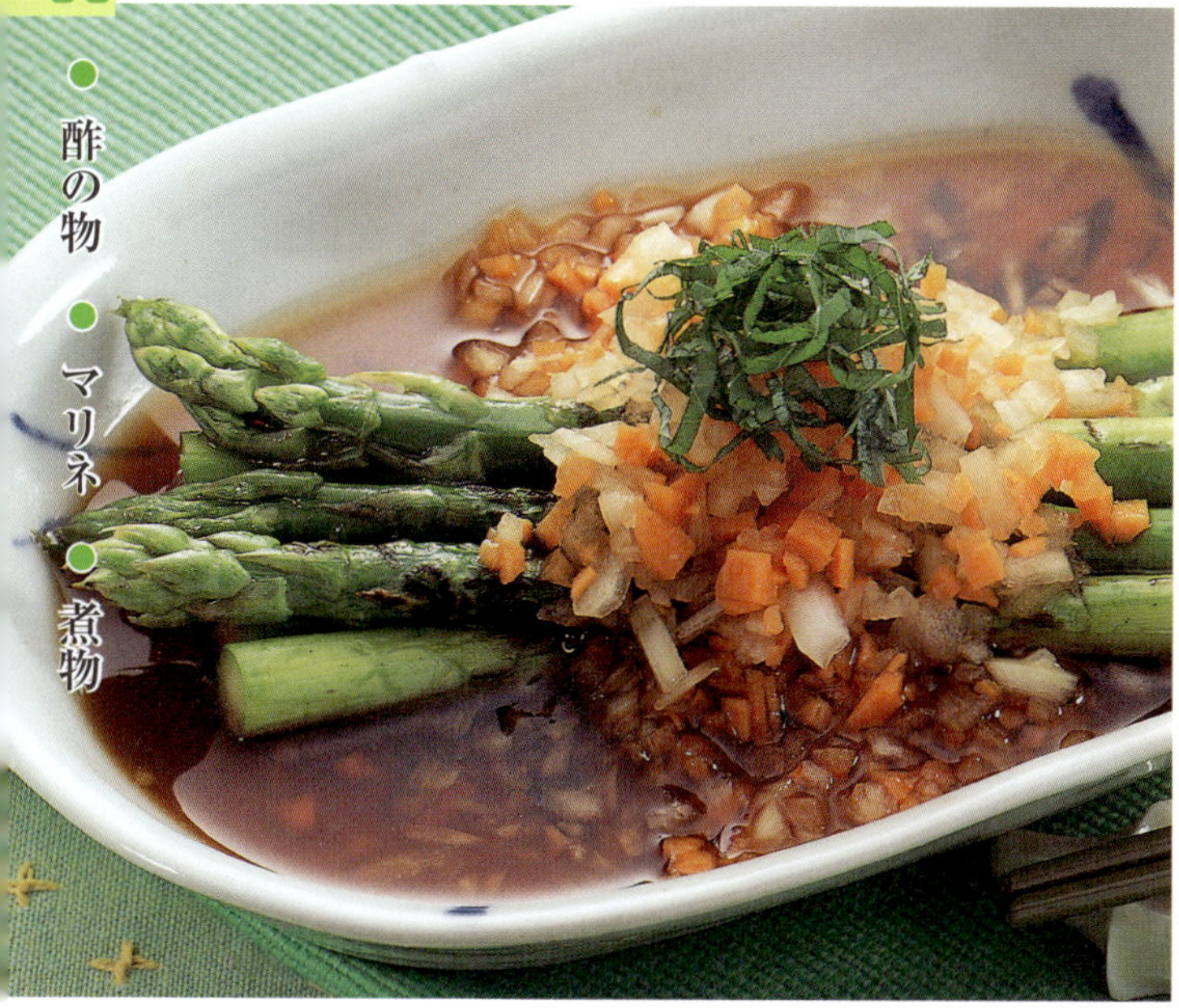

■材料（1人分）
グリーンアスパラガス3本　玉ねぎ（みじん切り）大さじ2　にんじん（みじん切り）大さじ1　A〈昆布だし大さじ$1\frac{1}{3}$　しょうゆ小さじ$\frac{2}{3}$　酢小さじ1　レモン汁小さじ1　オリーブ油小さじ1弱　塩、こしょう各少々〉　青じそ1枚

〈作り方〉

1. グリーンアスパラガスは根元のかたい部分は皮をむいておく。
2. 焼き網を火にかけて十分に熱し、①をのせて、中火でときどき回転させながら焦げ目がつくまで焼き、長さを2～3等分に切る。
3. Aと玉ねぎ、にんじんをボウルに入れ、②を熱いうちに漬け込んで1時間ほどおく。
4. ③を汁ごと器に盛り、せん切りにした青じそをのせる。

春の香りを楽しむ

あさりとふきの煮物

60kcal　塩分1.5g

■材料（1人分）
あさり（水煮缶詰）30g　ふき80g　しょうが$\frac{1}{2}$かけ　A〈昆布だし$\frac{1}{2}$カップ　薄口しょうゆ小さじ$\frac{1}{2}$　塩少々　みりん小さじ$\frac{1}{2}$　日本酒小さじ1〉

〈作り方〉

1. ふきは塩少々をまぶしてまないたの上で数回ころがし、沸騰した湯で1～2分ゆでて水にさらし、アクを抜く。
2. ①の皮と筋をむきとって水けをきり、3cm長さに切りそろえる。
3. しょうがはせん切りにする。
4. 鍋にAを入れて煮立て、②と③、あさりを入れて中火で一煮する。

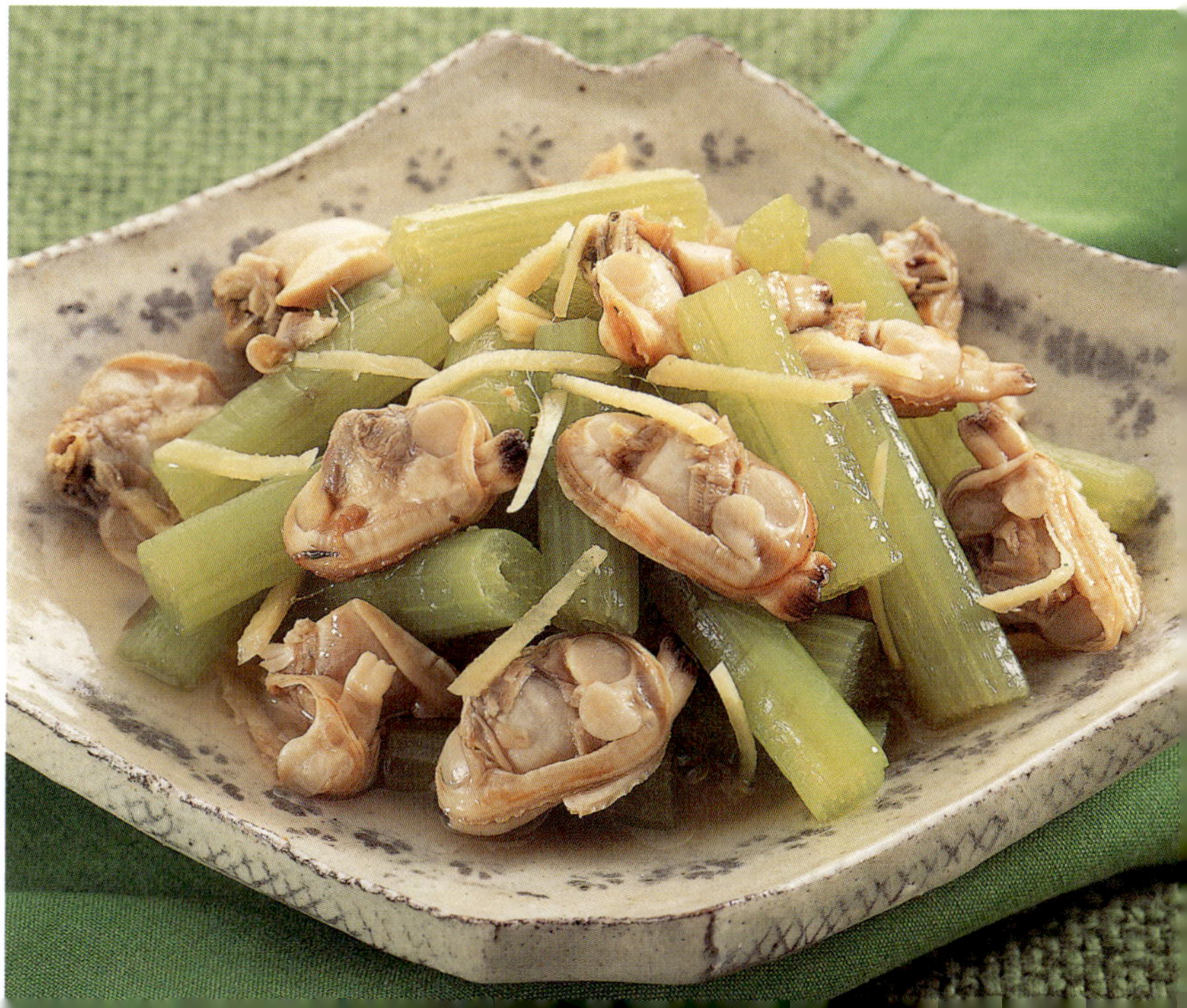

手軽に作れる人気そうざい

えのきとこんにゃくのおかか煮

60 kcal　塩分**0.9** g

■材料（1人分）
えのきだけ40g　黒板こんにゃく60g　A〈しょうゆ小さじ１　一味とうがらし少々　削りがつお少々〉　植物油小さじ１　さやいんげん１本

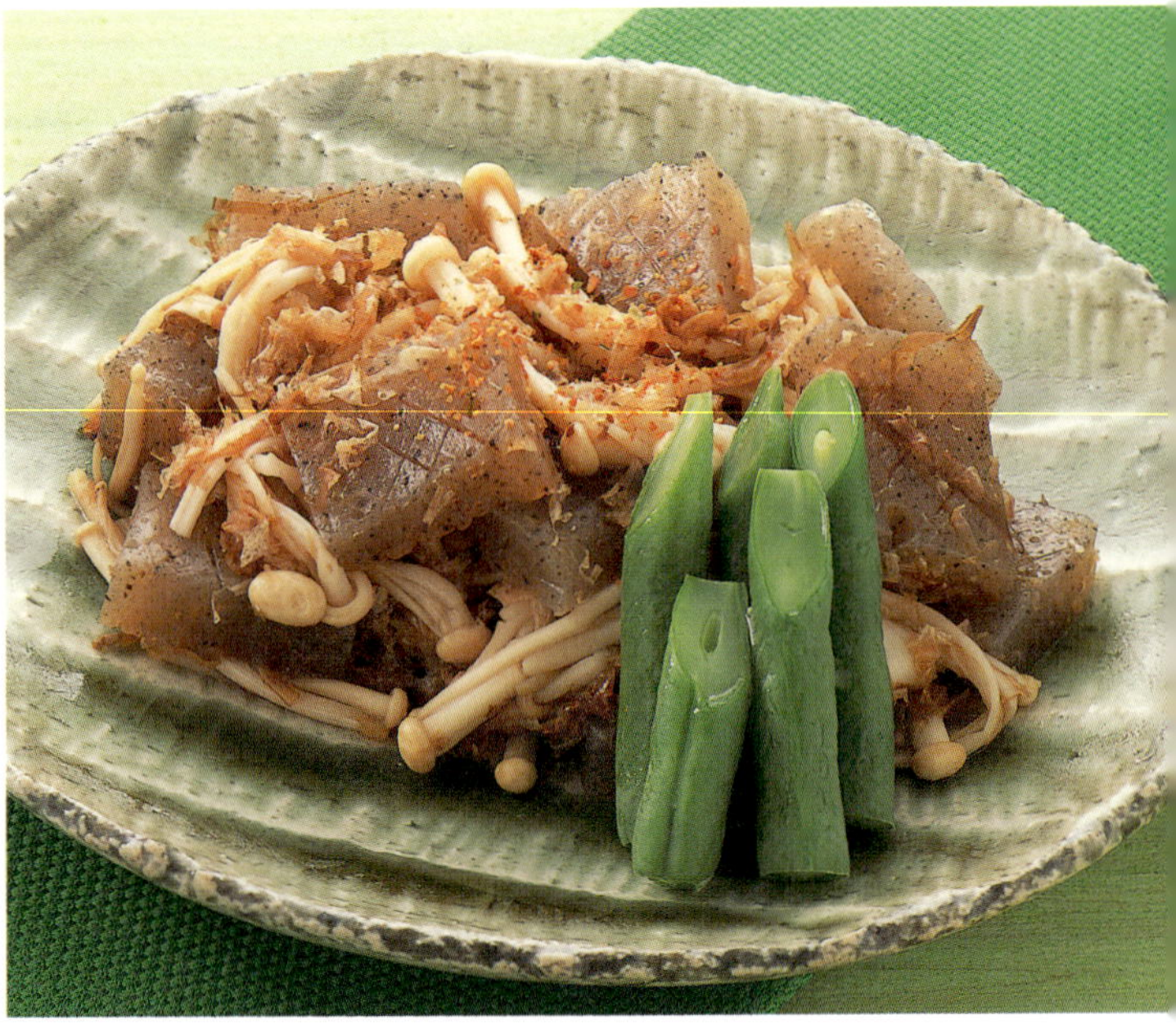

〈作り方〉

❶板こんにゃくは表面に浅く斜め格子の切り目を入れ、５㎜厚さの角形に切って沸騰した湯で1～2分ゆで、水けをきっておく。
❷えのきだけは根元を切り落とし、3㎝長さに切って小分けにする。
❸フライパンを熱して植物油を入れ、①と②を入れて中火で炒める。えのきだけがしんなりしたらＡを加え、汁けがなくなるまでいりつけながら煮る。
❹③を器に盛り、ゆでて斜め切りにしたさやいんげんを添える。

口の中でとけるようなやわらかさ

えびととうがんのくず煮

70 kcal　塩分**1.7** g

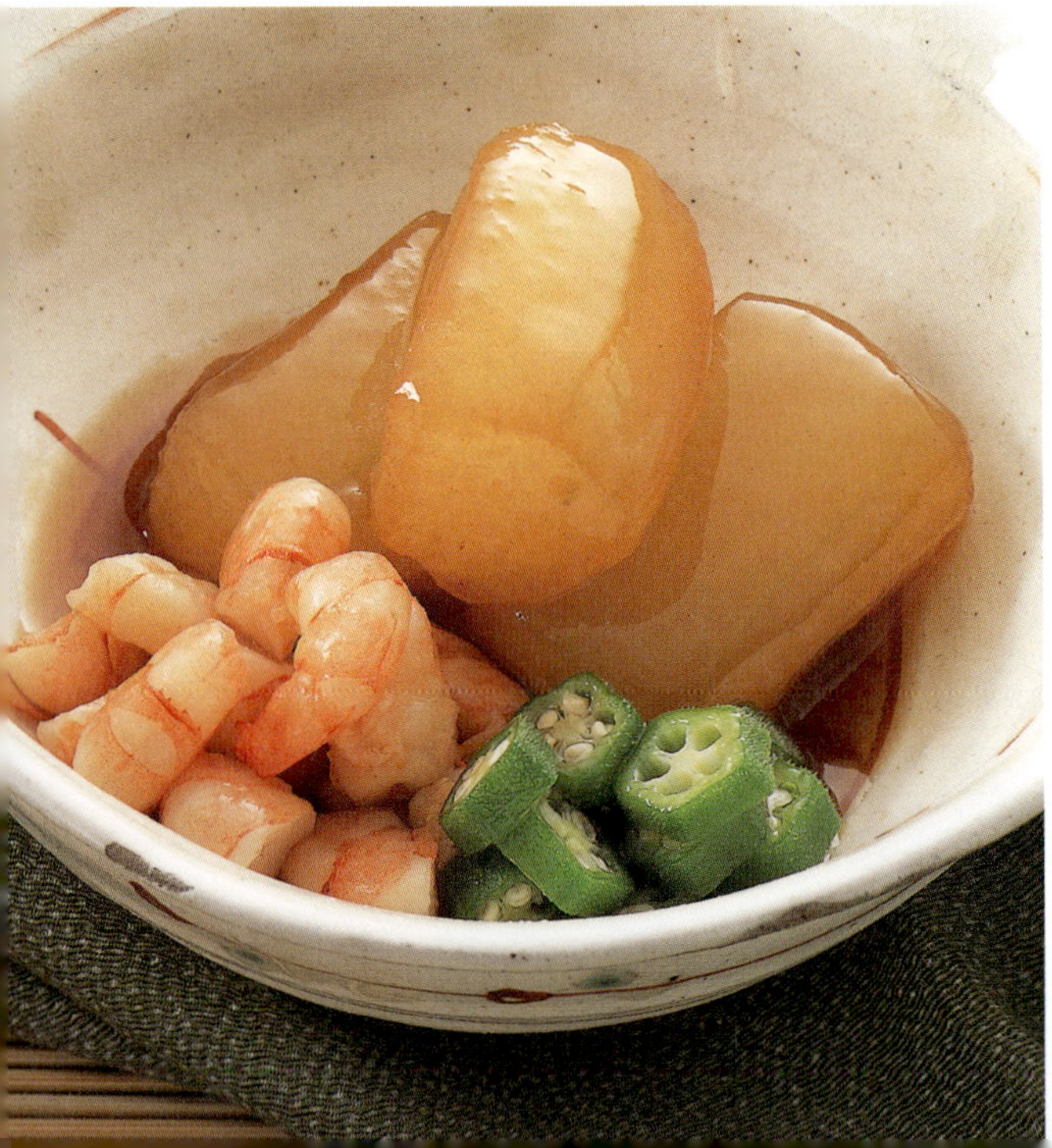

■材料（1人分）
芝えび（むき身）30g　とうがん70g　オクラ1本　A〈昆布だし$\frac{3}{4}$カップ　しょうゆ小さじ１　日本酒小さじ1　砂糖小さじ１　塩少々〉　B〈かたくり粉小さじ$\frac{2}{3}$　水大さじ1〉

〈作り方〉

❶とうがんは種とわたを除いて一口大に切り、皮をむいて面取り（煮くずれしないように切り口の角を薄くむきとること）する。
❷芝えびは背わたをとり除き、二つ～三つに切る。
❸鍋にＡと①を入れて強火にかけ、煮立ったらごく弱火にし、やわらかくなるまで煮る。
❹③に②を加えて一煮し、まぜ合わせたＢを回し入れてとろみをつける。
❺オクラは塩少々をまぶしてうぶ毛を指でこすり落とし、沸騰した湯でしんなりするまでゆで、小口切りにする。
❻④を器に盛り、⑤を添える。

栄養成分の多い葉もいっしょに使った

かぶと厚揚げの煮物

70 kcal　塩分1.3 g

■材料（1人分）
かぶ（葉つき）40g　厚揚げ30g　A〈昆布だし$\frac{1}{2}$カップ　しょうゆ小さじ1　みりん小さじ$\frac{1}{2}$　塩少々〉

〈作り方〉

❶かぶの実は茎を2cmほど残して、四つ割りにする。葉は3cm長さに切り、塩少々を加えた熱湯でさっとゆで、水けをしぼっておく。

❷厚揚げは2cm角に切り、沸騰した湯にさっと通して油抜きする。

❸鍋にAを入れて煮立て、①のかぶの実と②を入れて落としぶたをし、中火で煮汁が少し残る程度まで煮含める。最後に①のかぶの葉を加えて一煮する。

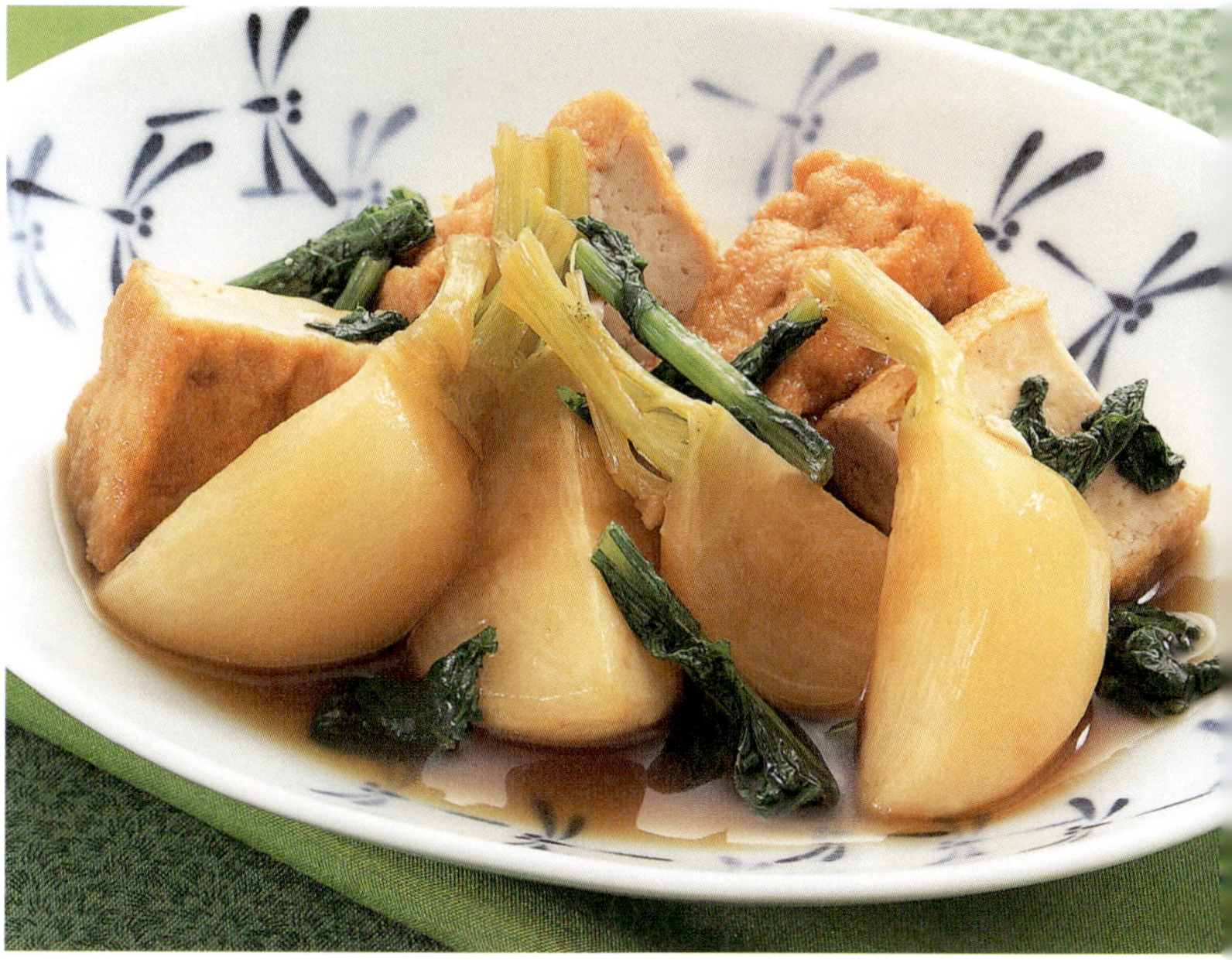

ほっくりと煮込んだ

かぼちゃの含め煮

70 kcal　塩分0.5 g

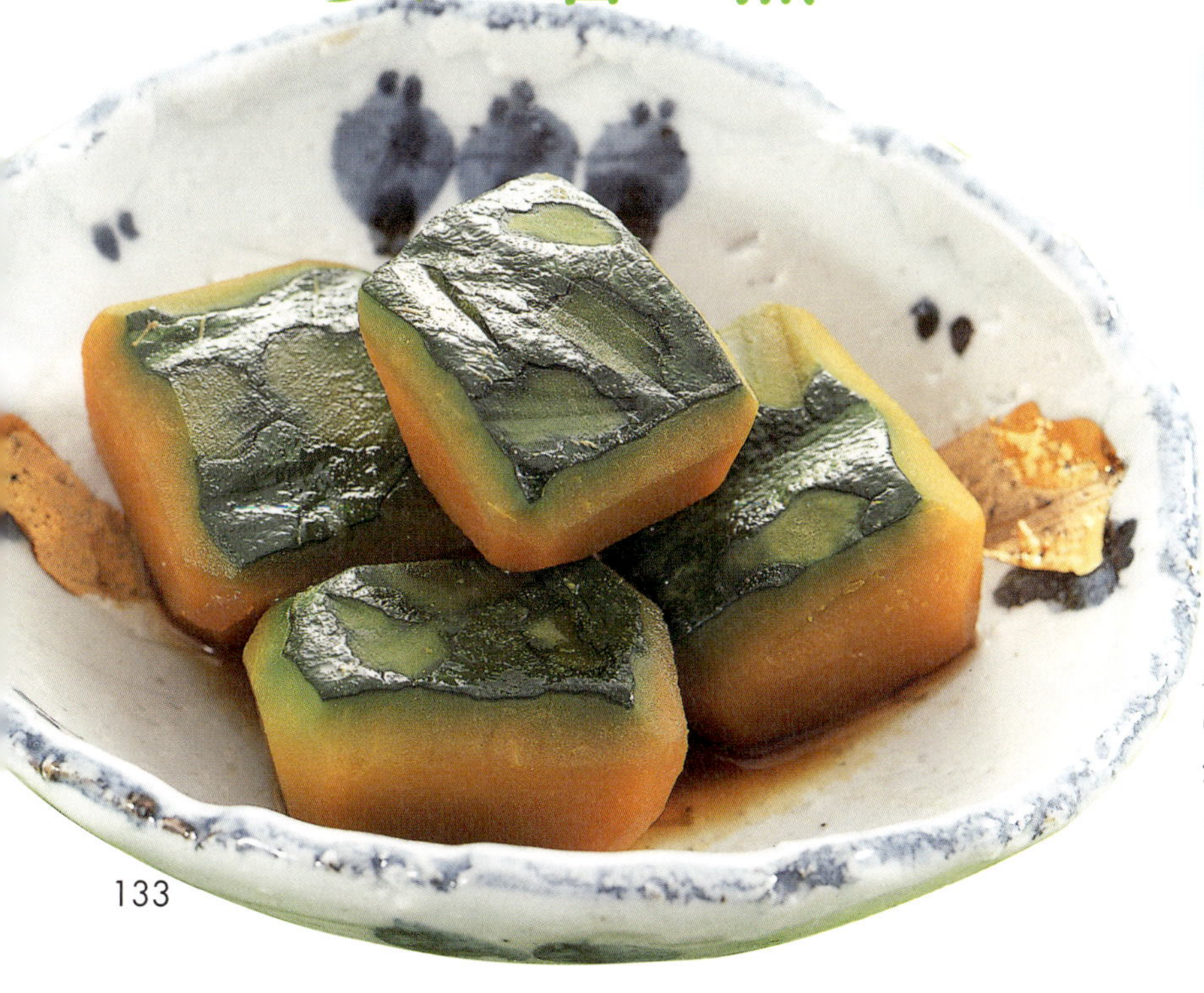

■材料（1人分）
かぼちゃ60g　A〈昆布だし$\frac{1}{2}$カップ　しょうゆ小さじ$\frac{1}{2}$　砂糖小さじ$\frac{2}{3}$　みりん小さじ$\frac{1}{3}$〉

〈作り方〉

❶かぼちゃは種とわたを除いて一口大に切り、面取り（切り口の角を薄くむきとる）をする。

❷鍋にAを入れて煮立て、①を皮を下にして重ならないように並べ入れる。落としぶたをし、かぼちゃが踊らない程度の火かげんにして、竹串がすっと通るようになるまで煮る。

薄味にしっとりと煮た

切り干し大根の煮物

70 kcal　塩分1.1 g

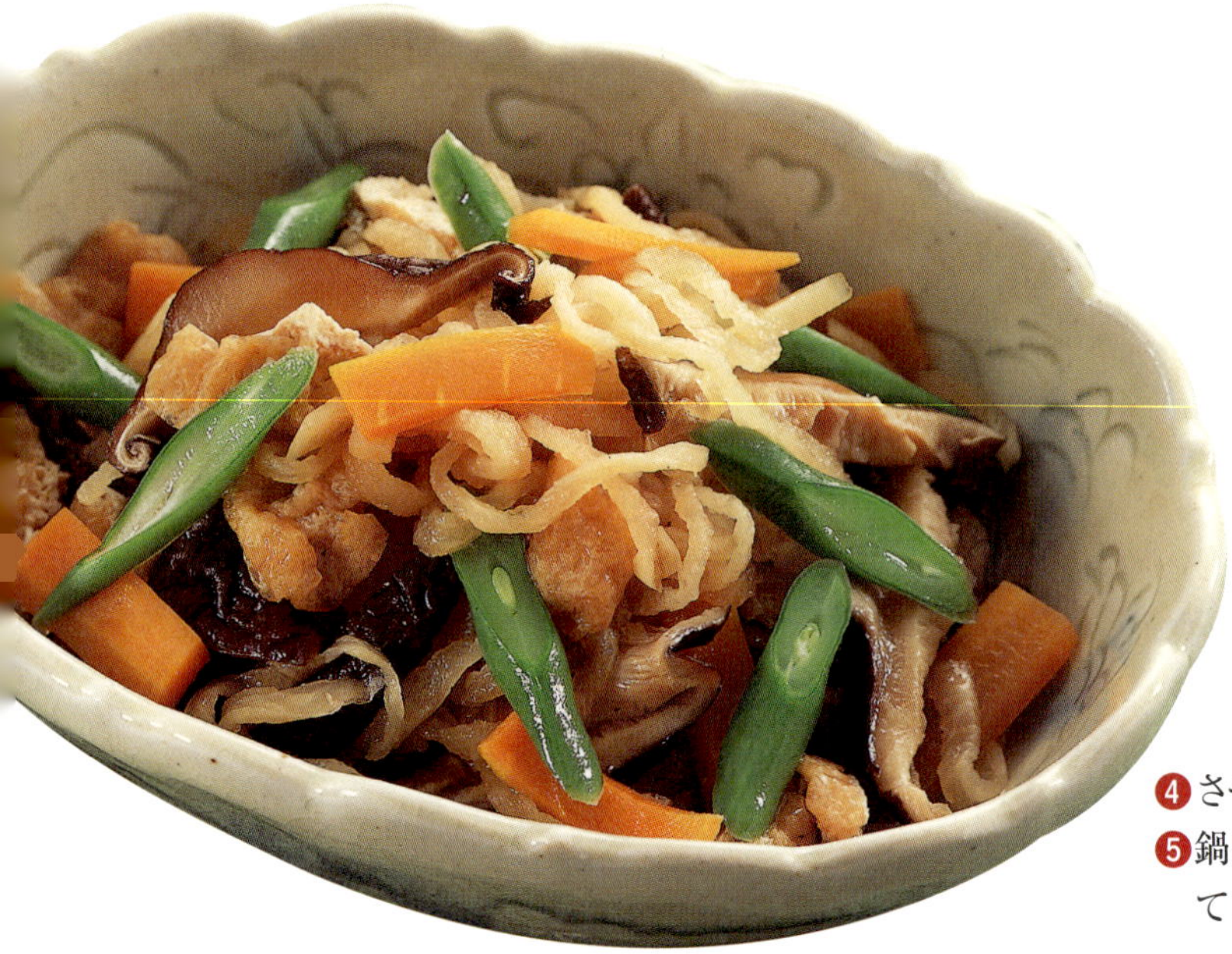

■材料（1人分）

切り干し大根（乾燥）8 g　油揚げ$\frac{1}{5}$枚　にんじん15g　干ししいたけ$\frac{1}{4}$個　さやいんげん1本　A〈昆布だし$\frac{3}{4}$カップ　砂糖小さじ$\frac{1}{2}$　みりん小さじ$\frac{1}{3}$　しょうゆ小さじ1〉

〈作り方〉

1. 切り干し大根は、ぬるま湯につけてもどす。
2. 干ししいたけは水につけてもどし、薄切りにする。にんじんは短冊切りにする。
3. 油揚げはざるにのせ、熱湯を回しかけて油抜きし、細切りにする。
4. さやいんげんは筋をとって斜め切りにする。
5. 鍋にAを入れて煮立て、①と②、③を入れて10分ほど煮、④を加えて一煮する。

いりつけるだけの簡単おかず

きんぴらごぼう

70 kcal　塩分0.9 g

■材料（1人分）

ごぼう30 g　にんじん20g　赤とうがらし（小口切り）少々　A〈しょうゆ小さじ1　砂糖小さじ1　日本酒小さじ1〉　植物油小さじ$\frac{1}{2}$　いり白ごま小さじ$\frac{1}{4}$

〈作り方〉

1. ごぼうは4cm長さくらいのせん切りにし、水にさらして、水けをきっておく。
2. にんじんもごぼうと同じせん切りにする。
3. 鍋に植物油を熱して強火で①と赤とうがらしを炒め、ごぼうに油がなじんだら、②を加えて一炒めする。
4. Aを加えてまぜ、煮立ったら弱火にして、汁けがなくなるまでいりつける。
5. ④を器に盛り、いりごまを振る。

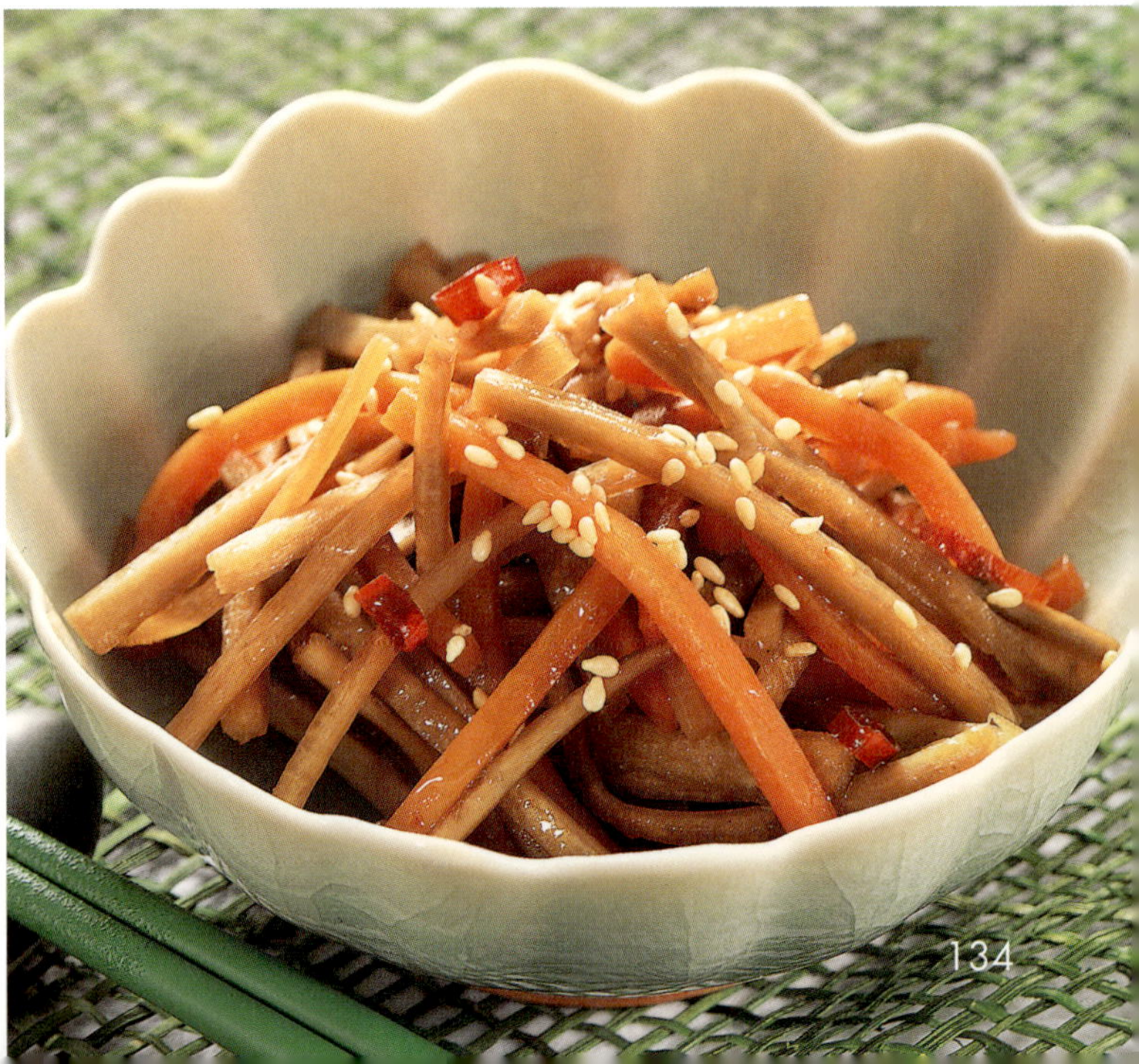

甘辛く煮た常備菜

ししとうとじゃこのいり煮

70kcal　塩分1.2g

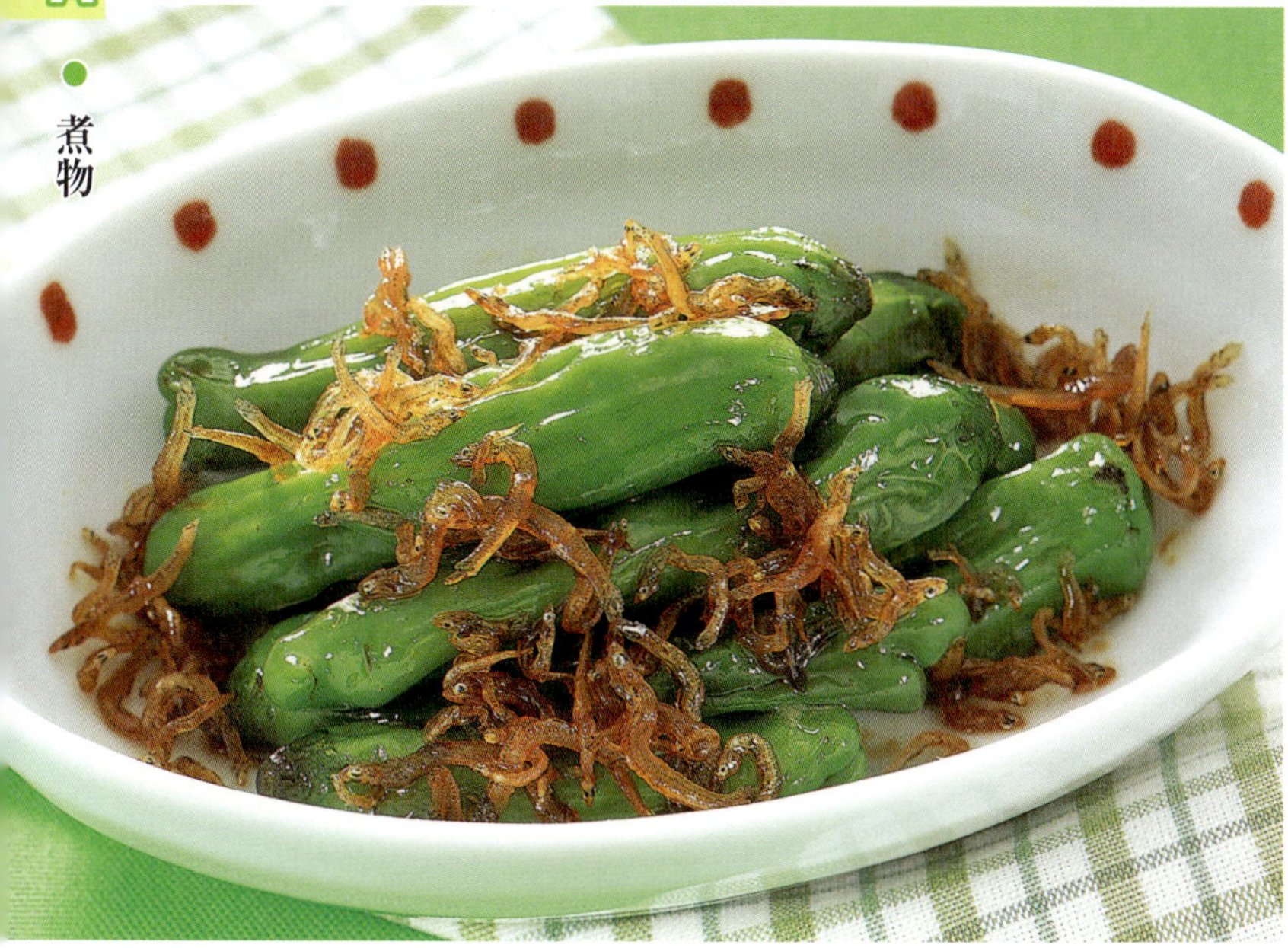

■材料（1人分）
ししとうがらし8本　ちりめんじゃこ大さじ2　しょうゆ小さじ$\frac{2}{3}$　みりん小さじ$\frac{2}{3}$　植物油小さじ$\frac{1}{2}$

〈作り方〉

❶ししとうがらしはへたの先を切り落とし、実の部分は破裂防止のために、竹串などでつついて2〜3カ所穴をあけておく。

❷鍋に植物油を入れて熱し、①とちりめんじゃこを強火で炒め合わせる。ししとうがらしに油が回ったら、しょうゆとみりんを加えて汁けがなくなるまで中火でいりつける。

作り置きできる家庭そうざい

ぜんまいと油揚げの煮物

70kcal　塩分1.0g

■材料（1人分）
ぜんまい（水煮）50g　油揚げ$\frac{1}{5}$枚　黒板こんにゃく30g　にんじん20g　A〈昆布だし$\frac{1}{2}$カップ　しょうゆ小さじ1　日本酒小さじ1　みりん小さじ1〉

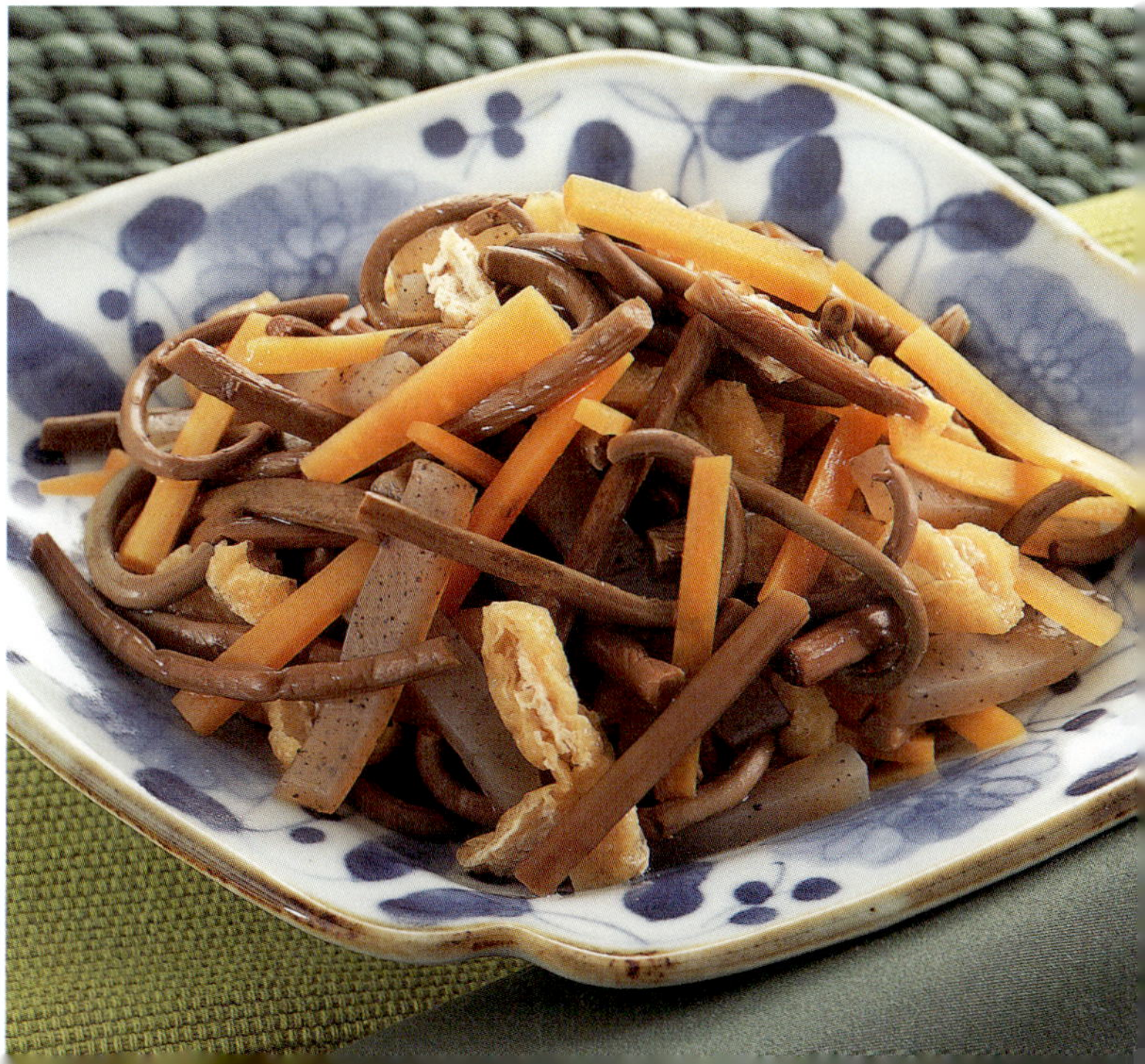

〈作り方〉

❶ぜんまいは4cm長さに切り、沸騰した湯で2〜3分ゆでてざるに上げる。

❷板こんにゃくは細めの短冊切りにし、沸騰した湯で1〜2分ゆでてざるに上げる。

❸油揚げはざるにのせ、熱湯を回しかけて油抜きし、細切りにする。

❹にんじんは3cm長さの棒状に切る。

❺鍋にAを入れて煮立て、①と②、③、④を入れて弱めの中火で汁けがほぼなくなるまで煮る。

血液をサラサラにする優秀なコンビ

大豆とひじきの煮物

60 kcal　塩分 1.2 g

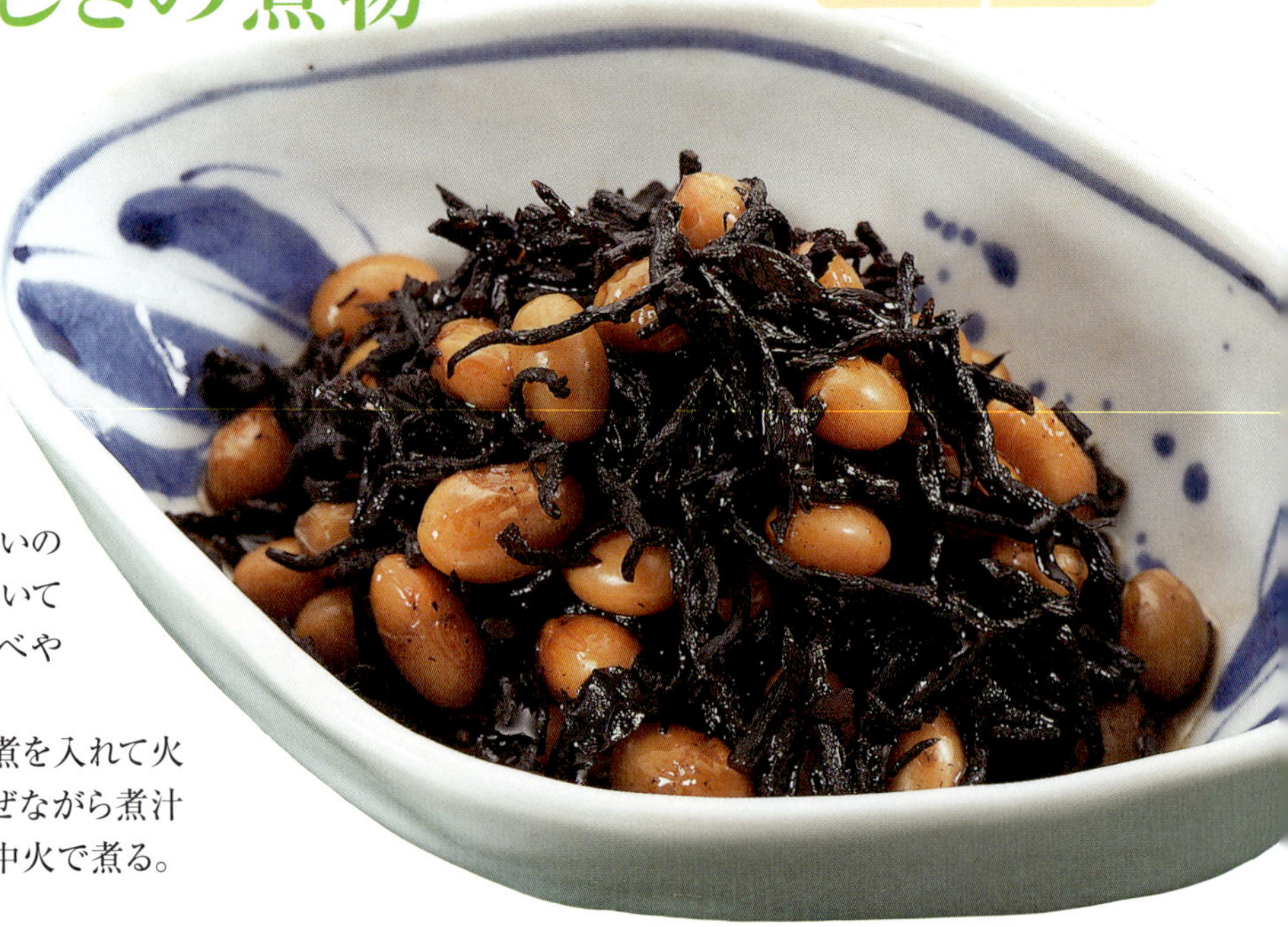

■材料（1人分）
大豆（水煮缶詰）25g　ひじき（乾燥）4g　A〈昆布だし$\frac{1}{2}$カップ　しょうゆ小さじ1　日本酒小さじ1　砂糖小さじ$\frac{1}{2}$　みりん小さじ$\frac{2}{3}$〉

〈作り方〉

❶ひじきは洗ってかぶるくらいの水にひたし、20分ほどおいてもどす。水けをきり、食べやすい長さに切る。

❷鍋にAと①、大豆の水煮を入れて火にかけ、ときどきかきまぜながら煮汁がほとんどなくなるまで中火で煮る。

牛乳でクリーミーに仕上げた

青梗菜《チンゲンサイ》のクリーム煮

70 kcal　塩分 1.3 g

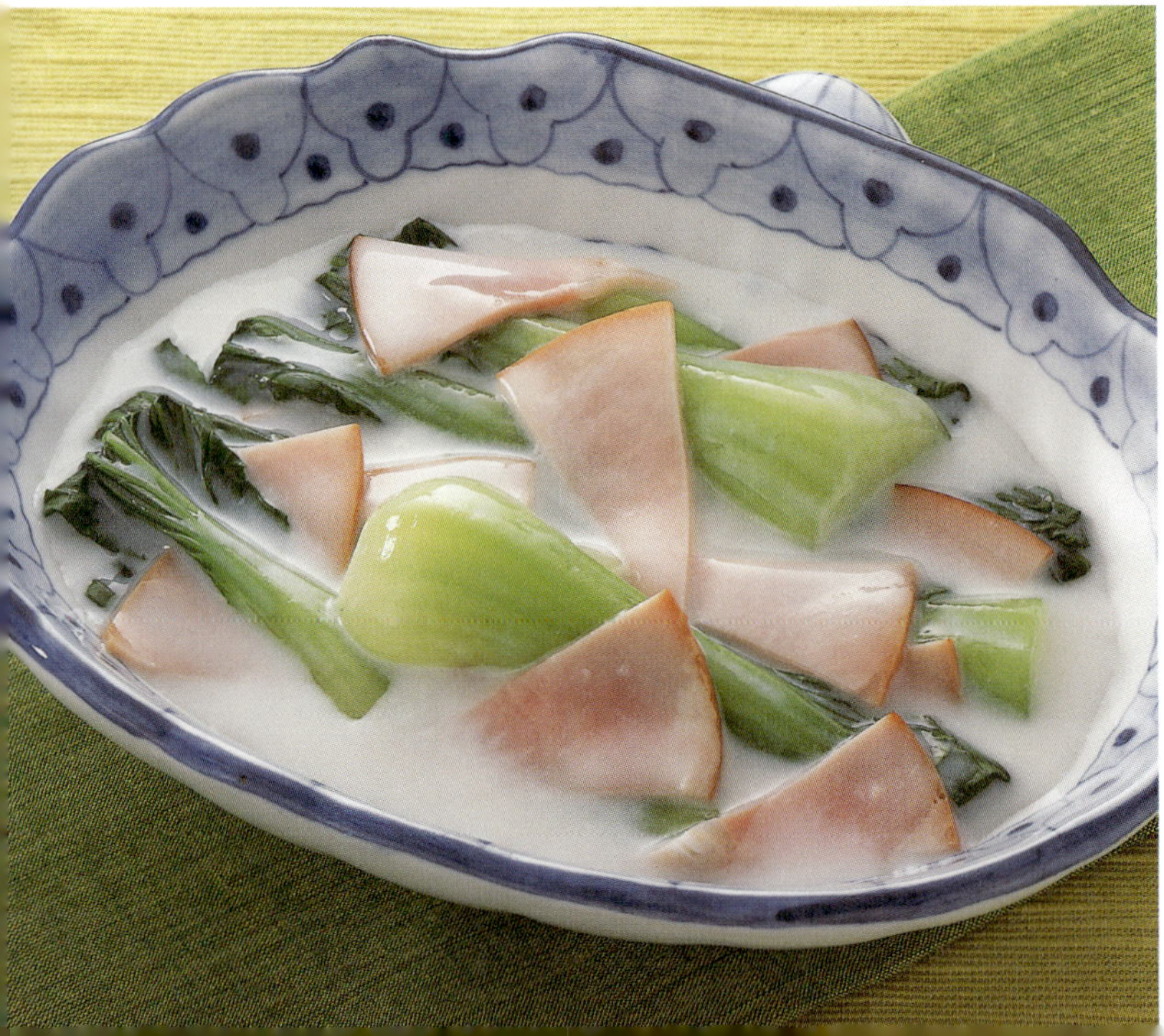

■材料（1人分）
青梗菜70g　ロースハム$\frac{1}{2}$枚　A〈水$\frac{1}{2}$カップ　コンソメスープの素（顆粒）少々〉　牛乳大さじ$1\frac{1}{3}$　塩少々　かたくり粉小さじ$\frac{1}{2}$　植物油小さじ$\frac{1}{2}$

〈作り方〉

❶青梗菜は1枚ずつ葉をはがし、大きい場合は長さを半分に切る。

❷ロースハムは小さな三角に切る。

❸鍋に植物油を入れて熱し、①と②を中火で炒め、全体に油が回ったらAを加えて一煮する。ここに牛乳を加え、塩で味をととのえる。

❹小さな容器に③のスープを少しとり出してかたくり粉をとき、③に加えてとろみをつけ、火を止める。

ふっくらとやわらかく煮た

白菜とカキの煮物

70kcal　塩分1.7g

■材料（1人分）
白菜1枚　カキ（むき身）小3個（60g）
A〈昆布だし$\frac{1}{4}$カップ　しょうゆ小さじ$\frac{2}{3}$
日本酒小さじ1　みりん小さじ$\frac{2}{3}$　塩少々〉　万能ねぎ（小口切り）小さじ1

〈作り方〉

❶白菜は茎と葉に切り分け、茎は一口大のそぎ切りにし、葉は3～4cm幅のざく切りにする。

❷カキはざるに入れ、薄い塩水で汚れを落とし、さらに水でさっと洗う。

❸鍋にAを入れて煮立て、白菜の茎、葉の順に入れて強火で一煮し、中火で4～5分煮る。

❹③に②のカキを加え、カキの色が変わったらすぐ火を止める。

❺④を器に盛り、万能ねぎを散らす。

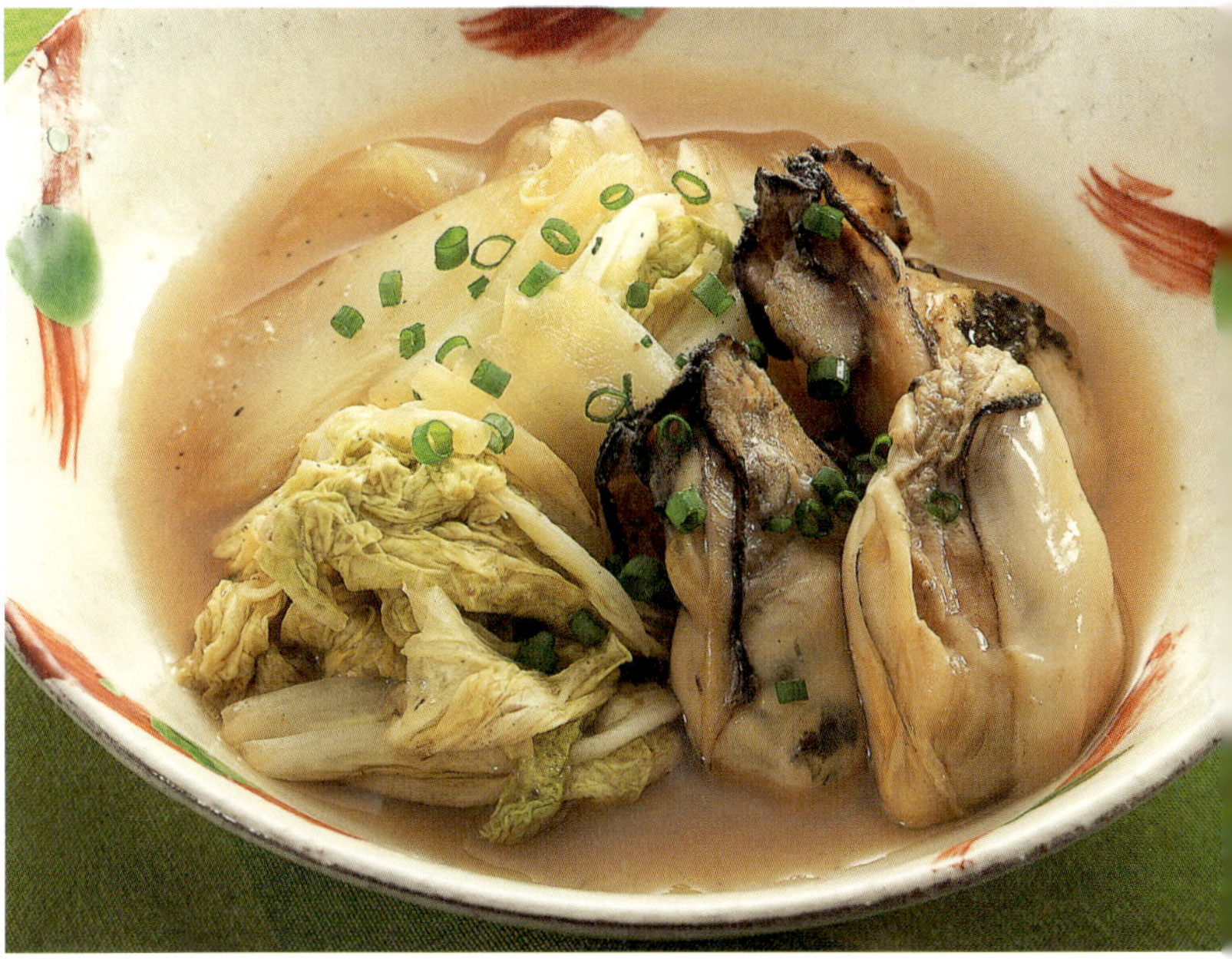

炒めてからさっと煮る

豚肉と白菜のうま煮

70kcal　塩分0.9g

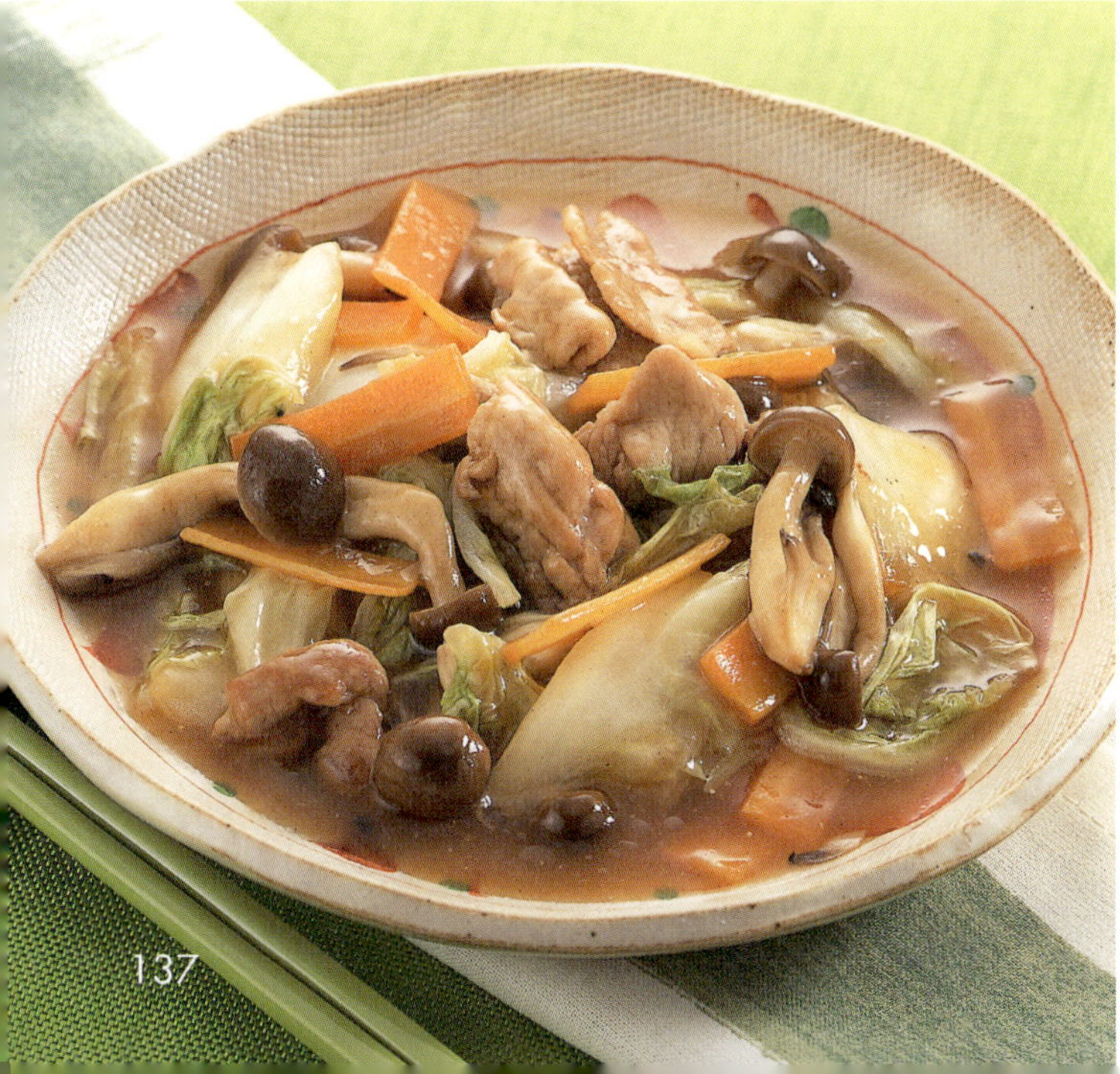

■材料（1人分）
豚もも薄切り肉15g　白菜70g　にんじん、しめじ各15g　A〈昆布だし大さじ2　しょうゆ、日本酒各小さじ1　砂糖小さじ$\frac{1}{3}$　こしょう少々〉　B〈かたくり粉小さじ$\frac{1}{2}$　水大さじ1〉　植物油小さじ$\frac{1}{2}$弱

〈作り方〉

❶白菜は、茎は一口大のそぎ切りにし、葉は3～4cm幅のざく切りにする。

❷にんじんは薄い短冊切りにし、しめじは石づきを切り落として小分けにする。

❸豚肉は一口大に切る。

❹フライパンを熱して植物油を入れ、③を強火で炒める。肉の色が変わったら①と②を加えて炒め合わせる。

❺野菜に油が回ったらAを加えて一煮し、まぜ合わせたBを回し入れてとろみをつけ、火を止める。

弱火でじっくりと芯まで味をしみ込ませた

ふろふき大根

70 kcal　塩分0.8 g

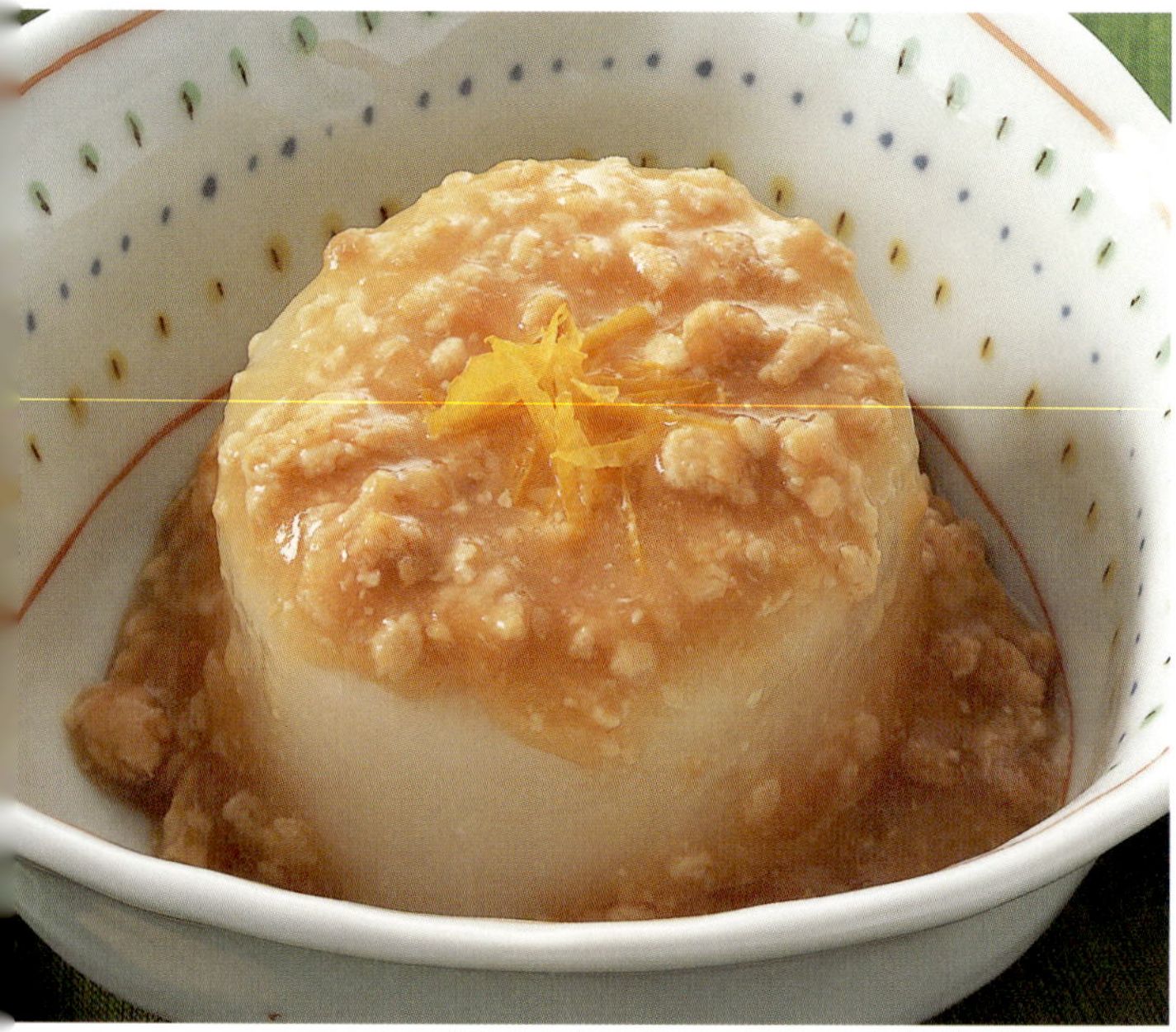

■材料（1人分）

大根100g　鶏ひき肉15g　昆布だし適量　A〈昆布だし$\frac{1}{3}$カップ　みそ小さじ1　みりん小さじ$\frac{2}{3}$〉 B〈かたくり粉小さじ$\frac{1}{3}$　水小さじ2〉 ゆずの皮少々

〈作り方〉

❶大根は皮をむいて面取り（切り口の角を薄くむきとる）をし、片面に、厚みの半分まで十文字に切り込みを入れておく。

❷鍋に①を入れてかぶるくらいの昆布だしを注ぎ、強火にかける。煮立ったら弱火にし、大根に竹串がすっと通るようになるまで煮る。

❸大根を煮ている間にそぼろあんを作る。小鍋にAを入れて煮立て、鶏ひき肉を中火で煮る。ひき肉の色が変わったら、まぜ合わせたBを回し入れてとろみをつける。

❹器に②を盛って③をかけ、せん切りにしたゆずの皮をのせる。

低エネルギーでヘルシーな

ほたて貝柱と大根の煮物

70 kcal　塩分1.1 g

■材料（1人分）

ほたて貝柱（刺し身用）40g　大根80g　昆布だし$\frac{1}{2}$カップ　A〈しょうゆ小さじ1　みりん小さじ$\frac{1}{2}$〉　万能ねぎ$\frac{1}{3}$本

〈作り方〉

❶大根は1㎝厚さのいちょう切りにする。

❷ほたて貝柱は厚みを2～3等分に切る。

❸鍋に昆布だしと①を入れて強火にかけ、煮立ったら弱火にして大根がやわらかくなるまで煮る。

❹③に②を加えて一煮し、Aを入れて味つけする。

❺④を器に盛り、万能ねぎを飾る。

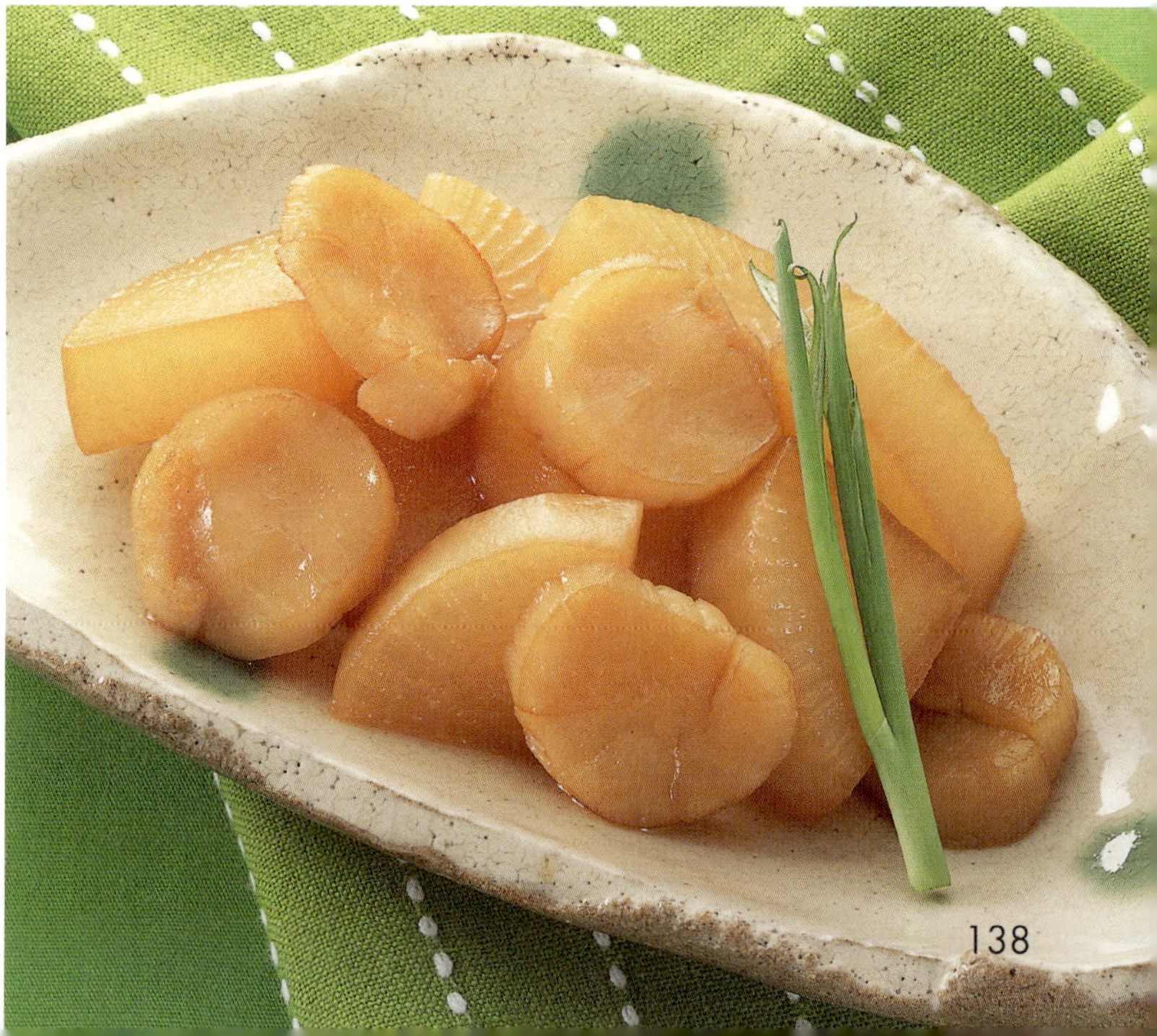

水菜の歯ごたえを残すのがおいしさのポイント

水菜と油揚げの煮びたし

60kcal　塩分1.2g

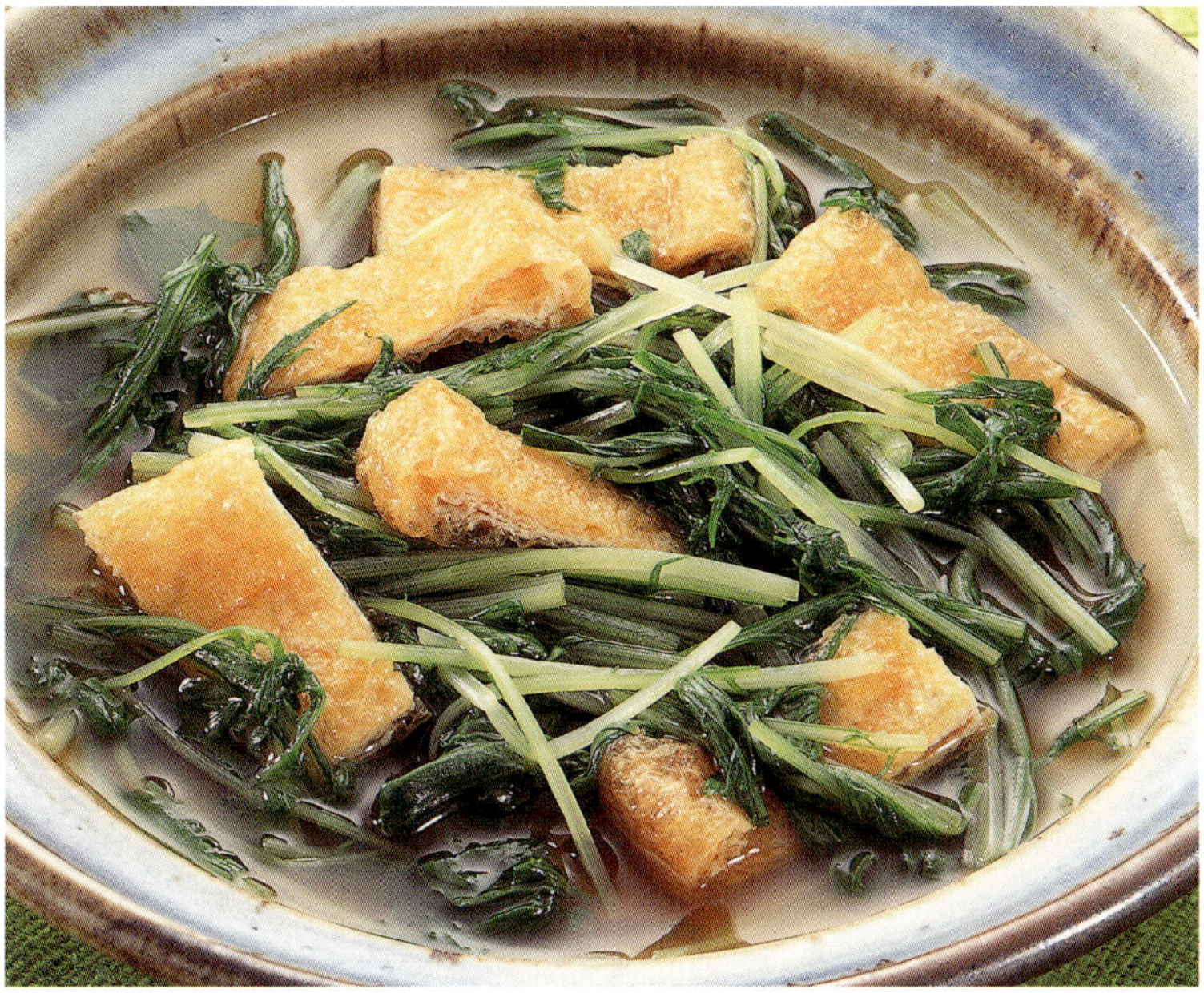

■材料（1人分）
水菜80g　油揚げ$\frac{1}{5}$枚　A〈昆布だし$\frac{1}{3}$カップ　しょうゆ小さじ$\frac{2}{3}$　日本酒小さじ$\frac{1}{2}$　みりん小さじ1　塩少々〉

〈作り方〉

1. 水菜は沸騰した湯でさっとゆで、水につけて冷まし、水けをしぼって4cm長さに切る。
2. 油揚げはざるにのせ、熱湯を回しかけて油抜きし、1cm幅に切る。
3. 鍋にAを入れて火にかけ、一煮立ちしたら①と②を入れて中火でさっと煮る。再び煮立ったら火を止め、そのまま10分ほどおいて味を含ませる。

こんがりと焼き上げた

焼き厚揚げの大根おろし添え

70kcal　塩分0.6g

■材料（1人分）
厚揚げ40g　大根おろし大さじ1　おろししょうが少々　しょうゆ小さじ$\frac{2}{3}$　ミニきゅうり$\frac{1}{2}$本

〈作り方〉

1. 焼き網をよく熱して厚揚げをのせ、弱火で両面ともこんがり焼き、中まで熱くする。
2. ①を食べやすい大きさに切って器に盛り、軽く水けをきった大根おろしとおろししょうがをのせ、飾り切りにしたミニきゅうりを添える。しょうゆは分量を別の器に入れて添え、食べるときに全体にかける。

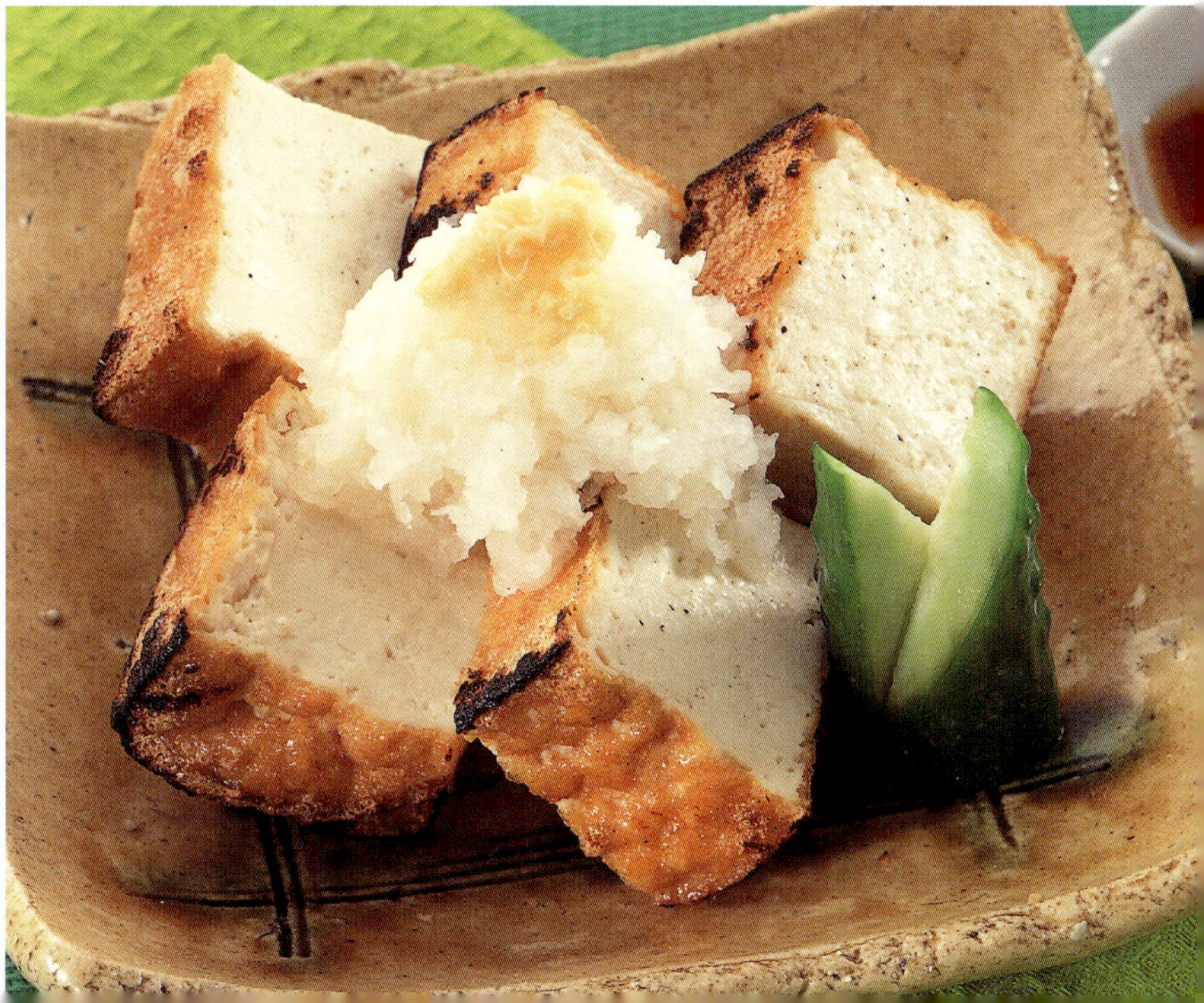

ほどよいほろ苦さが夏の味わい

にがうりとしらすのドレッシングあえ

70kcal　塩分1.1g

■材料（1人分）
にがうり$\frac{1}{3}$本（80g）　しらす干し大さじ3　A〈しょうゆ小さじ$\frac{1}{2}$　昆布だし小さじ2　酢小さじ1　植物油小さじ1弱〉　削りがつお少々

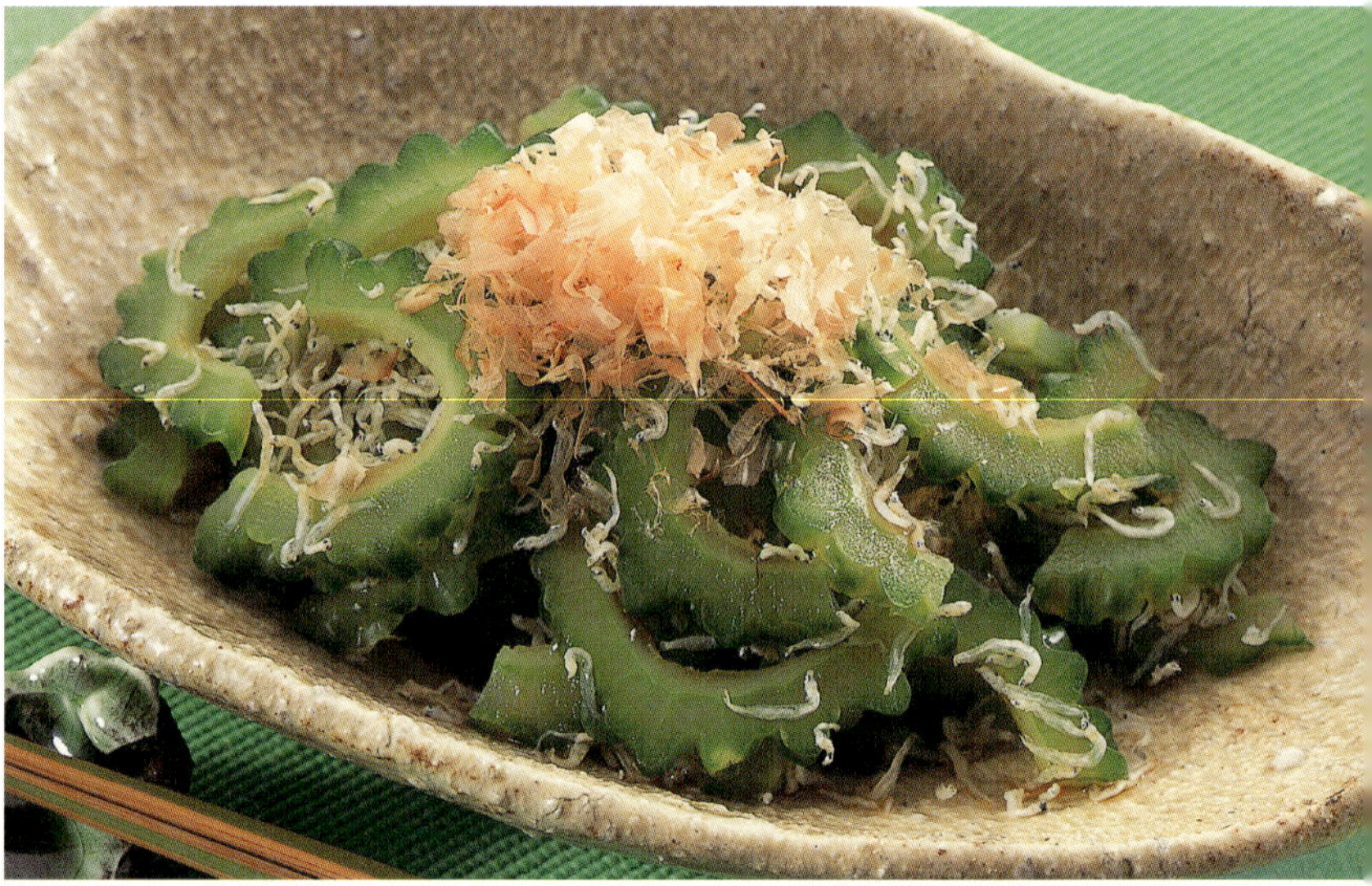

〈作り方〉

❶にがうりは縦半分に切り、わたと種をスプーンでかきとり、端から薄切りにする。これを沸騰した湯でさっとゆで、ざるに上げて水けをきっておく。
❷しらす干しはフライパンでからいりし、カリッとさせる。
❸ボウルにAを入れてまぜ、①と②をあえて器に盛り、削りがつおをのせる。

参考メモ 削りがつおにはプリン体が多く含まれますが、この程度の量をたまに使う分には心配ありません。気になる場合は省きましょう。

ネバネバどうしで血液サラサラ効果倍増

モロヘイヤ納豆

70kcal　塩分0.9g

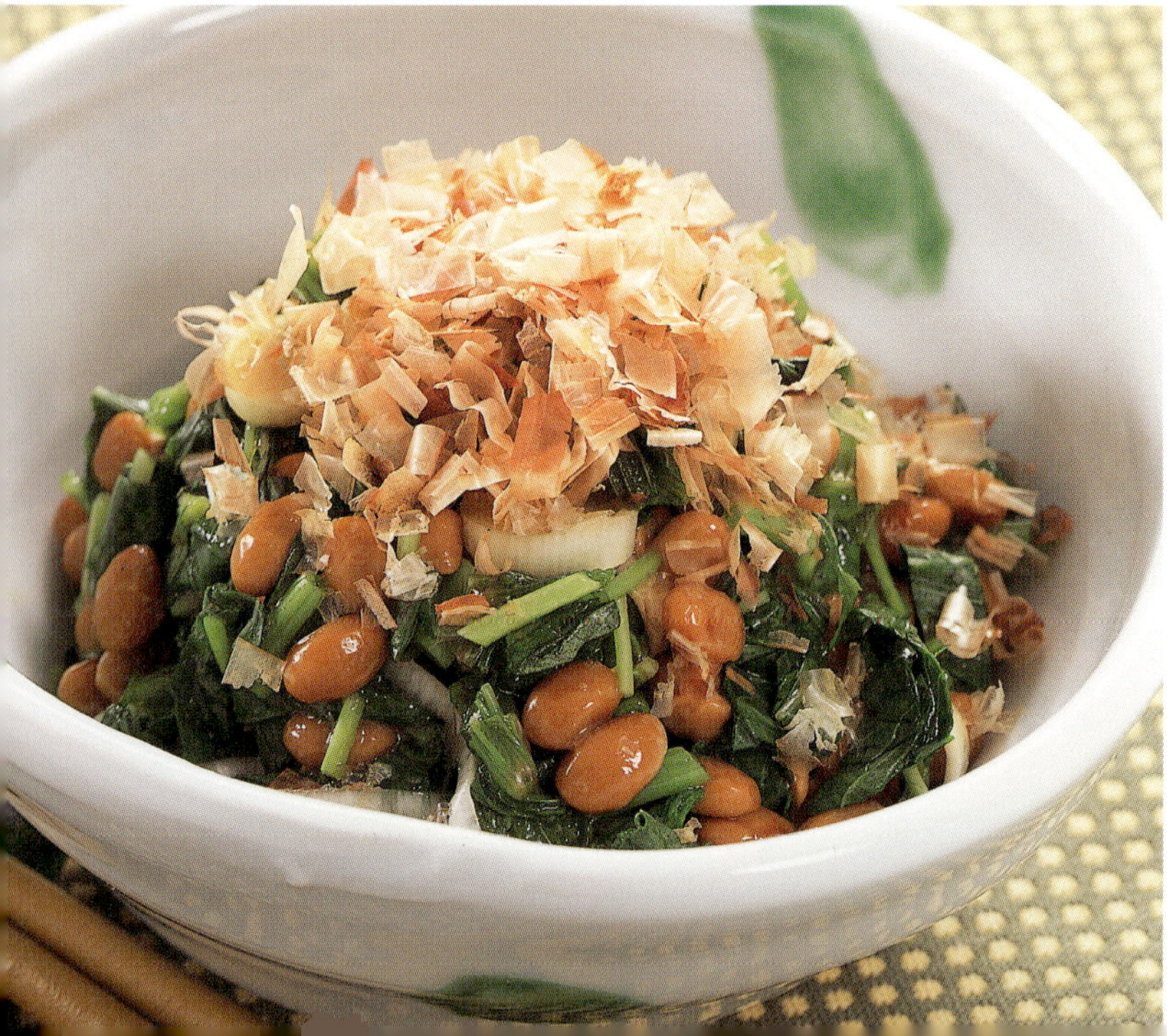

■材料（1人分）
モロヘイヤ50g　納豆20g　長ねぎ10g　しょうゆ小さじ1　練りがらし少々　削りがつお少々

〈作り方〉

❶モロヘイヤは沸騰した湯でさっとゆでて水にとり、水けをしぼって1cm幅に刻む。
❷長ねぎは小口切りにする。
❸納豆に①と②を合わせてよくまぜ、しょうゆと練りがらしを加えて調味する。
❹③を器に盛り、削りがつおをのせる。

参考メモ 削りがつおにはプリン体が多く含まれますが、この程度の量をたまに使う分には心配ありません。気になる場合は省きましょう。

尿酸値を下げるのに効果的!

20～30kcalの野菜や海藻が中心のヘルシーおかず

副菜 B

この副菜Bグループ（142～168ページ）の中から1品選びます。

●料理ごとに表示してあるエネルギー量、塩分量などの栄養データはすべて1人分です。

●材料の分量は1人分です。特に指定のないものは原則として、使用量は正味量（野菜ならへたや皮などを除いた、純粋に食べられる量）で表示してあります。

●材料は、特に指定のないものは原則として、水洗いをすませ、野菜などは皮をむくなどの下ごしらえしたものを使います。

●だしは、昆布でとった和風だしを使用しています。かつおや煮干しでとっただしはプリン体が多いのでおすすめしません。

1食分の献立のとり方

aまたはbパターンを選びます

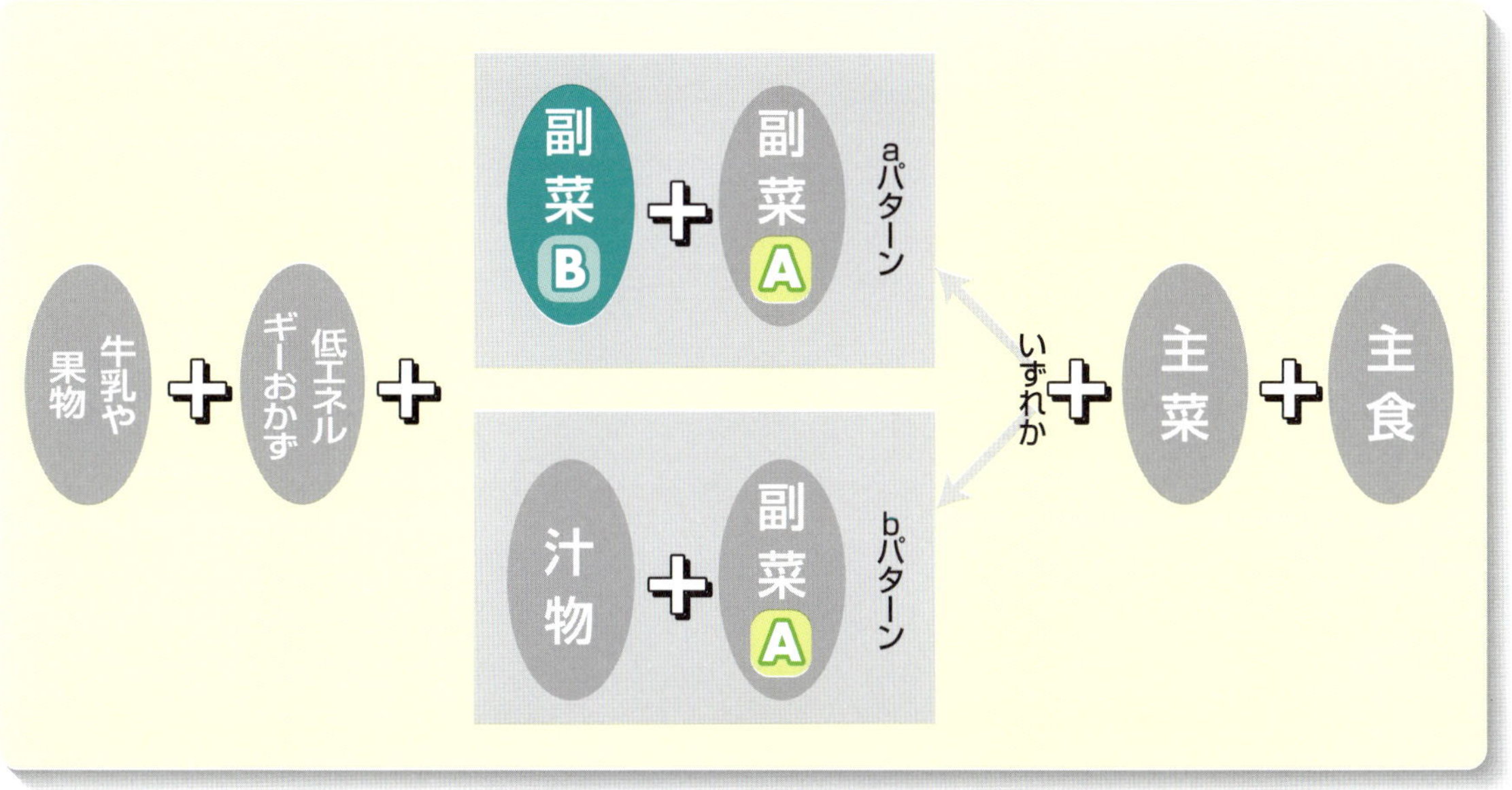

この仕組みに従っておかずなどを選んでいくと、栄養バランスを考慮したエネルギー（カロリー）計算にもとづく、健康的な1日の献立が自動的に設計できます。

カレーの風味と色をきかせた

アスパラのカレーヨーグルトあえ

20kcal　塩分0.5g

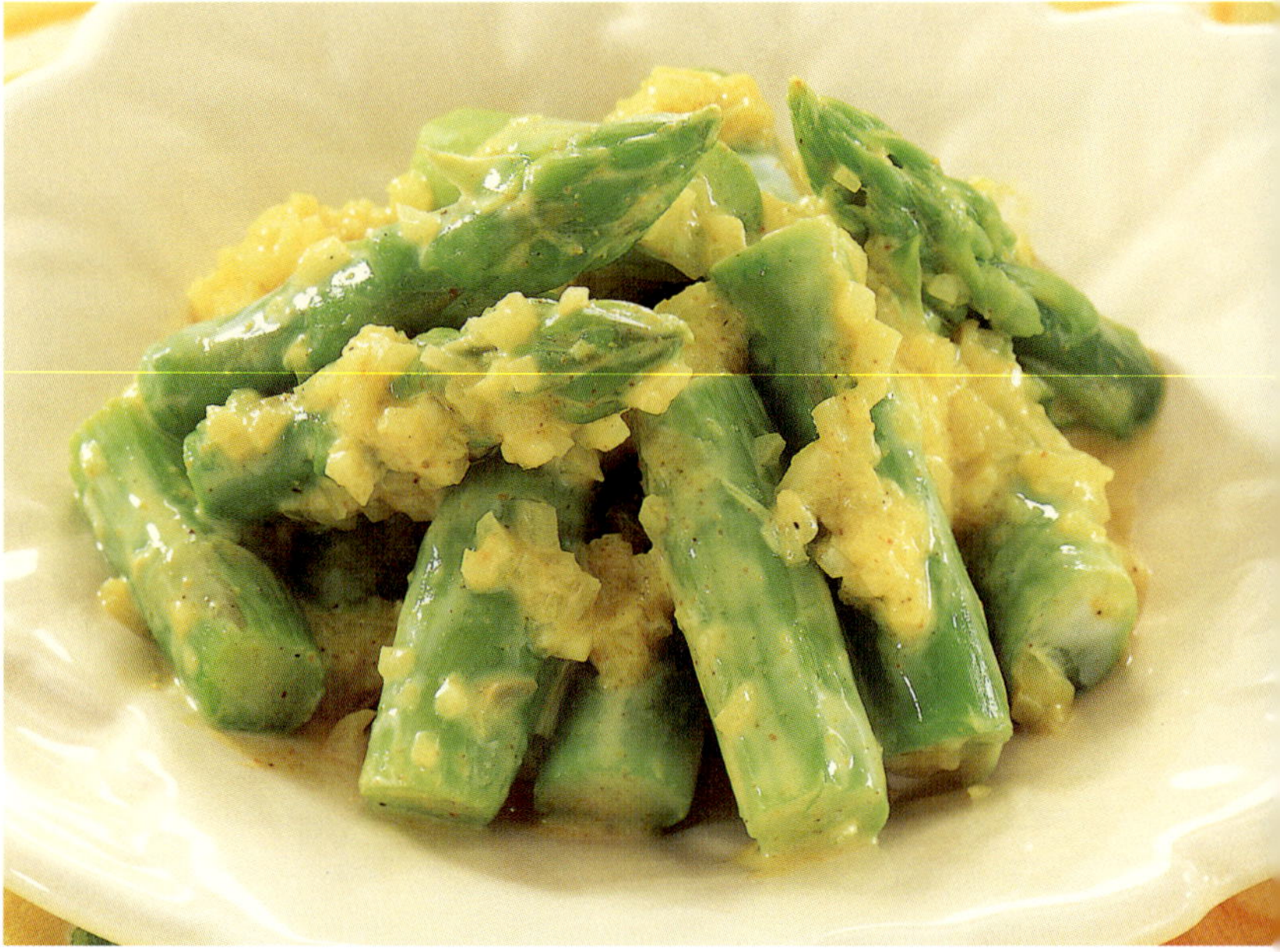

■材料（1人分）
グリーンアスパラガス3本（50g）
玉ねぎ10g　A〈プレーンヨーグルト小さじ2　カレー粉小さじ$\frac{1}{4}$　塩、こしょう各少々〉

〈作り方〉

1. グリーンアスパラガスは根元のかたい部分は皮をむき、沸騰した湯でややしんなりするまでゆでる。ざるに上げて水けをきり、長さを3〜4等分に切る。
2. 玉ねぎはみじん切りにして水にさらし、水けをしぼる。
3. ボウルにAと②を入れてまぜ、①をあえる。

甘酢しょうゆであえたさっぱり味

糸寒天とくらげのあえ物

20kcal　塩分1.5g

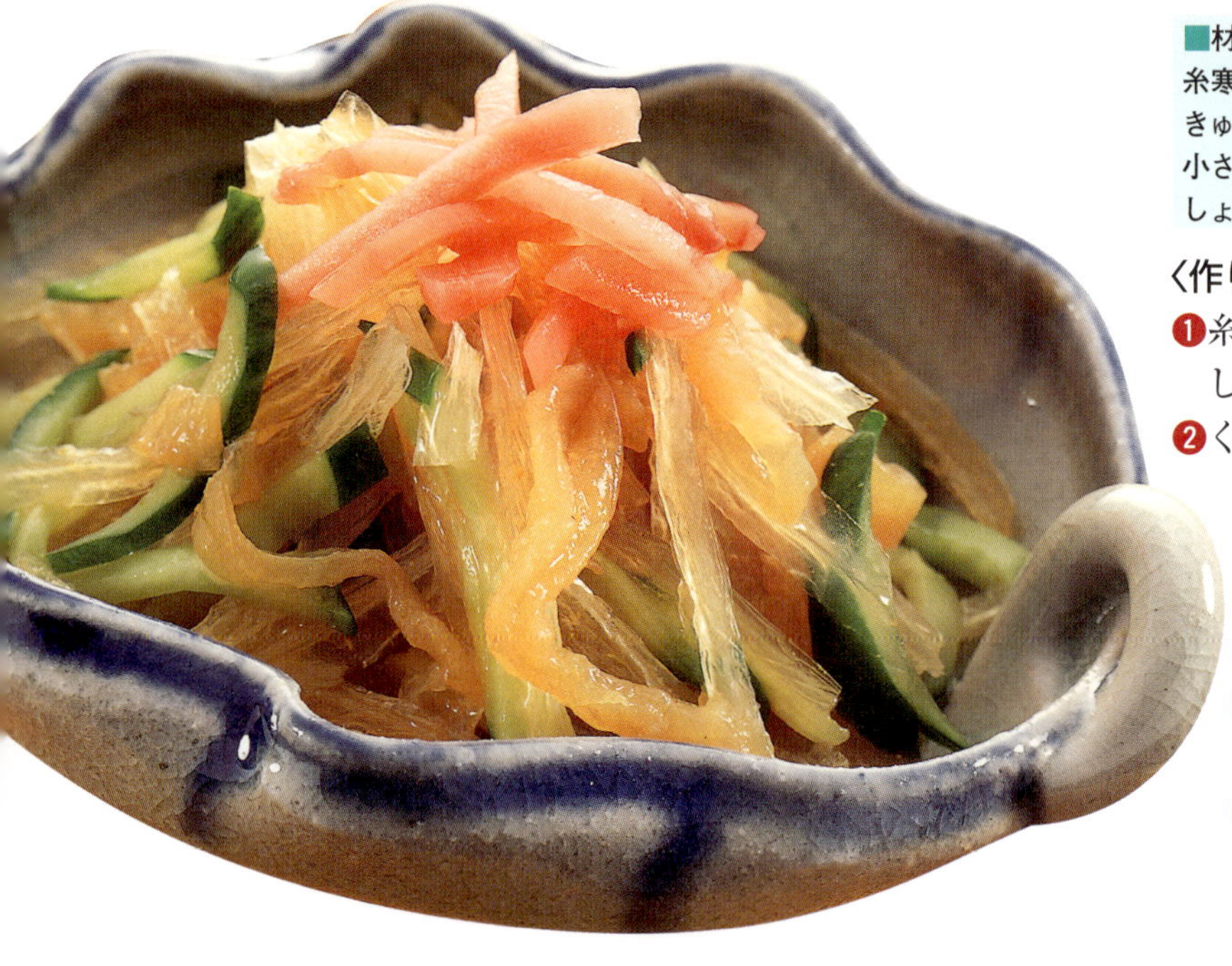

■材料（1人分）
糸寒天6本　くらげ（塩抜きしたもの）20g
きゅうり15g　A〈しょうゆ小さじ1　酢小さじ1　砂糖小さじ$\frac{1}{2}$　ときがらし少々〉
しょうがの甘酢漬け少々

〈作り方〉

1. 糸寒天は水に10分くらいつけてもどし、水けをきってざく切りにする。
2. くらげはざるに入れて熱湯にさっと通し、くるっと縮んだら水にとって冷まし、水けをきって食べやすい長さに切る。
3. きゅうりはせん切りにする。
4. ボウルにAを入れてまぜ、①と②、③をあえる。
5. ④を器に盛り、せん切りにしたしょうがの甘酢漬けをのせる。

手軽なあえ物

オクラのもみのりあえ

20 kcal　塩分0.6 g

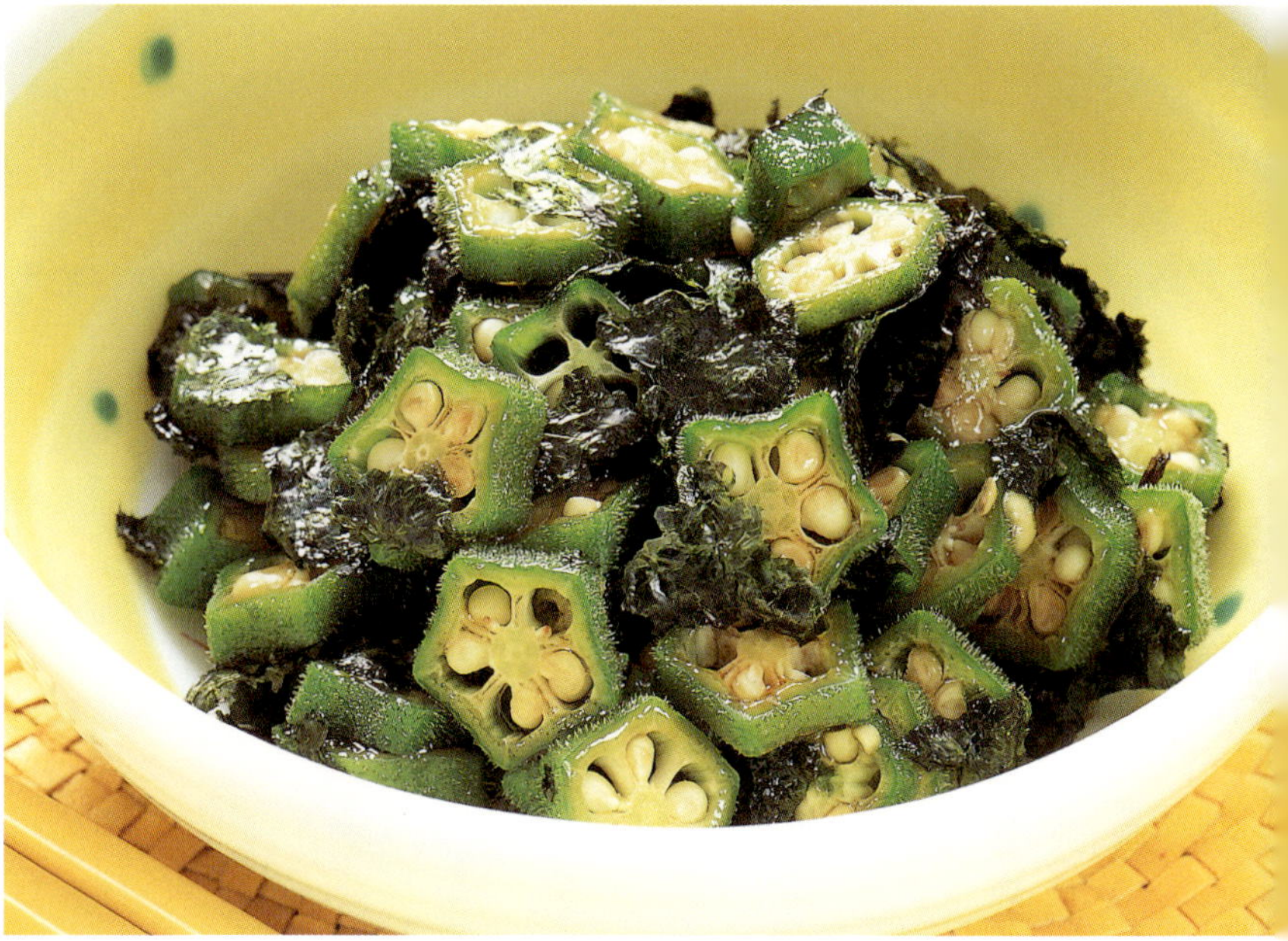

■材料（１人分）
オクラ４本　A〈昆布だし小さじ１　しょうゆ小さじ$\frac{2}{3}$〉　焼きのり$\frac{1}{2}$枚

〈作り方〉

❶オクラはさっと水で洗い、塩少々を振って、手で軽くこすってうぶ毛をとる。

❷沸騰した湯に①を入れて１～２分ゆで、水にとって冷まし、ざるに上げる。へたを切り落とし、厚さ3㎜ぐらいの小口切りにしてボウルに入れる。

❸②にＡを加えてあえ、焼きのりを手でもんで全体にまぜる。

桜えびのうまみと彩りを生かした

キャベツと干し桜えびのからしじょうゆ

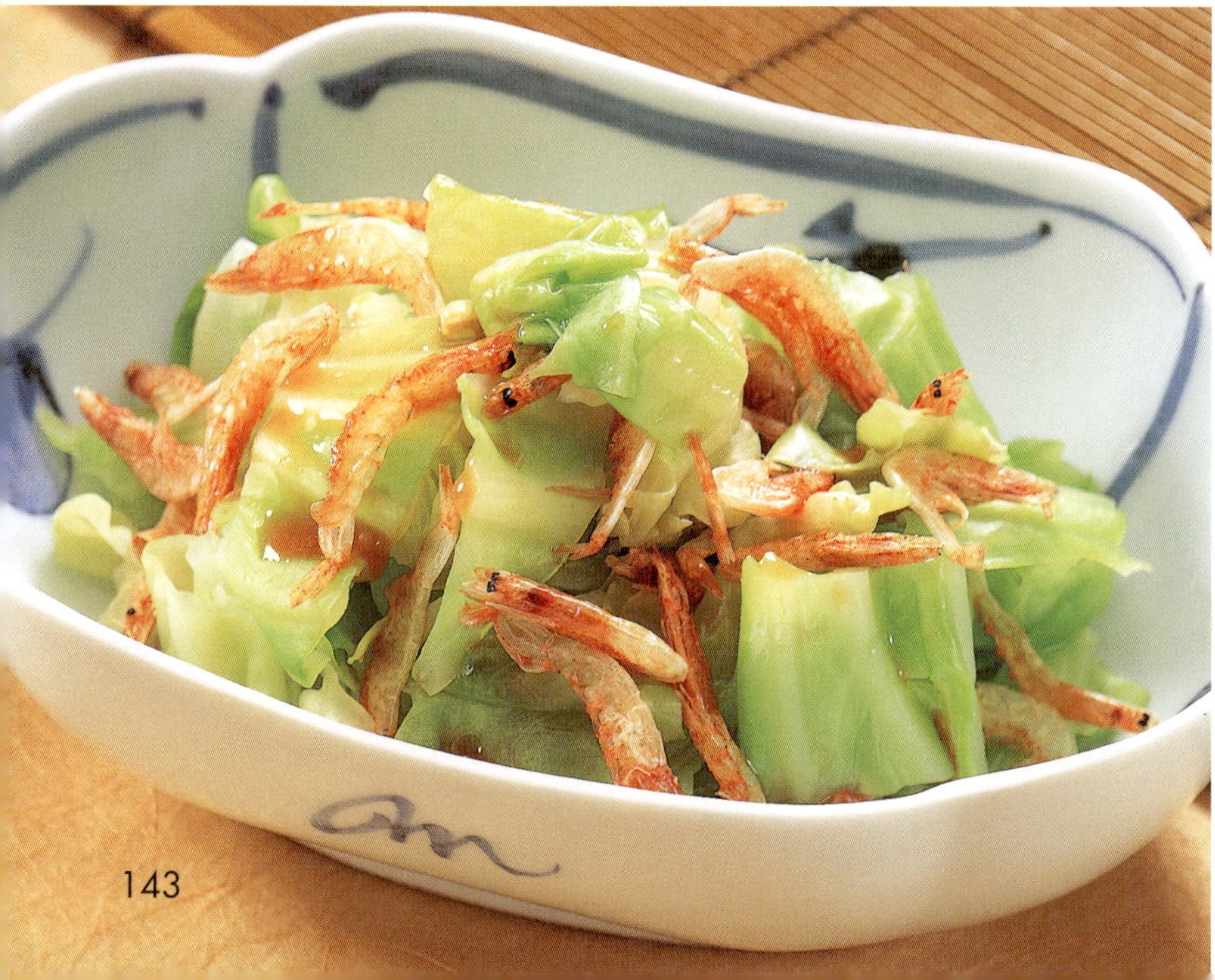

20 kcal　塩分0.5 g

■材料（１人分）
キャベツ50g　干し桜えび大さじ1（3g）　A〈昆布だし小さじ1　しょうゆ小さじ$\frac{1}{2}$　ときがらし少々〉

〈作り方〉

❶キャベツは２～３cm角に切り、沸騰した湯でしんなりするまでゆで、水にとって冷ます。

❷ボウルにＡを入れてよくまぜ、ここに干し桜えびと水けをしぼった①を入れてあえる。

しょうがの風味がさわやか

さやいんげんのしょうがじょうゆあえ

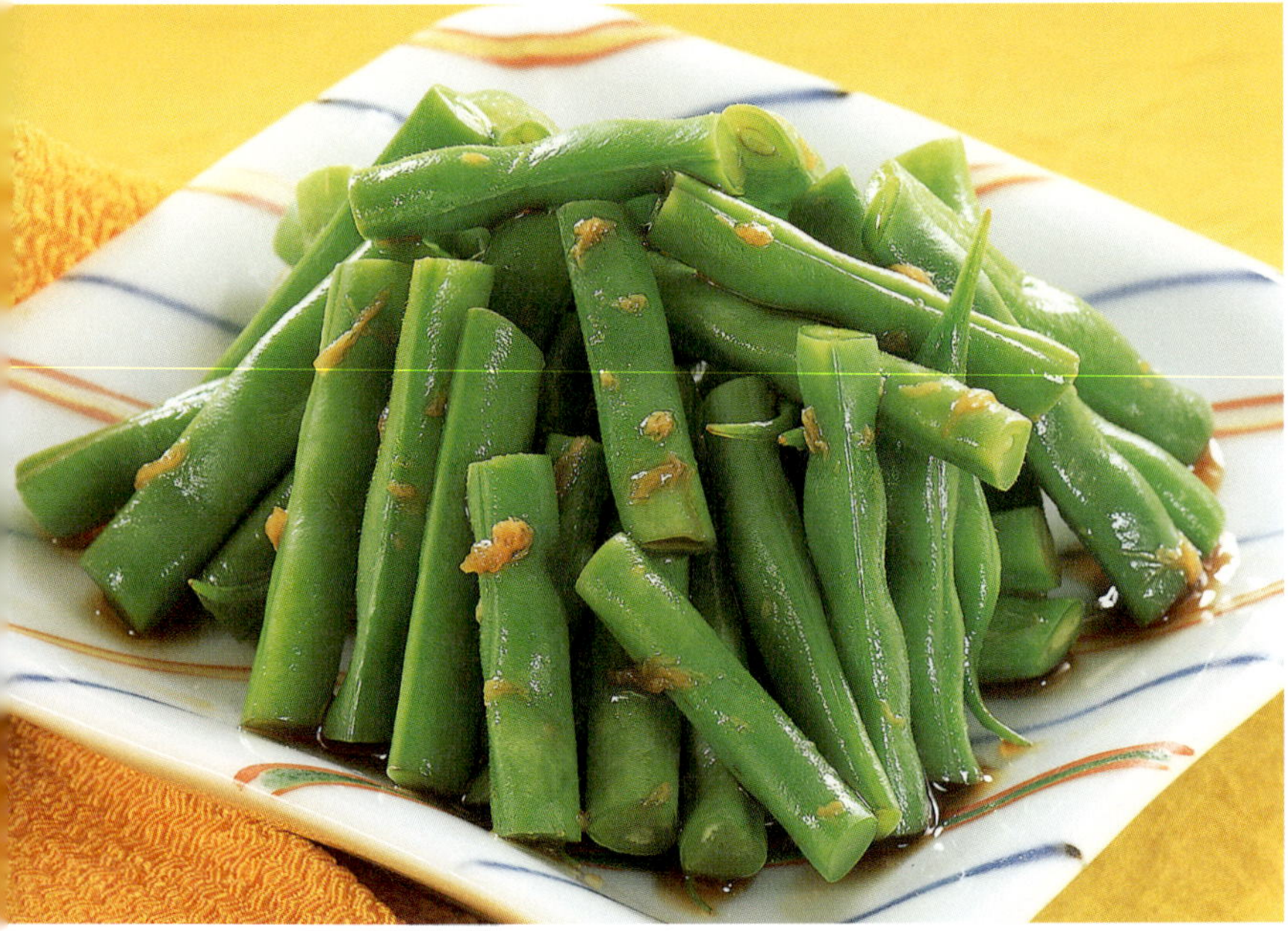

20 kcal　塩分0.6 g

■材料（1人分）
さやいんげん60g　A〈おろししょうが5g　昆布だし小さじ1　しょうゆ小さじ$\frac{2}{3}$〉

〈作り方〉

1. さやいんげんは筋をとり、沸騰した湯でしんなりするまでゆでる。水にとって冷まし、ざるに上げて水けをきり、長さを3～4等分に切る。
2. Aをボウルに入れてまぜ合わせ、①をあえる。

夏の香りを楽しむ一品

なすとみょうがのあえ物

20 kcal　塩分0.7 g

■材料（1人分）
なす1個（70g）　みょうが$\frac{1}{2}$個　塩少々　しょうゆ小さじ$\frac{1}{5}$　削りがつお少々

〈作り方〉

1. なすは皮つきのまま縦半分に切ったものを斜め薄切りにし、水にさらしてアクを抜く。水けをふいてボウルに入れ、塩を振ってまぶしておく。
2. みょうがはせん切りにする。
3. ①を手でもんで水けをしぼり、②と合わせてしょうゆであえる。
4. ③を器に盛り、削りがつおをのせる。

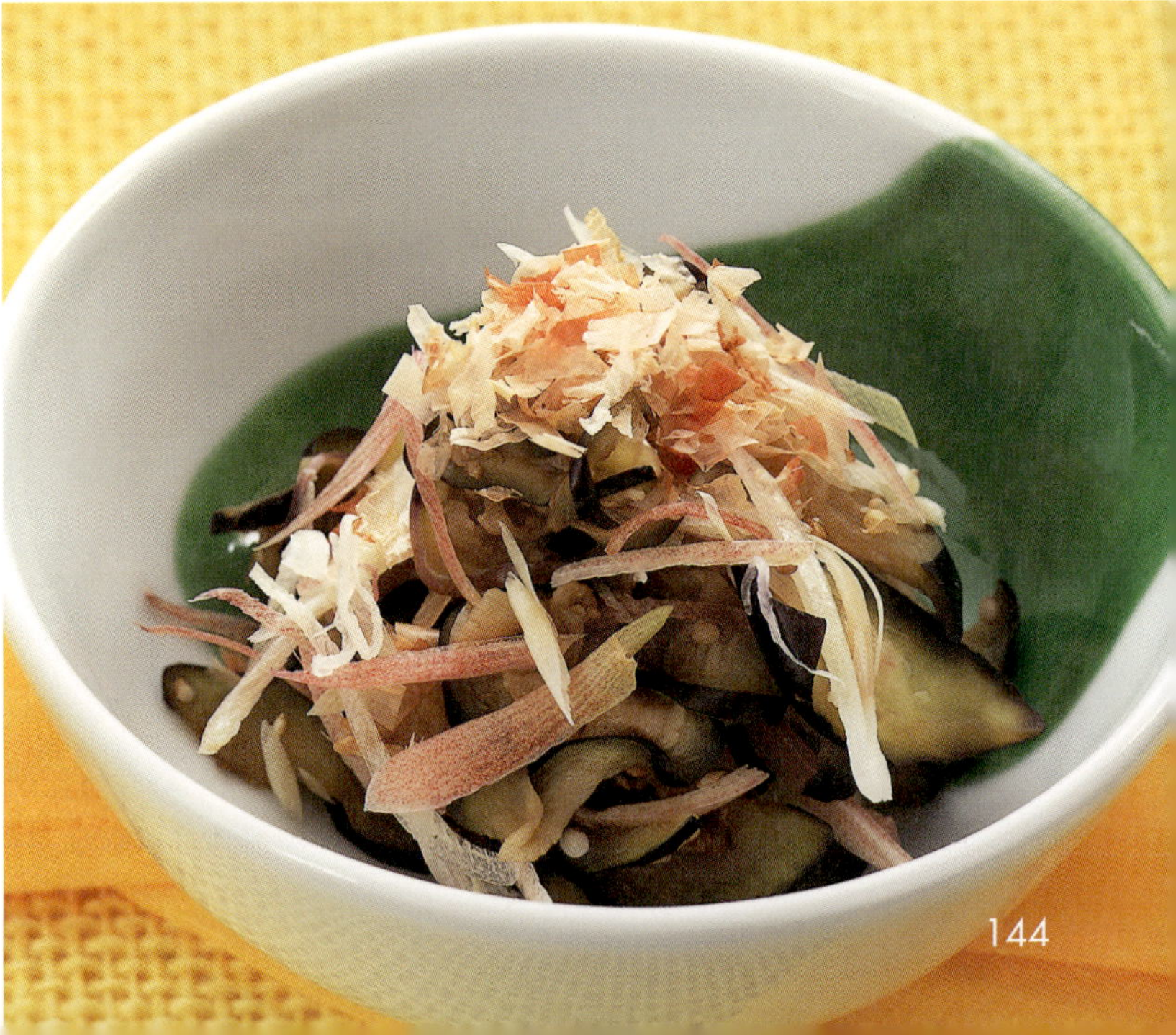

ごまの風味を添えた
なすのごまじょうゆあえ

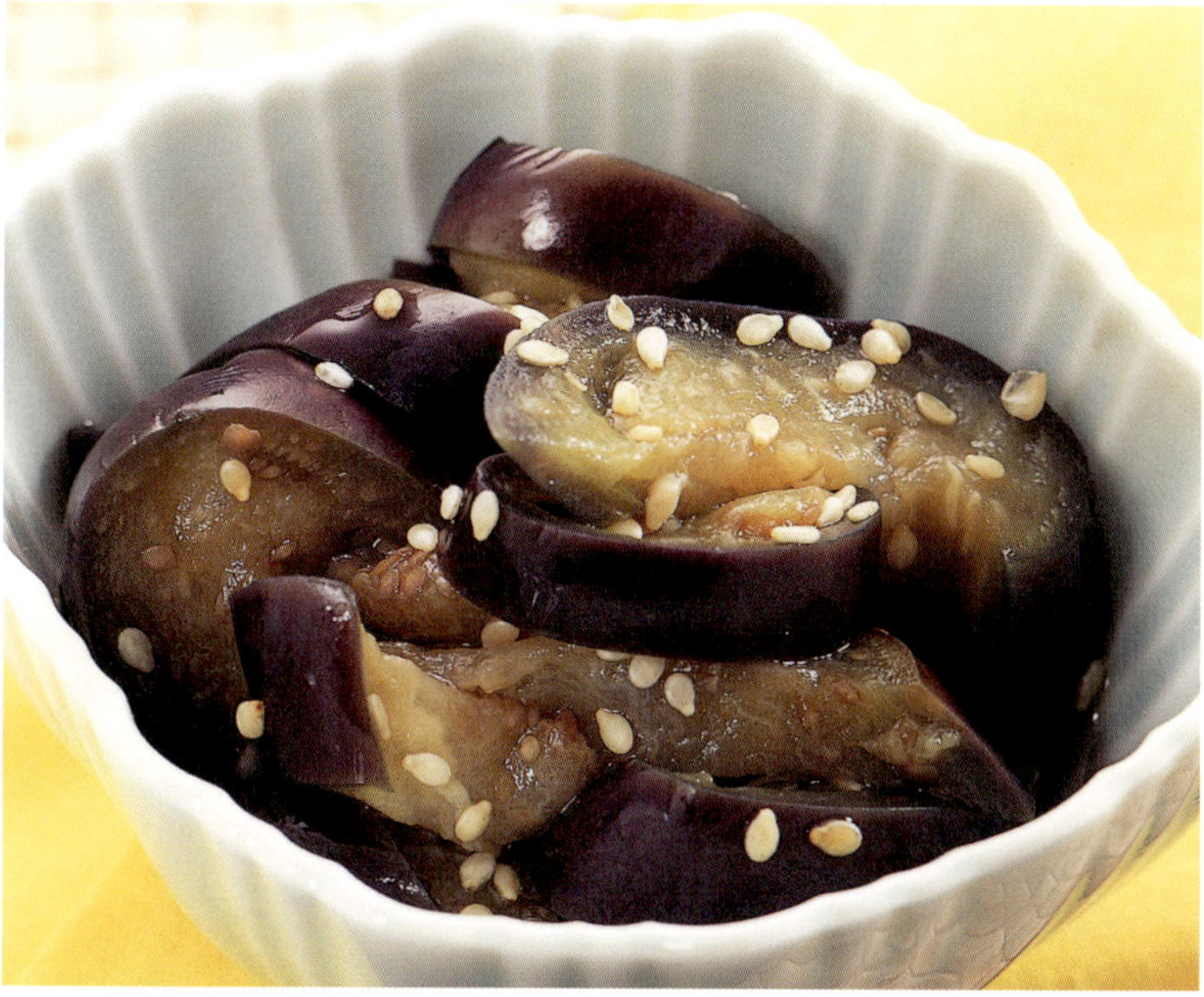

20kcal　塩分0.4g

■材料（1人分）
なす1個（70g）　A〈しょうゆ小さじ$\frac{1}{2}$　昆布だし小さじ2　いり白ごま小さじ$\frac{1}{2}$〉

〈作り方〉
❶なすは皮つきのまま縦半分に切り、さらに7～8㎜厚さの斜め切りにする。
❷沸騰した湯に①を入れてしんなりするまでゆで、ざるに上げて、冷めたら水けをしぼる。
❸ボウルにAを入れてまぜ、②を入れてあえる。

スピードおかずの定番
菜の花のからしじょうゆあえ

20kcal　塩分0.5g

■材料（1人分）
菜の花40g　練りがらし少々　しょうゆ小さじ$\frac{1}{2}$

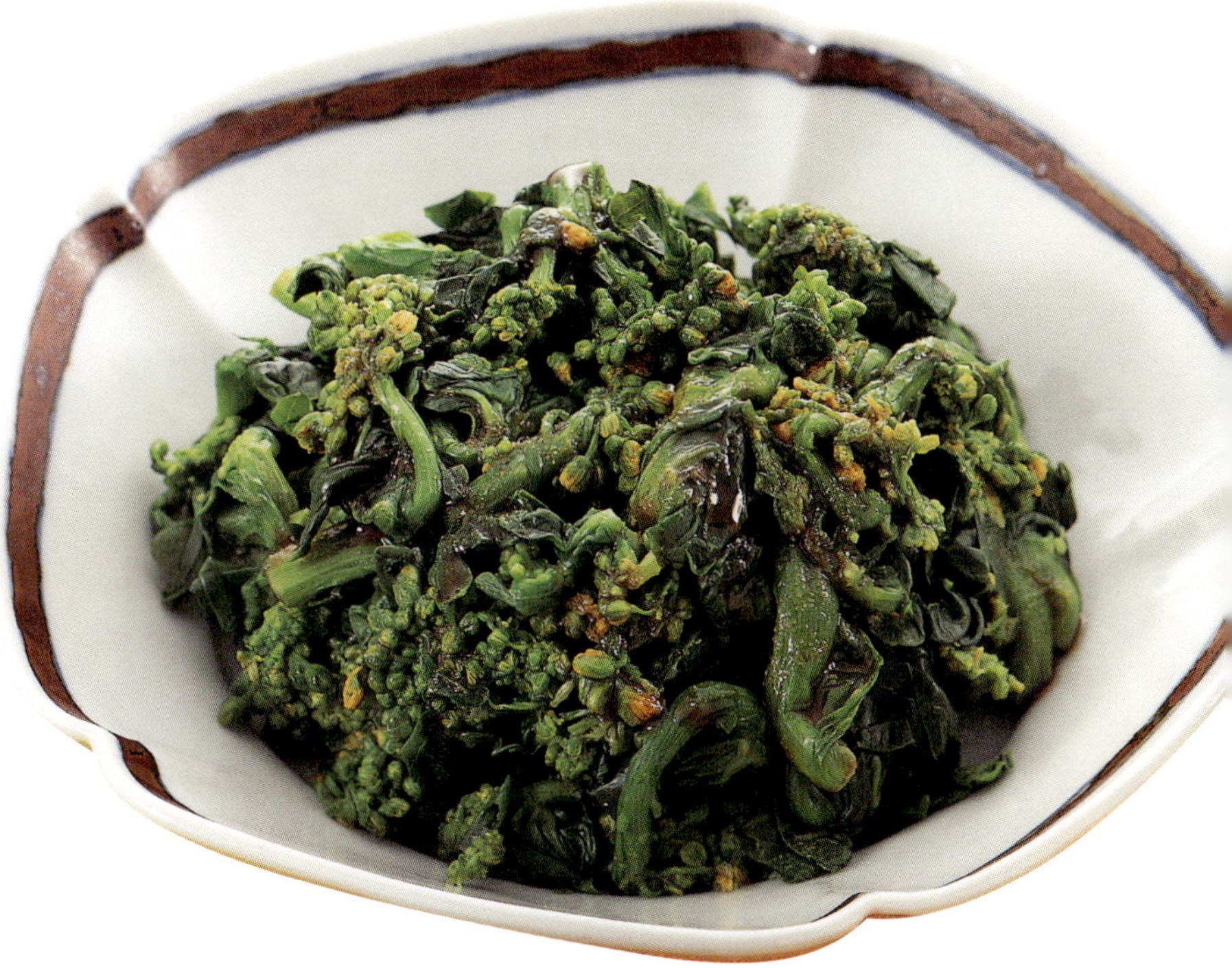

〈作り方〉
❶菜の花は根元を切り落とし、沸騰した湯でしんなりするまでゆでる。ざるに上げて水けをしぼり、3㎝長さに切る。
❷ボウルに練りがらしを入れ、しょうゆを加えてのばす。ここに①を入れてあえる。

調味料いらずで簡単

にんじんのなめたけあえ

20 kcal　塩分0.4 g

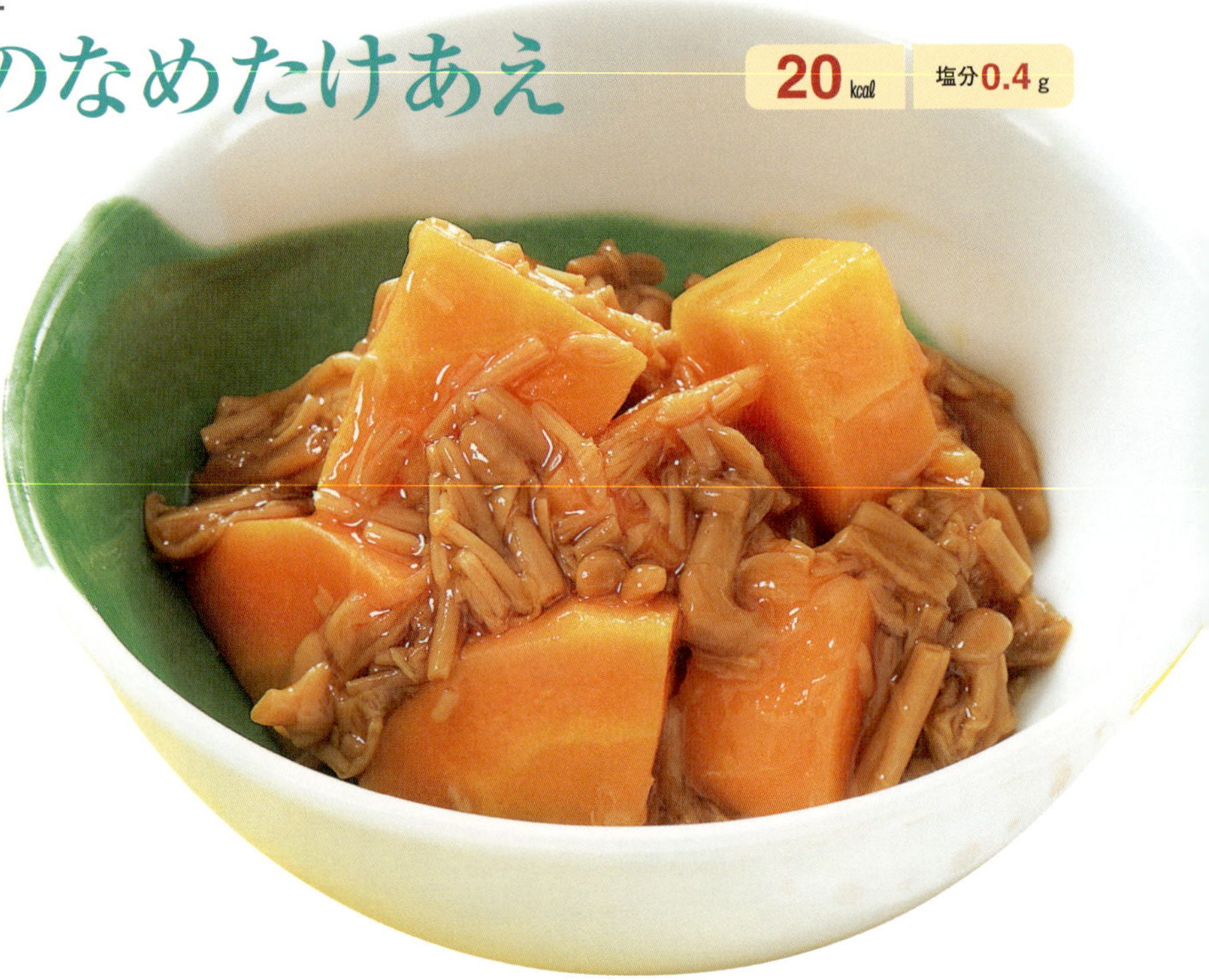

■材料（1人分）

にんじん50g　なめたけ（茶漬け用のびん詰）大さじ$1\frac{1}{2}$

〈作り方〉

❶にんじんは一口大の乱切りにし、沸騰した湯で竹串が通るまでゆで、ざるに上げる。

❷①をボウルに入れ、なめたけであえる。

甘ずっぱさがアクセント

ピーマンの酢みそあえ

20 kcal　塩分0.4 g

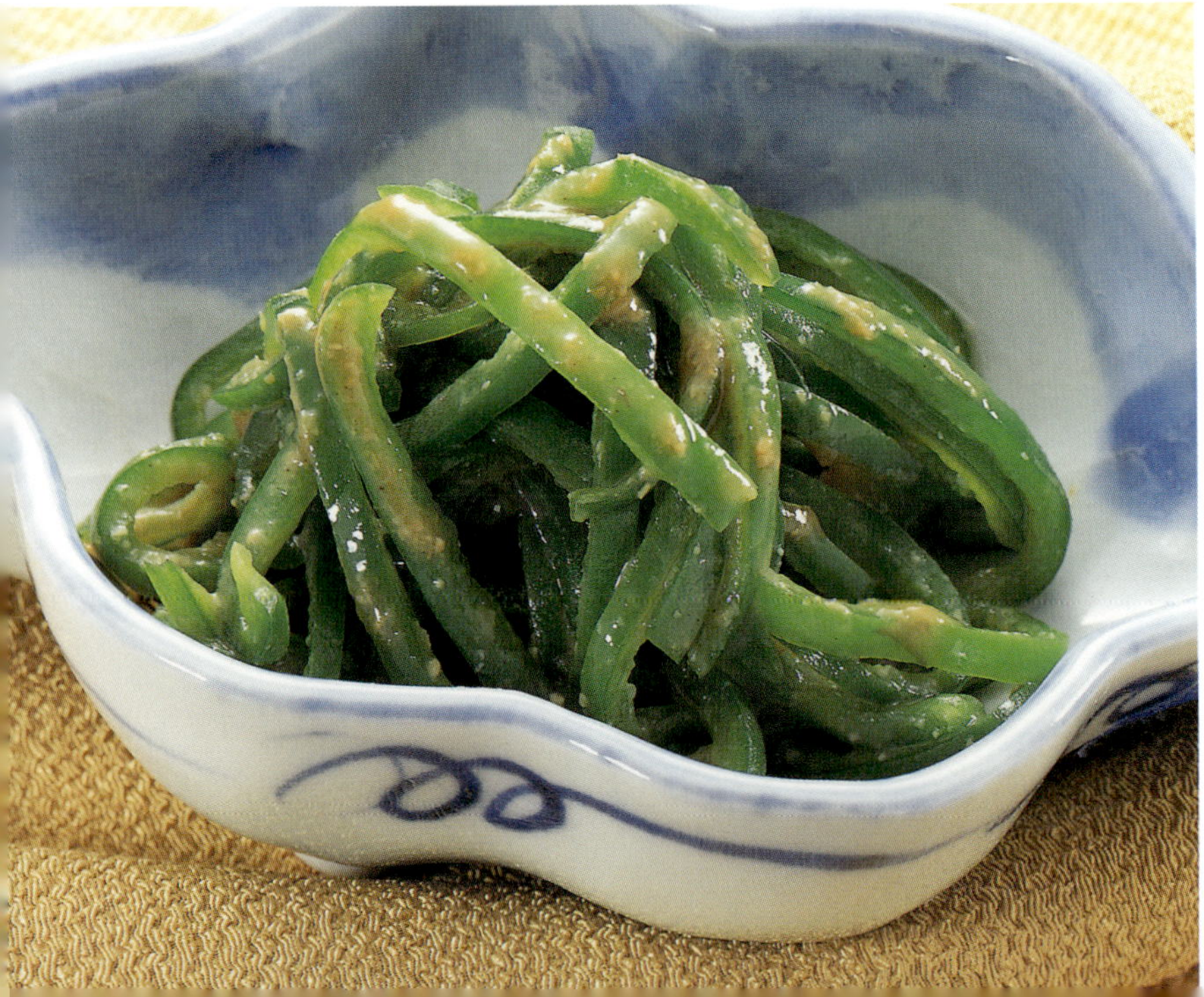

■材料（1人分）

ピーマン1個　A〈みそ小さじ$\frac{1}{2}$　酢小さじ1　砂糖小さじ$\frac{1}{2}$〉

〈作り方〉

❶ピーマンは縦半分に切ってへたと種を除き、細切りにする。これを沸騰した湯でしんなりするまでゆで、水にとって冷まし、水けをきる。

❷ボウルにAを入れてまぜ、①をあえる。

のりの風味を添えた

ほうれんそうののりあえ

20 kcal　塩分0.6 g

■材料（1人分）
ほうれんそう2株　しょうゆ小さじ$\frac{2}{3}$　焼きのり少々

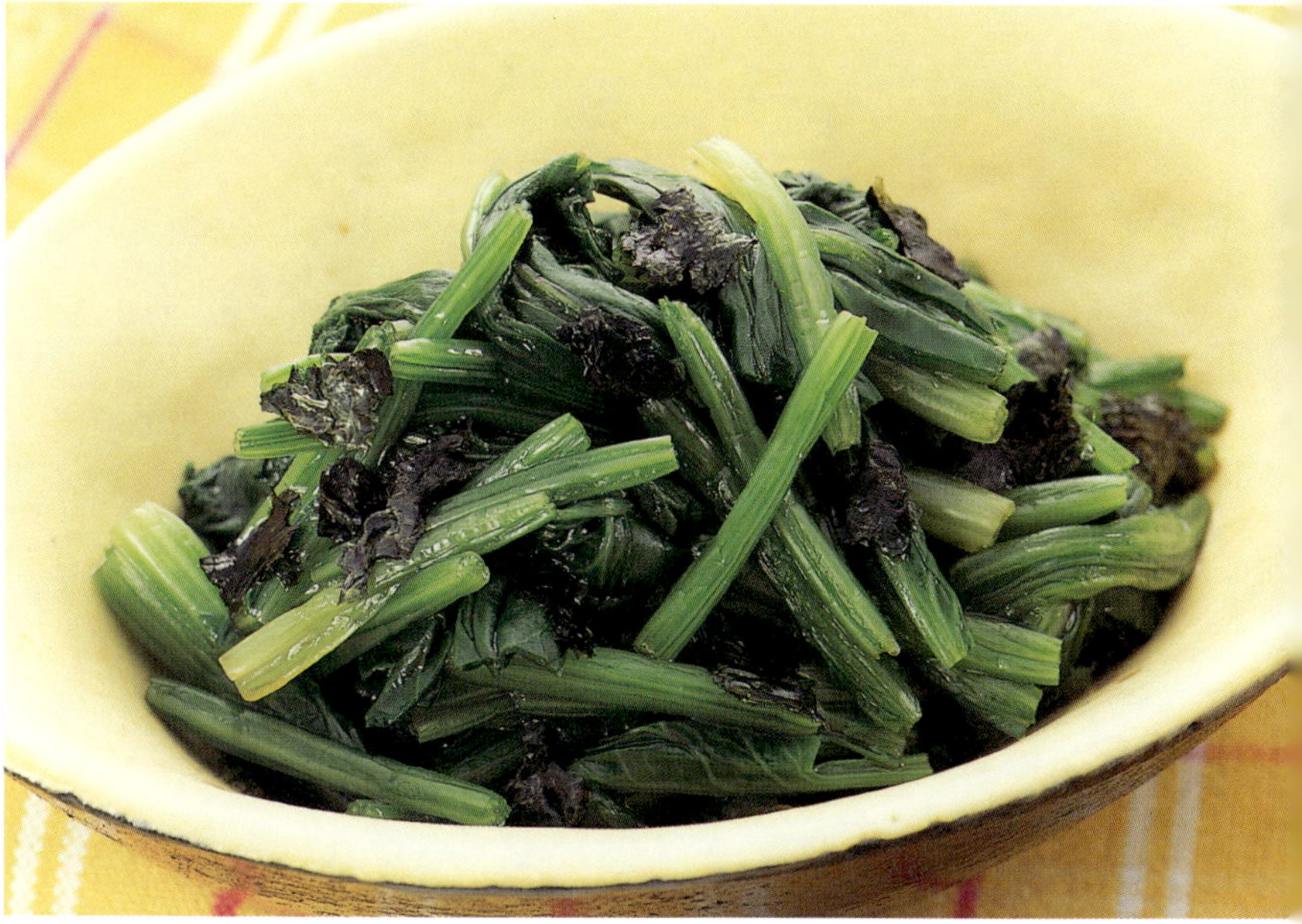

〈作り方〉

❶ほうれんそうは沸騰した湯に茎のほうから先に入れてしんなりするまでゆで、水にとって冷まし、水けをしぼって3〜4cm長さに切る。

❷ボウルに①を入れてしょうゆであえ、焼きのりを手でもんで加え、全体によくあえる。

塩昆布のうまみと塩分を利用

まいたけの塩昆布あえ

20 kcal　塩分0.9 g

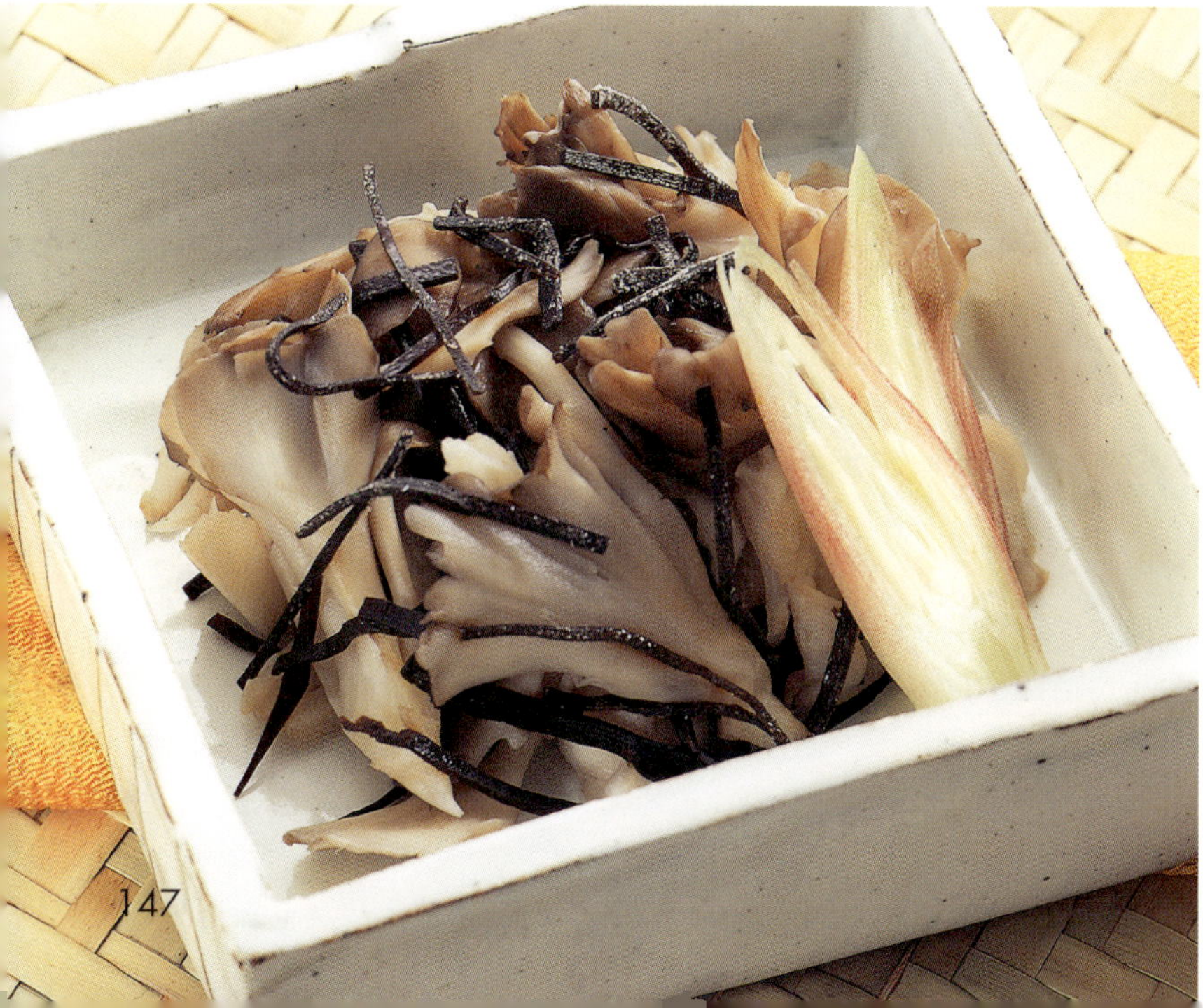

■材料（1人分）
まいたけ80g　塩昆布5g　みょうが薄切り2枚

〈作り方〉

❶まいたけは手で食べやすい大きさにほぐし、沸騰した湯でさっとゆで、ざるに上げて水けをきっておく。

❷ボウルに①と塩昆布を入れてあえる。

❸②を器に盛り、みょうがを添える。

香りのよいあえ物

もやしと三つ葉の梅肉あえ

20 kcal　塩分 1.1 g

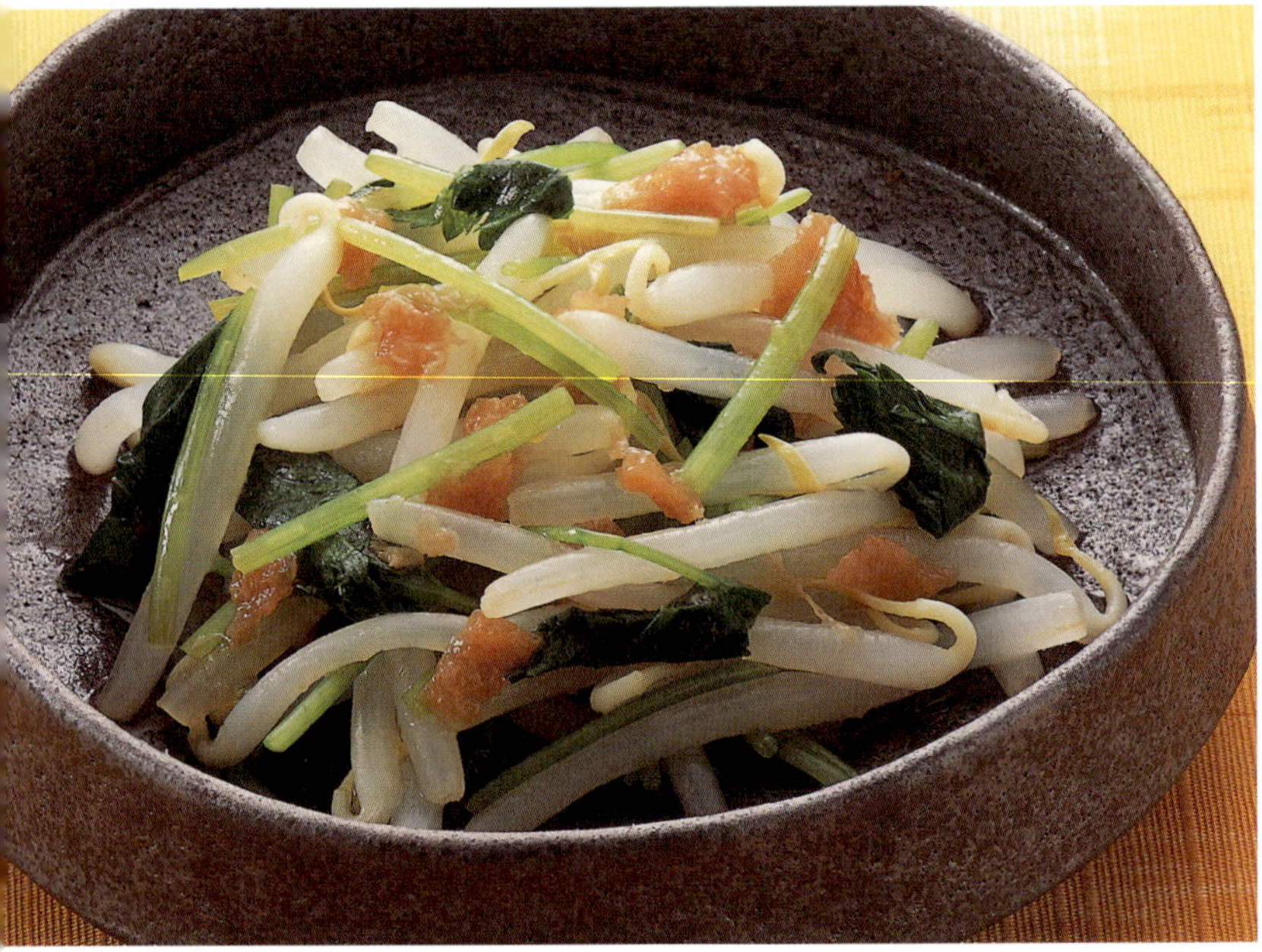

■材料（1人分）
もやし60g　糸三つ葉20g　梅干しの果肉$\frac{1}{2}$個分　A〈昆布だし小さじ1　しょうゆ小さじ$\frac{1}{4}$　みりん小さじ$\frac{1}{4}$〉

〈作り方〉

❶ひげ根をつみとったもやしと三つ葉は、それぞれ沸騰した湯でさっとゆでて水にとり、水けをきっておく。三つ葉は3cm長さに切る。

❷すり鉢に梅干しの果肉を入れてすりこ木で軽くすりつぶし、Aを加えてよくすりまぜる。これで①をあえる。

即席でもおいしい

もやしのナムル

20 kcal　塩分 0.8 g

■材料（1人分）
もやし60g　A〈しょうゆ小さじ$\frac{2}{3}$　豆板醤《トウバンジャン》小さじ$\frac{1}{4}$　ごま油小さじ$\frac{1}{4}$〉

〈作り方〉

❶もやしはひげ根をつみとり、沸騰した湯でしんなりする程度にさっとゆで、ざるに上げて水けをきる。

❷Aをボウルに入れてまぜ合わせ、①をあえる。

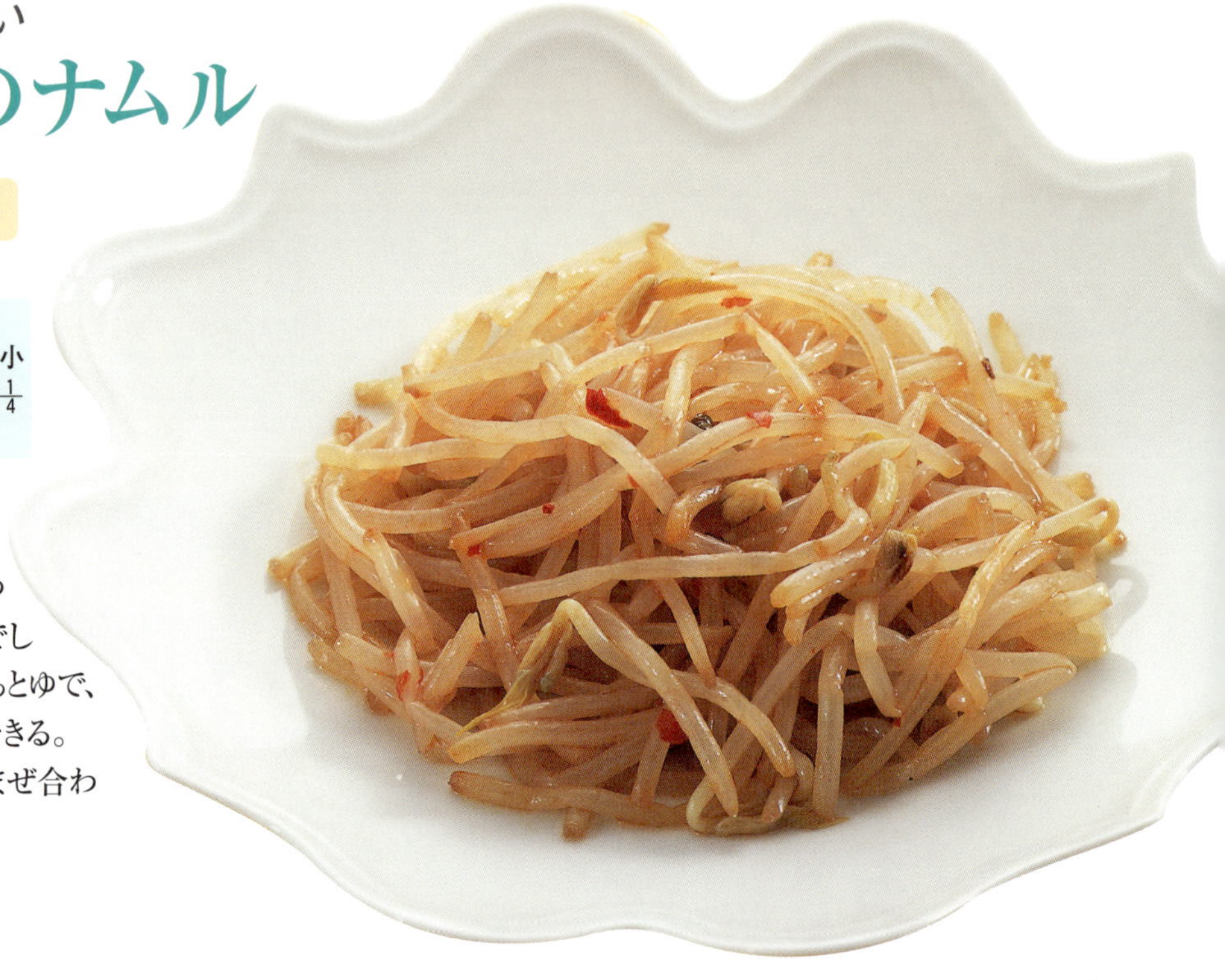

栄養価の高い組み合わせ

モロヘイヤとオクラのあえ物

20kcal　塩分0.4g

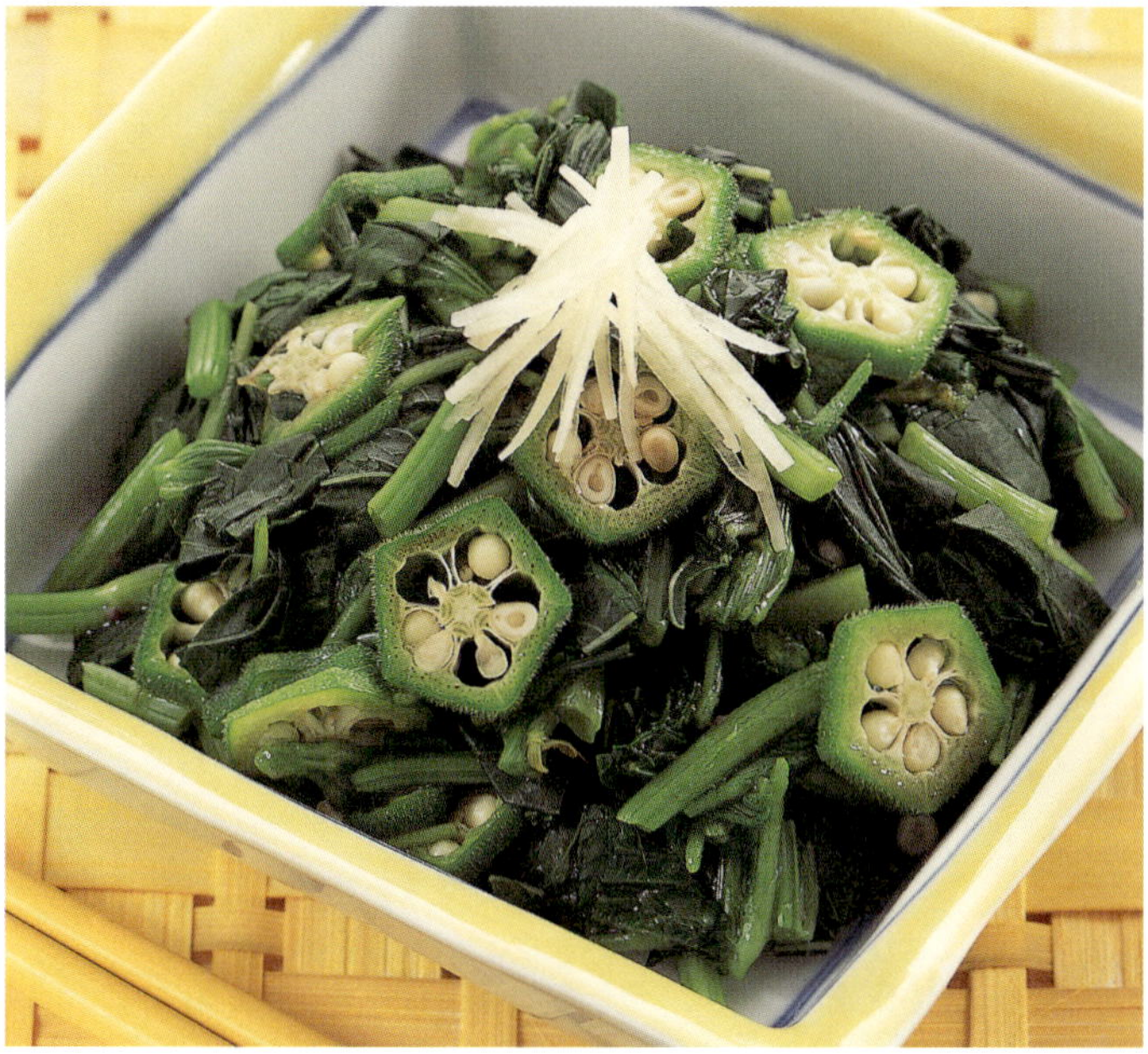

■材料（1人分）
モロヘイヤ40g　オクラ1本　A〈昆布だし小さじ1　しょうゆ小さじ$\frac{1}{2}$〉　しょうが少々

〈作り方〉

1. モロヘイヤは沸騰した湯でゆで、茎がしんなりしたら水にとり、1cm幅に刻む。
2. オクラはさっと水で洗い、塩少々を振って、手で軽くこすってうぶ毛をとる。これを沸騰した湯で1～2分ゆで、厚さ2mmの小口切りにする。
3. Aをボウルに入れてまぜ、①と②を加えてあえる。
4. ③を器に盛り、上に細くせん切りにしたしょうがをのせる。

カルシウムが豊富な小松菜を使った

小松菜としめじのおひたし

20kcal　塩分0.6g

■材料（1人分）
小松菜50g　しめじ$\frac{1}{3}$パック　A〈昆布だし小さじ1　しょうゆ小さじ$\frac{2}{3}$〉　いり白ごま少々

〈作り方〉

1. 小松菜は沸騰した湯でしんなりするまでゆで、3cm長さに切る。
2. しめじは根元を切り落とし て小分けにし、沸騰した湯でしんなりするまでゆでて水けをきる。
3. ①と②をさっくりと合わせて器に盛り、まぜ合わせたAをかけ、いりごまを散らす。

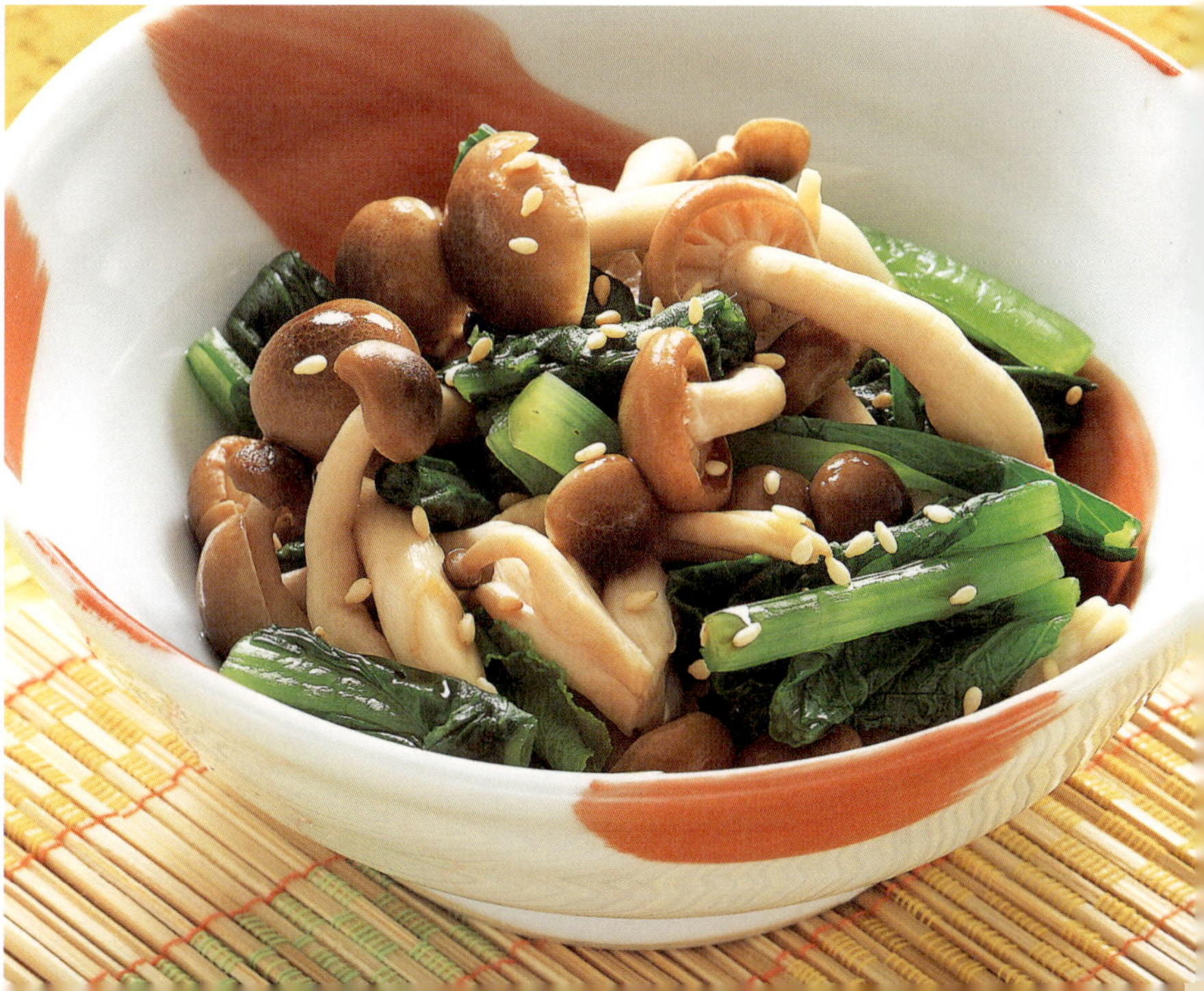

みずみずしい歯ざわりを楽しむ

にらともやしのおひたし

20 kcal　塩分0.4 g

■材料（1人分）
にら40g　もやし30g　しょうゆ小さじ$\frac{1}{2}$　削りがつおひとつまみ

〈作り方〉

❶にらは沸騰した湯でややしんなりするまでゆで、水にとる。水けをしぼって3cm長さに切る。

❷もやしはひげ根をつみとり、沸騰した湯でさっとゆで、ざるに上げて冷ます。

❸①と②を合わせて器に盛り、しょうゆをかけて、削りがつおをのせる。

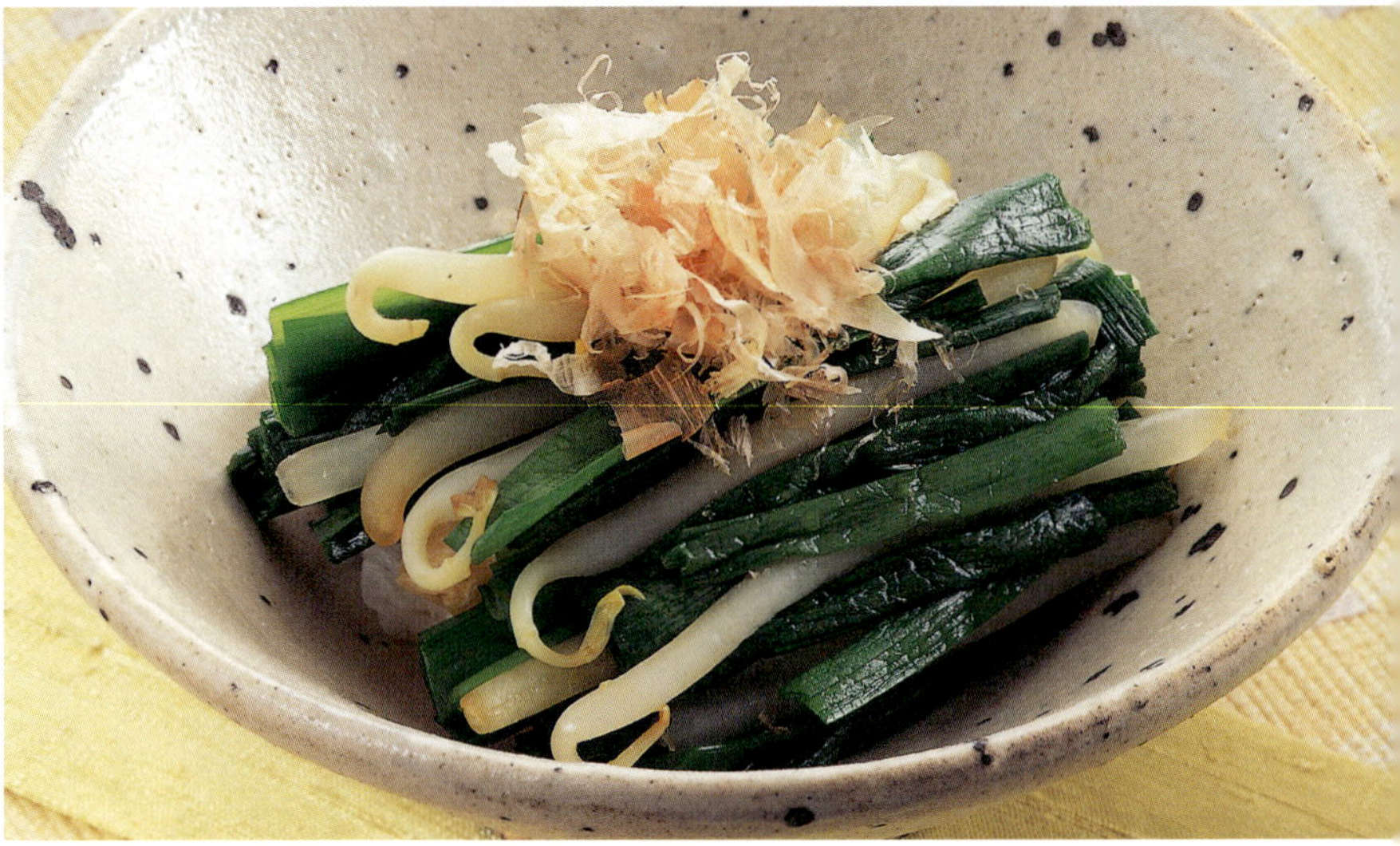

参考メモ　削りがつおにはプリン体が多く含まれますが、この程度の量をたまに使う分には心配ありません。気になる場合は省きましょう。

ヘルシーな組み合わせ

根三つ葉としめじのおひたし

20 kcal　塩分0.4 g

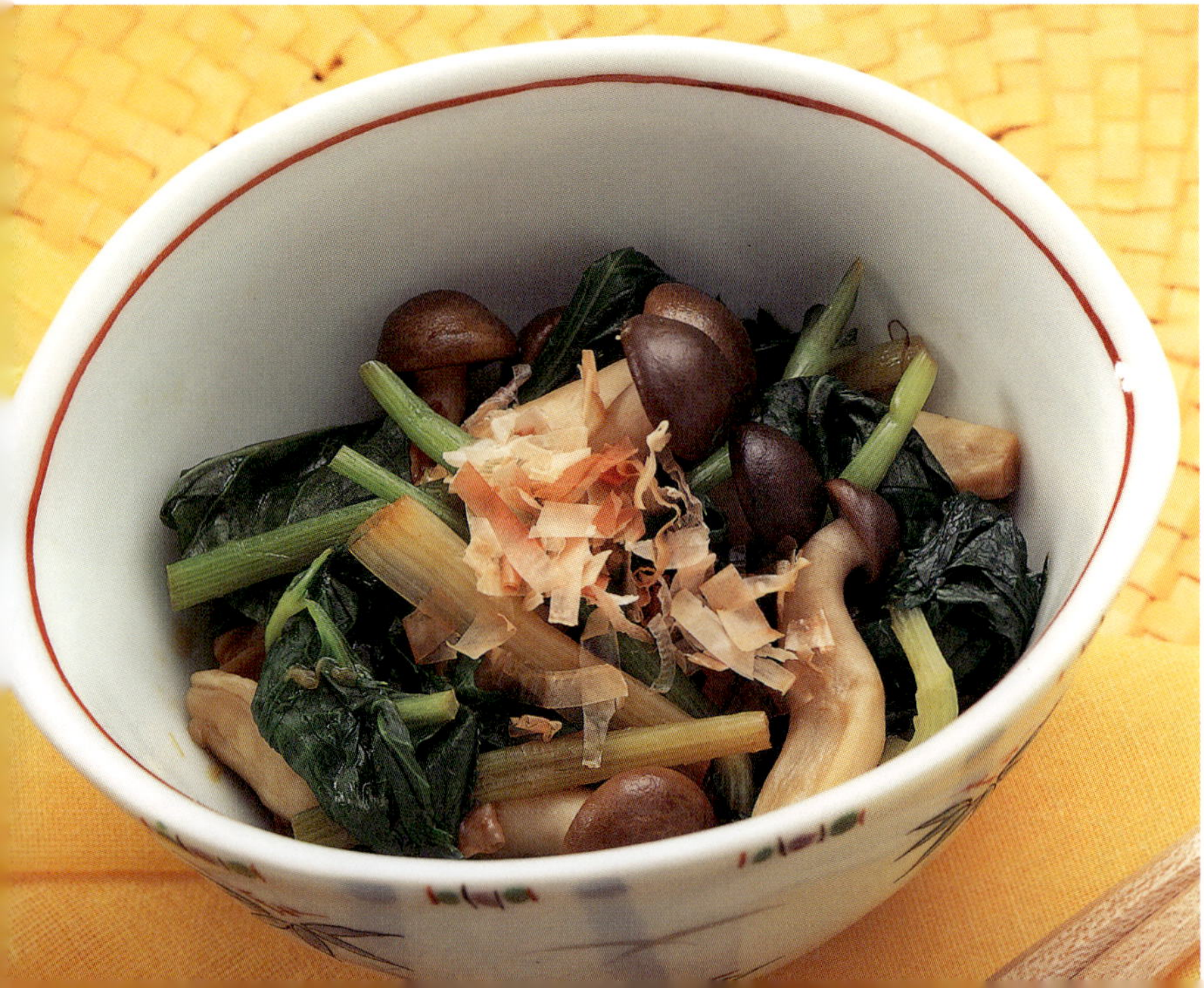

■材料（1人分）
根三つ葉50g　しめじ$\frac{1}{3}$パック　しょうゆ小さじ$\frac{1}{2}$　削りがつお少々

〈作り方〉

❶根三つ葉は沸騰した湯でさっとゆで、茎がしんなりしたら水にとる。水けをしぼって3～4cm長さに切る。

❷しめじは根元を切り落として小分けにし、しんなりするまでゆでてざるに上げる。

❸ボウルに①と②、しょうゆを入れてまぜ、器に盛って削りがつおをのせる。

うまみが引き立つ

ピーマンの焼きびたし

20 kcal　塩分0.6 g

■材料(1人分)
ピーマン$1\frac{1}{2}$個　A〈しょうゆ小さじ$\frac{2}{3}$　昆布だし小さじ$\frac{1}{2}$〉
削りがつお少々

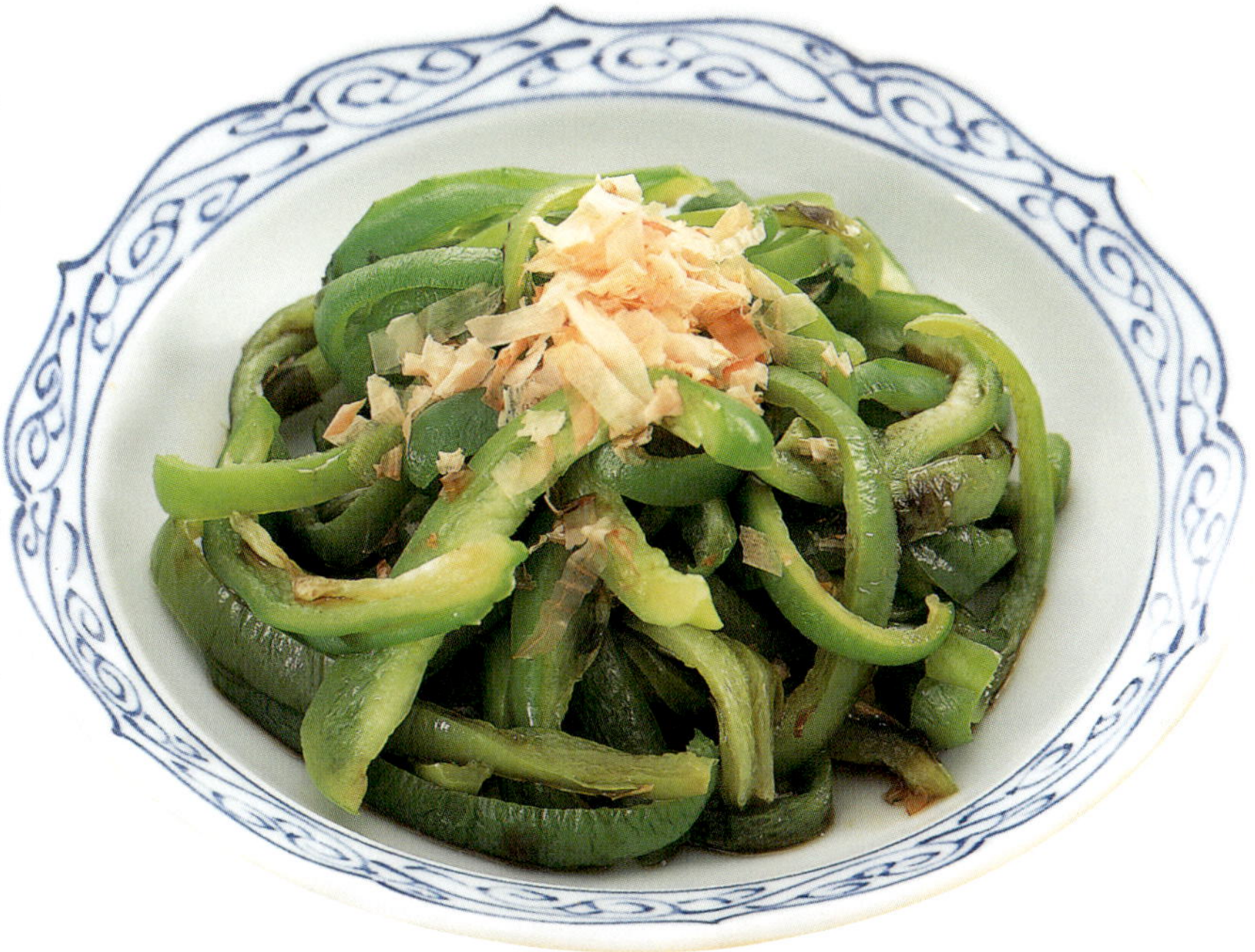

〈作り方〉

1. ピーマンは縦半分に切ってへたと種を除き、よく熱した焼き網にのせてところどころ焦げるくらいに焼き、横に細切りにする。
2. ボウルにAを合わせ、この中に①を5分ほどつけ込む。
3. ②を器に盛って削りがつおをのせる。

食物繊維がたっぷりとれる

ほうれんそうと黄菊のおひたし

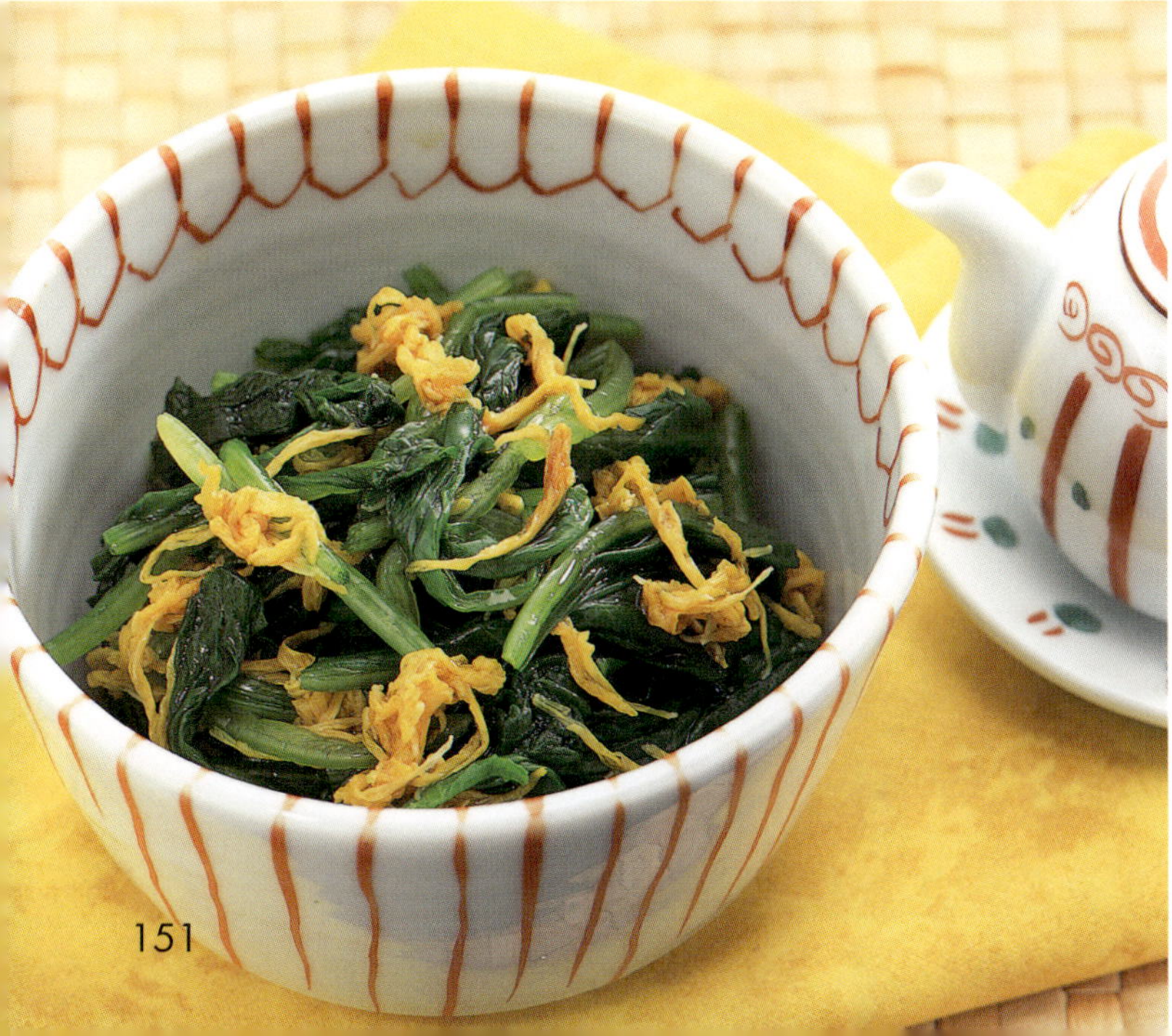

20 kcal　塩分0.6 g

■材料(1人分)
ほうれんそう80g　食用菊1～2個(10g)　A〈しょうゆ小さじ$\frac{2}{3}$　昆布だし小さじ2〉

〈作り方〉

1. ほうれんそうは沸騰した湯でしんなりするまでゆで、水にとる。水けをしぼって3～4cm長さに切る。
2. 沸騰した湯に酢少々を加え、ここに、むしった食用菊の花弁を入れて花弁が透き通るまでゆで、水にとって水けをしぼる。
3. ①と②をさっくりと合わせて器に盛り、よくまぜ合わせたAを回しかける。

ボリューム感がうれしい
海藻サラダ

20 kcal　塩分1.1 g

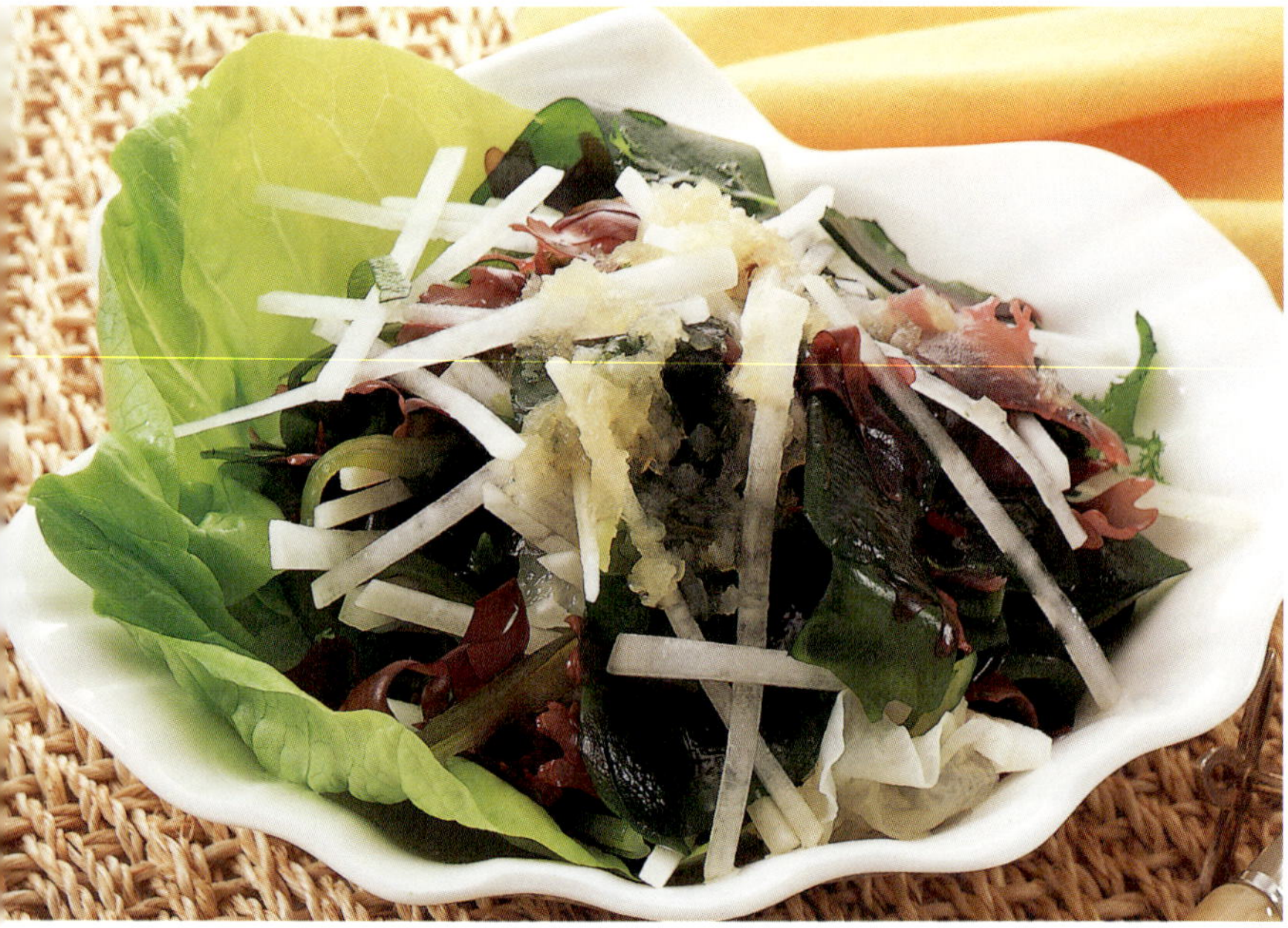

■材料（1人分）
海藻ミックス（乾燥）5g　大根30g　サラダ菜2枚　すりおろし玉ねぎ小さじ1　A〈酢小さじ1　スープ大さじ1　塩、こしょう各少々〉

※スープは、コンソメスープの素（顆粒）少々を湯大さじ1でといたもの。

〈作り方〉

❶海藻ミックスは水でもどす。
❷大根はせん切りにする。
❸ボウルにAを入れてまぜ、すりおろし玉ねぎを加えてドレッシングを作る。
❹水けをきった①と②をさっくりと合わせ、サラダ菜を敷いた器に盛って、③をかける。

フレッシュな香りを楽しむ
春菊とねぎのサラダ

20 kcal　塩分1.0 g

■材料（1人分）
春菊40g　長ねぎ15g　A〈しょうゆ小さじ1　酢小さじ1　昆布だし大さじ1　おろしにんにく少々　しょうが汁少々〉

〈作り方〉

❶春菊は葉の部分をつみ、氷水につけてパリッとさせる。
❷長ねぎは白い部分のみをせん切りにし、水にさらしてシャキッとさせる。
❸ボウルにAを入れてよくまぜ、ノンオイルドレッシングを作る。
❹水けをきった①と②をさっくり合わせて器に盛り、③を回しかける。

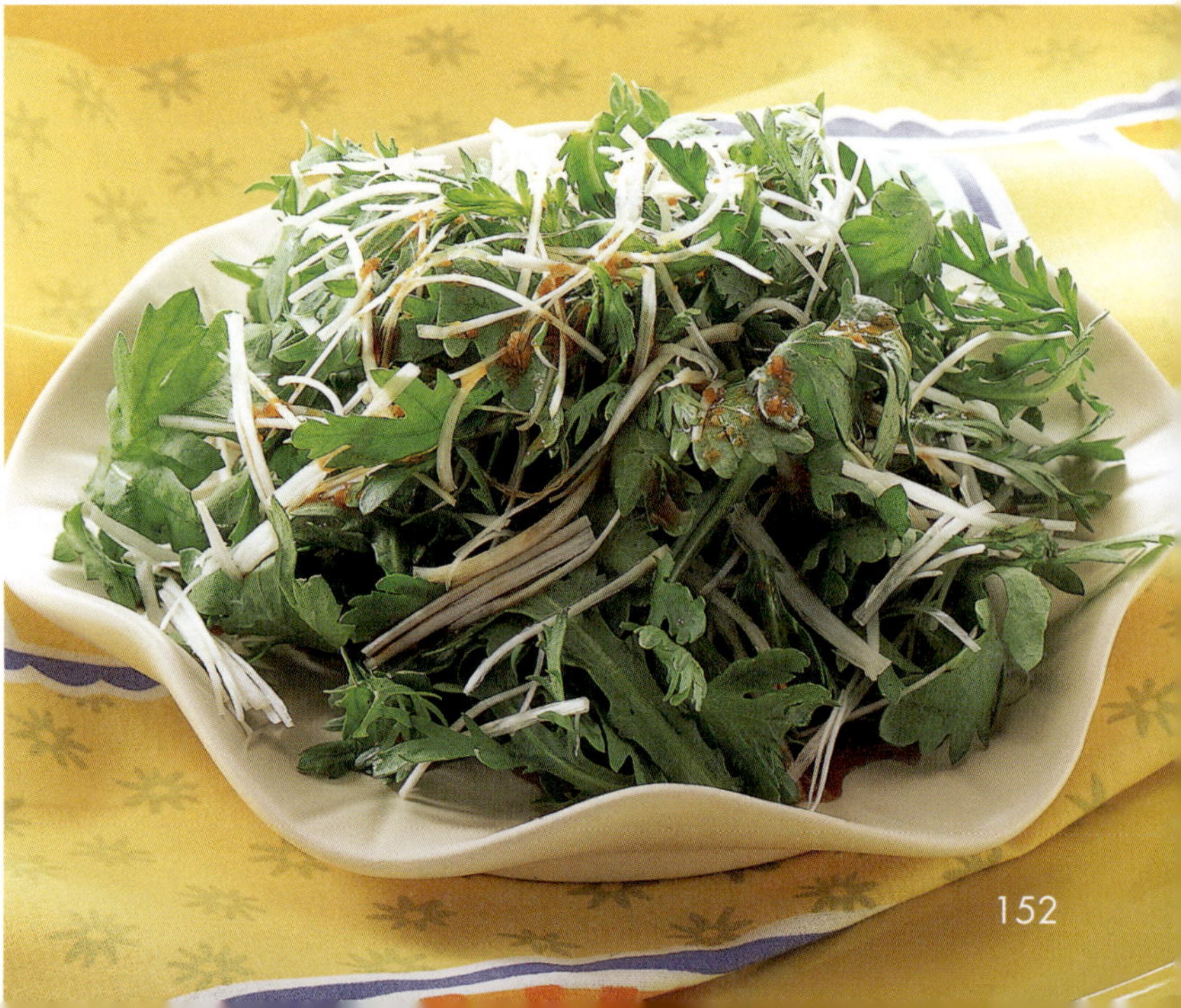

アンチョビーが味のアクセント

トマトのアンチョビーサラダ

20kcal　塩分0.5g

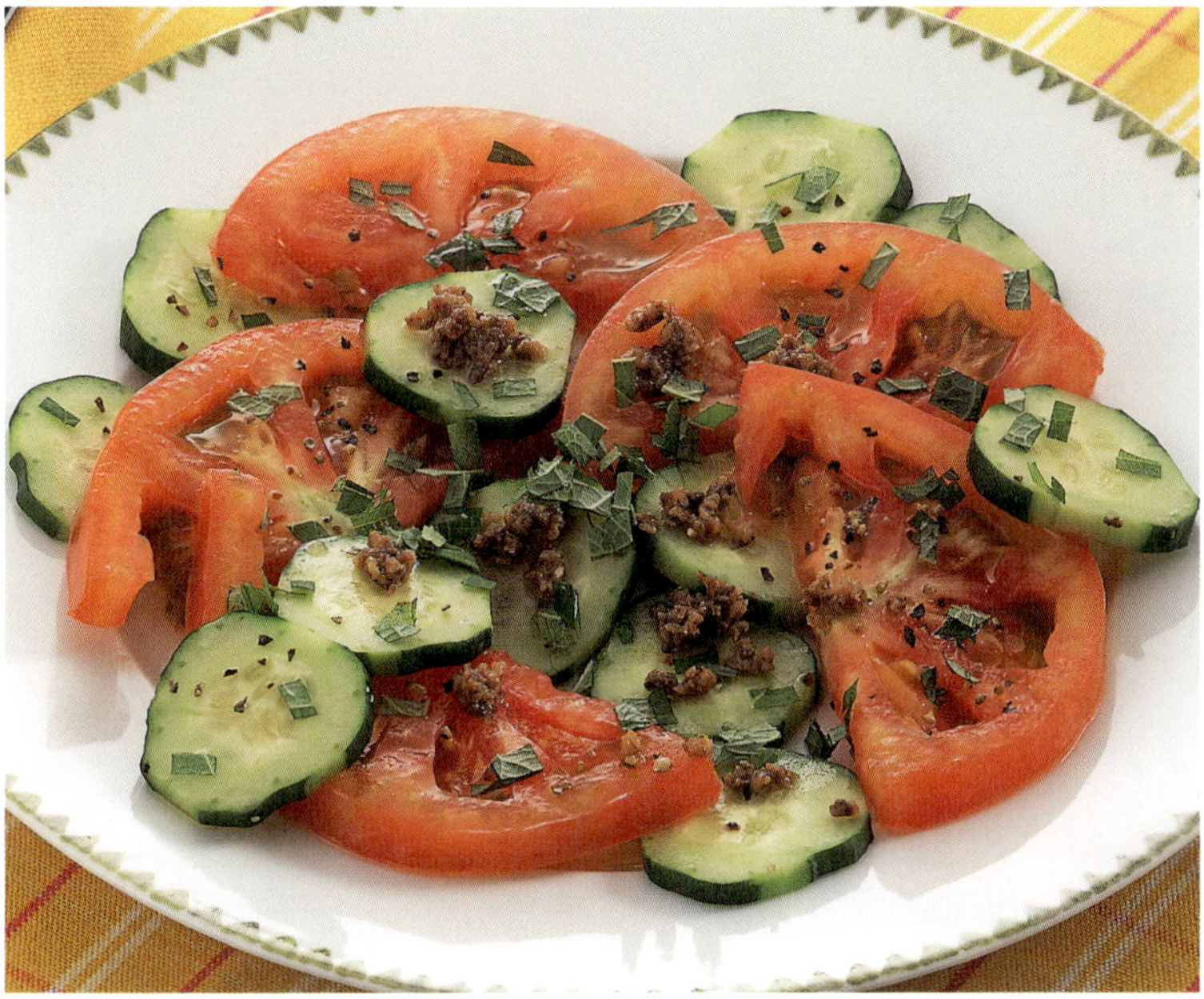

■材料（1人分）
トマト$\frac{1}{4}$個　アンチョビーフィレ（缶詰）1枚　きゅうり20g　青じそ$\frac{1}{2}$枚　塩、こしょう各少々

〈作り方〉

❶トマトは5㎜厚さの薄切りにする。きゅうりは皮を縦にまだらにむいて、2～3㎜厚さの輪切りにする。

❷アンチョビーと青じそはみじん切りにする。

❸ボウルに①と②を入れ、塩とこしょうを振って全体をあえる。

新鮮な白菜を生で味わう

白菜とオレンジのサラダ

20kcal　塩分0.8g

■材料（1人分）
白菜60g　オレンジ20g　A〈薄口しょうゆ小さじ$\frac{1}{2}$　レモン汁小さじ1　砂糖小さじ$\frac{1}{3}$　塩、こしょう各少々〉
パセリ（みじん切り）少々

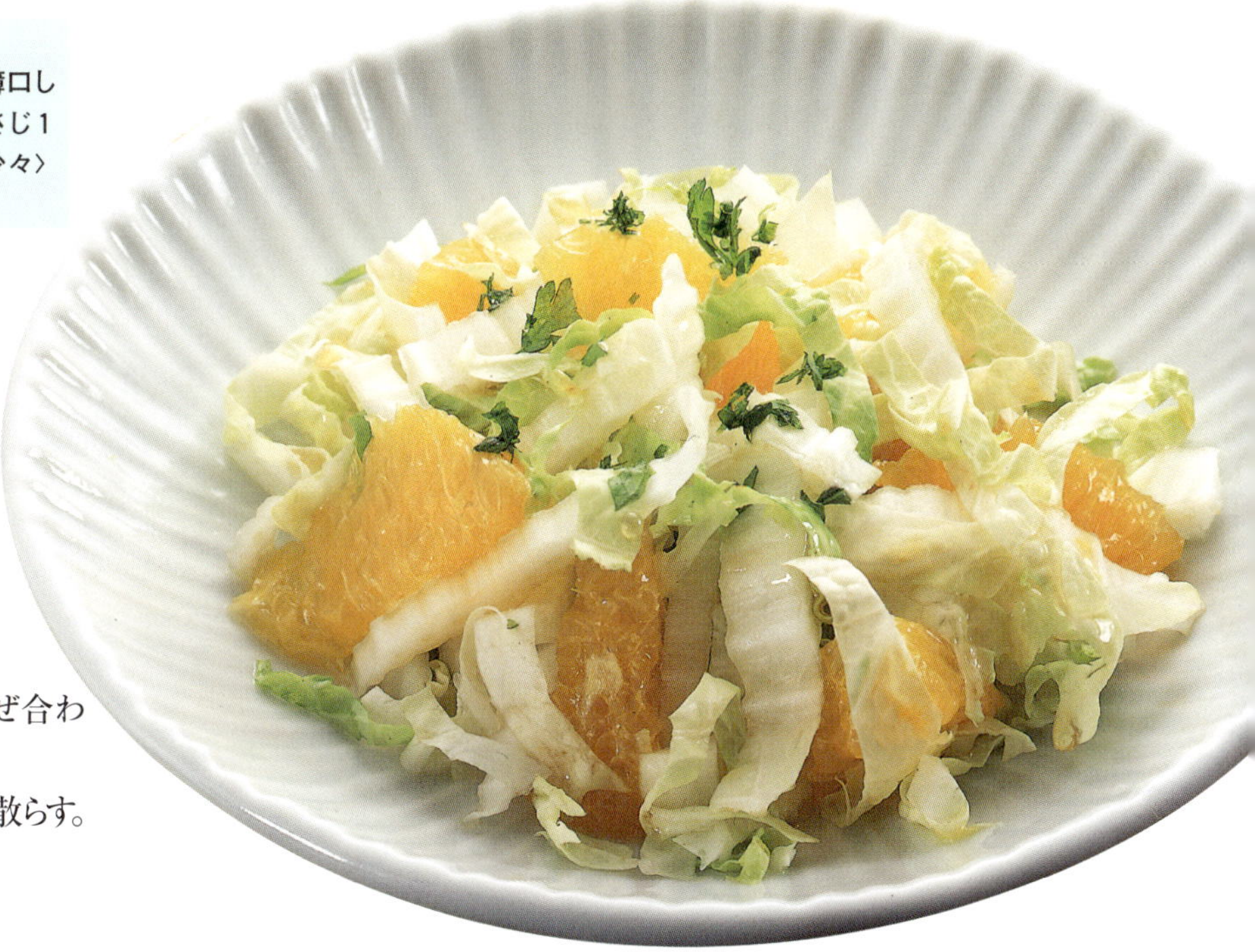

〈作り方〉

❶白菜は茎と葉の部分に切り分け、茎は横に5㎜幅の細切りにし、葉はざく切りにする。

❷オレンジは薄皮をむいて果肉をとり出し、これを半分に切る。

❸ボウルにAを入れてよくまぜ合わせ、①と②をあえる。

❹③を器に盛って、パセリを散らす。

意外なおいしさ

ピリ辛ホットレタス

20 kcal　塩分0.4 g

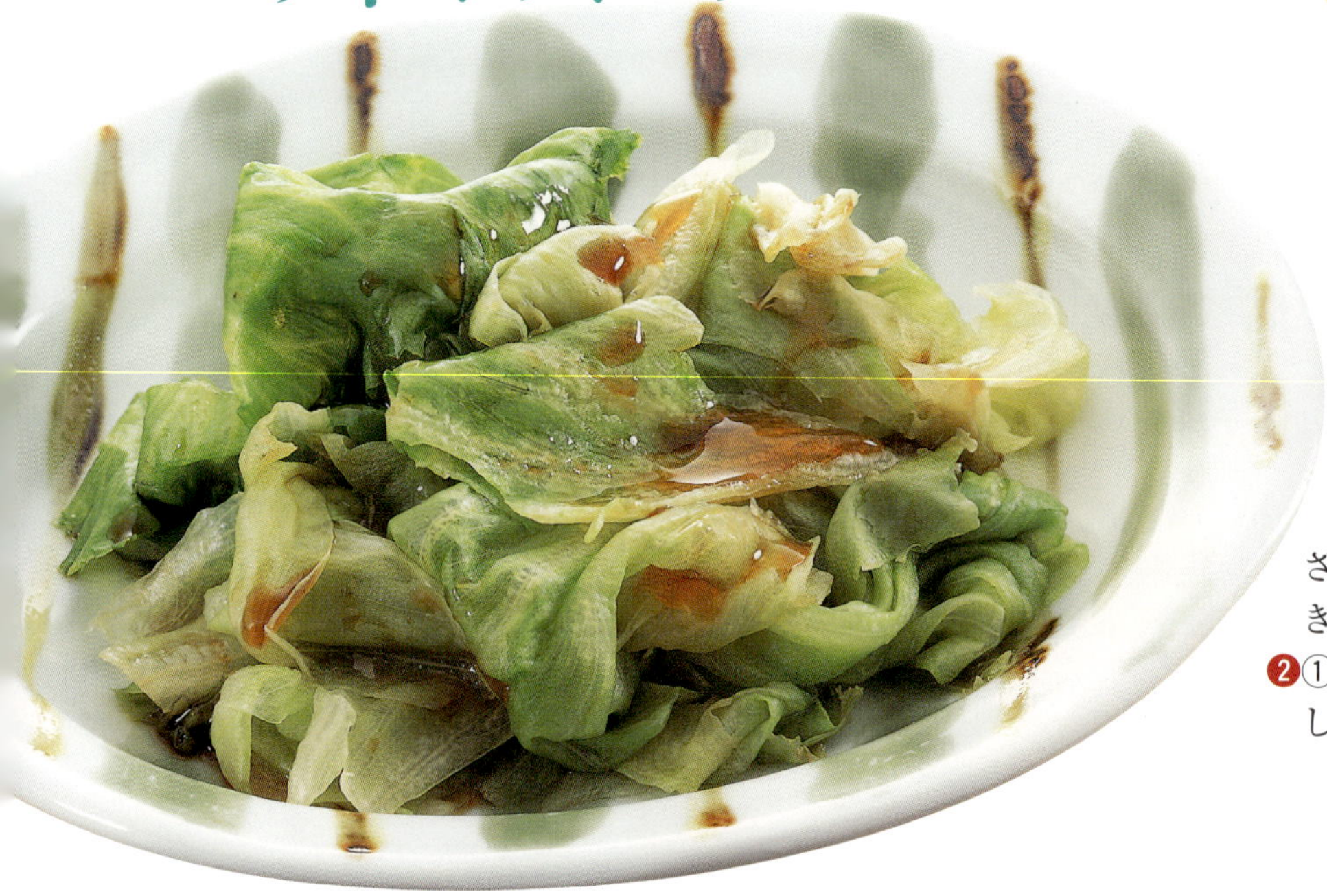

■材料（1人分）
レタス2枚　しょうゆ小さじ$\frac{1}{2}$　ラー油小さじ$\frac{1}{4}$

〈作り方〉

1. レタスは食べやすい大きさにちぎり、沸騰した湯にくぐらせる程度にさっとゆで、ざるに上げて手早く水けをきる。
2. ①が熱いうちに器に盛り、しょうゆとラー油をかける。

彩りが食卓を華やかに

ミニトマトの二色サラダ

20 kcal　塩分0.8 g

■材料（1人分）
ミニトマト（赤）3個　ミニトマト（黄）3個　玉ねぎ（みじん切り）小さじ1　A〈酢小さじ1　しょうゆ小さじ$\frac{1}{3}$　砂糖小さじ$\frac{1}{3}$　塩、こしょう各少々〉　青じそ1枚　パセリ（みじん切り）少々

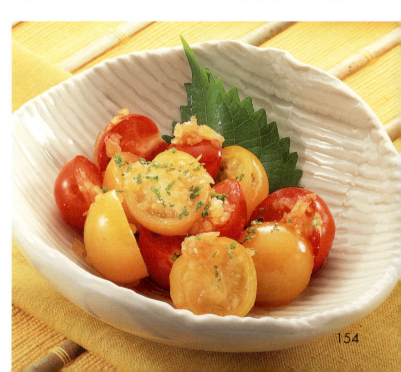

〈作り方〉

1. ミニトマトの赤と黄はいずれもへたをとり、半分に切る。
2. 玉ねぎのみじん切りは水にさらし、水けをよくしぼっておく。
3. 小さなボウルにAを入れてまぜ合わせ、②も加えてドレッシングを作る。
4. 器に青じそを敷いて①を盛り、③を回しかけてパセリを散らす。

歯ごたえのよさが魅力

えのきときくらげの三杯酢

20kcal　塩分0.9g

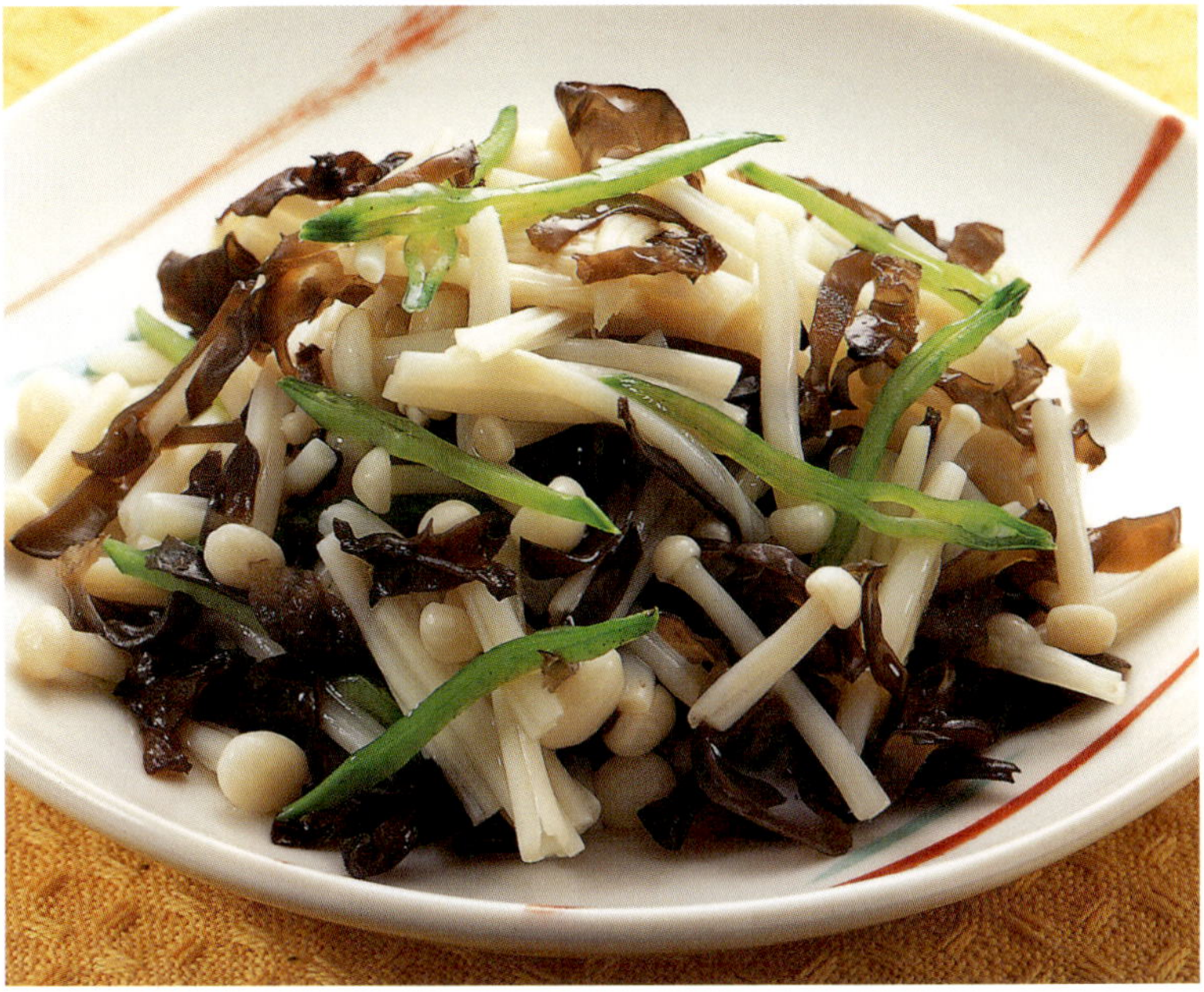

■材料（1人分）
えのきだけ$\frac{1}{2}$袋　きくらげ（乾燥）2枚　絹さや2枚　A〈酢小さじ1　しょうゆ小さじ$\frac{1}{2}$　昆布だし小さじ1　砂糖小さじ$\frac{1}{2}$　塩少々〉

〈作り方〉

❶えのきだけは根元を切り落とし、沸騰した湯でさっとゆでて長さを3等分に切る。
❷きくらげは水につけてもどし、せん切りにする。
❸絹さやは筋をとり、沸騰した湯でさっとゆでて、せん切りにする。
❹ボウルにAを入れてよくまぜ合わせ、①と②、③を入れて全体にあえる。

じゃこのうまみをプラス

わかめとじゃこの酢の物

20kcal　塩分1.1g

■材料（1人分）
わかめ（塩抜きしたもの）20g　ちりめんじゃこ大さじ1弱（5g）　しょうが（薄切り）2枚　A〈昆布だし大さじ1　酢小さじ1　砂糖小さじ$\frac{1}{2}$　塩少々〉

〈作り方〉

❶わかめはざく切りにする。
❷ちりめんじゃこはざるに入れ、熱湯を回しかける。
❸ボウルにAを入れてまぜ、①と②をあえる。
❹③を器に盛り、上にごく細いせん切りにしたしょうがをのせる。

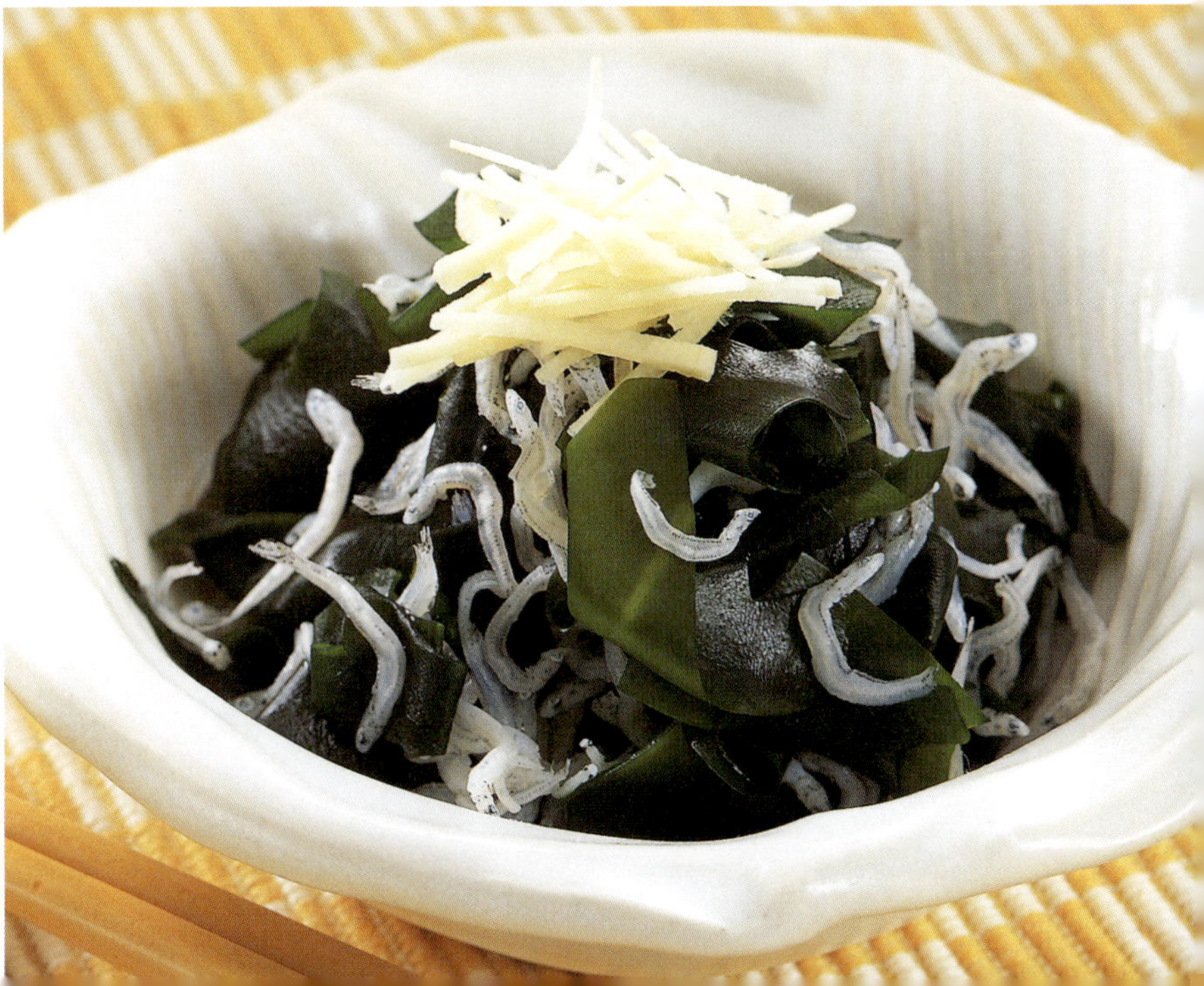

短時間で味がしみ込む

きゅうりの南蛮漬け

20 kcal　塩分0.8 g

■材料（1人分）
きゅうり70g　A〈しょうゆ小さじ$\frac{2}{3}$
ごま油少々　豆板醤《トウバンジャン》少々〉

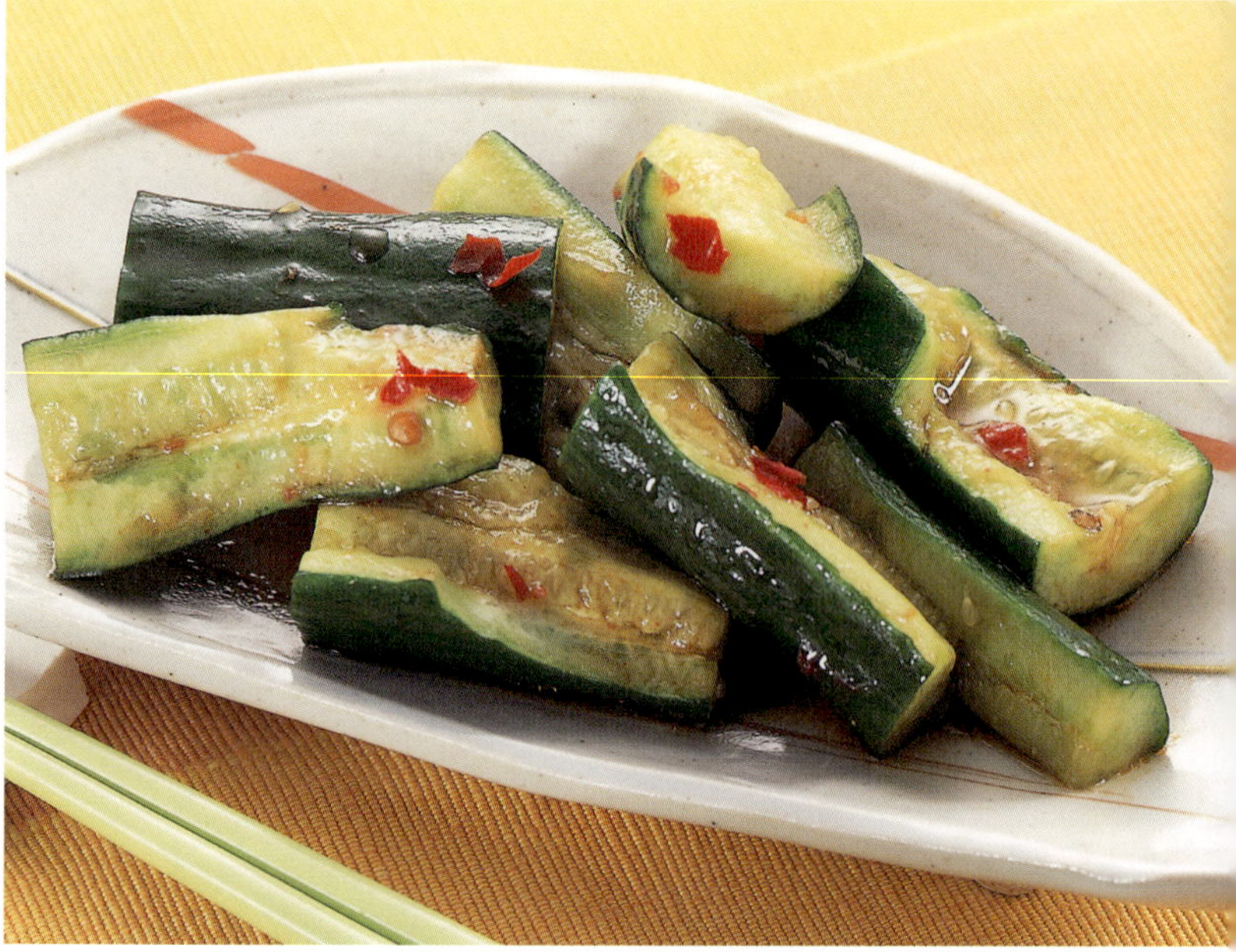

〈作り方〉

❶きゅうりは洗ってまないたにのせ、板ずり（塩少々を振って、手でゴロゴロところがす）する。

❷①を水で洗って塩を落とし、ポリ袋に入れてすりこ木などで上からたたき、ひび割れを入れる。これを3～4cm長さに切り分ける。

❸ボウルにAを入れてまぜ、②を入れて、きゅうりがしんなりするまで漬け込む。

お弁当のおかずにも最適

カリフラワーのカレーピクルス

20 kcal　塩分0.5 g

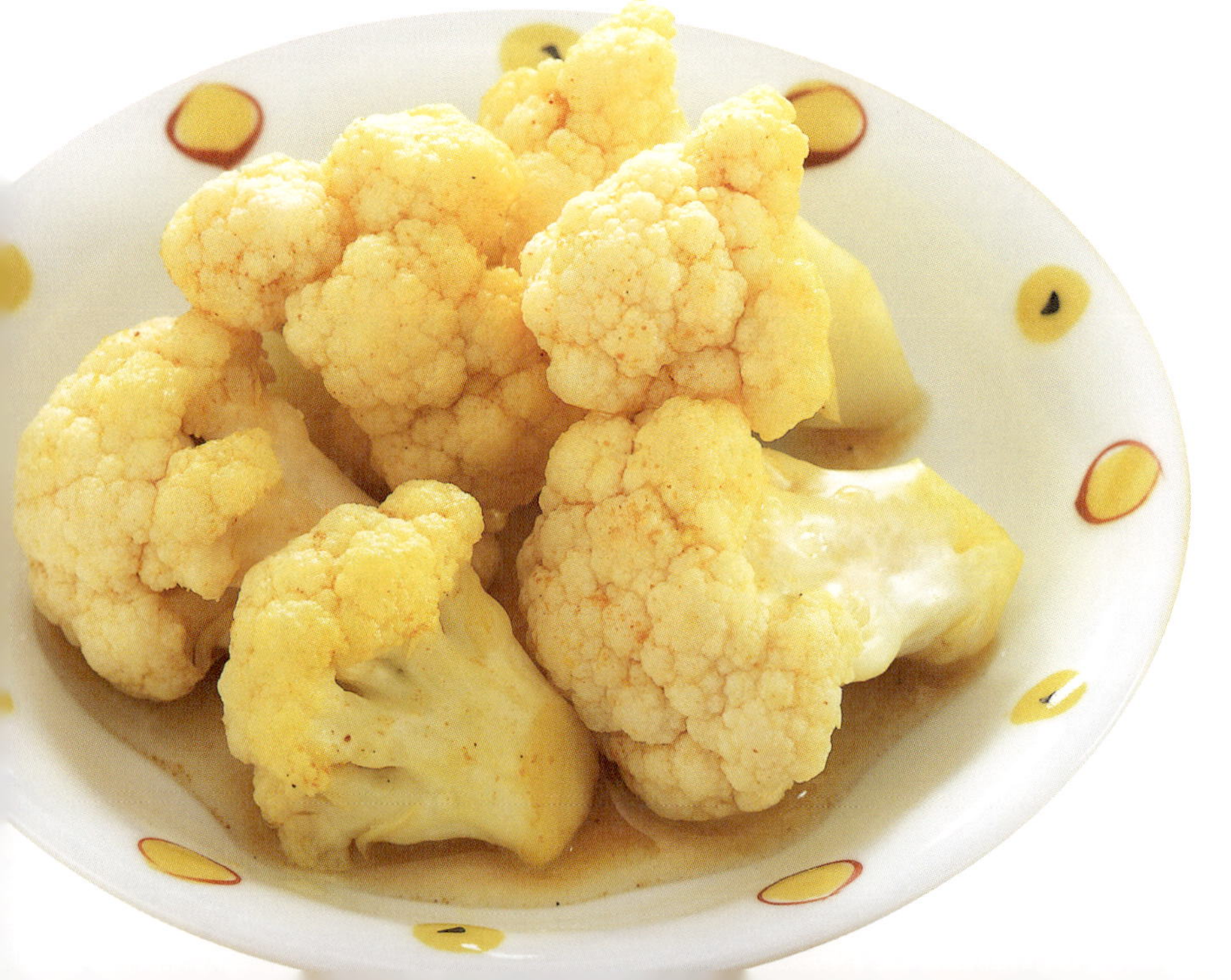

■材料（1人分）
カリフラワー40g　A〈水大さじ2　酢大さじ1弱　砂糖小さじ$\frac{2}{3}$　塩少々　カレー粉少々〉

〈作り方〉

❶カリフラワーは小房に切り分けて水に10分ほどさらし、水けをきってボウルに入れる。

❷鍋にAを入れて火にかけ、煮立ったら火を止める。熱いうちに①にかけ、半日ほどおいて味を含ませる。

手軽な即席漬け

大根のレモン漬け

20kcal　塩分0.7g

■材料(1人分)
大根70g　レモン(輪切り)1枚
昆布3g(約5cm角)　塩少々

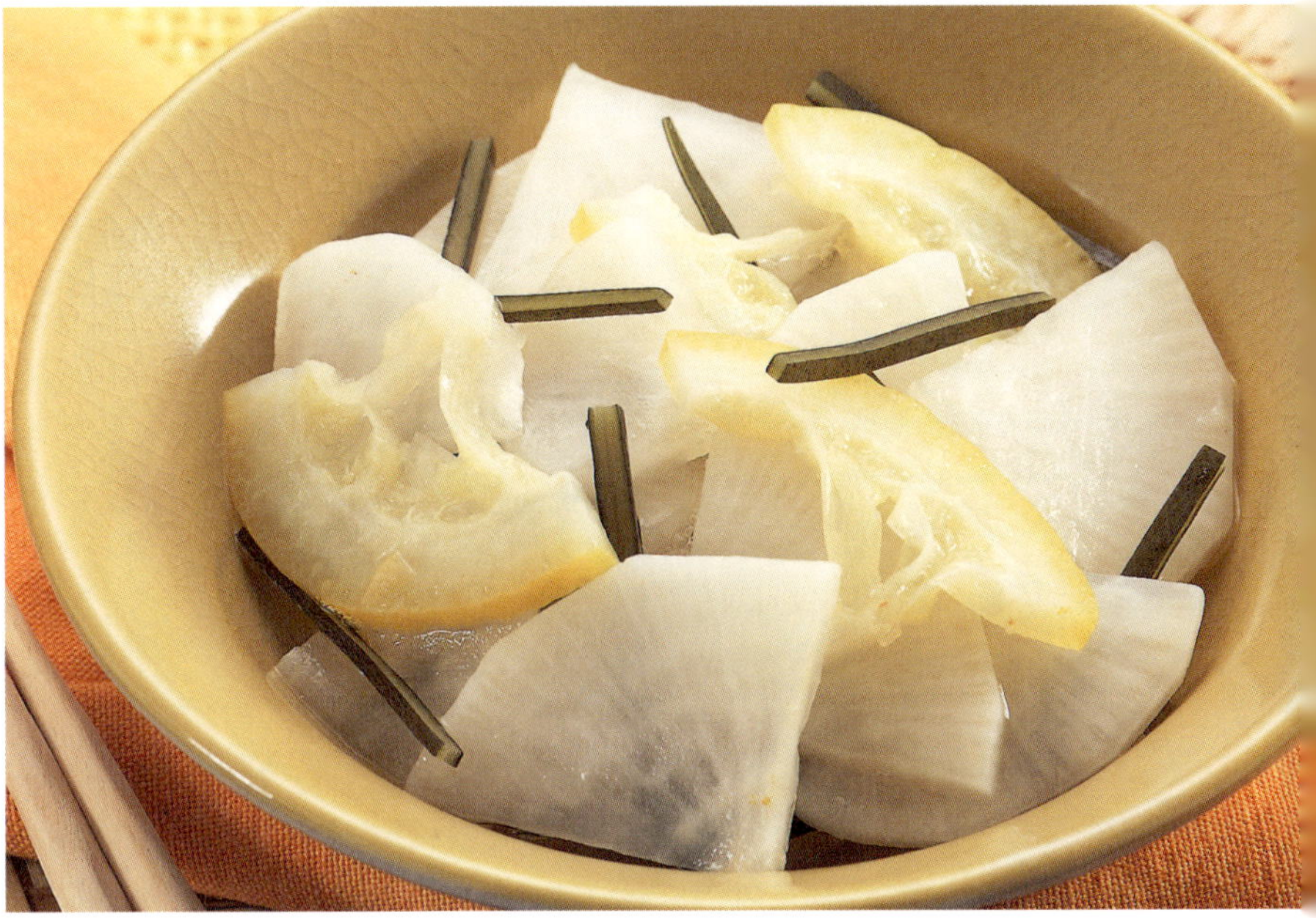

〈作り方〉

❶大根は薄いいちょう切りにし、ボウルに入れて塩を振り、全体にからめる。
❷レモンの輪切りも4等分のいちょう形に切る。
❸昆布はキッチンばさみを使って細切りにする。
❹①に②と③を加えてよくまぜ、大根がしんなりしたら器に盛る。

粒ざんしょうをきかせた

野菜のピリ辛漬け

20kcal　塩分1.2g

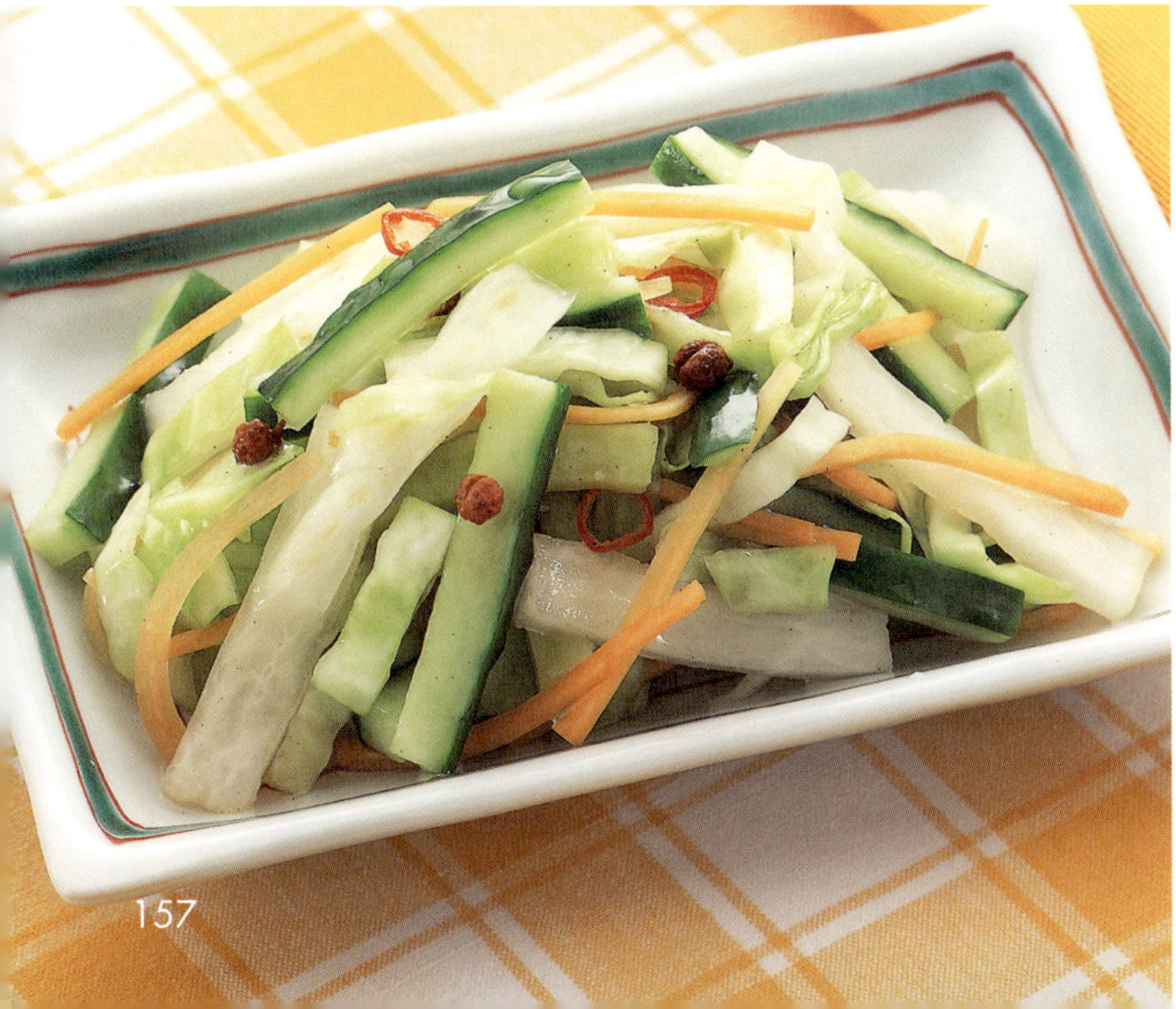

■材料(1人分)
キャベツ20g　大根、きゅうり各20g　セロリ10g　にんじん5g　塩小さじ$\frac{1}{5}$　A〈日本酒小さじ1　赤とうがらし(小口切り)少々　粒ざんしょう(乾燥)少々〉

〈作り方〉

❶キャベツはざく切りにする。
❷大根ときゅうりは拍子木切り、セロリは筋をとって斜め薄切りに、にんじんは細切りにする。
❸ボウルに①と②を入れて塩を振り、Aも加えてまぜる。
❹③に重しをし、野菜がしんなりするまで15分前後おく。

シンプルな味わい

えのきのさっと煮

20 kcal　塩分0.6 g

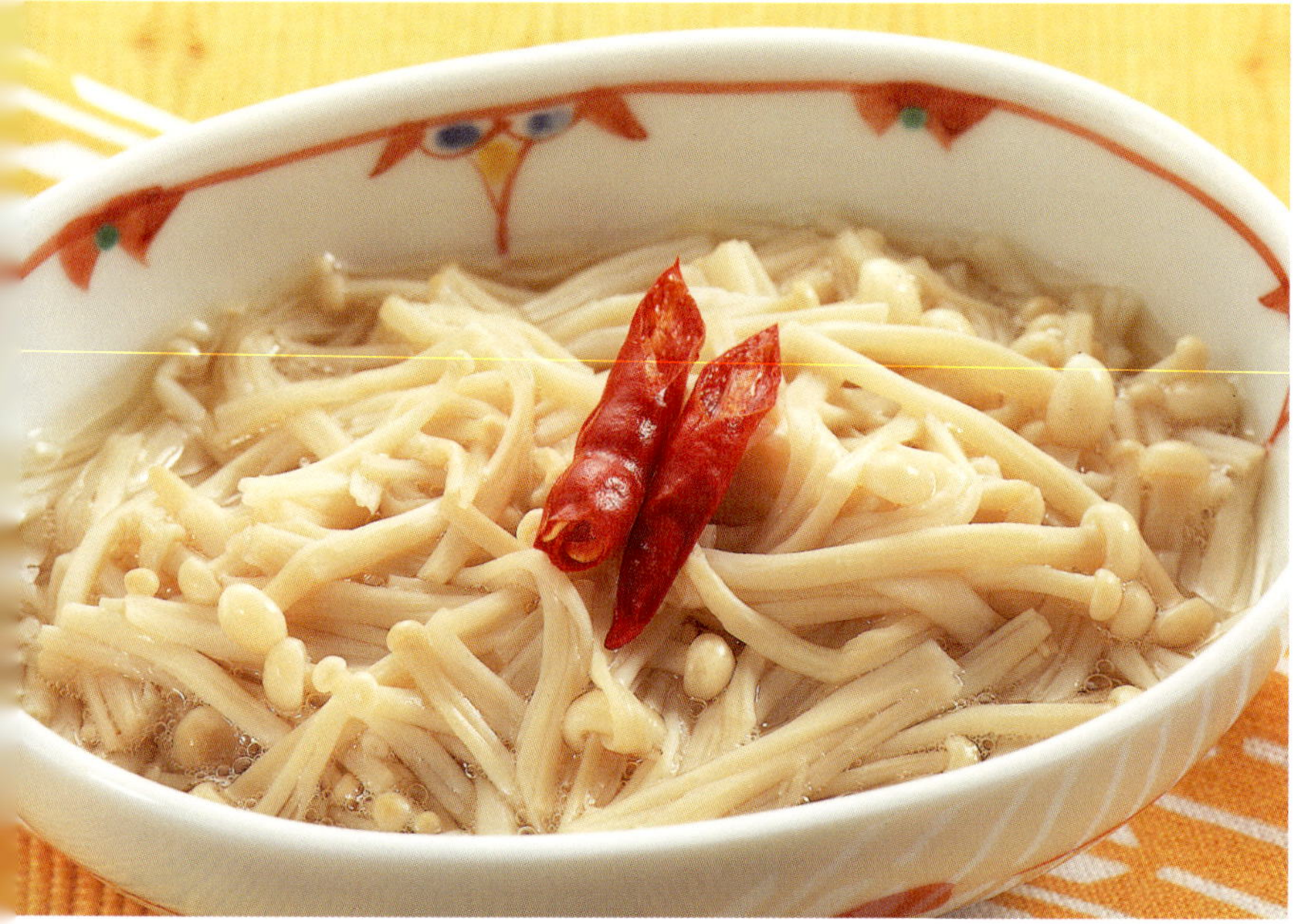

■材料（1人分）

えのきだけ$\frac{1}{2}$袋　赤とうがらし$\frac{1}{2}$本　A〈昆布だし$\frac{1}{3}$カップ　薄口しょうゆ小さじ$\frac{1}{2}$　日本酒小さじ$\frac{1}{2}$　みりん小さじ$\frac{1}{3}$〉

〈作り方〉

❶えのきだけは根元を切り落とし、長さを3等分に切る。

❷赤とうがらしは半分に切り、種をとり除いておく。

❸鍋にAと②を入れて煮立て、①を入れて15分ほど弱火で煮る。火を止め、そのまましばらくおいて味をしみ込ませる。

常備菜にもなる

きのこの当座煮風

30 kcal　塩分0.9 g

■材料（1人分）

えのきだけ30g　生しいたけ1個　なめこ15g　A〈昆布だし$\frac{1}{3}$カップ　しょうゆ小さじ1　日本酒小さじ$\frac{1}{2}$　みりん小さじ$\frac{1}{3}$〉

〈作り方〉

❶えのきだけは根元を切り落とし、長さを2等分に切る。

❷生しいたけは軸を切り落として薄切りにする。

❸鍋にAを入れて煮立て、①と②、なめこを入れて弱火で4～5分煮る。

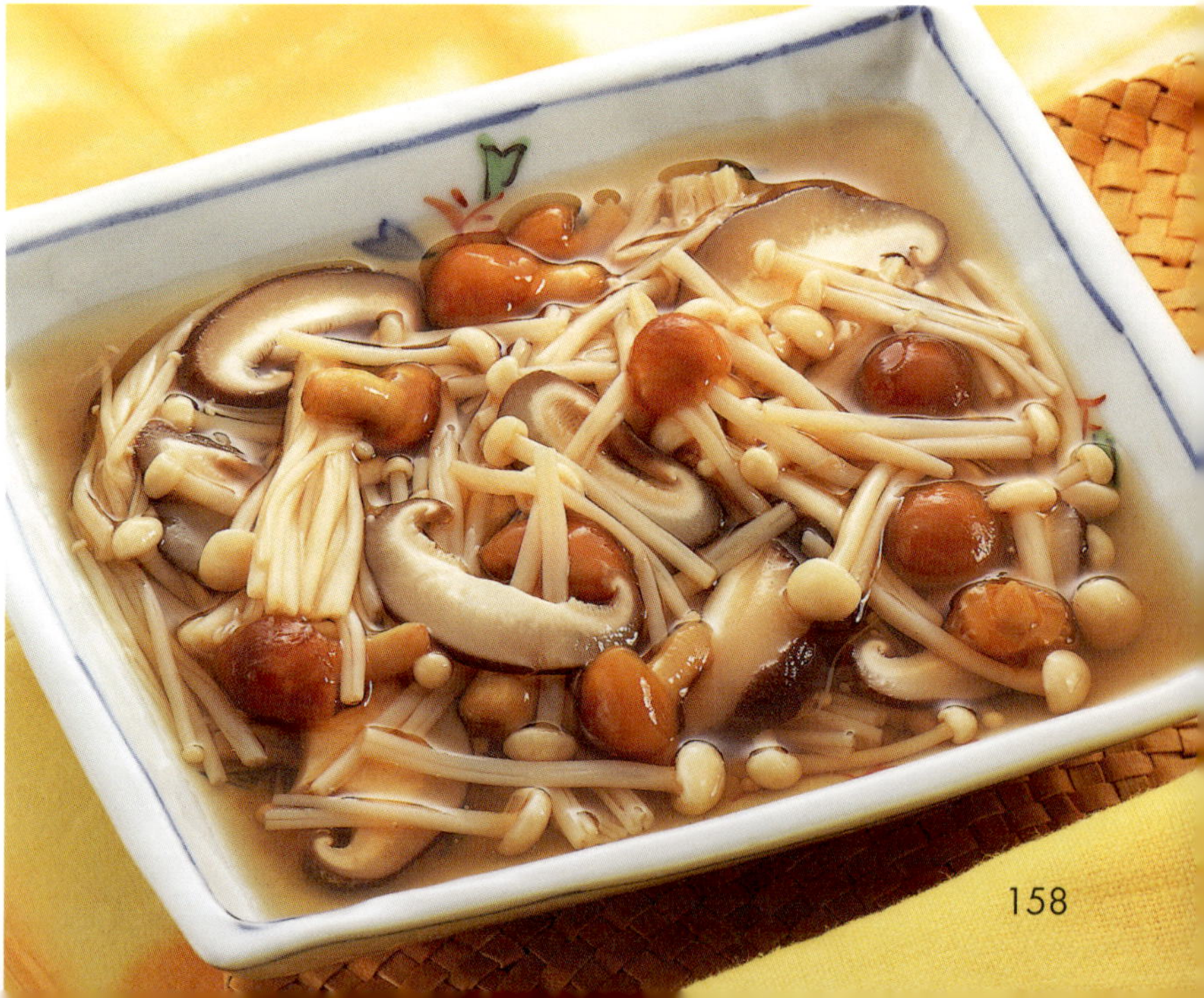

具だくさんのスープ感覚で食べたい

キャベツのスープ煮

20kcal　塩分1.2g

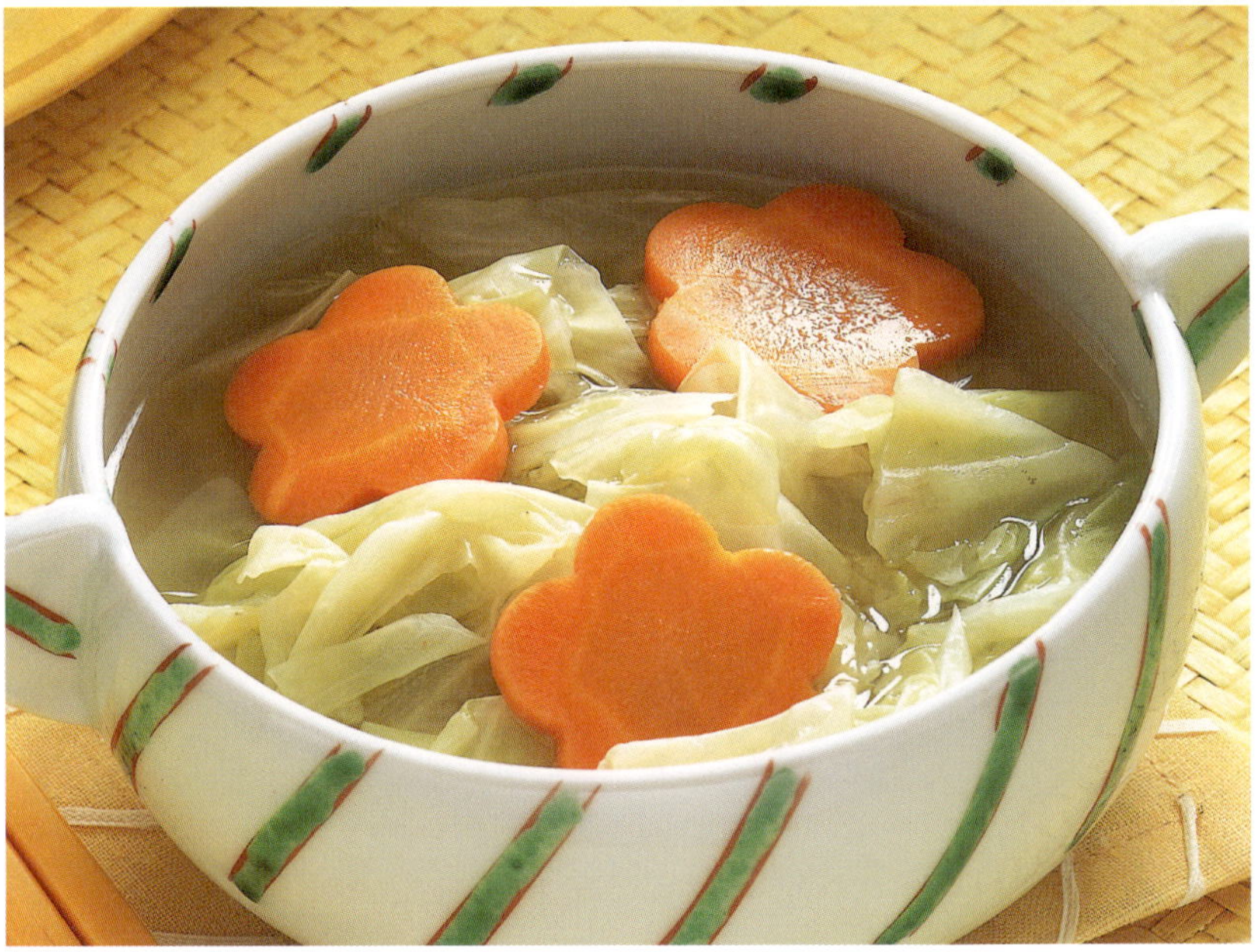

■材料（1人分）
キャベツ1枚（50g）　にんじん20g　A〈水1カップ　コンソメスープの素（固形）$\frac{1}{4}$個　塩、こしょう各少々〉

〈作り方〉

❶キャベツは3～4cm角に切る。

❷にんじんは薄切りにしたあと、梅形に切るか、好みの型で抜く。

❸鍋にAを入れて煮立て、①と②を入れてやわらかくなるまで煮る。

食物繊維の宝庫

切り昆布とまいたけの煮物

20kcal　塩分0.7g

■材料（1人分）
切り昆布（乾燥）3g　まいたけ50g　A〈昆布だし$\frac{1}{2}$カップ　しょうゆ小さじ$\frac{1}{2}$　みりん小さじ$\frac{1}{2}$〉

〈作り方〉

❶切り昆布は水につけてもどし、ざるに上げて水けをきっておく。

❷まいたけは小分けにする。

❸鍋にAを入れて煮立て、①と②を入れて、昆布がやわらかくなるまでコトコトと弱火で煮る。

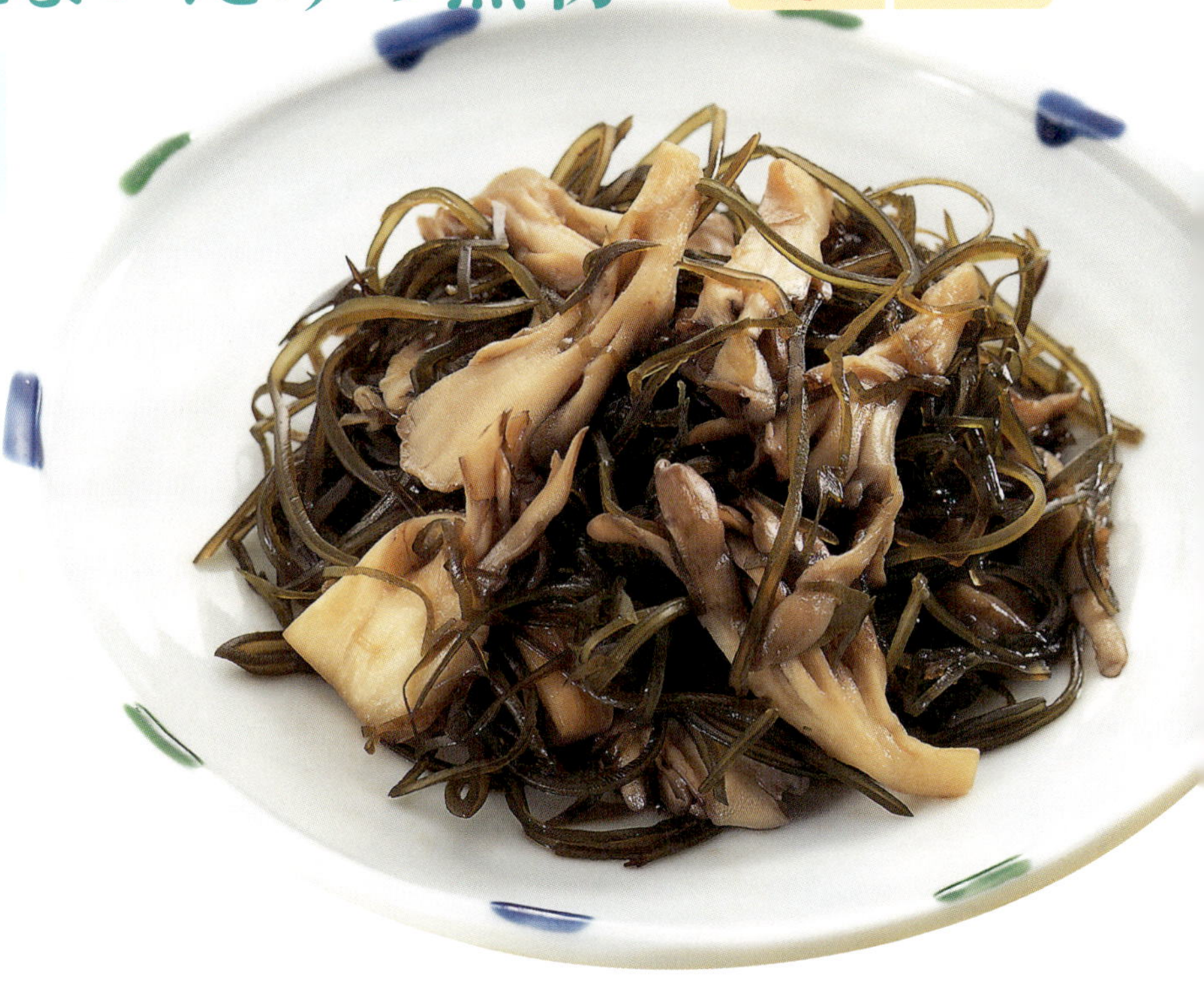

きりっと仕上げるのがポイント

しらたきのピリ煮

20 kcal　塩分0.9 g

■材料(1人分)
しらたき70g　赤とうがらし(小口切り)$\frac{1}{2}$本分　A〈昆布だし大さじ1　しょうゆ小さじ1　砂糖小さじ$\frac{2}{3}$〉

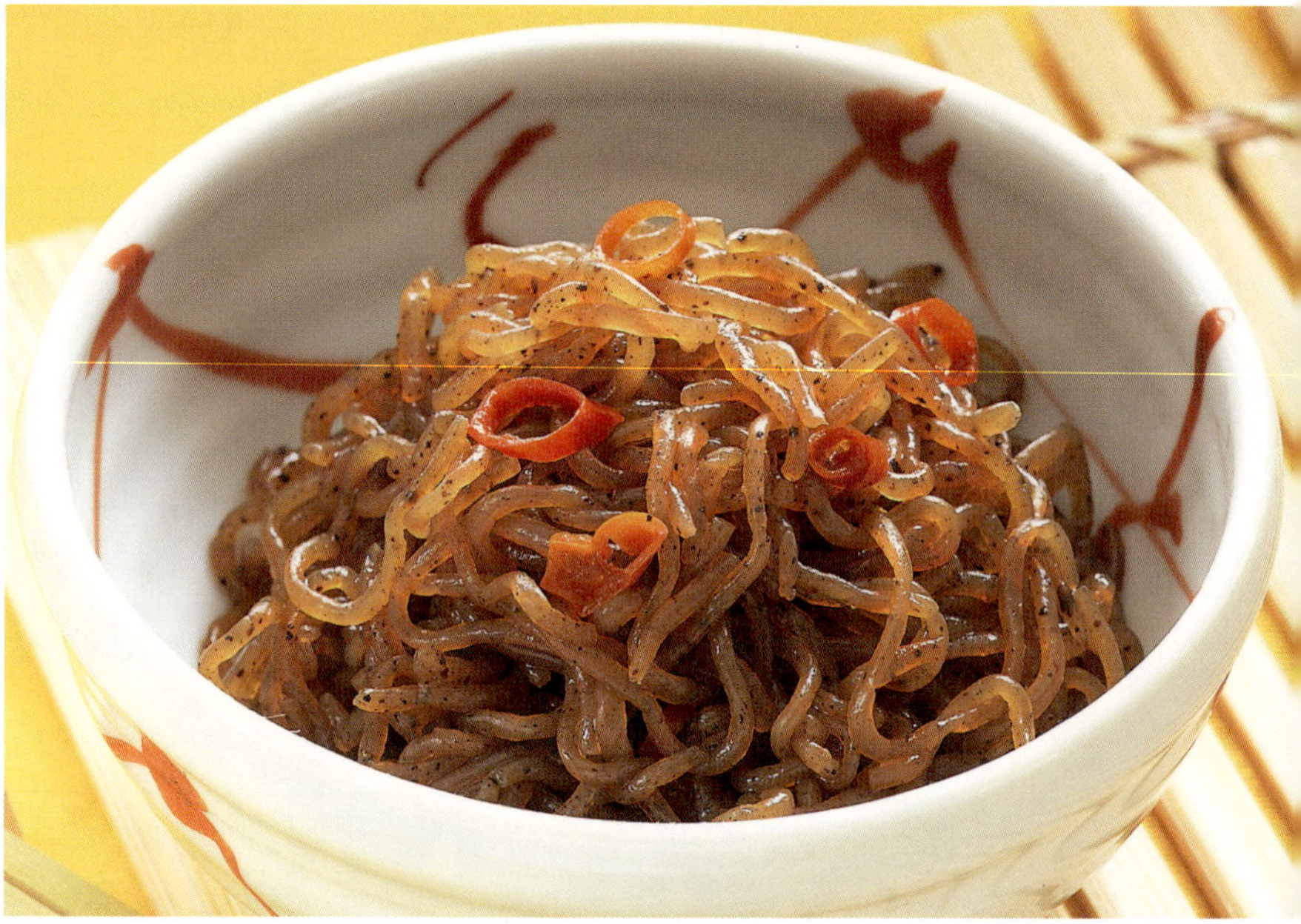

〈作り方〉

❶しらたきは鍋に沸かした熱湯で1分ほどゆで、ざるに上げて水けをきり、食べやすい長さに切る。

❷鍋にAを入れて煮立て、①と赤とうがらしを加えて、箸でまぜながら汁けがなくなるまで煮る。

主菜のつけ合わせにもなる

セロリのコンソメ煮

20 kcal　塩分0.6 g

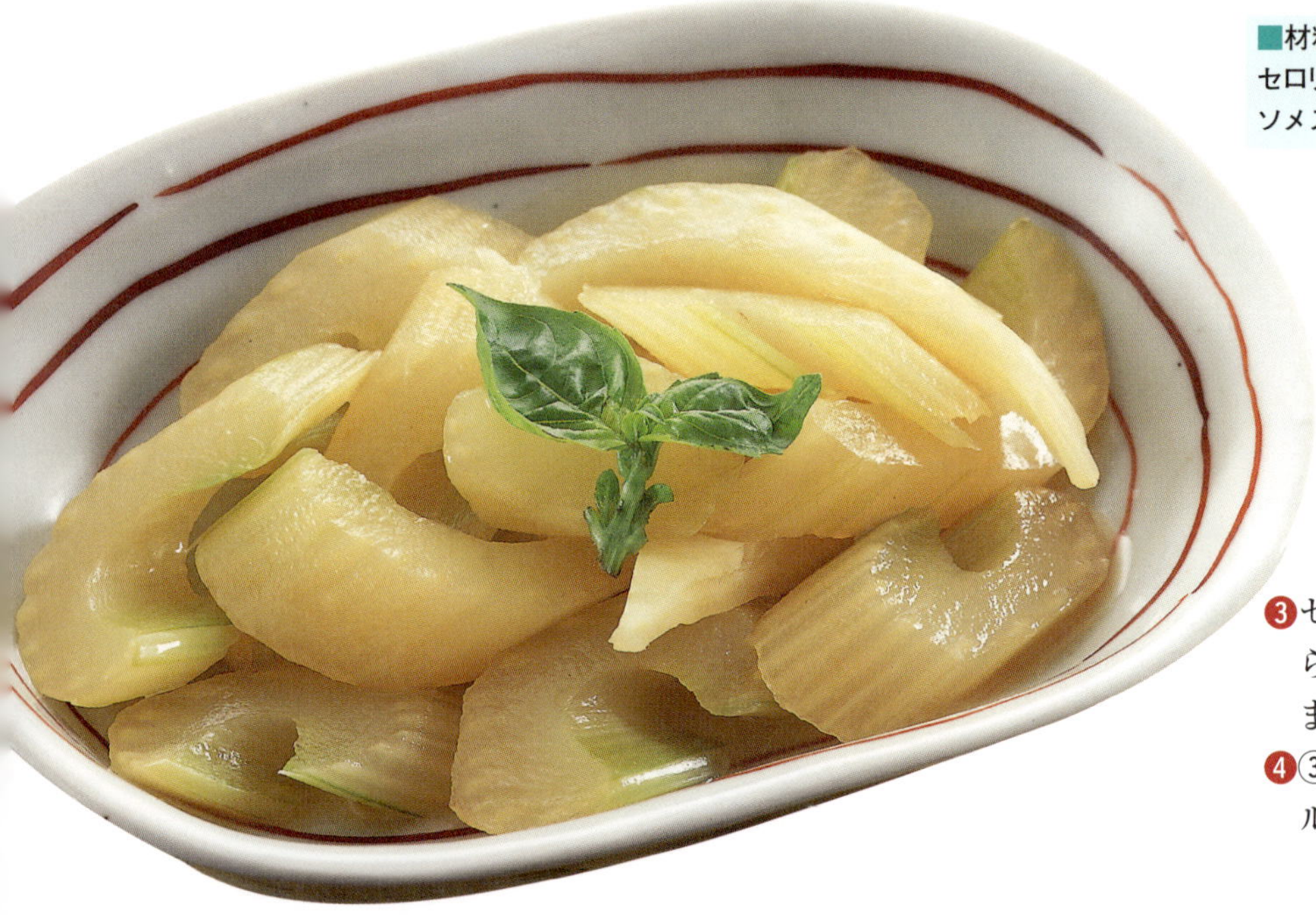

■材料(1人分)
セロリ80g　A〈水$\frac{1}{2}$カップ　コンソメスープの素(顆粒)小さじ$\frac{2}{3}$〉

〈作り方〉

❶セロリは筋をとって、1cm幅くらいの斜め切りにする。

❷鍋にAを入れて煮立て、①を加えて弱火でコトコト煮る。

❸セロリがやわらかくなったら火を止め、鍋に入れたまま冷まして味を含ませる。

❹③を器に盛り、あればバジルの生葉少々をのせる。

火を通しすぎないのがコツ

生わかめのスープ煮

20 kcal　塩分2.1 g

■材料（1人分）
わかめ（塩抜きしたもの）40g　玉ねぎ15g　A〈水1カップ　コンソメスープの素（顆粒）小さじ$\frac{1}{3}$　おろしにんにく少々〉　塩、こしょう各少々

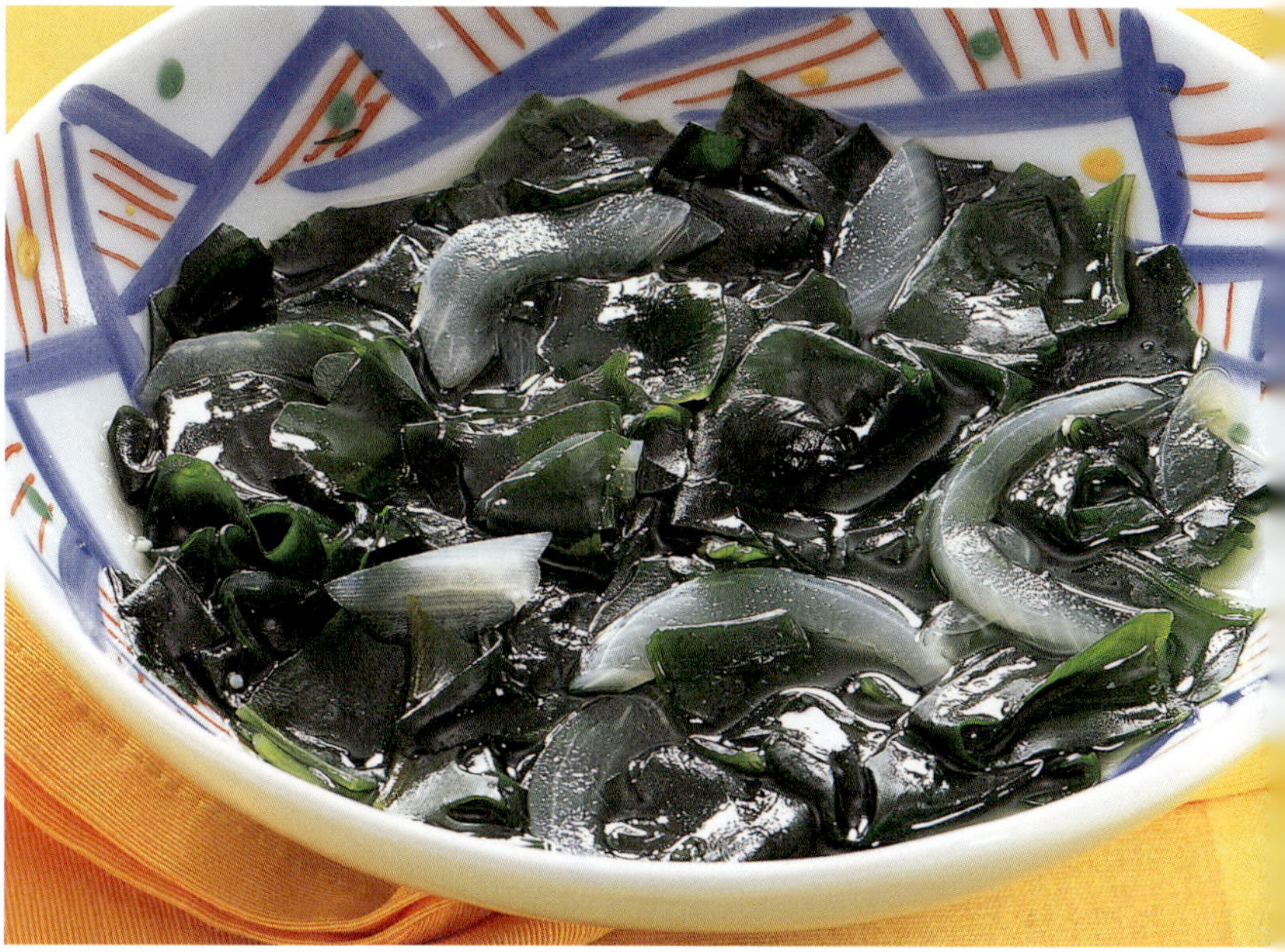

〈作り方〉

1. わかめは食べやすい長さに切る。
2. 玉ねぎは薄切りにする。
3. 鍋にAを入れて煮立て、②を加えて強火で煮る。玉ねぎがしんなりしたら①を加えて一煮し、塩とこしょうで調味する。

甘みが増す旬の冬ねぎで作りたい

ねぎのスープ煮

30 kcal　塩分0.9 g

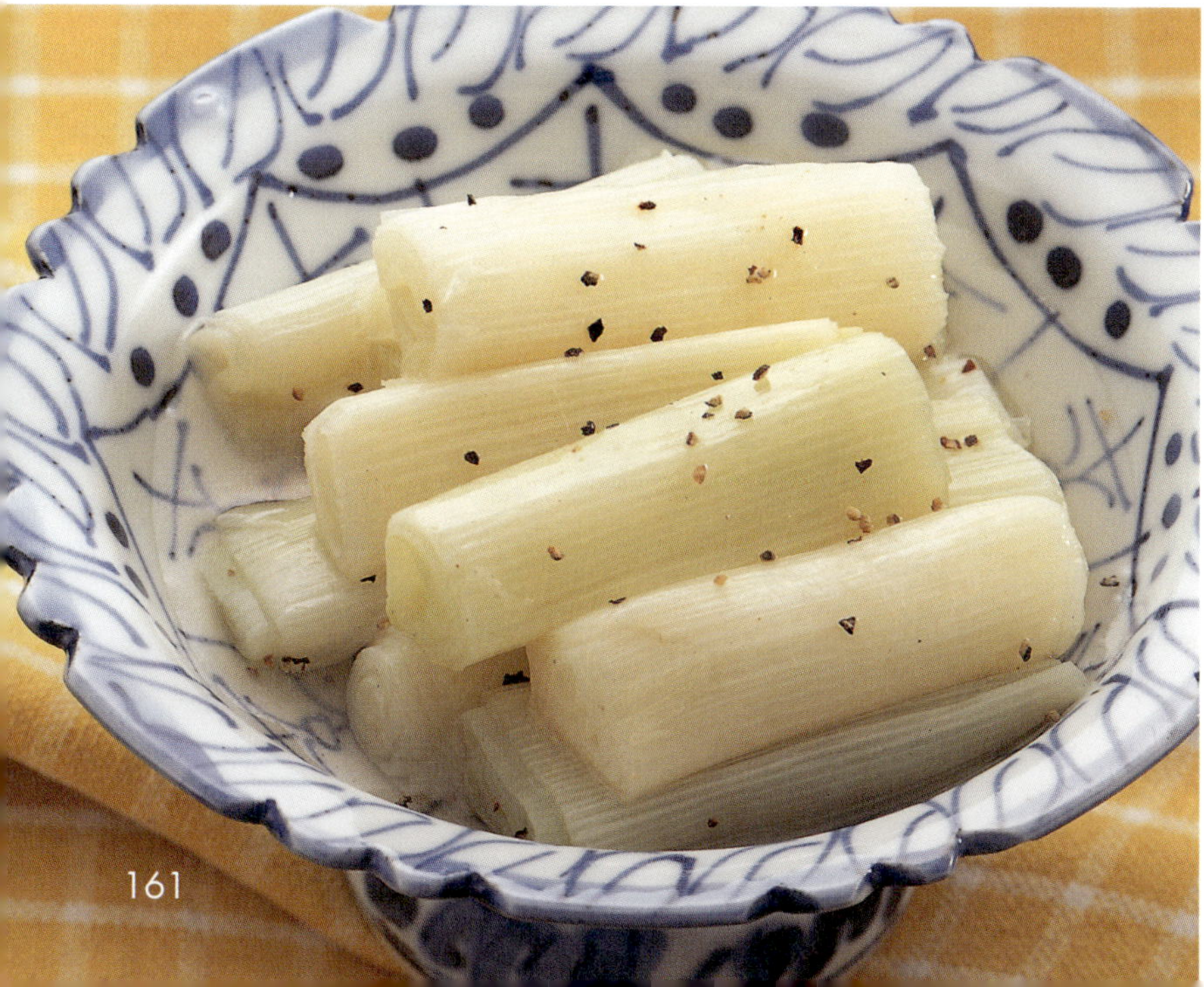

■材料（1人分）
長ねぎ80g　コンソメスープの素（固形）$\frac{1}{5}$個　塩、あらびき黒こしょう各少々

〈作り方〉

1. 長ねぎは3～4cmほどの長さに切りそろえる。
2. 鍋に①を入れ、かぶるくらいの水を注いで強火にかける。煮立ったら火を弱め、コンソメスープの素を加えてねぎがやわらかくなるまで煮て、塩とこしょうで味をととのえる。

いつもの煮物を一工夫

白菜のさんしょう煮

20 kcal　塩分0.6 g

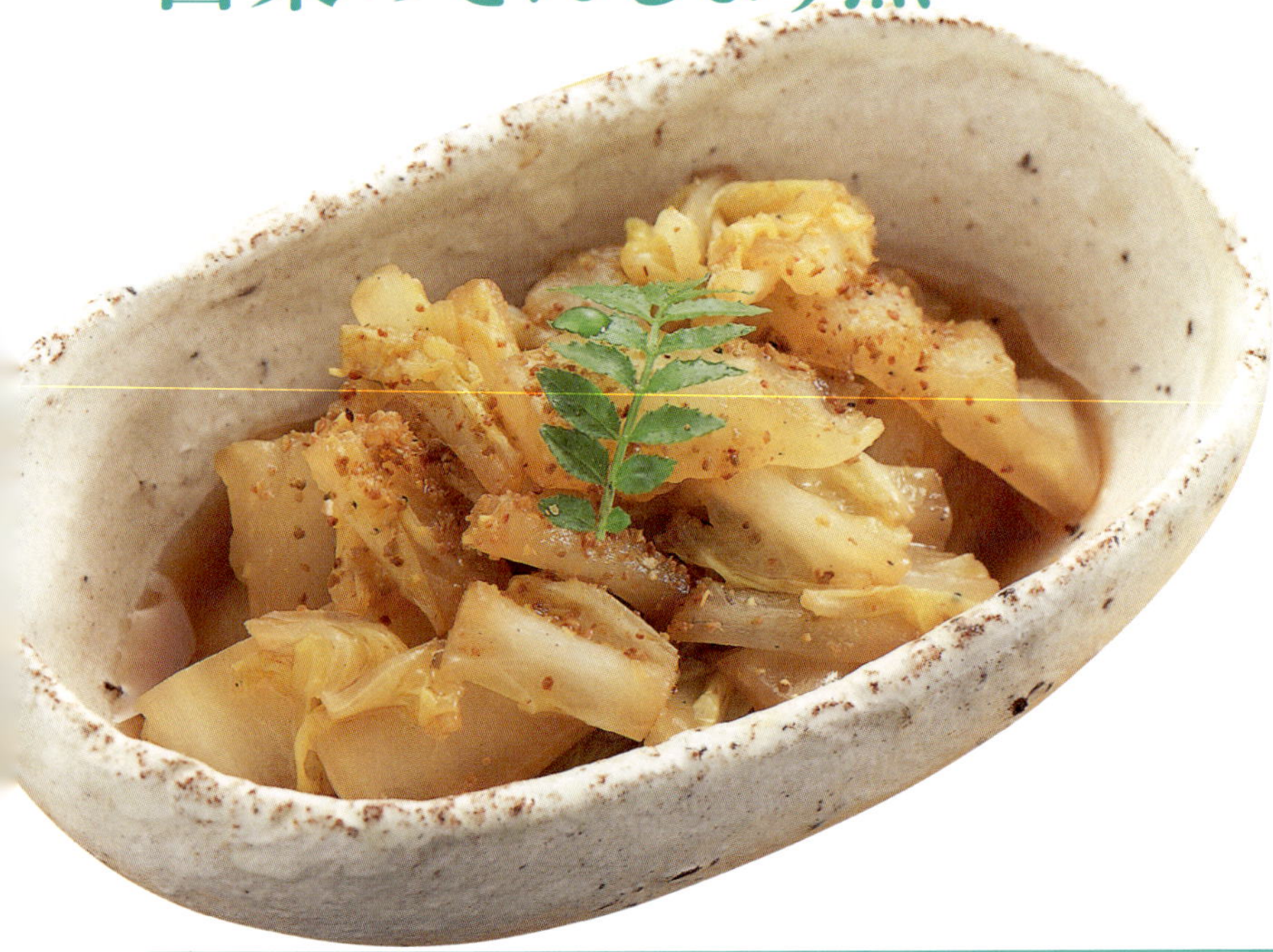

■材料（1人分）
白菜80 g（1枚）　A〈昆布だし$\frac{1}{4}$カップ　しょうゆ小さじ$\frac{2}{3}$　日本酒小さじ$\frac{1}{2}$〉　粉ざんしょう少々

〈作り方〉

1. 白菜は縦半分に切ってから、1cm幅に切る。
2. 鍋にAを入れて煮立て、①を入れて粉ざんしょうを振り入れ、弱めの中火で白菜がしんなりするまで煮る。
3. ②を器に盛り、あれば木の芽1枚をのせる。

自然の香りと色を生かした

ふきの青煮

20 kcal　塩分1.6 g

■材料（1人分）
ふき30cm（60 g）　A〈昆布だし$\frac{1}{4}$カップ　薄口しょうゆ小さじ1　塩少々　日本酒小さじ1〉

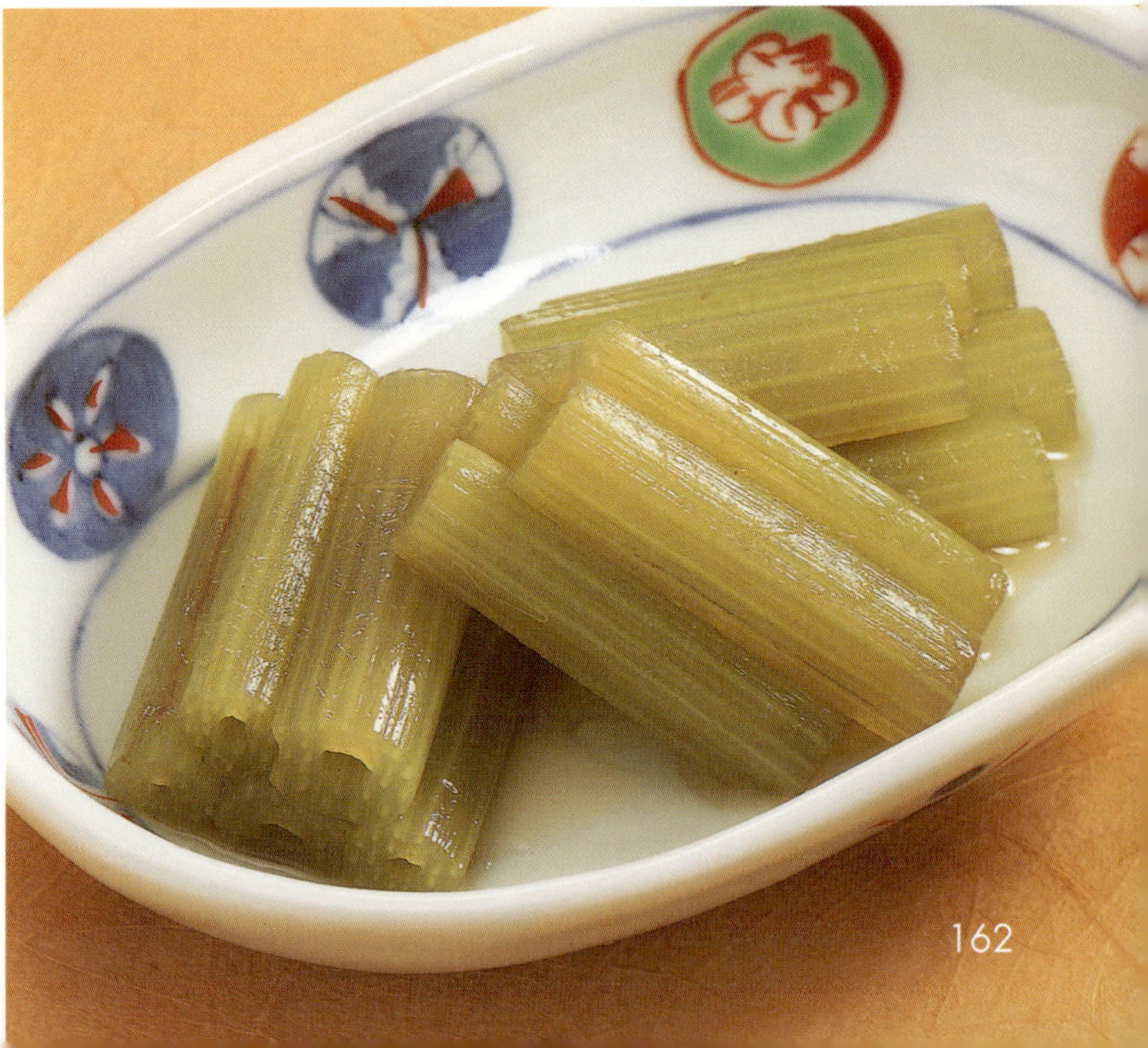

〈作り方〉

1. ふきはまないたにのせ、塩少々を振ってころがすように数回もんでから、沸騰した湯でゆでる。しんなりしたらすぐ冷水にとり、皮と筋をむいて3cm長さに切る。
2. 鍋にAを入れて煮立て、①の太いところを入れ、一煮立ちしたら細いところを入れて1～2分煮る。すぐ鍋底を水につけて冷まし、バットに煮汁ごと移してラップをかけ、味を十分に含ませる。

尿酸の排泄に役立つ

わかめの煮びたし

20 kcal　塩分 0.6 g

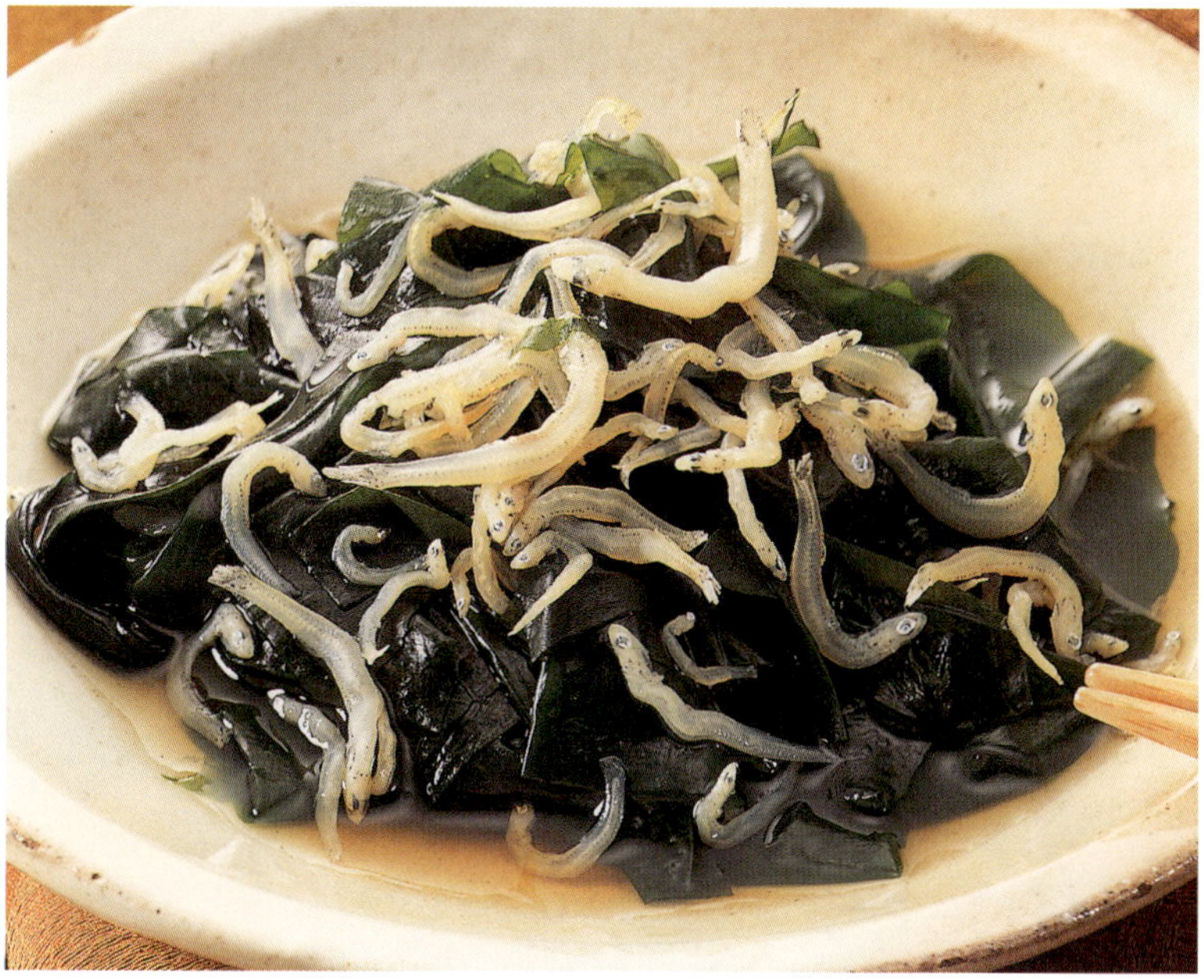

■材料（1人分）
わかめ（塩蔵）15g　ちりめんじゃこ大さじ$\frac{1}{2}$　A〈昆布だし$\frac{1}{4}$カップ　しょうゆ小さじ$\frac{1}{3}$　みりん小さじ$\frac{1}{2}$〉

〈作り方〉

❶わかめは塩を洗い流し、水けをしぼって食べやすい長さに切る。

❷ちりめんじゃこはざるに入れて熱湯を回しかけ、水けをよくきる。

❸鍋にAを入れて煮立て、①と②を入れて一煮する。

ゆずの香りを添えた

きのこのゆず蒸し

20 kcal　塩分 0.8 g

■材料（1人分）
しめじ$\frac{1}{3}$パック　まいたけ$\frac{1}{3}$パック　ゆず（輪切り）1枚　A〈塩少々　日本酒小さじ1〉　しょうゆ小さじ$\frac{1}{3}$

〈作り方〉

❶しめじは根元を切り落とし、小分けにする。

❷まいたけは手で食べやすい大きさにほぐしておく。

❸耐熱性の器に①と②を盛り、Aを振りかけてゆずをのせる。これを器ごと沸騰させた蒸し器に入れ、強火で5分蒸す。食べる直前にしょうゆをかける。

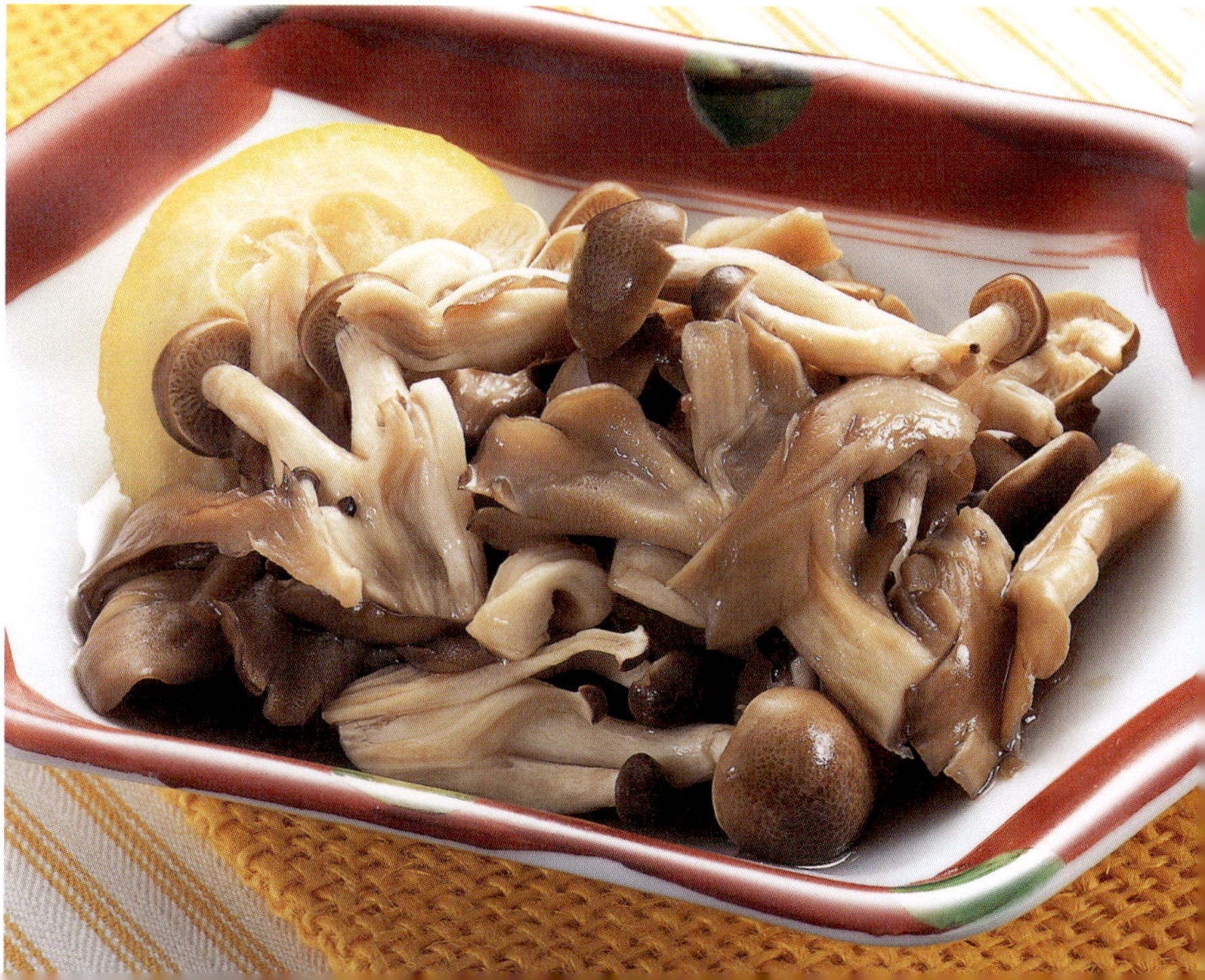

にんにく風味で薄味をカバー

えのきだけのホイル焼き

20 kcal　塩分0.4 g

■材料（1人分）
えのきだけ$\frac{1}{2}$袋　にんにく$\frac{1}{4}$片　日本酒小さじ1　しょうゆ小さじ$\frac{1}{2}$

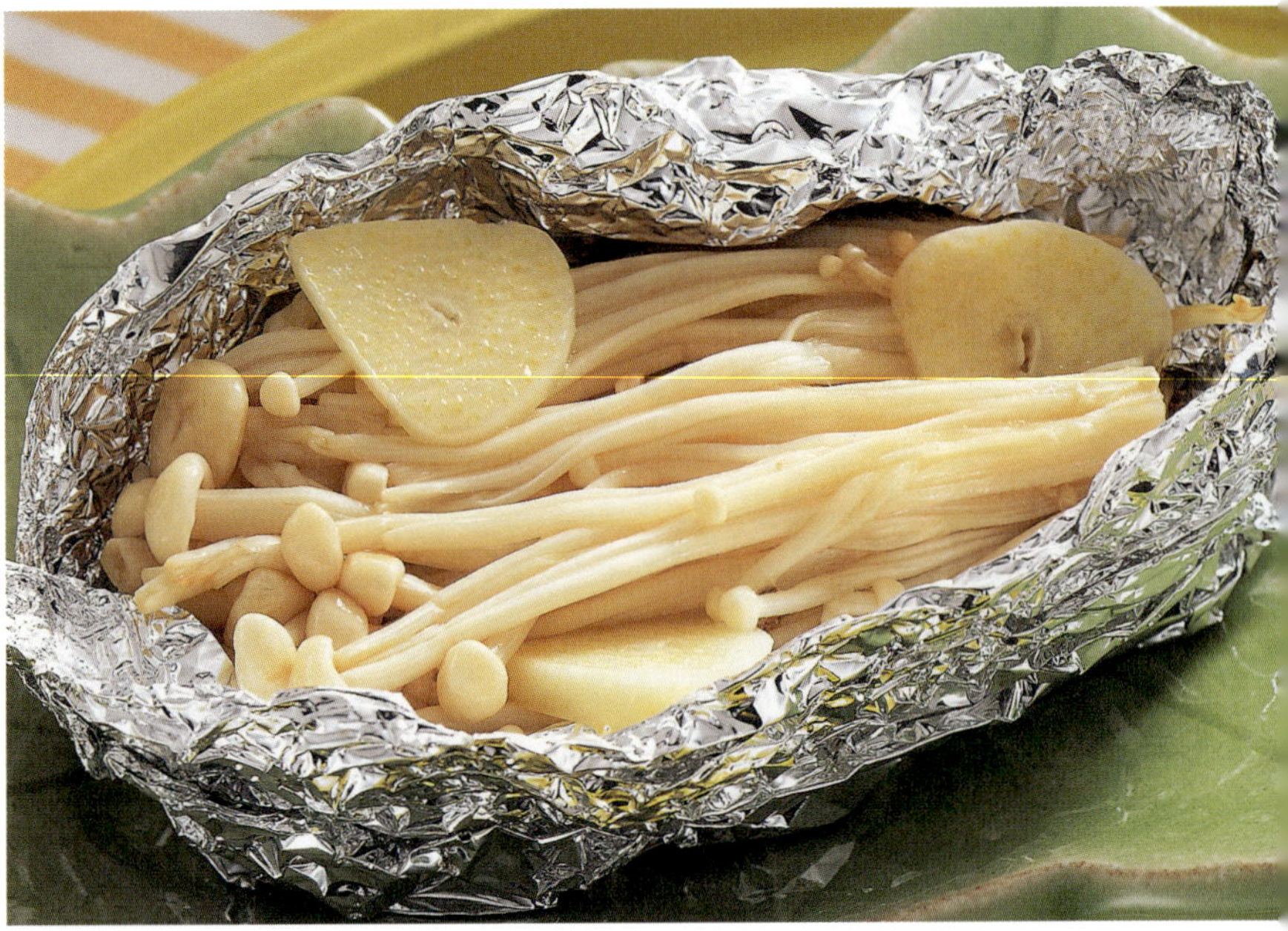

〈作り方〉

1. えのきだけは根元を切り落とし、あらくほぐしておく。
2. にんにくは薄切りにする。
3. 少し大きめに切ったアルミ箔に①と②をのせ、日本酒としょうゆを振って包み込み、オーブントースターで5分ほど焼く。

しょうゆだれが香ばしい

ししとうの串焼き

30 kcal　塩分0.9 g

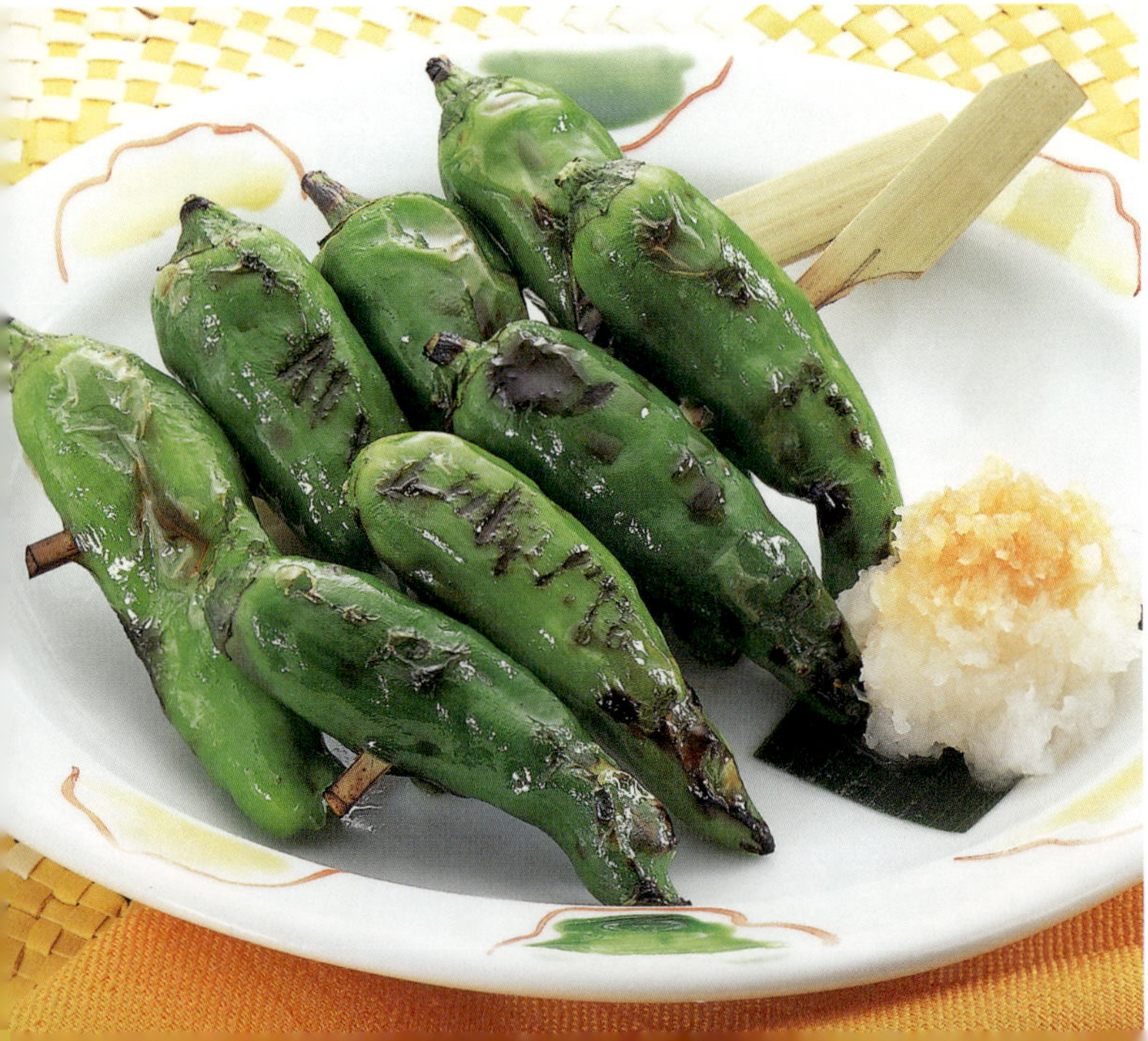

■材料（1人分）
ししとうがらし8本　A〈しょうゆ小さじ1　ごま油小さじ$\frac{1}{4}$〉　大根おろし大さじ1　しょうゆ数滴

〈作り方〉

1. ししとうがらしは実の部分に縦に1本の切り込みを入れ、4本ずつ串に刺す。
2. 小さなボウルにAを入れてまぜ合わせる。
3. 焼き網を火にかけてよく熱し、①をのせて中火で焼く。ややしんなりしたら②のたれを3～4回ハケで塗りながら、両面に焼き色がつくまで焼く。
4. ③を器に盛り、大根おろしを添えてしょうゆをたらす。

なすの甘みが口にとろける

焼きなす

30 kcal　塩分0.5 g

■材料（1人分）
なす1$\frac{1}{2}$個　おろししょうが少々　青じそ2枚　しょうゆ小さじ$\frac{1}{2}$

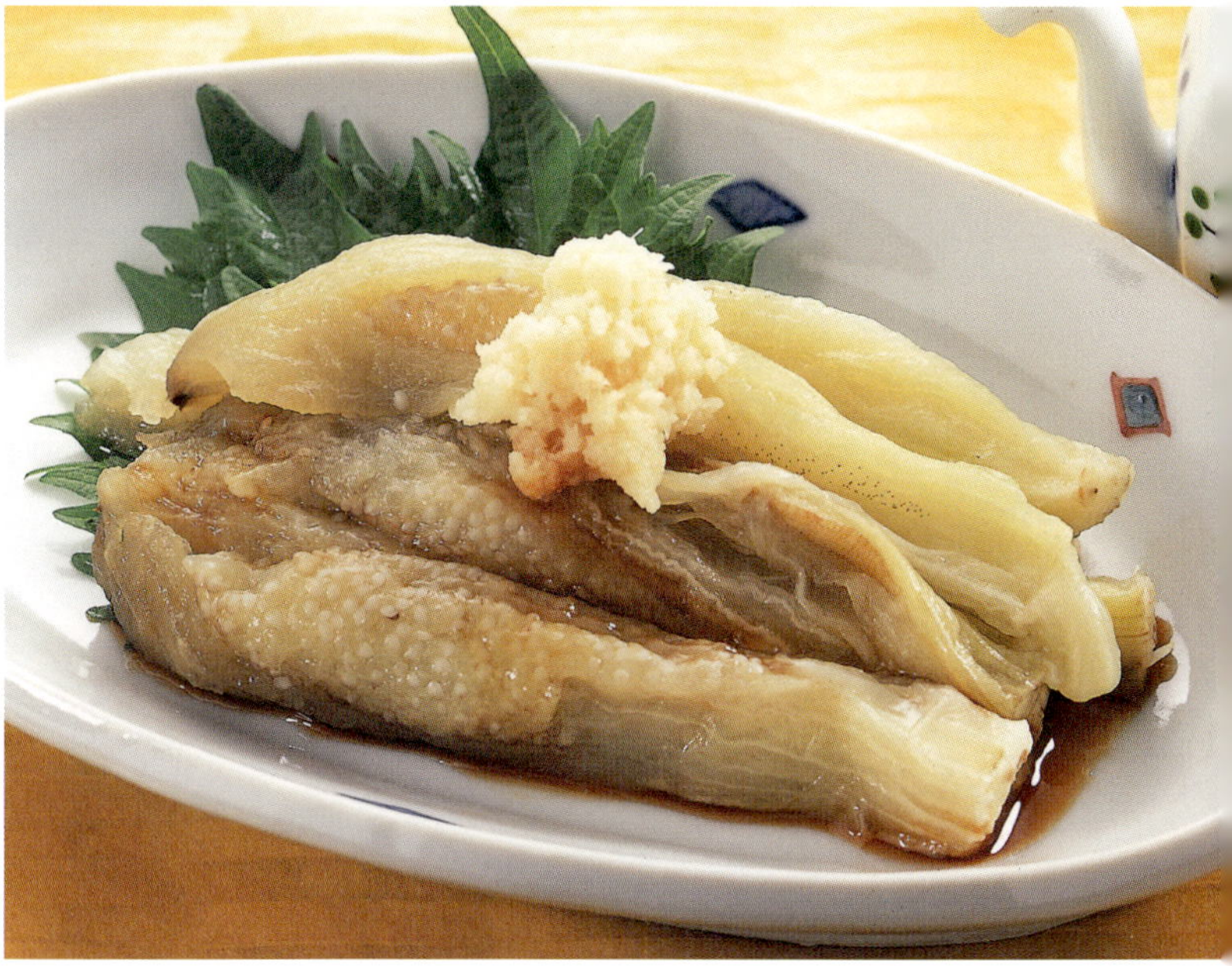

〈作り方〉

❶なすはへたを切り落とし、皮に縦の方向に1cm間隔に浅く切り込みを入れておく。

❷よく熱した焼き網に①をのせ、ときどき向きを変えながら皮が焦げるくらいまで焼く。

❸②が焼き上がったら氷水につけてすぐに引き上げ、皮をむく。

❹③を食べやすい大きさに縦に裂き、青じそを敷いた器に盛っておろししょうがをのせ、しょうゆをかける。

焼き色をつけて香ばしさを楽しむ

焼きピーマンのかぼすじょうゆ

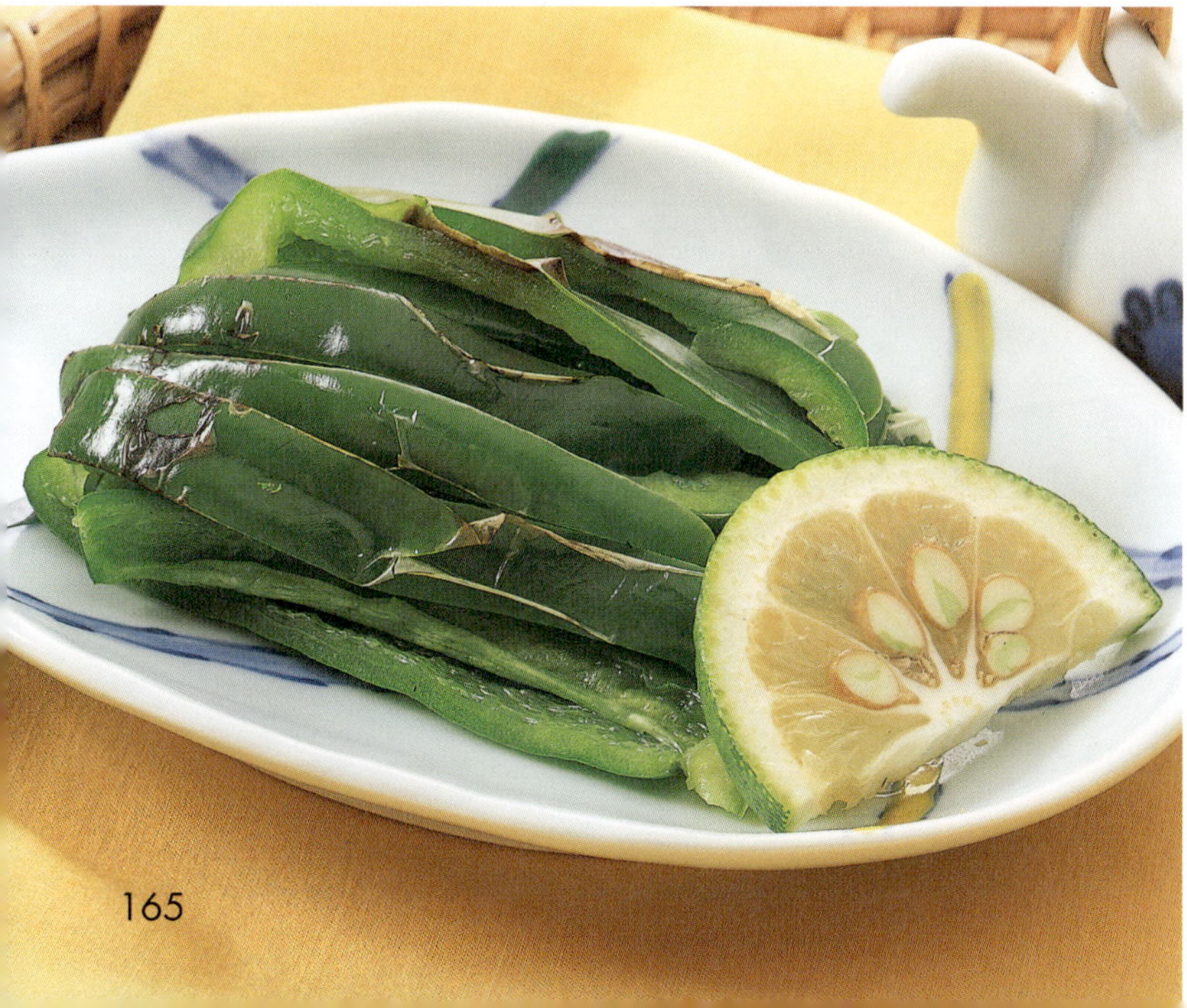

20 kcal　塩分0.4 g

■材料（1人分）
ピーマン1$\frac{1}{2}$個　A〈かぼすのしぼり汁小さじ1　しょうゆ小さじ$\frac{1}{2}$〉
かぼす（半月切り）1枚

〈作り方〉

❶ピーマンは縦半分に切ってへたと種を除く。

❷焼き網を火にかけてよく熱し、①をのせて、中火でところどころ焦げるくらいに焼き、縦に細切りにする。

❸②を器に盛って、まぜ合わせたAをかけ、かぼすを添える。

果汁を使ったさっぱり味

オクラと長ねぎのポン酢かけ

20kcal　塩分0.4g

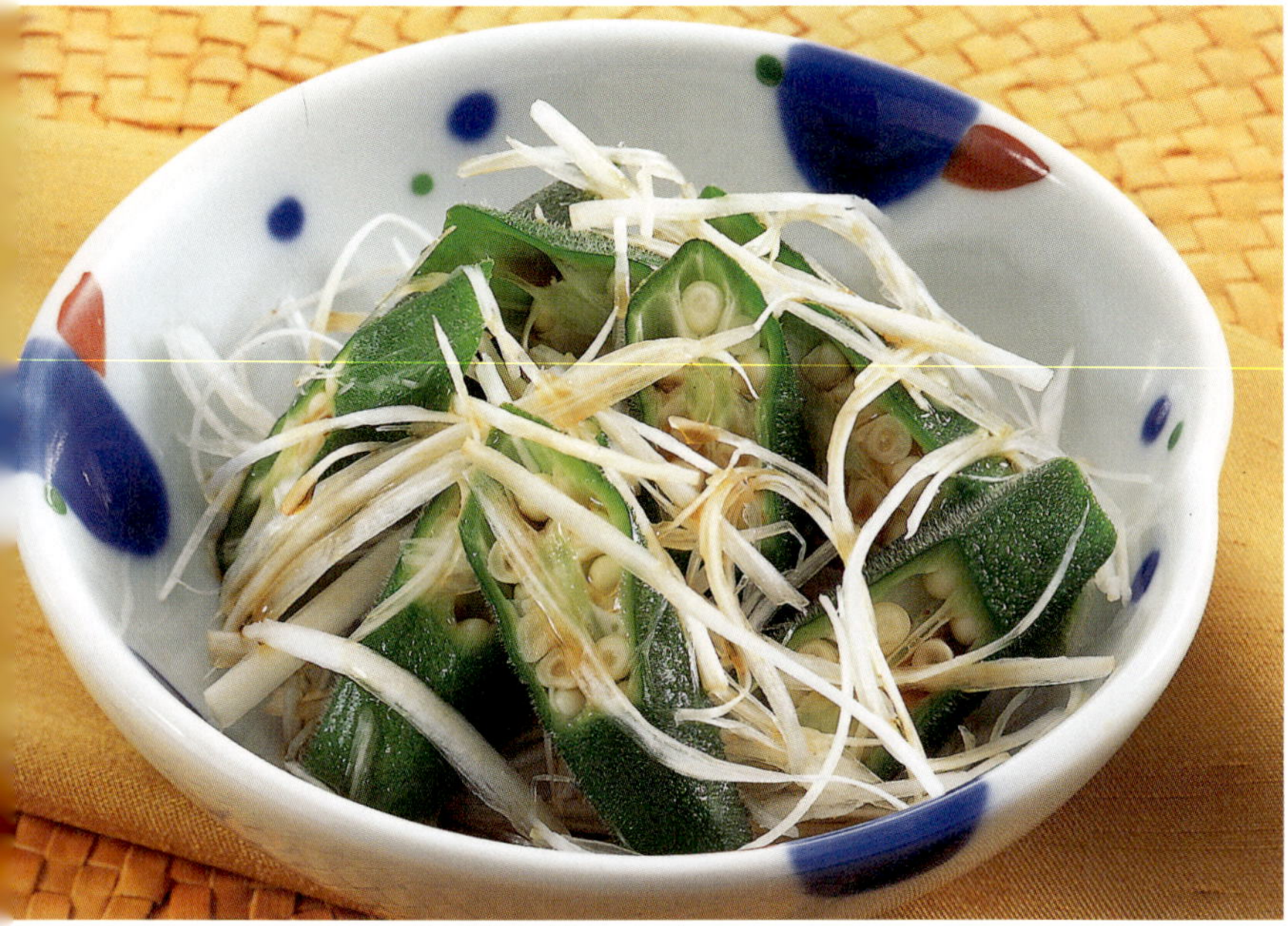

■材料（1人分）
オクラ3本　長ねぎ（白い部分）3cm　A〈しょうゆ小さじ$\frac{1}{2}$　レモン汁小さじ$\frac{1}{2}$〉

〈作り方〉

❶オクラは水でさっとぬらしてから塩少々を振り、手で軽くこすってうぶ毛をとる。これを沸騰した湯でしんなりするまでゆで、斜め切りにする。

❷長ねぎはせん切りにして水に放し、パリッとさせて水けをきっておく。

❸①と②をさっくりと合わせて器に盛り、Aを回しかける。

カレーの香りと色を生かした

カリフラワーのカレー風味

20kcal　塩分0.5g

■材料（1人分）
カリフラワー70g　カレー粉小さじ$\frac{1}{2}$　塩少々　サラダ菜少々

〈作り方〉

❶カリフラワーは小房に切り分けて水に10分ほどさらす。

❷沸騰した湯で①を2～3分ゆで、ざるに上げる。

❸ボウルに②を入れ、カレー粉と塩を振ってまぶしつける。

❹③を器に盛り、サラダ菜を添える。

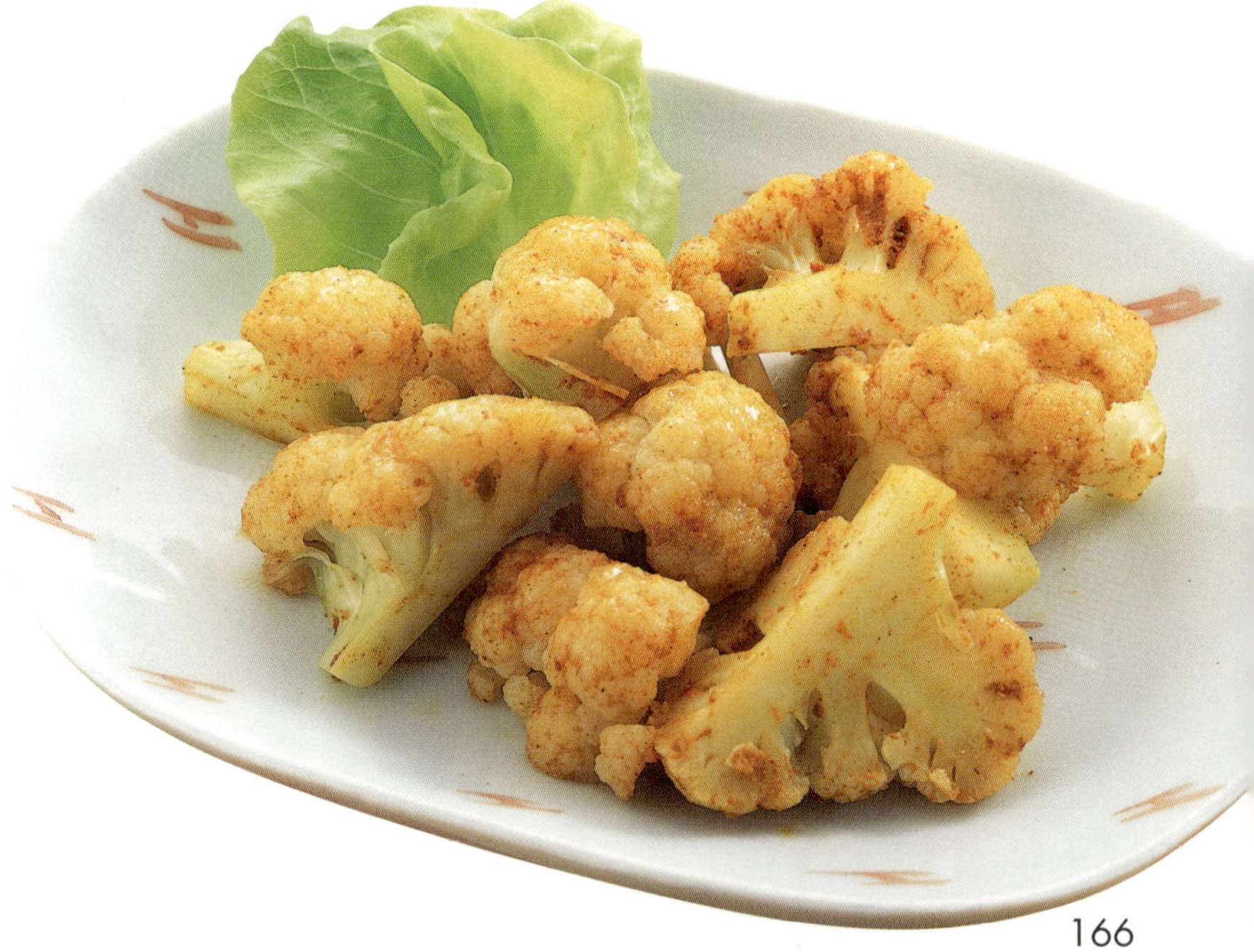

血液サラサラ効果の高い

さらし玉ねぎ

20kcal　塩分0.4g

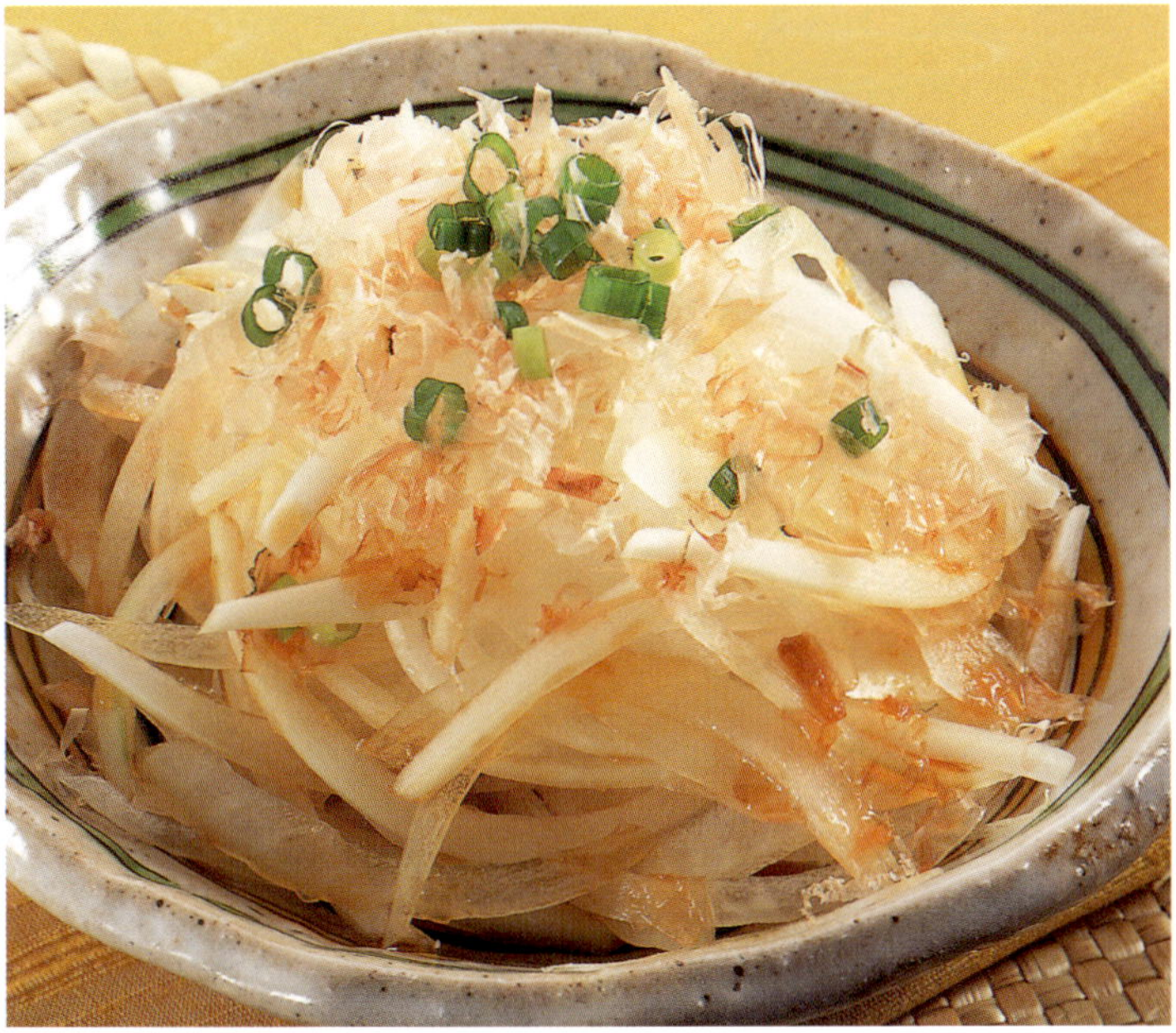

■材料（1人分）
玉ねぎ30g　削りがつおひとつまみ　万能ねぎ（小口切り）小さじ1　A〈しょうゆ小さじ$\frac{1}{2}$　酢小さじ$\frac{1}{2}$〉

〈作り方〉

1. 玉ねぎは、端から薄く切り、ボウルに入れたたっぷりの水にさらす。
2. 別のボウルにAを入れ、よくまぜ合わせておく。
3. ペーパータオルに①を包み、水けをよくしぼって器に盛る。削りがつおをのせて万能ねぎを散らし、②を回しかける。

参考メモ 削りがつおにはプリン体が多く含まれますが、この程度の量をたまに使う分には心配ありません。気になる場合は省きましょう。

生の大根が消化を助ける

しらすおろし

20kcal　塩分0.6g

■材料（1人分）
大根60g　しらす干し大さじ1
しょうゆ小さじ$\frac{1}{3}$

〈作り方〉

1. しらす干しはざるに入れ、熱湯をさっと回しかけて、水けをきっておく。
2. 大根をすりおろし、目のこまかいざるにあけて軽く水けをきる。
3. ②を器に盛って①をのせ、しょうゆをかける。

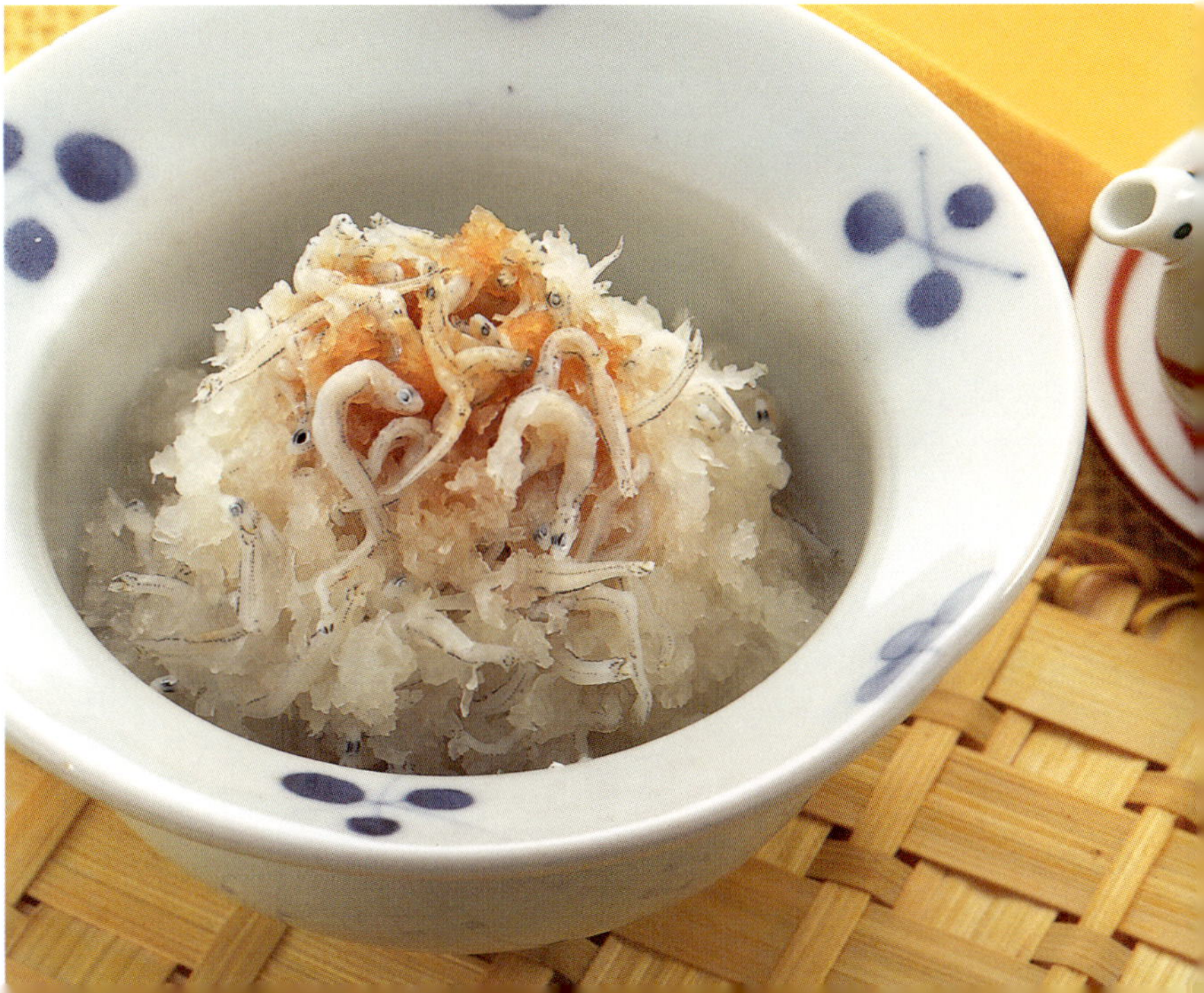

フライパンでいりつけて作る

しらたきのたらこまぶし

30kcal　塩分0.4g

■材料（1人分）
しらたき50g　たらこ8g　日本酒小さじ2　万能ねぎ（小口切り）1本分

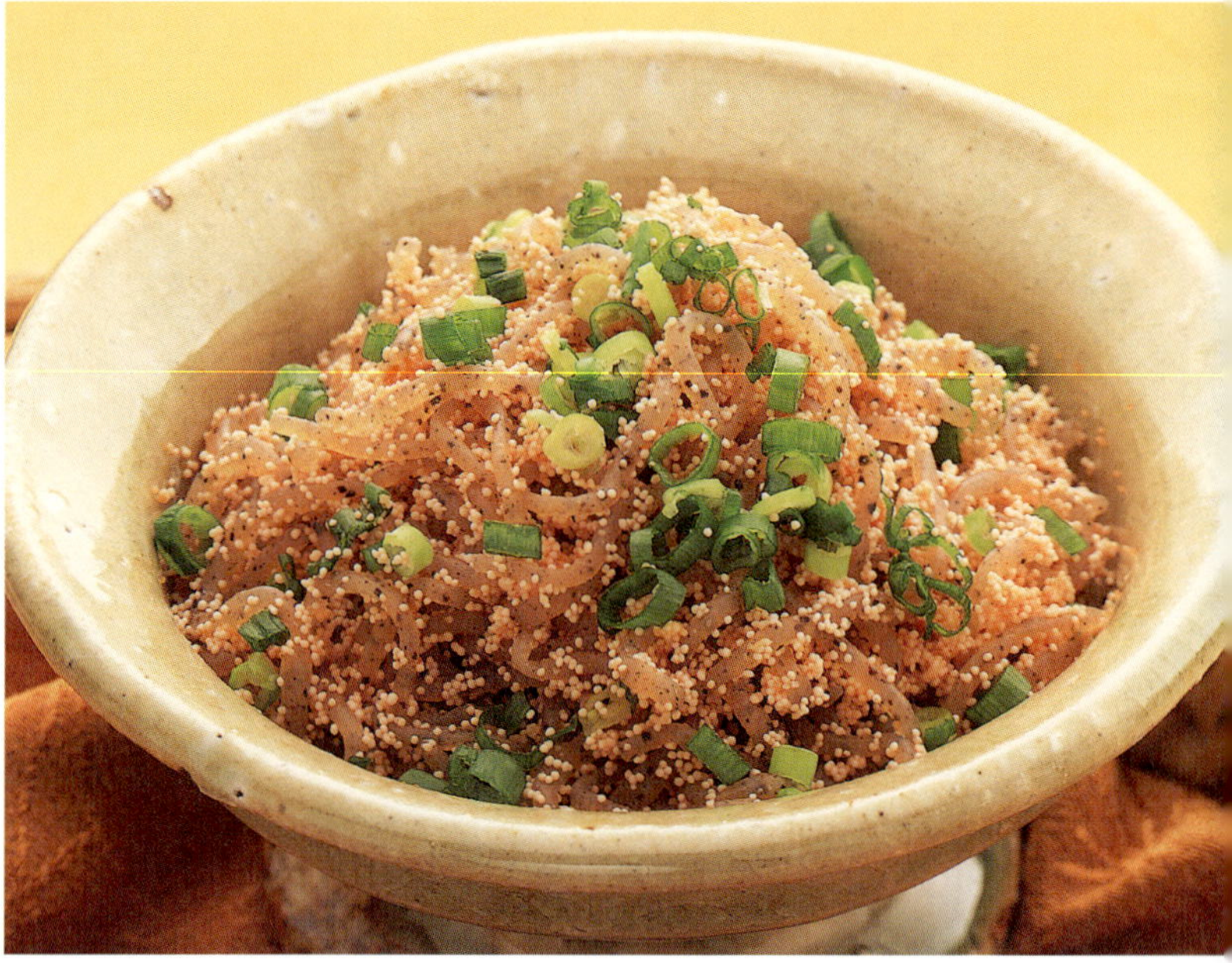

〈作り方〉

❶しらたきは沸騰した湯でさっとゆで、水けをきって食べやすい長さに切る。

❷たらこは中身を包丁の背でこそぎ出して小さめの容器に入れ、日本酒をまぜ合わせておく。

❸フライパンで①に②をからめながら、油を使わずにパラリとするまで中火でいりつける。

❹③を器に盛り、万能ねぎを散らす。

市販品を賢く利用

なめたけおろし

20kcal　塩分0.6g

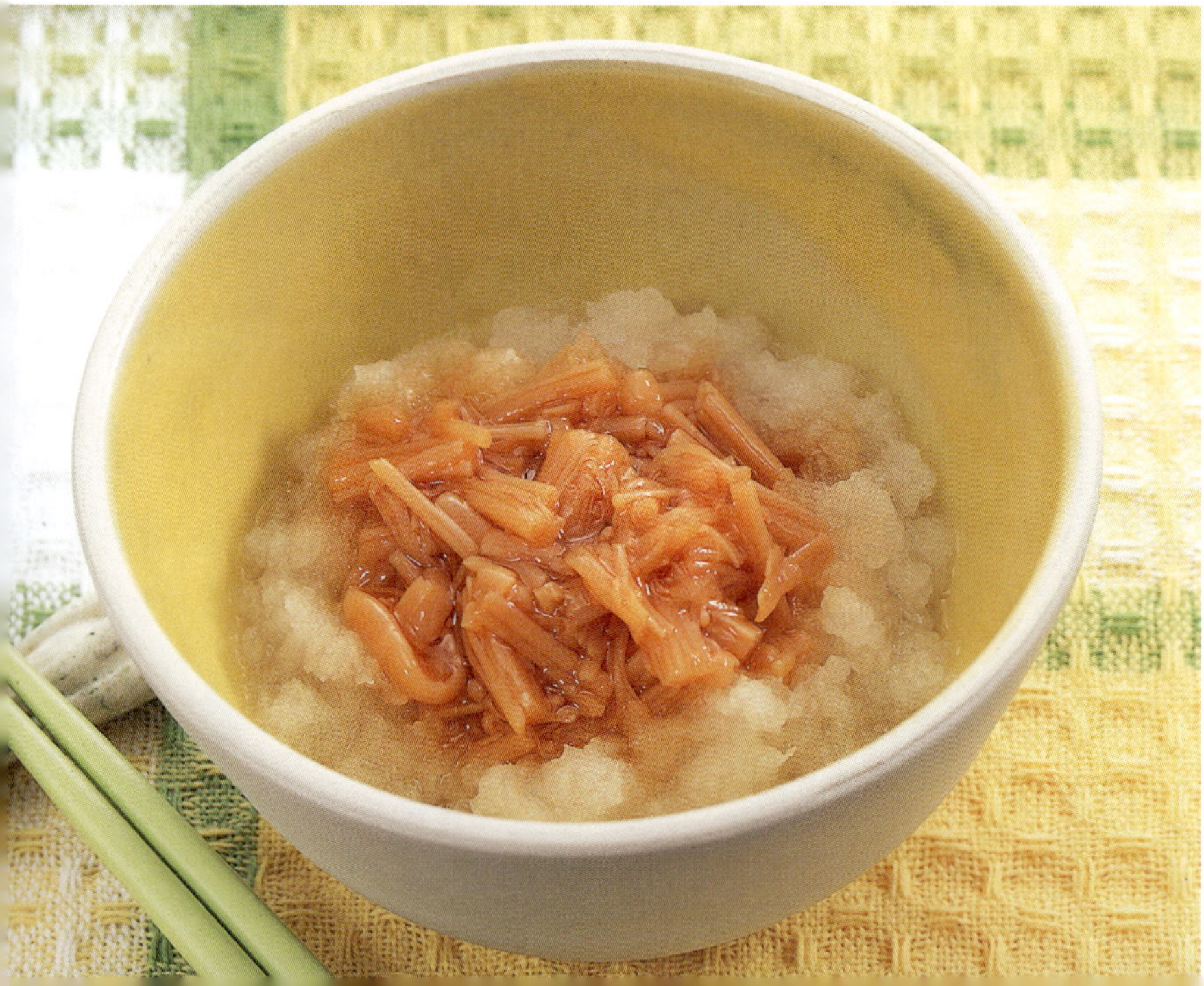

■材料（1人分）
大根100g　なめたけ（茶漬け用のびん詰）15g

〈作り方〉

❶大根はおろし金ですりおろす。

❷①を器に盛り、なめたけをのせる。

尿酸値を下げるのに効果的!

主食と主菜がいっしょになった

一皿メニュー

ここで紹介した一皿メニューを食べる場合は、いうまでもなく「主食」と「主菜」は省きます。おかずは、**2000kcalの人は「副菜A」（112〜140ページ）の中から1品**、**1600、1800kcalの人は「副菜B」（142〜168ページ）の中から1品**選んでください。それだけでもの足りない場合は、**「低エネルギーおかず」の中から1品**を選んで添えます。

●料理ごとに表示してあるエネルギー量、塩分量などの栄養データはすべて1人分です。

●材料の分量は1人分です。特に指定のないものは原則として、使用量は正味量（野菜ならへたや皮などを除いた、純粋に食べられる量）で表示してあります。

●材料は、特に指定のないものは原則として、水洗いをすませ、野菜などは皮をむくなどの下ごしらえしたものを使います。

●だしは、昆布でとった和風だしを使用しています。かつおや煮干しでとっただしはプリン体が多いのでおすすめしません。

1食分の献立のとり方

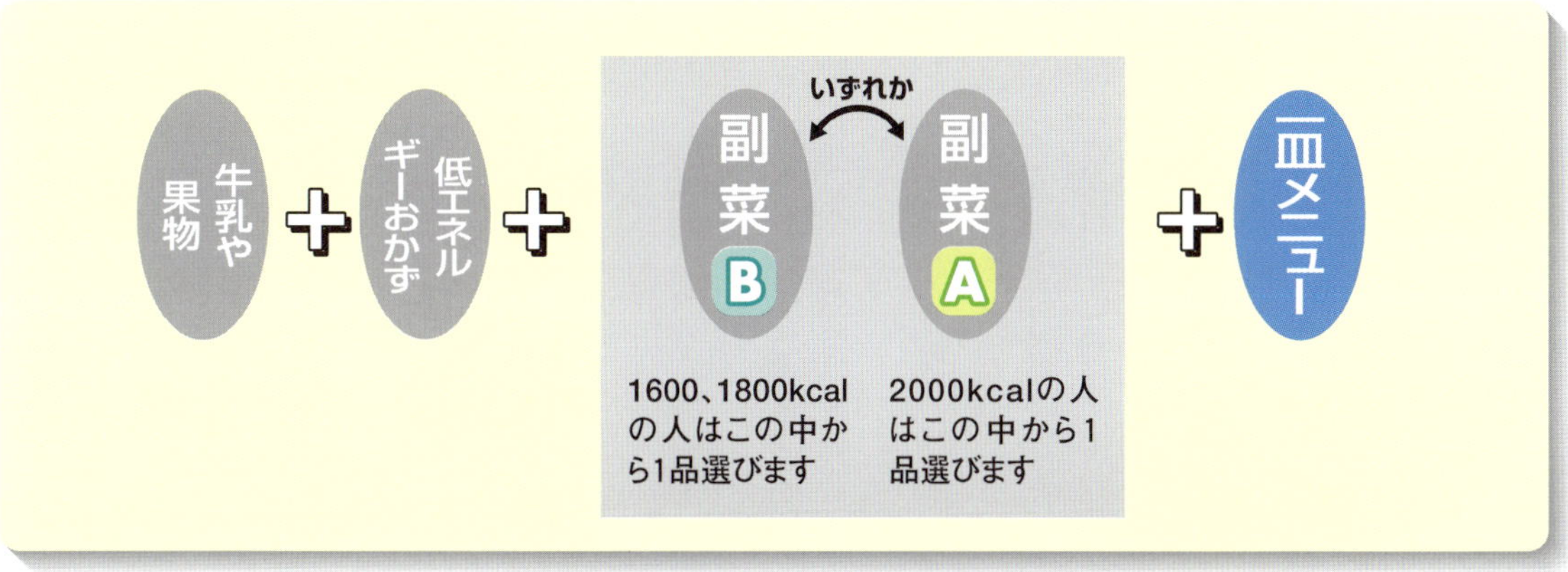

この仕組みに従っておかずなどを選んでいくと、栄養バランスを考慮したエネルギー（カロリー）計算にもとづく、健康的な1日の献立が自動的に設計できます。

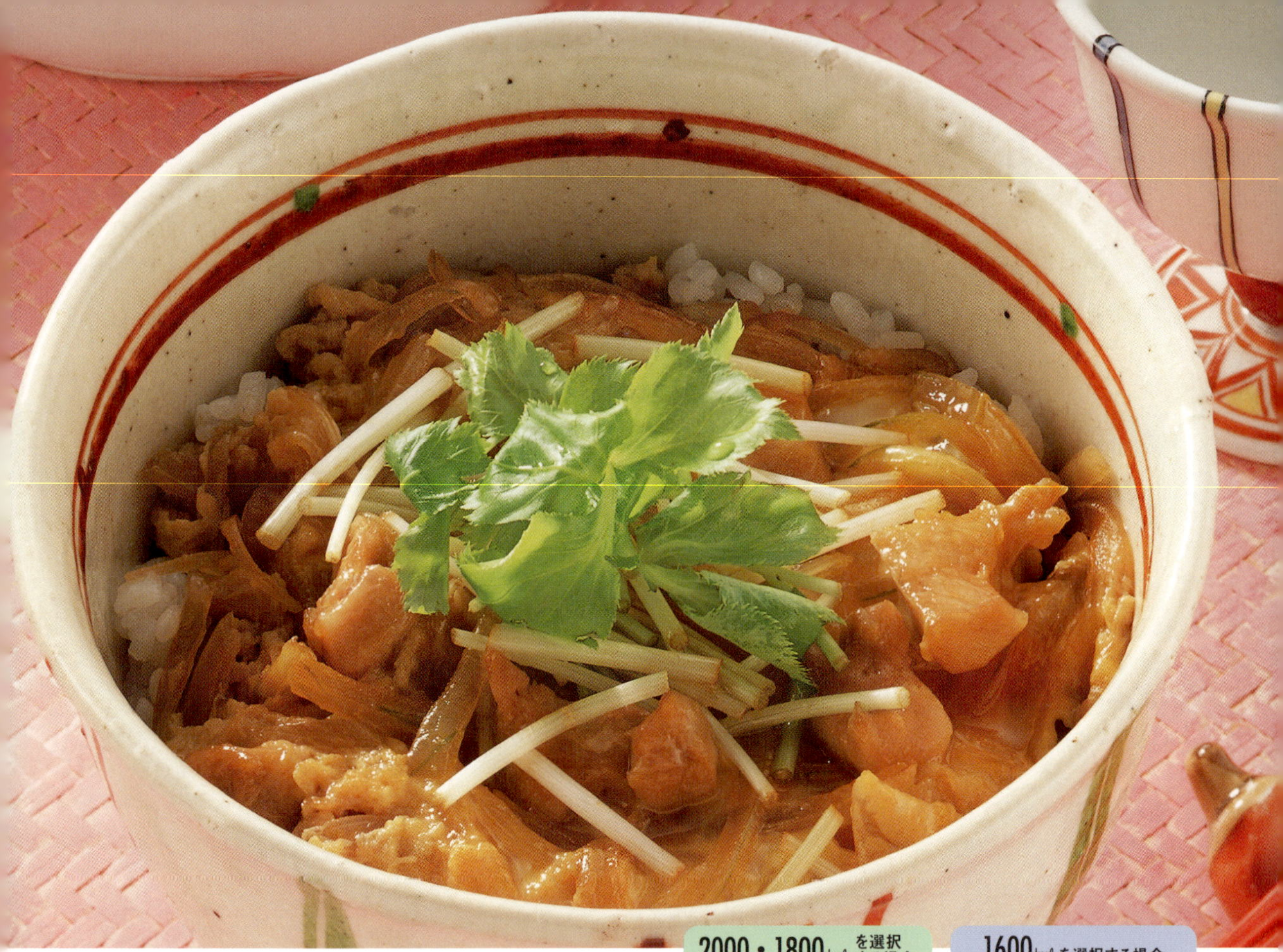

2000・1800kcal を選択する場合		1600kcal を選択する場合	
520kcal	塩分1.6g	460kcal	塩分1.5g

塩分を控えてわが家流にアレンジ

親子丼

■材料（１人分）

		2000・1800kcal	1600kcal
ご飯		200g	170g
鶏もも肉（皮なし）		60g	50g
卵（Mサイズ）		１個	１個
玉ねぎ		40g	40g
A	昆布だし	80mℓ	80mℓ
	しょうゆ	小さじ$1\frac{1}{3}$	小さじ$1\frac{1}{3}$
	砂糖	大さじ$\frac{1}{2}$	大さじ$\frac{1}{2}$
三つ葉		３本	３本

〈作り方〉

❶鶏もも肉は食べやすい大きさの一口大に切り、玉ねぎは薄切りにする。

❷鍋にAを入れて煮立て、①の玉ねぎを中火で煮る。玉ねぎがしんなりしてきたら①の鶏肉を加え、肉に火が通って色が白く変わったところで、といた卵を回し入れてとじる。卵が半熟状になったら火を止める。

❸丼にご飯を盛って②をのせ、ざく切りにした三つ葉をのせる。

★このメニューを選ぶ場合は、1600、1800kcalは副菜Ｂを、2000kcalは副菜Ａを１品追加できます。これだけでもの足りないときは、低エネルギーおかずを１品添えてもかまいません。

牛肉のうまみがご飯にしみておいしさ倍増

牛丼

〈作り方〉

❶牛肩肉は食べやすい大きさに切る。

❷板こんにゃくは短冊に切って沸騰した湯でさっとゆで、ざるに上げる。玉ねぎは薄切り、しょうがはせん切りにする。

❸鍋に植物油を熱して①と②を炒め、肉の色が変わって全体に油が回ったらAを加え、汁がほぼなくなるまで煮る。

❹丼にご飯を盛って③をのせ、手でこまかくもんだ焼きのりをのせる。

■材料（１人分）		2000・1800kcal	1600kcal
ご飯		200g	170g
牛肩肉（赤身）		60g	60g
板こんにゃく		50g	50g
玉ねぎ		$\frac{1}{4}$個	$\frac{1}{4}$個
しょうが		2g	2g
A	しょうゆ	大さじ$\frac{1}{2}$	大さじ$\frac{1}{2}$
	日本酒	小さじ1	小さじ1
	砂糖	小さじ1	小さじ1
	水	$\frac{1}{4}$カップ	$\frac{1}{4}$カップ
植物油		小さじ$\frac{1}{2}$	小さじ$\frac{1}{2}$
焼きのり		少々	少々

★このメニューを選ぶ場合は、1600、1800kcalは副菜Bを、2000kcalは副菜Aを１品追加できます。これだけでもの足りないときは、低エネルギーおかずを１品添えてもかまいません。

2000・1800kcal を選択する場合		1600kcal を選択する場合	
520kcal	塩分1.4g	470kcal	塩分1.4g

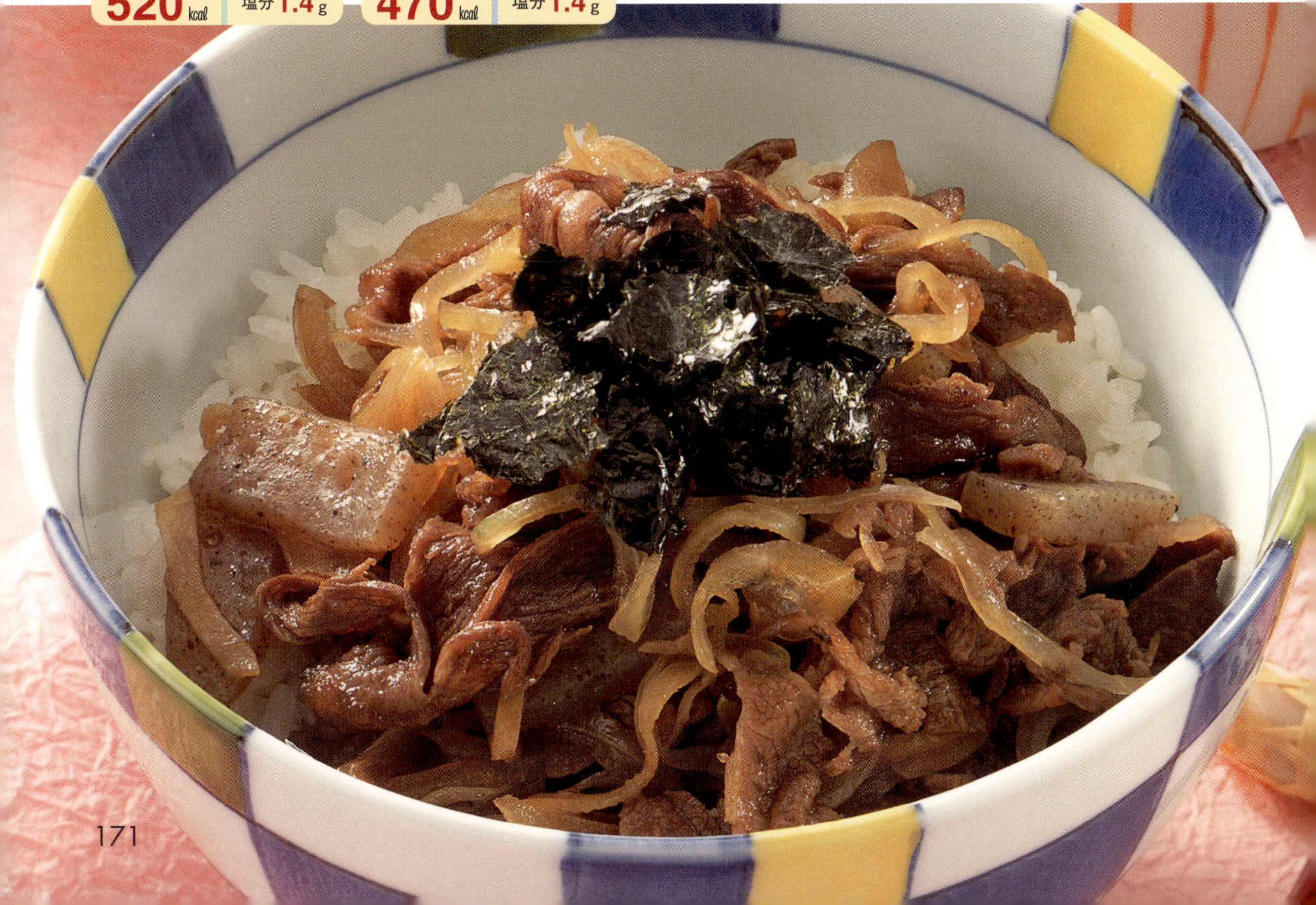

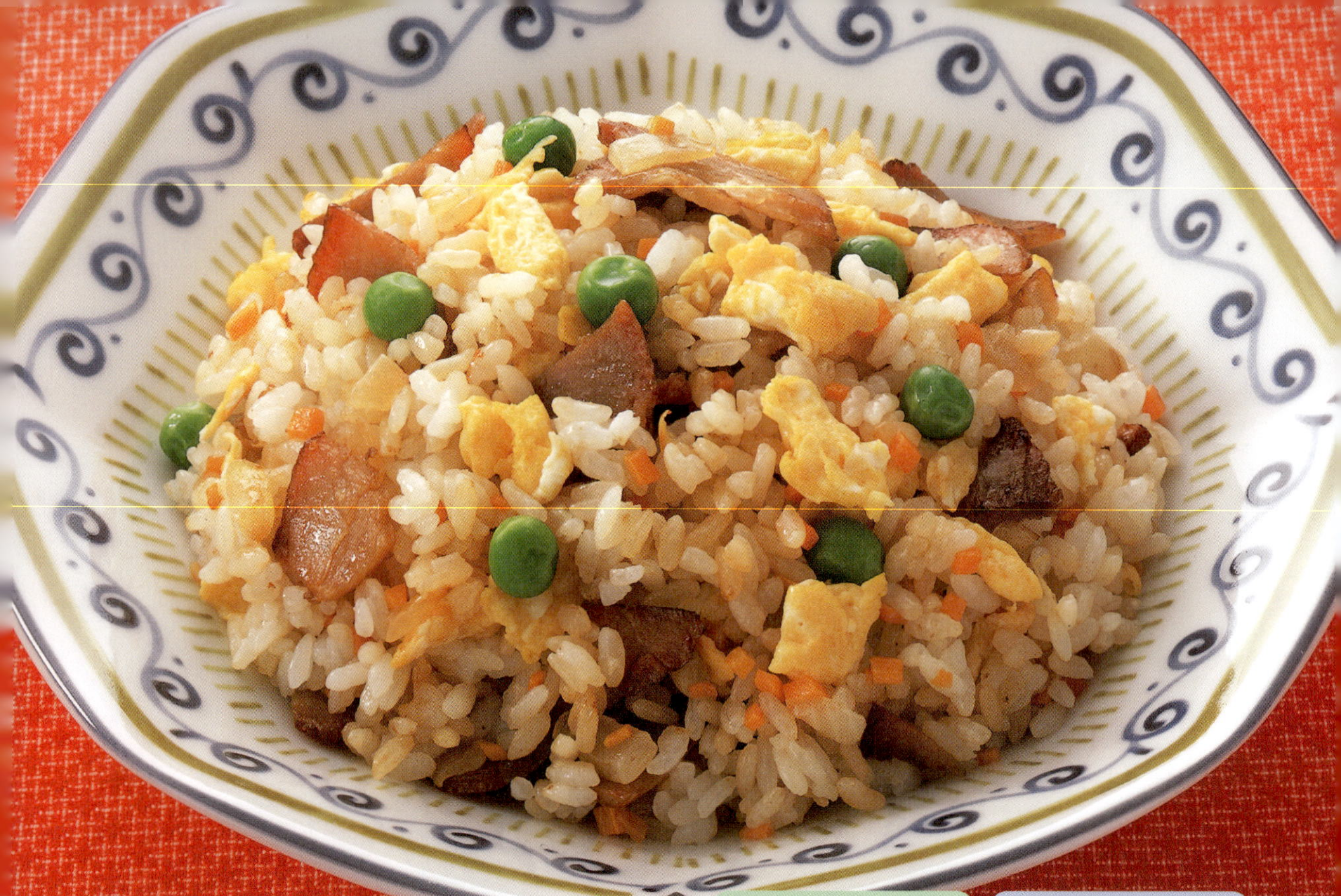

2000・1800kcal を選択する場合	
520kcal	塩分2.4g

1600kcal を選択する場合	
470kcal	塩分2.4g

ご飯をパラリと仕上げるのがおいしさのコツ

五目チャーハン

〈作り方〉

❶焼き豚は小さめの角切りにする。

❷玉ねぎとにんじんはあらいみじん切りにする。

❸グリンピースは沸騰した湯で1～2分ゆで、ざるに上げて水けをきっておく。

❹フライパンに植物油を入れて強火で熱し、とき卵を入れて箸で大きくまぜながらいり卵にする。ここに①と②を加えて強火で炒め合わせ、玉ねぎが透き通ってきたらご飯を加え、へらでほぐすように炒める。

❺ご飯と具が全体にまざったら③を加えてまぜ、しょうゆと塩で味つけする。

材料（1人分）	2000・1800kcal	1600kcal
ご飯	200g	170g
焼き豚	40g	40g
とき卵	大さじ2	大さじ2
玉ねぎ	20g	20g
にんじん	15g	15g
グリンピース	5g	5g
しょうゆ	小さじ1	小さじ1
塩	少々	少々
植物油	大さじ$\frac{1}{2}$	大さじ$\frac{1}{2}$

★このメニューを選ぶ場合は、1600、1800kcalは副菜Bを、2000kcalは副菜Aを1品追加できます。これだけでもの足りないときは、低エネルギーおかずを1品添えてもかまいません。

おもてなしにもなる華やかなごちそうずし

五目ちらし

〈作り方〉

❶れんこんは皮をむきながら花形に形作り、薄切りにする。これを酢少々を加え沸騰させた湯で軽くゆで、Aに漬け込む。

❷かんぴょうは洗って塩もみし、塩分を洗い流す。これを沸騰した湯で透き通るまでゆで、1cm幅に切る。干ししいたけは水でもどし、にんじんとともにせん切りにする。

❸鍋にBと②を入れ、弱火で煮汁がなくなるまで煮含める。

❹えびは背わたをとり、塩少々を加え沸騰させた湯で色が変わるまでゆで、尾の1節を残して殻をむく。

❺とき卵はボウルに入れて塩を加えてまぜ、薄く植物油を塗ったフライパンに流し入れ、薄焼き卵を作ってせん切りにする。絹さやは沸騰した湯でさっとゆでておく。

❻温かいご飯に、よくまぜ合わせたCを回し入れ、切るようにまぜてすしめしを作り、③を加えてまぜる。

❼⑥を器に盛り、桜でんぶと①、④、⑤を彩りよく盛りつける。

■材料（1人分）		2000・1800kcal	1600kcal
ご飯		200g	170g
えび（無頭）		40g	40g
れんこん		20g	20g
干ししいたけ		1個	1個
かんぴょう（乾燥）		2g	2g
にんじん		20g	20g
絹さや		2枚	2枚
桜でんぶ		小さじ1	小さじ1
A	酢	小さじ1	小さじ1
	砂糖	小さじ1	小さじ1
	塩	少々	少々
とき卵		1/2個分	1/2個分
塩		少々	少々
植物油		小さじ1/2	小さじ1/2
B	昆布だし	1/3カップ	1/3カップ
	しょうゆ	大さじ1/2	大さじ1/2
	みりん	小さじ1	小さじ1
	砂糖	小さじ2/3	小さじ2/3
C	酢	大さじ1/2	大さじ1/2
	砂糖	小さじ2/3	小さじ2/3
	塩	少々	少々

★このメニューを選ぶ場合は、1600、1800kcalは副菜Bを、2000kcalは副菜Aを1品追加できます。これだけでもの足りないときは、低エネルギーおかずを1品添えてもかまいません。

2000・1800kcal を選択する場合
520kcal　塩分2.5g

1600kcal を選択する場合
460kcal　塩分2.5g

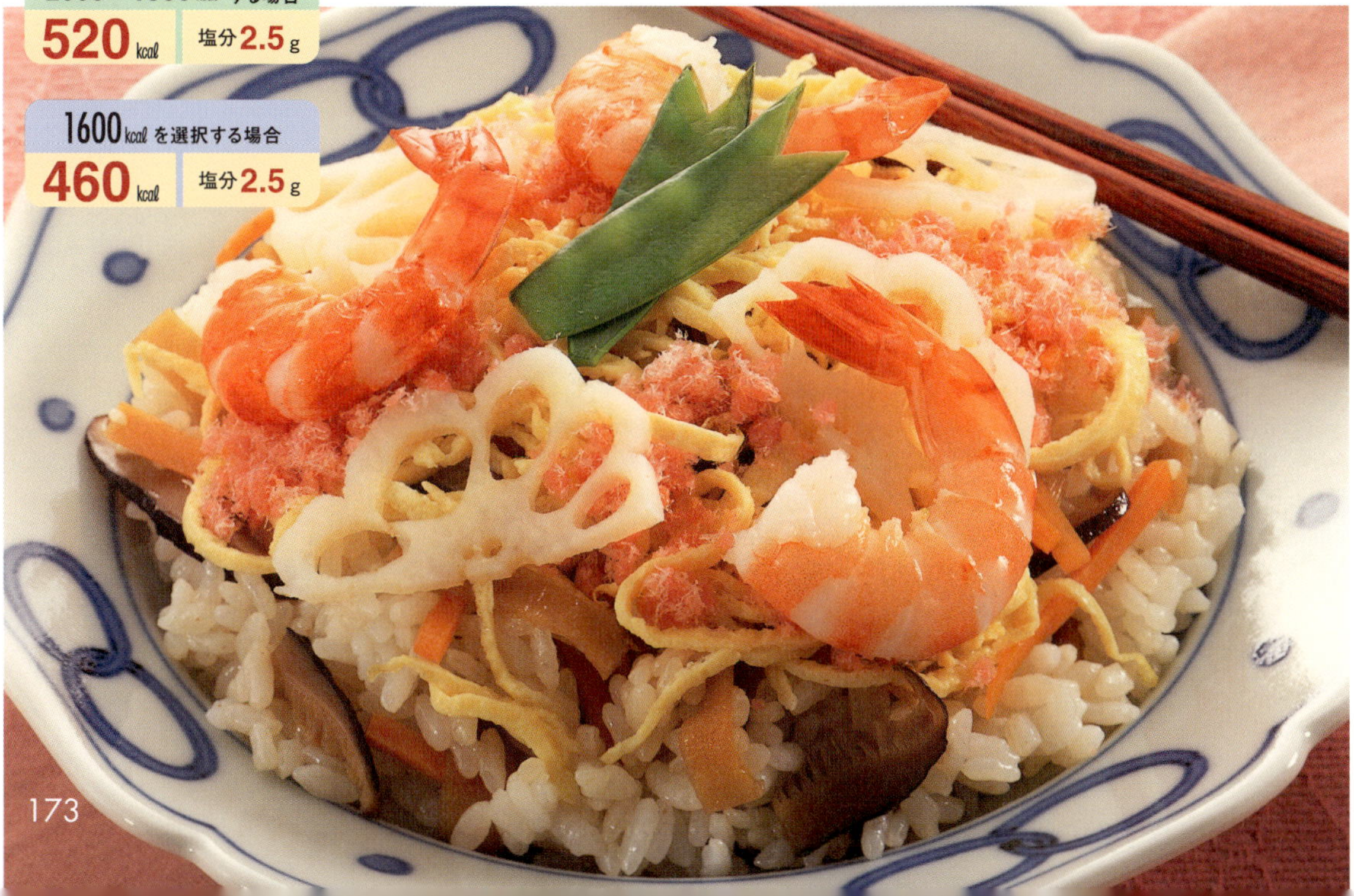

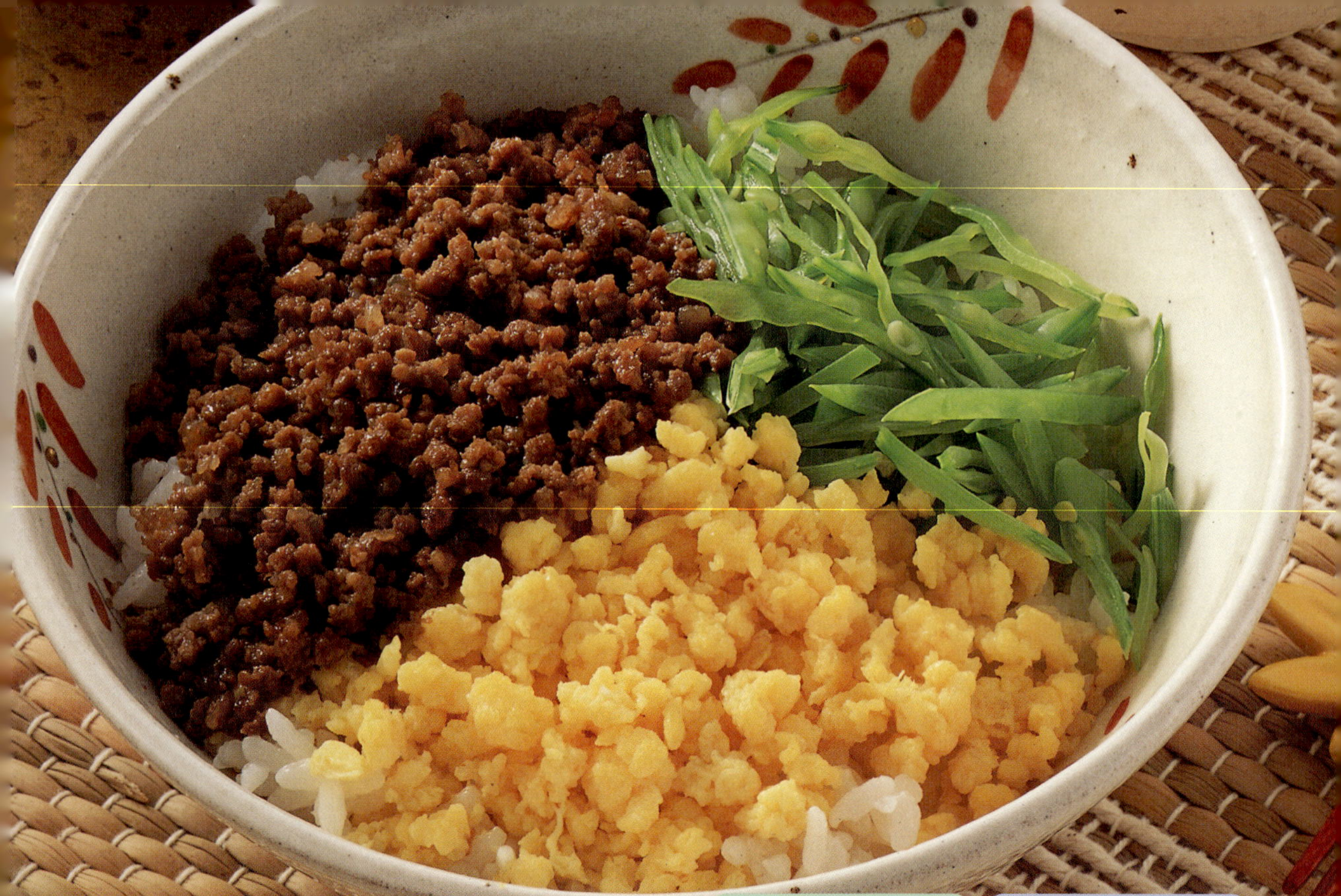

2000・1800kcalを選択する場合		1600kcalを選択する場合	
510kcal	塩分0.6g	450kcal	塩分0.6g

ときには丼物で食卓に変化を

三色丼

〈作り方〉

❶鍋に牛ひき肉とAを入れて火にかけ、箸でかきまぜながらひき肉がポロポロになるまで煮る。

❷とき卵はBを加え、①とは別の鍋に入れて火にかけ、箸4～5本でよくかきまぜながら、こまかないり卵にする。

❸絹さやは筋をとって沸騰した湯でしんなりするまでゆで、水にとって水けをきり、斜め細切りにする。

❹丼にご飯を盛り、①と②、③を彩りよくのせる。

■材料（1人分）

		2000・1800kcal	1600kcal
ご飯		200g	170g
牛ひき肉		40g	40g
A	日本酒	小さじ1	小さじ1
	みりん	小さじ$\frac{1}{2}$	小さじ$\frac{1}{2}$
	しょうゆ	小さじ$\frac{1}{2}$	小さじ$\frac{1}{2}$
とき卵		$\frac{1}{2}$個分	大さじ2
B	みりん	小さじ$\frac{1}{3}$	小さじ$\frac{1}{3}$
	砂糖	小さじ$\frac{2}{3}$	小さじ$\frac{2}{3}$
絹さや		30g	30g

★このメニューを選ぶ場合は、1600、1800kcalは副菜Bを、2000kcalは副菜Aを1品追加できます。これだけでもの足りないときは、低エネルギーおかずを1品添えてもかまいません。

カレーと並ぶ洋食の人気メニュー

ハヤシライス

■材料（1人分）

		2000・1800kcal	1600kcal
ご飯		200g	170g
牛もも肉		50g	50g
玉ねぎ		60g	60g
グリンピース		7～8粒	7～8粒
ローリエ		1枚	1枚
A	ハヤシルウ（市販品）	10g	10g
	ウスターソース	小さじ1	小さじ1
	塩、こしょう	各少々	各少々

★このメニューを選ぶ場合は、1600、1800kcalは副菜Bを、2000kcalは副菜Aを1品追加できます。これだけでもの足りないときは、低エネルギーおかずを1品添えてもかまいません。

〈作り方〉

❶玉ねぎは薄切りにし、牛もも肉は一口大に切る。

❷鍋に水3/4カップを入れて強火にかけ、沸騰したらローリエと①を入れる。煮立ったら弱めの中火にし、玉ねぎがしんなりするまで煮る。

❸②の火をいったん止めてAを加え、まぜながらハヤシルウをとかす。再び弱火にかけ、とろみがつくまで少し煮る。

❹グリンピースは沸騰した湯で1～2分ゆで、ざるに上げる。

❺皿に温かいご飯を盛って③をかけ、上に④を散らす。

2000・1800kcalを選択する場合　510kcal　塩分1.7g

1600kcalを選択する場合　460kcal　塩分1.7g

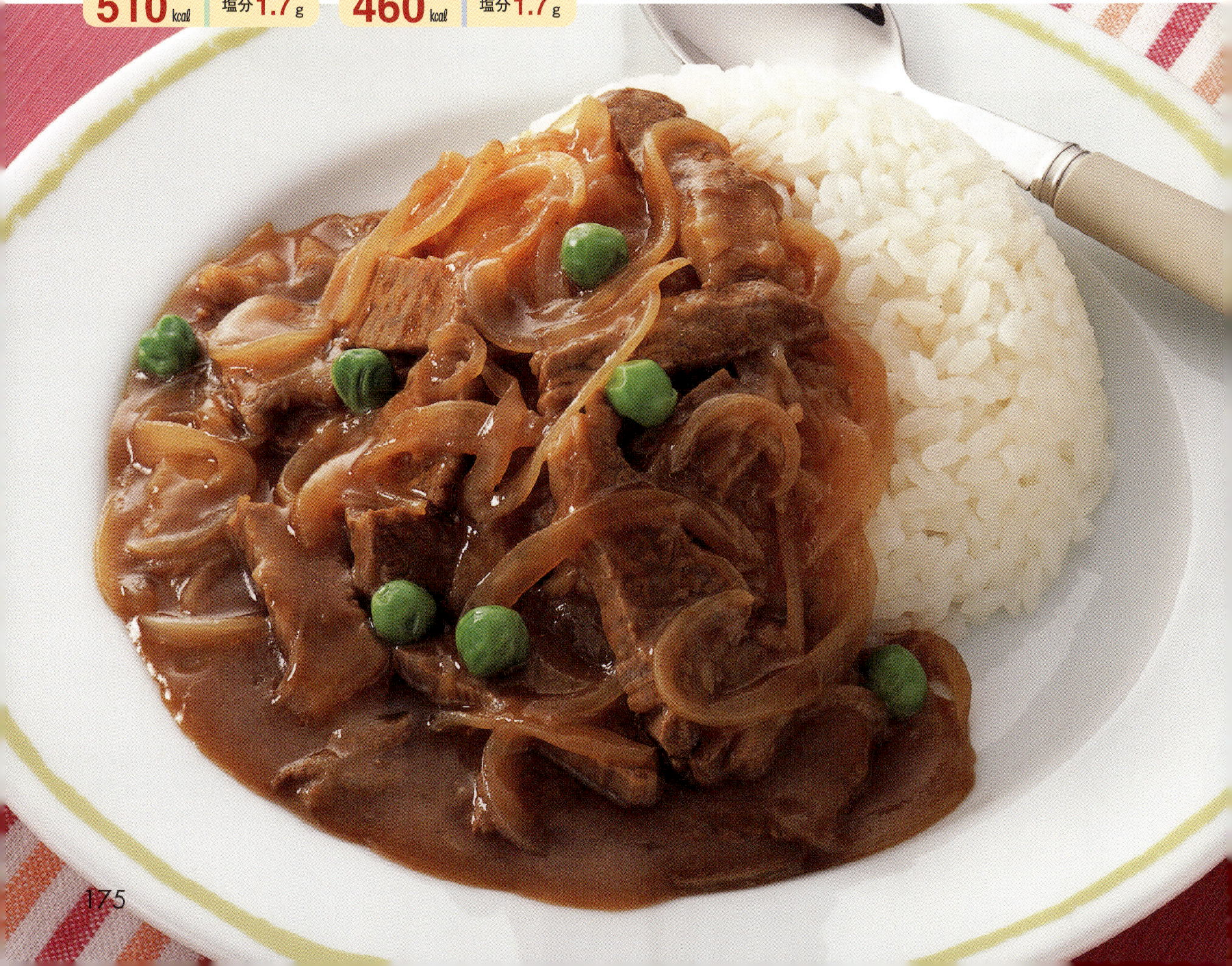

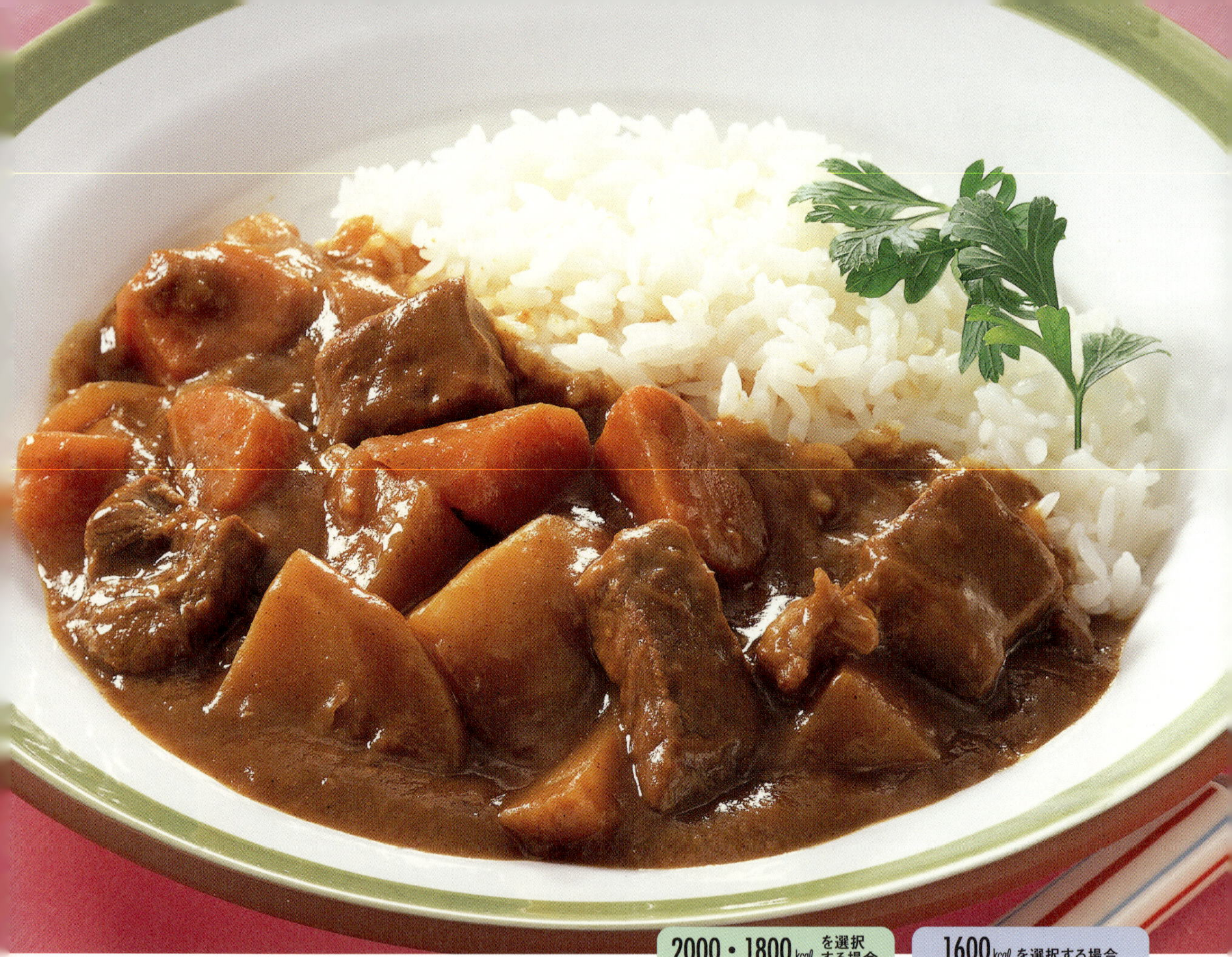

2000・1800kcalを選択する場合	
530kcal	塩分1.4g

1600kcalを選択する場合	
480kcal	塩分1.4g

カレールウの使用量を控えるのがポイント

ビーフカレー

〈作り方〉

❶じゃがいもとにんじんは大きめの乱切り、玉ねぎはくし形切りにする。

❷牛もも肉は一口大に切る。

❸鍋に植物油を熱して②を強火で炒め、肉の色が変わったら①を加えて炒め合わせる。全体に油が回ったところで水1～$1\frac{1}{2}$カップを加えて、材料にほぼ火が通るまで弱めの中火で煮込む。いったん火を止めてカレールウを割り入れてとかし、カレー粉と塩も加えてまぜ、再び火にかけて弱火で少しとろみがつくまで煮込む。

❹ご飯を皿に盛って③をかけ、あればパセリ少々を添える。

材料（1人分）	2000・1800kcal	1600kcal
ご飯	180g	150g
牛もも肉	50g	50g
じゃがいも	50g	50g
にんじん	30g	30g
玉ねぎ	30g	30g
カレールウ（市販品）	10g	10g
カレー粉	少々	少々
塩	少々	少々
植物油	小さじ$\frac{1}{2}$	小さじ$\frac{1}{2}$

★このメニューを選ぶ場合は、1600、1800kcalは副菜Bを、2000kcalは副菜Aを1品追加できます。これだけでもの足りないときは、低エネルギーおかずを1品添えてもかまいません。

一皿でも栄養のバランスがよい

五目ビーフン

〈作り方〉

❶ビーフンはぬるま湯につけてもどし、ざるに上げて水けをきっておく。

❷芝えびは背わたをとる。いかは皮をむき、片面に格子状の切り目を入れ、一口大に切る。

❸もやしはひげ根をつみとる。にらは3㎝長さに切り、にんじんは短冊切りに、ゆでたけのこは薄切りにする。

❹フライパンに植物油としょうがを入れて弱火にかけ、香りが出たら②を強火で炒め、えびの色が変わったところで③も加えて手早く炒め合わせる。

❺④に①を入れてざっと炒め、まぜ合わせたAを加えて、汁けがなくなるまで炒める。

❻⑤を器に盛り、うずらのゆで卵をのせる。

■材料（1人分）		2000・1800kcal	1600kcal
ビーフン（乾燥）		70g	60g
芝えび（むき身）		30g	30g
いか		20g	20g
うずらのゆで卵		1個	1個
もやし		30g	30g
にら		20g	20g
にんじん		10g	10g
ゆでたけのこ		10g	10g
しょうが（みじん切り）		少々	少々
A	スープ	大さじ2	大さじ2
	日本酒	小さじ1	小さじ1
	しょうゆ	小さじ1	小さじ1
	砂糖	小さじ$\frac{1}{3}$	小さじ$\frac{1}{3}$
	塩	少々	少々
植物油		小さじ2$\frac{1}{2}$	小さじ2$\frac{1}{2}$

※スープは、鶏ガラスープの素（顆粒）少々を大さじ2でといたもの。

★このメニューを選ぶ場合は、1600、1800kcalは副菜Bを、2000kcalは副菜Aを1品追加できます。これだけでもの足りないときは、低エネルギーおかずを1品添えてもかまいません。

2000・1800kcal を選択する場合
500kcal 塩分2.1g

1600kcal を選択する場合
470kcal 塩分2.1g

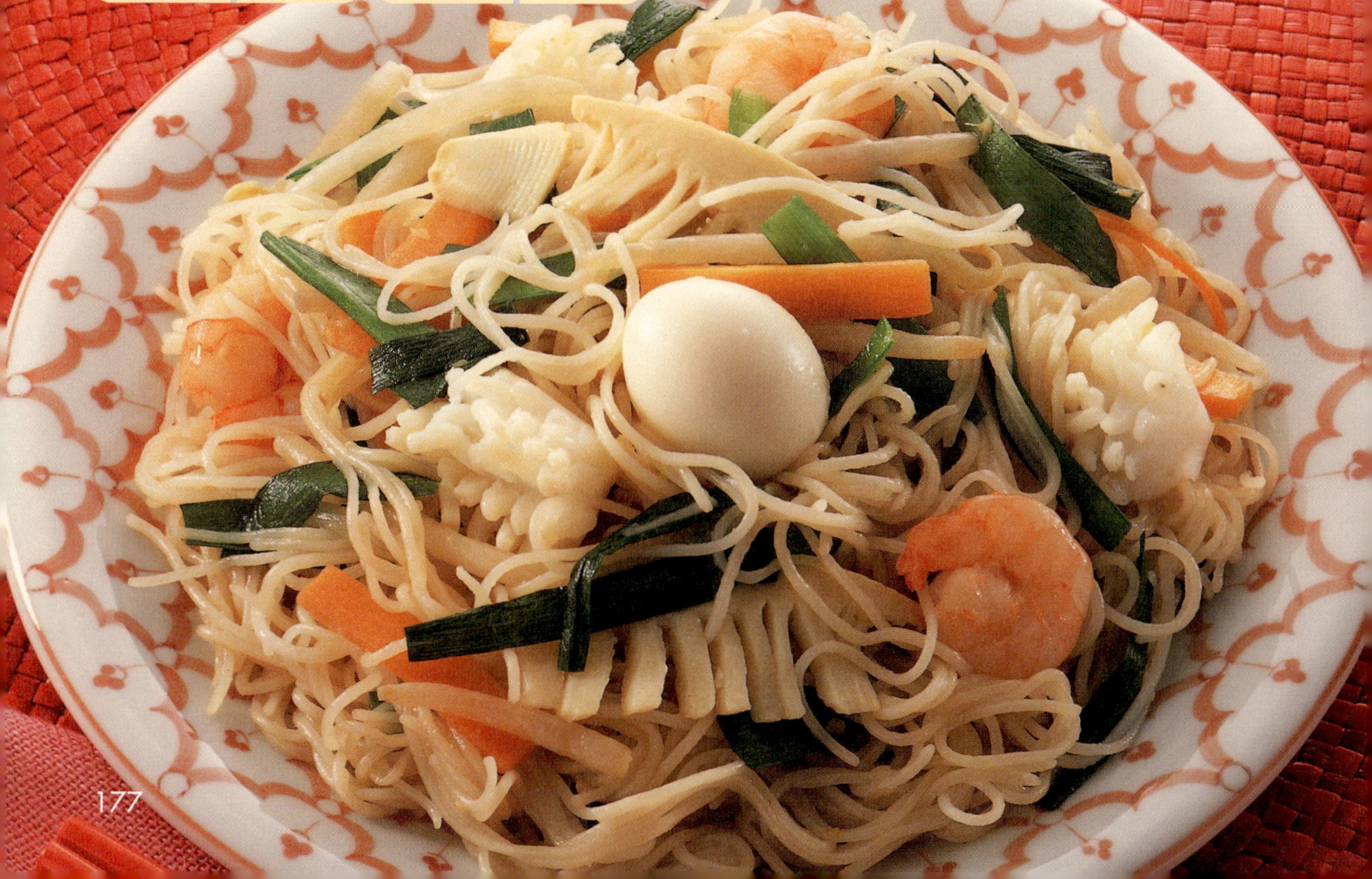

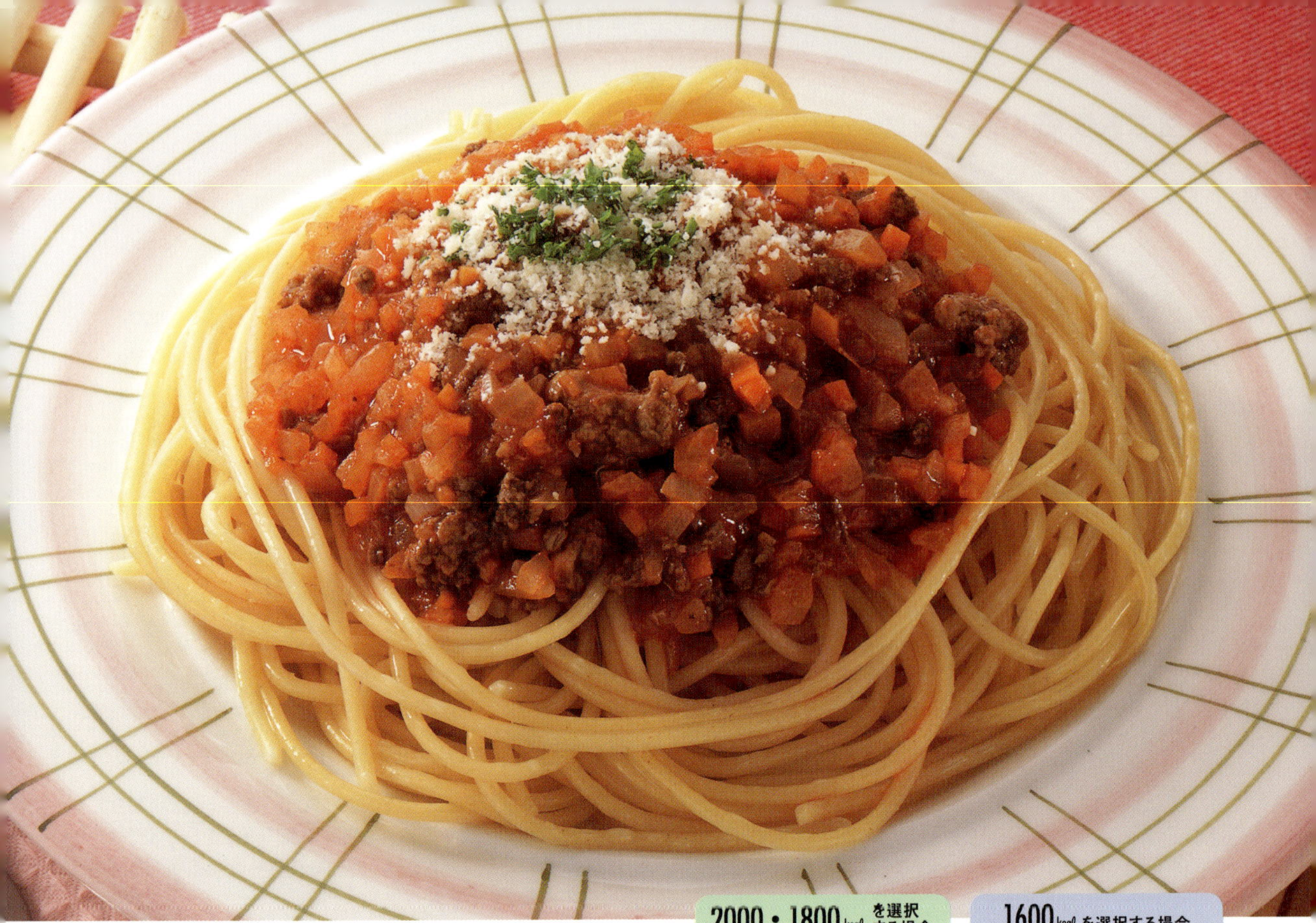

2000・1800kcal を選択する場合		1600kcal を選択する場合	
520kcal	塩分2.0g	470kcal	塩分2.0g

肉の香ばしさがきいた本格味

スパゲッティ・ミートソース

〈作り方〉

❶玉ねぎとにんじんはみじん切りにする。

❷フライパンに植物油を入れて熱し、牛ひき肉を入れてほぐしながら強火で炒める。ひき肉の色が変わったら①を加えて炒め合わせ、野菜がしんなりしたところで小麦粉を振り入れてまぜる。

❸②にAを加え、汁けが少なくなるまで中火で煮、塩とこしょうで調味する。

❹深さのある鍋にたっぷりの湯を沸かし、沸騰したらスパゲッティを入れて好みのかたさにゆで、ざるに上げる。水けをきって、オリーブ油をからめる。

❺④を器に盛って③をかけ、粉チーズを振ってパセリをのせる。

★このメニューを選ぶ場合は、1600、1800kcalは副菜Bを、2000kcalは副菜Aを1品追加できます。これだけでもの足りないときは、低エネルギーおかずを1品添えてもかまいません。

■材料（1人分）		2000・1800kcal	1600kcal
スパゲッティ（乾燥）		90g	75g
牛ひき肉		40g	40g
玉ねぎ		$\frac{1}{4}$個	$\frac{1}{4}$個
にんじん		15g	15g
小麦粉		小さじ1	小さじ1
A	水	$\frac{3}{4}$カップ	$\frac{3}{4}$カップ
	コンソメスープの素（固形）	$\frac{1}{2}$個	$\frac{1}{2}$個
	トマトピューレ	大さじ$1\frac{1}{2}$	大さじ$1\frac{1}{2}$
塩		小さじ$\frac{1}{5}$	小さじ$\frac{1}{5}$
こしょう		少々	少々
植物油		小さじ$\frac{1}{2}$	小さじ$\frac{1}{2}$
オリーブ油		小さじ$\frac{1}{2}$	小さじ$\frac{1}{2}$
粉チーズ		小さじ$\frac{1}{3}$	小さじ$\frac{1}{3}$
パセリ（みじん切り）		少々	少々

熱々の焼きたてがごちそう

マカロニグラタン

〈作り方〉

❶Aでホワイトソースを作る。鍋にバターをとかし、小麦粉を加えて弱火で炒める。粉にバターがなじんだら牛乳を加え、ダマができないように泡立て器で手早くまぜ合わせ、木べらにかえて、とろみがつくまでゆっくりと火を通し、塩で調味する。

❷鶏もも肉は小さめの角切りにし、玉ねぎは薄切りに、マッシュルームは四つ割りにする。

❸マカロニはたっぷりの沸騰した湯でゆでておく。

❹フライパンを熱して植物油を入れ、鶏肉、玉ねぎ、マッシュルームの順に加えて軽く炒め合わせ、塩と黒こしょうで味つけし、火を止める。

❺③と④をホワイトソースであえ、これをグラタン皿に盛って粉チーズ、パン粉、バターをのせる。

❻⑤をオーブントースターで焼き色がつくまで焼いて、上にパセリを散らす。

■材料（1人分）		2000・1800kcal	1600kcal
マカロニ（乾燥）		75g	60g
鶏もも肉（皮つき）		30g	30g
玉ねぎ		$\frac{1}{4}$個	$\frac{1}{4}$個
マッシュルーム（ホール・缶詰）		15g	15g
A	バター	小さじ1	小さじ1
	小麦粉	大さじ1	大さじ1
	牛乳	80ml	80ml
	塩	少々	少々
塩		少々	少々
黒こしょう		少々	少々
粉チーズ		小さじ$\frac{1}{3}$	小さじ$\frac{1}{3}$
パン粉		小さじ1	小さじ1
バター		小さじ$\frac{1}{2}$	小さじ$\frac{1}{2}$
植物油		小さじ$\frac{1}{2}$	小さじ$\frac{1}{2}$
パセリ（みじん切り）		少々	少々

★このメニューを選ぶ場合は、1600、1800kcalは副菜Bを、2000kcalは副菜Aを1品追加できます。これだけでもの足りないときは、低エネルギーおかずを1品添えてもかまいません。

2000・1800kcalを選択する場合		1600kcalを選択する場合	
520kcal	塩分1.4g	470kcal	塩分1.3g

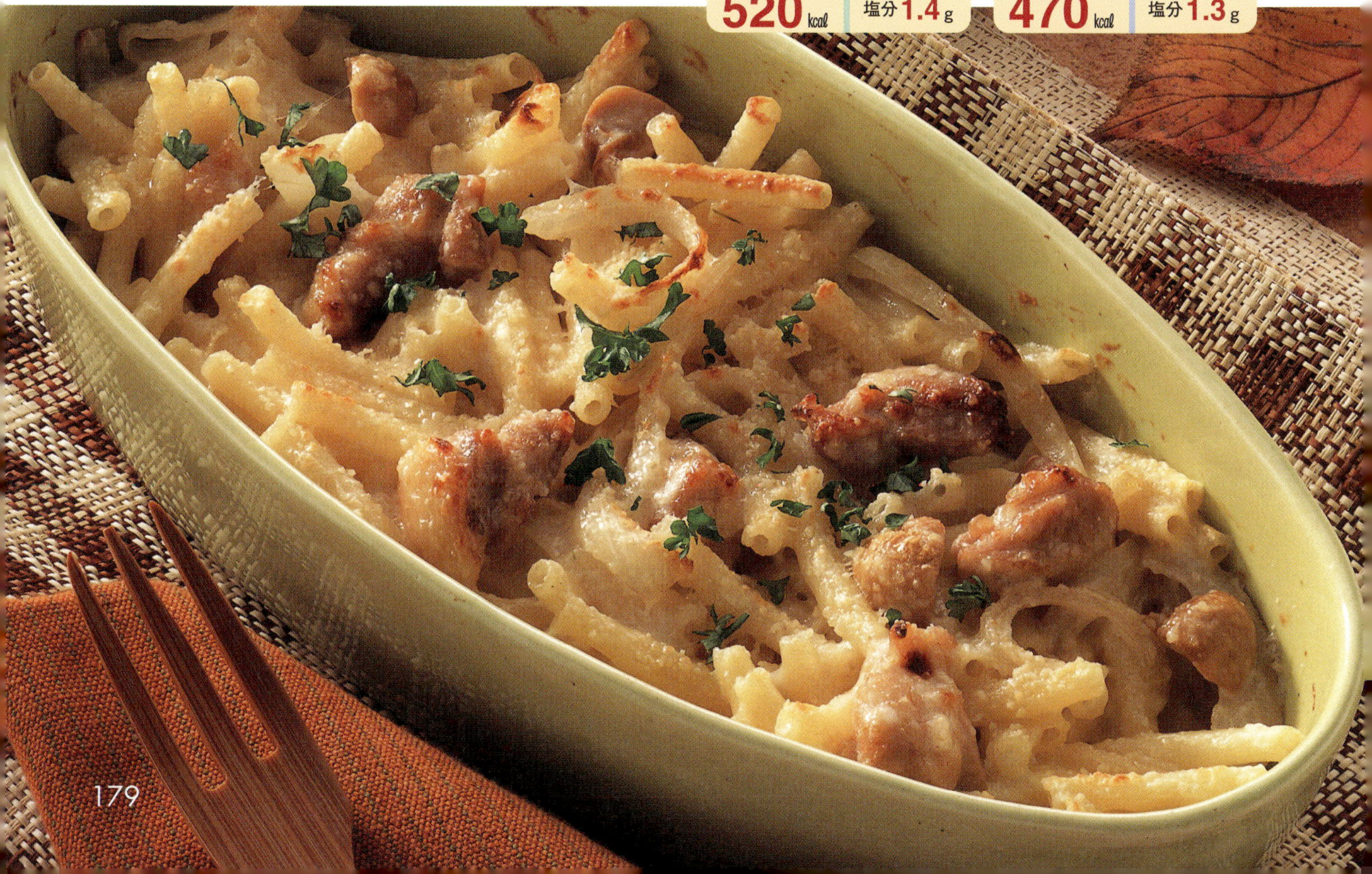

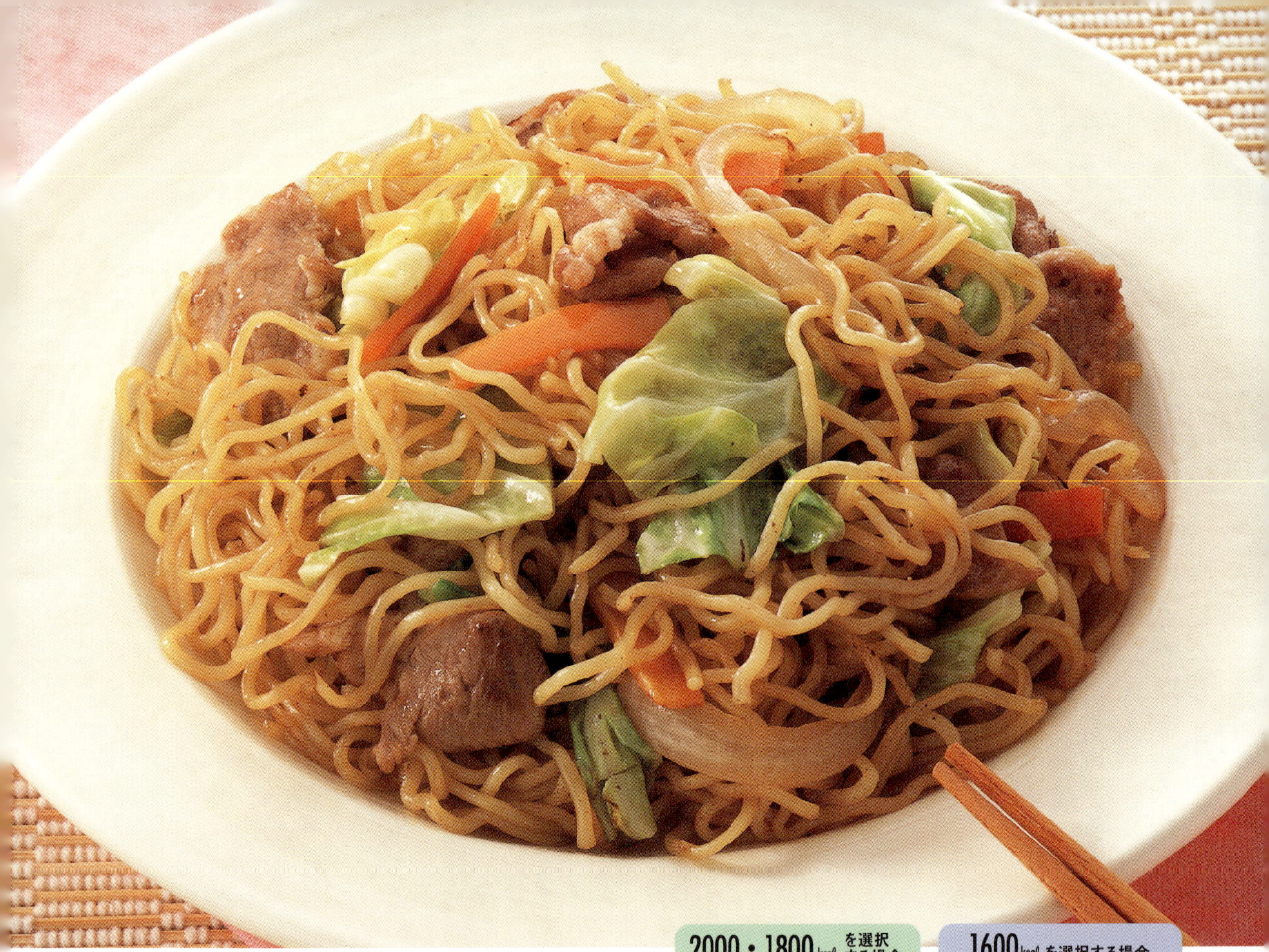

2000・1800kcal を選択する場合		1600kcal を選択する場合	
520kcal	塩分2.2g	450kcal	塩分2.2g

香ばしいソース味が食欲をそそる

焼きそば

〈作り方〉

❶キャベツは3cm角に切り、玉ねぎは薄切りに、にんじんは短冊切りにする。

❷豚肩ロース肉は一口大に切る。

❸フライパンに植物油を入れて熱し、②を入れて強火で炒める。肉の色が変わったら①と中華めんを加えてめんをほぐしながらよく炒め合わせ、ウスターソースと塩、こしょうで味つけし、火を止める。

■材料（1人分）	2000・1800kcal	1600kcal
中華めん（蒸しめん）	170g	150g
豚肩ロース肉（赤身）	50g	40g
キャベツ	40g	40g
玉ねぎ	30g	30g
にんじん	10g	10g
ウスターソース	小さじ2	小さじ2
塩、こしょう	各少々	各少々
植物油	小さじ2	小さじ1½

★このメニューを選ぶ場合は、1600、1800kcalは副菜Bを、2000kcalは副菜Aを1品追加できます。これだけでもの足りないときは、低エネルギーおかずを1品添えてもかまいません。

栄養のバランスは二重マル

冷やし中華

■材料（1人分）

		2000・1800kcal	1600kcal
中華めん（生）		120g	110g
鶏もも肉（皮なし）		40g	30g
とき卵		$\frac{1}{2}$個分	大さじ1
はるさめ（乾燥）		10g	10g
もやし		30g	30g
きゅうり		30g	30g
A	鶏肉のゆで汁	$\frac{1}{4}$カップ	$\frac{1}{4}$カップ
	しょうゆ	小さじ$2\frac{1}{2}$	小さじ$2\frac{1}{2}$
	酢	小さじ2	小さじ2
	砂糖	小さじ$\frac{2}{3}$	小さじ$\frac{2}{3}$
	ごま油	小さじ$\frac{1}{2}$	小さじ$\frac{1}{2}$
植物油		小さじ$\frac{1}{2}$	小さじ$\frac{1}{2}$
練りがらし		少々	少々

★このメニューを選ぶ場合は、1600、1800kcalは副菜Bを、2000kcalは副菜Aを1品追加できます。これだけでもの足りないときは、低エネルギーおかずを1品添えてもかまいません。

〈作り方〉

①はるさめは熱湯につけてもどし、水けをきって食べやすい長さに切る。

②フライパンに植物油を入れて熱し、とき卵を流し入れ、薄焼き卵を作って、せん切りにする。

③鍋に1/2カップの水を入れて火にかけ、沸騰したら鶏もも肉を入れて中火でゆでる。鶏肉に火が通ったらとり出し（ゆで汁1/4カップはAで使用）、冷まして、手で細く裂く。

④もやしはひげ根をつみとり、沸騰した湯でしんなりするまでゆで、ざるに上げて水けをきる。きゅうりはせん切りにする。

⑤小さなボウルにAを入れてまぜ合わせ、たれを作る。

⑥たっぷりの沸騰した湯で中華めんをゆで、水でよくもみ洗いして水けをきる。

⑦⑥を器に盛って①と②、③、④をのせ、⑤をかけて、練りがらしを添える。

2000・1800kcalを選択する場合	
510kcal	塩分4.4g

1600kcalを選択する場合	
470kcal	塩分4.2g

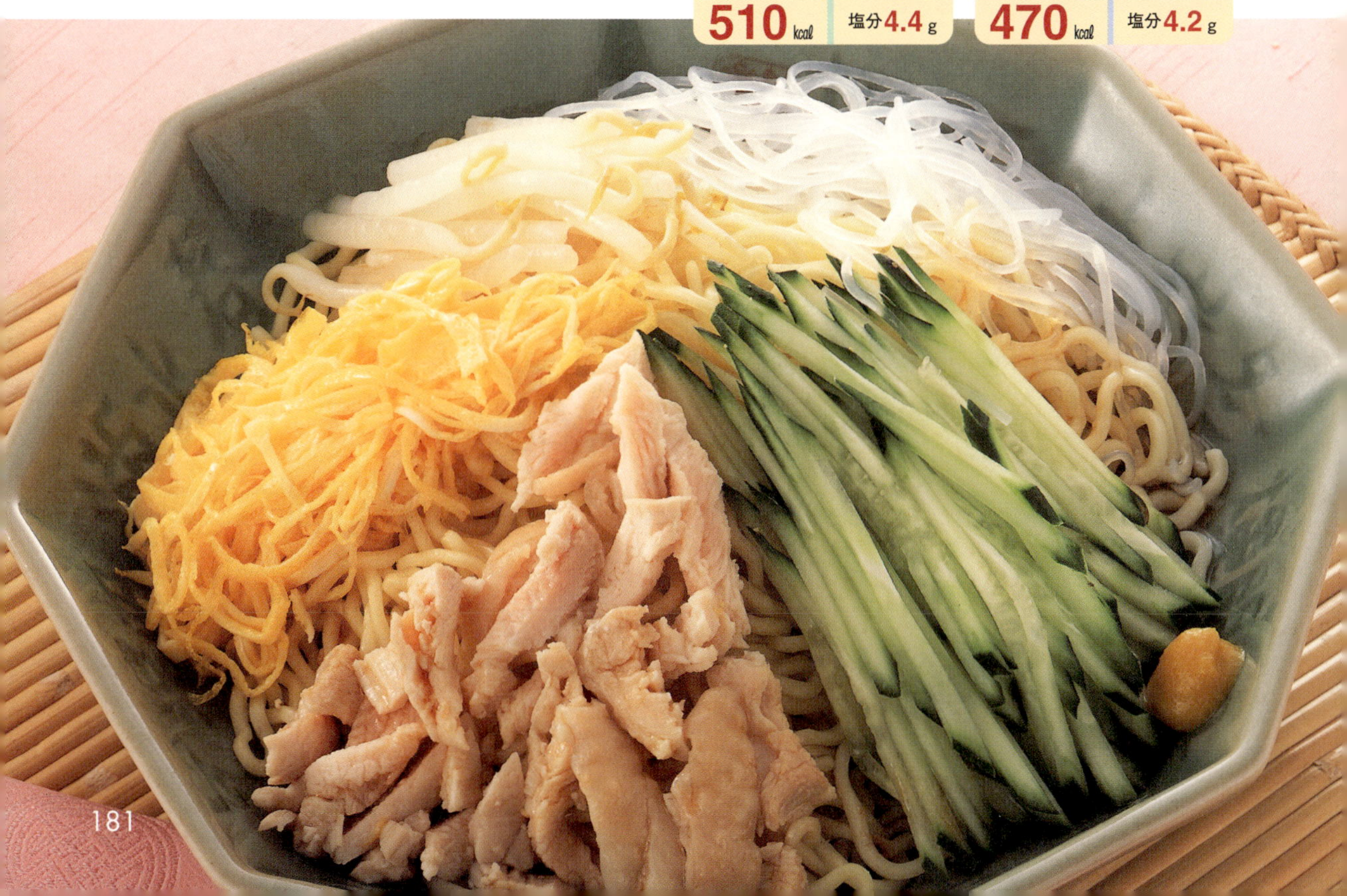

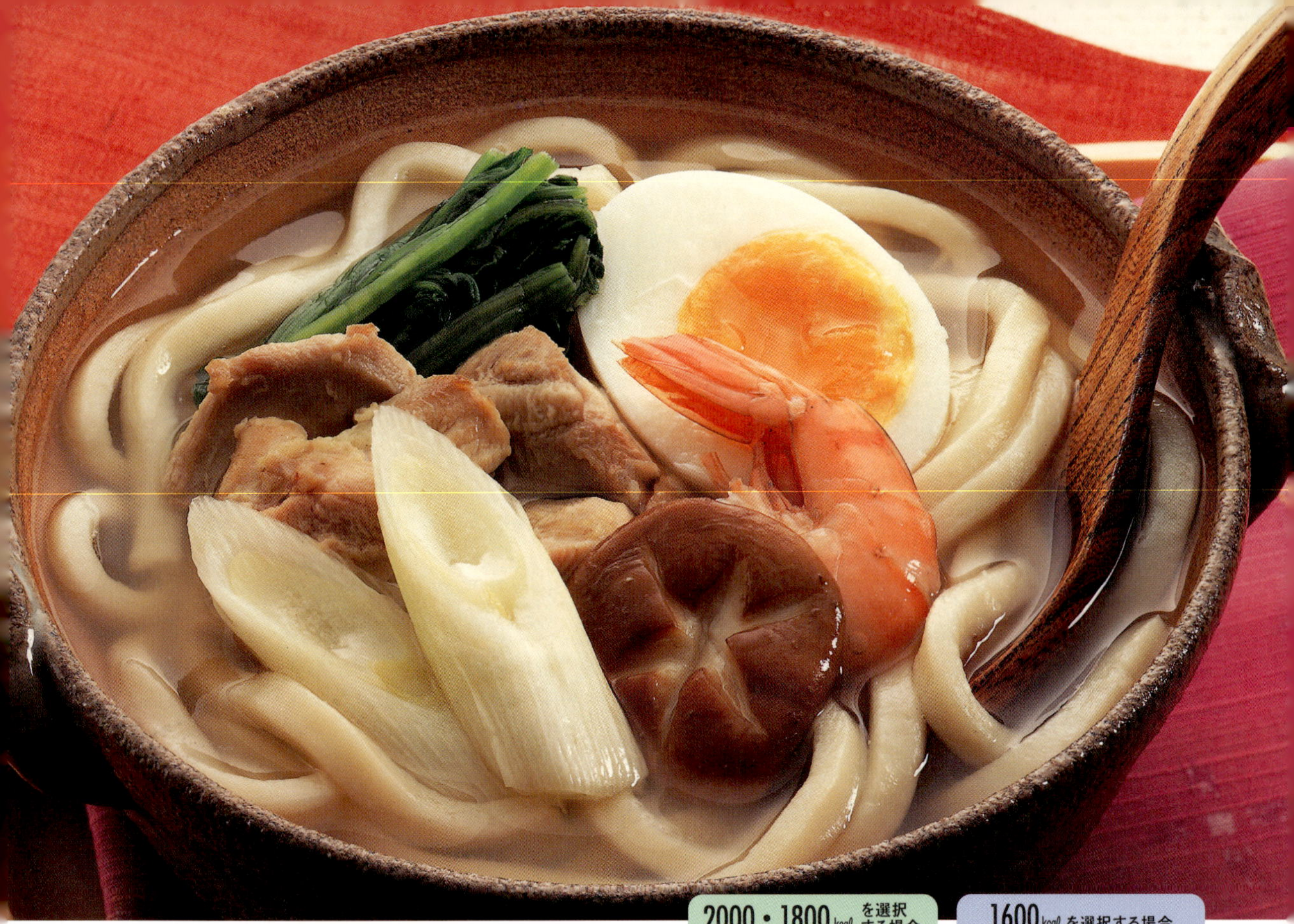

2000・1800kcal を選択する場合	
520kcal	塩分4.5g

1600kcal を選択する場合	
480kcal	塩分4.4g

熱々に煮込むほど寒い日のごちそうに

鍋焼きうどん

〈作り方〉

❶生しいたけは石づきを切り落とし、笠に浅く星形に3本の切り込みを入れる。

❷ほうれんそうは沸騰した湯でさっとゆでて水にとり、水けをしぼって3cm長さに切る。長ねぎは斜め切りにする。

❸えびは背わたを除き、塩少々を加え沸騰させた湯で色が変わるまでゆで、尾の1節を残して殻をむく。

❹鶏もも肉は食べやすい大きさに切る。

❺土鍋にAを入れて強火にかけ、煮立ったら④を加える。肉の色が変わったらゆでうどんを加え、①、②、③とゆで卵をのせ、一煮立ちさせて火を止める。

材料（１人分）		2000・1800kcal	1600kcal
ゆでうどん		280g	240g
鶏もも肉（皮つき）		50g	50g
えび（無頭）		15g	15g
生しいたけ		１個	１個
ほうれんそう		20g	20g
長ねぎ		20g	20g
ゆで卵		$\frac{1}{2}$個	$\frac{1}{2}$個
A	昆布だし	1$\frac{1}{2}$カップ	1$\frac{1}{2}$カップ
A	しょうゆ	大さじ１	大さじ１
A	日本酒	小さじ１	小さじ１
A	砂糖	小さじ１	小さじ１
A	塩	少々	少々

★このメニューを選ぶ場合は、1600、1800kcalは副菜Bを、2000kcalは副菜Aを１品追加できます。これだけでもの足りないときは、低エネルギーおかずを１品添えてもかまいません。

尿酸値を下げるのに効果的！

15kcal以下の主菜と副菜だけではもの足りないときの

低エネルギーおかず

この低エネルギーおかず（184～189ページ）の中から1品選びます。

- 料理ごとに表示してあるエネルギー量、塩分量などの栄養データはすべて1人分です。
- 材料の分量は1人分です。特に指定のないものは原則として、使用量は正味量（野菜ならへたや皮などを除いた、純粋に食べられる量）で表示してあります。
- 材料は、特に指定のないものは原則として、水洗いをすませ、野菜などは皮をむくなどの下ごしらえしたものを使います。
- だしは、昆布でとった和風だしを使用しています。かつおや煮干しでとっただしはプリン体が多いのでおすすめしません。

1食分の献立のとり方

3パターンの中からいずれかを選びます

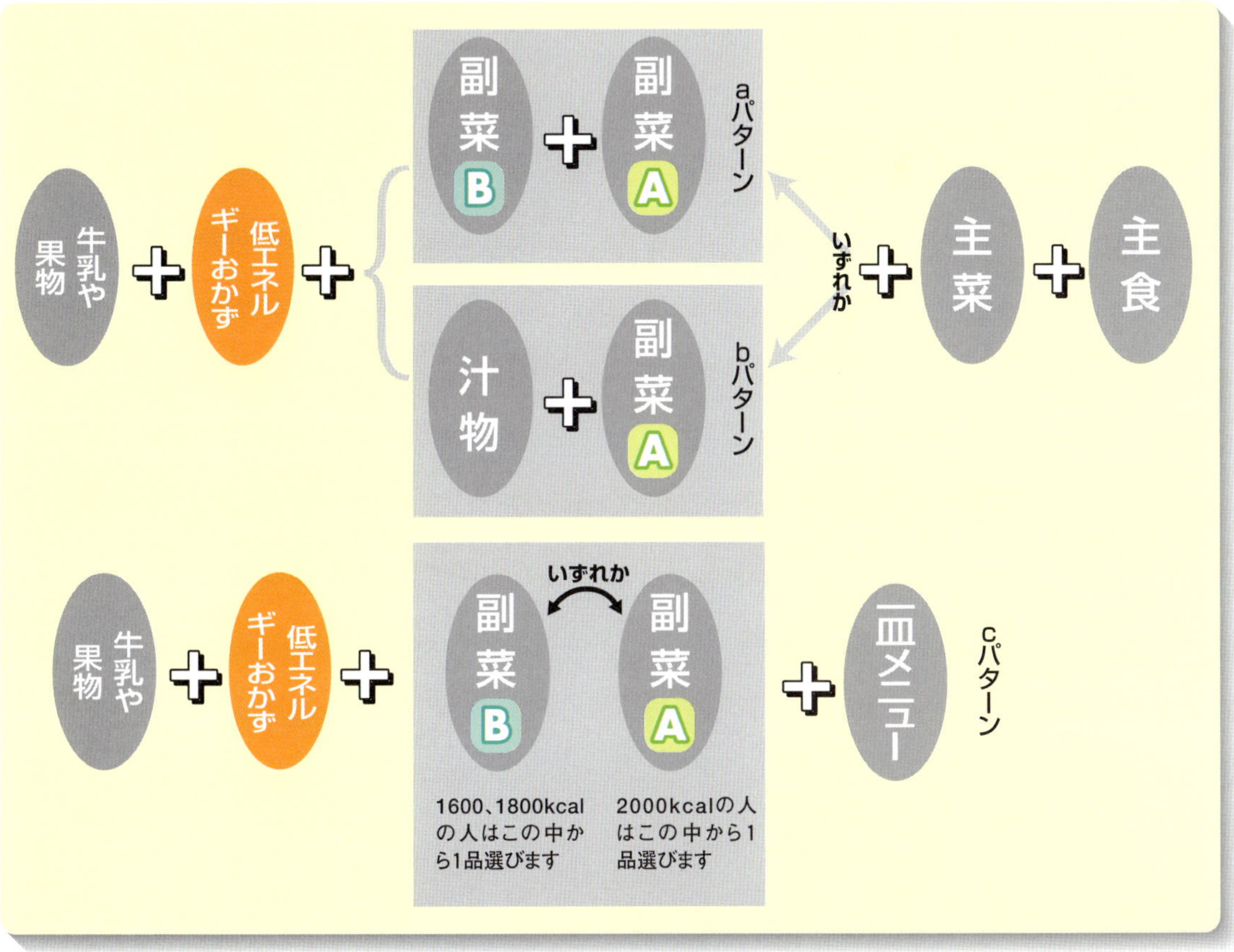

この仕組みに従っておかずなどを選んでいくと、栄養バランスを考慮したエネルギー（カロリー）計算にもとづく、健康的な1日の献立が自動的に設計できます。

キャベツのとろろ昆布あえ

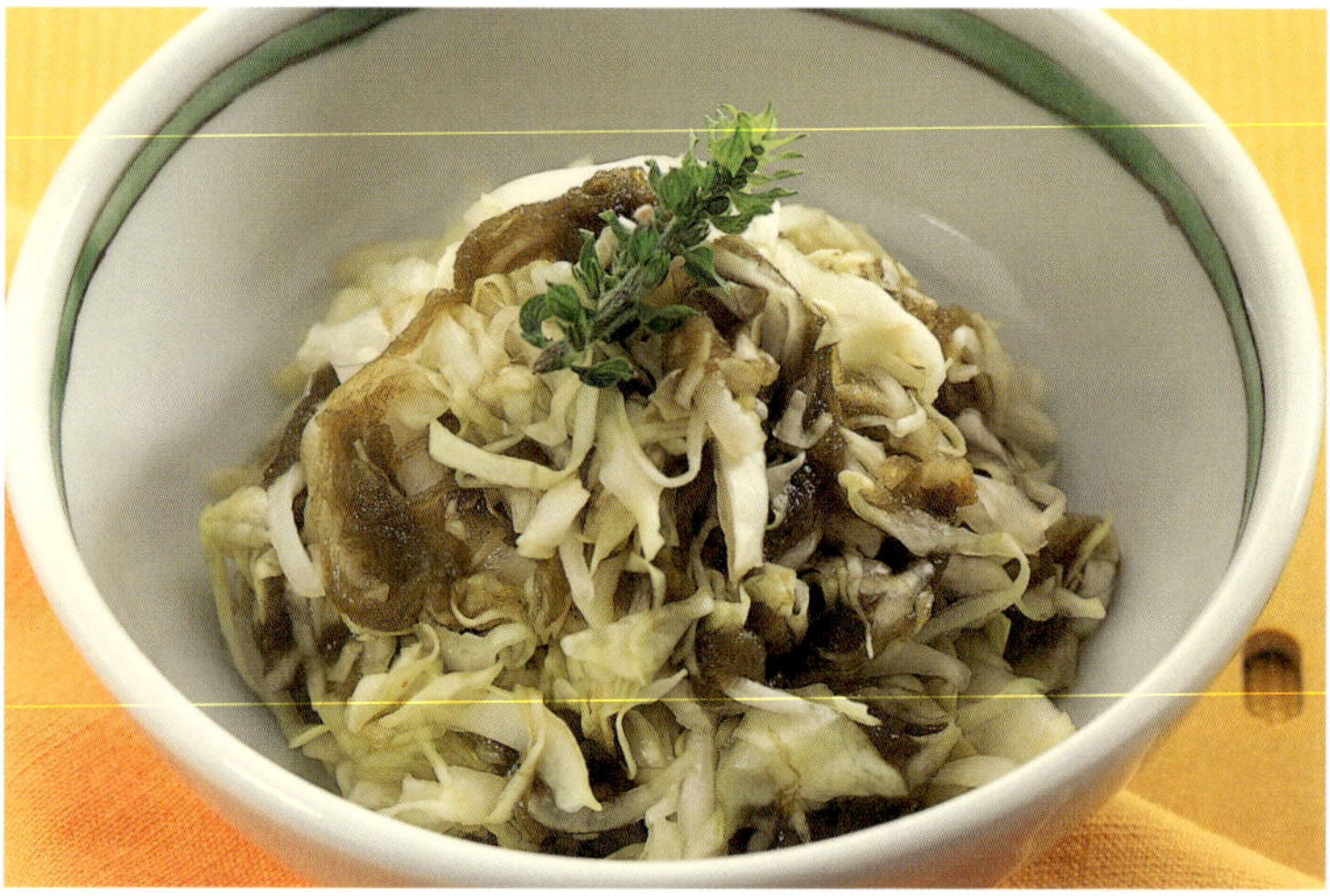

10 kcal　塩分0.5 g

■材料と作り方（1人分）

❶キャベツ1枚は沸騰した湯でしんなりするまでゆで、ざるに上げて水けをきり、せん切りにする。

❷ボウルに①を入れ、とろろ昆布ひとつまみをほぐしながら加えて塩少々を振り、全体にまぜる。

❸②を器に盛り、あれば穂じそ1本をあしらう。

せりのからしあえ

10 kcal　塩分0.3 g

■材料と作り方（1人分）

❶せり30gは沸騰した湯でしんなりするまでゆでて水にとり、水けをしぼって3cm長さに切る。

❷沸騰した湯に酢少々を加え、食用菊10gのむしった花弁を入れて花弁が透き通るまでゆでる。水にとって冷まし、水けをしぼる。

❸ボウルにしょうゆ小さじ$\frac{1}{3}$と練りがらし少々を入れてまぜ合わせ、①をあえる。これを器に盛り、②をのせる。

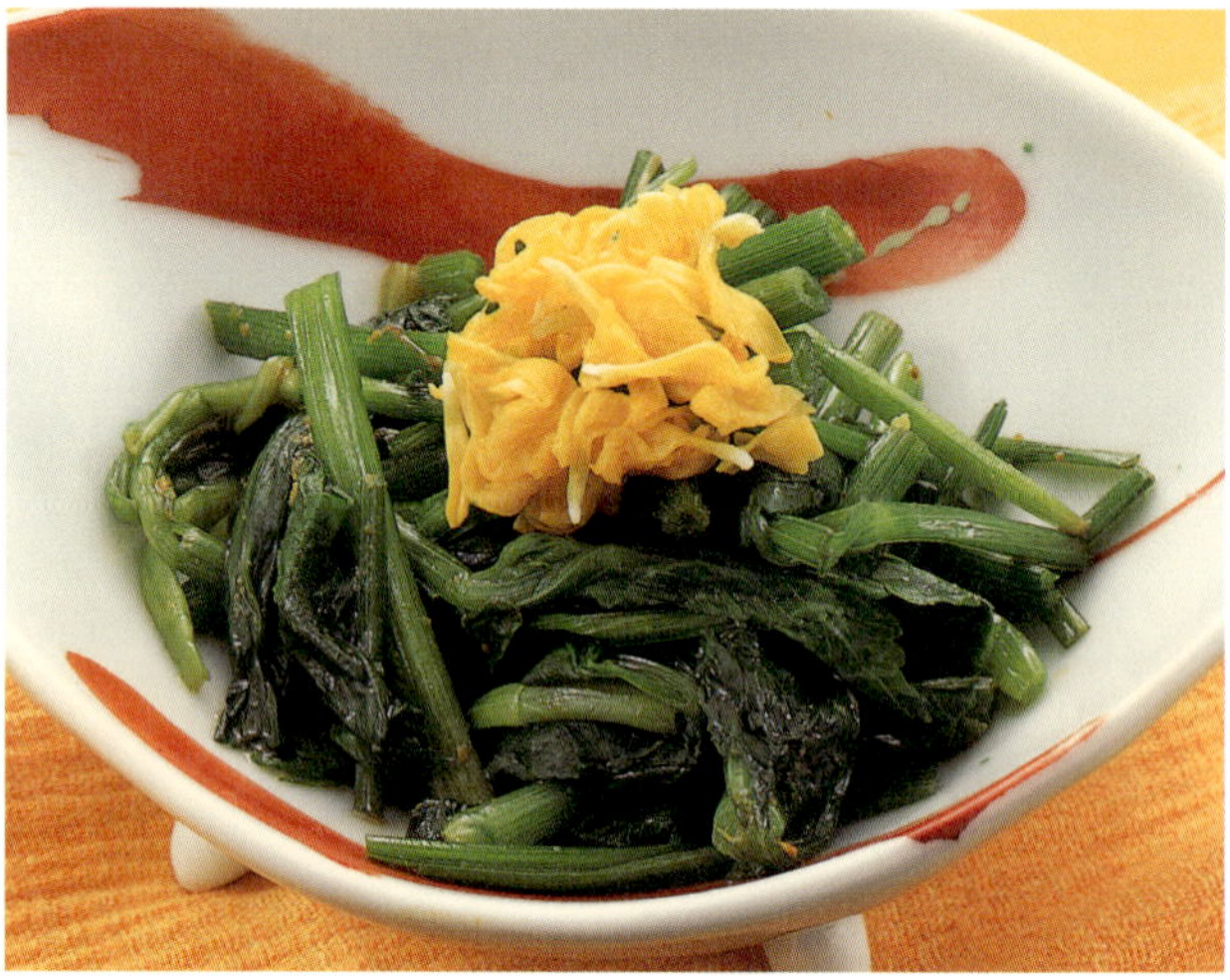

大根の梅あえ

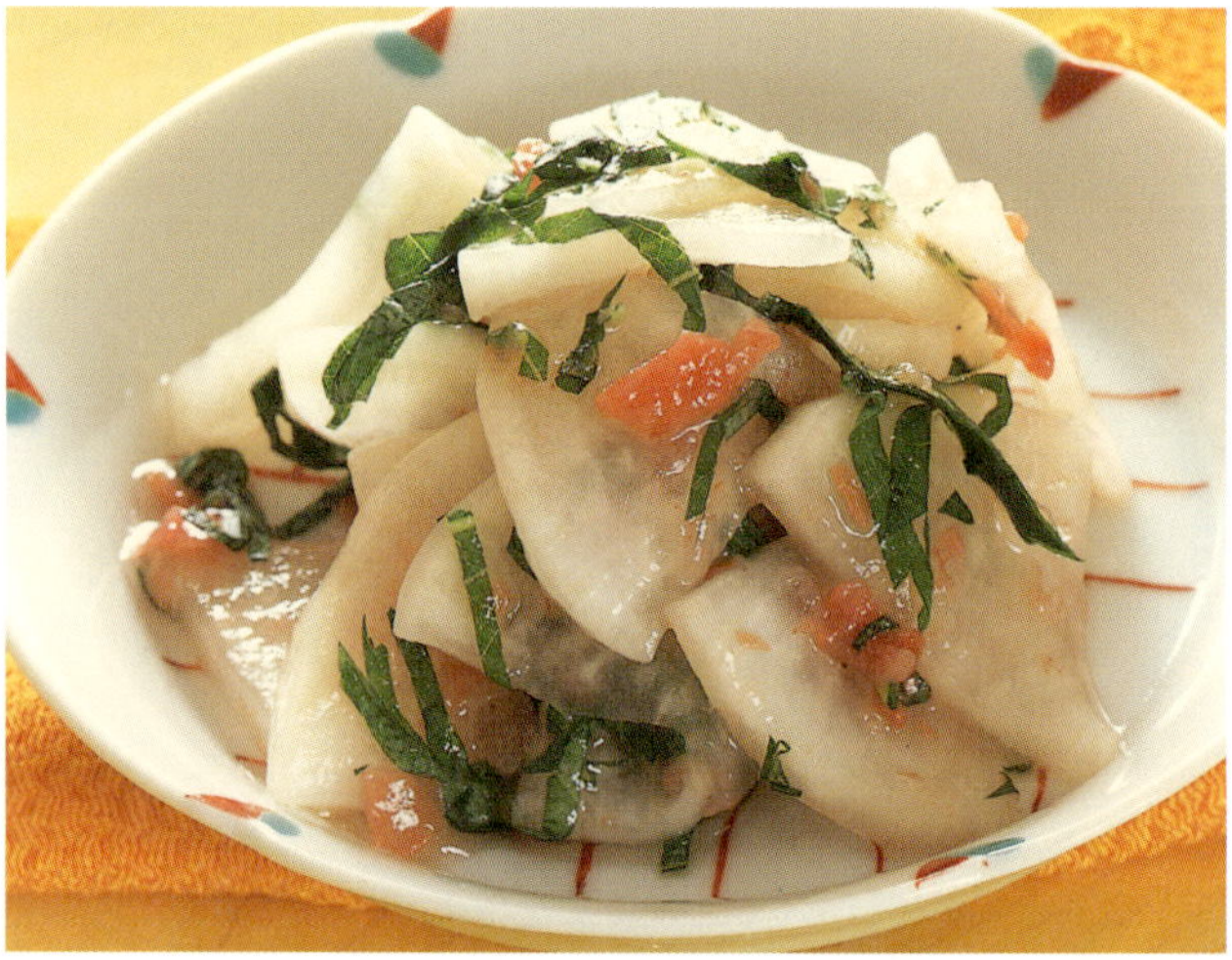

10 kcal　塩分0.6 g

■材料と作り方（1人分）

❶大根50gは2～3mm厚さのいちょう切りにし、ボウルに入れる。これに塩少々を振ってしんなりさせ、水洗いして軽くしぼる。

❷青じそ$\frac{1}{2}$枚はせん切りにし、水にさらして水けをしぼる。

❸梅干しの果肉$\frac{1}{3}$個分は、包丁でこまかくたたいてペースト状にする。

❹ボウルに昆布だし小さじ1と③を入れてまぜ、これで①と②をあえる。

なめこのおろしあえ

10 kcal　塩分0.4 g

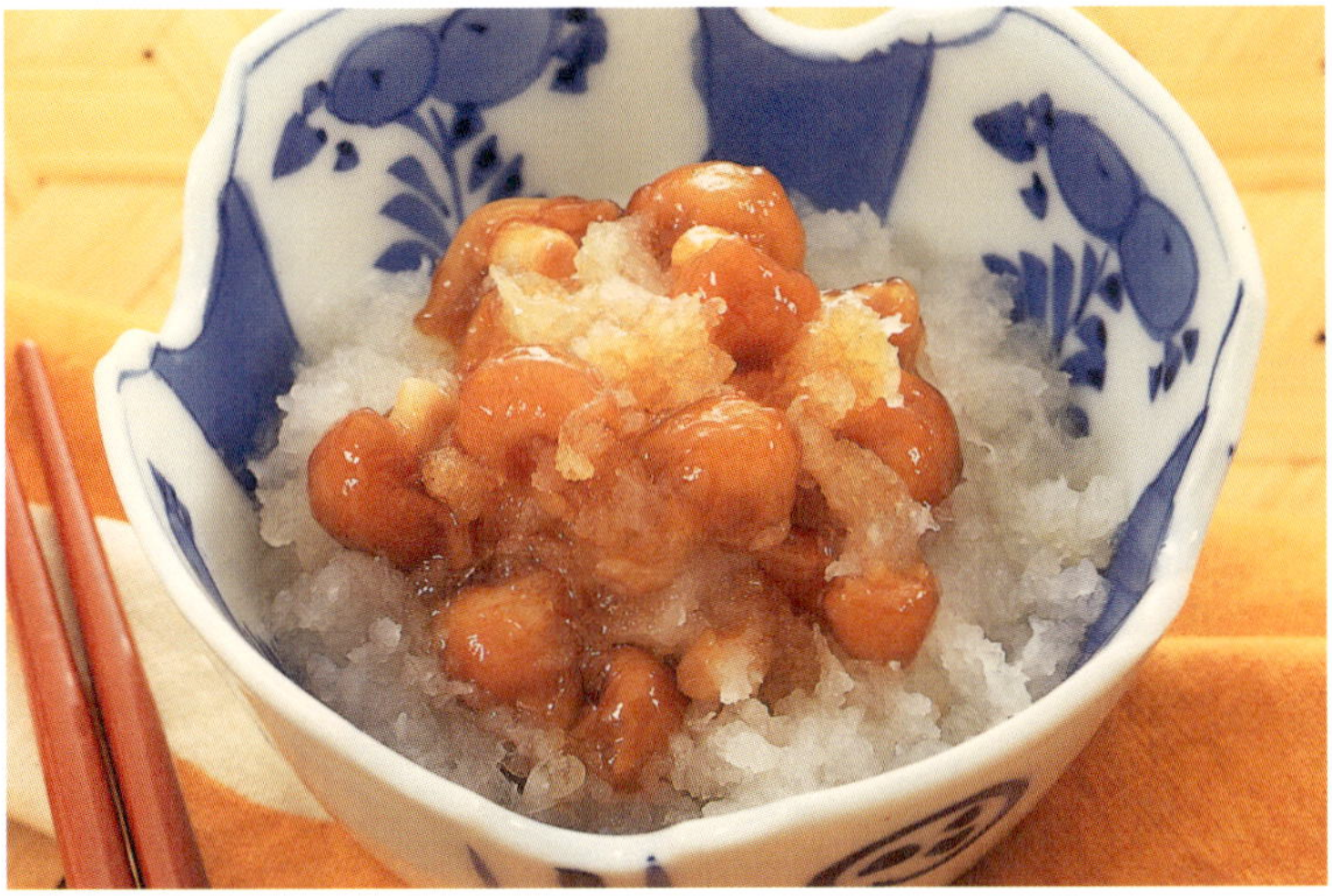

■材料と作り方（1人分）

❶なめこ15gはざるに入れて熱湯を回しかけたあと、流水に当てながら軽くぬめりをとる。

❷大根50gはすりおろし、目のこまかいざるに入れて自然に水けをきる。

❸ボウルに①と②を入れてあえ、器に盛って、しょうゆ小さじ$\frac{1}{2}$をかける。

三つ葉の磯あえ

10 kcal　塩分0.4 g

■材料と作り方（1人分）

❶糸三つ葉50gは沸騰した湯でしんなりするまでゆでて水にとり、水けをしぼって3cm長さに切る。

❷しめじ10gは根元を切り落として小分けにし、さっとゆでてざるに上げる。

❸ボウルにしょうゆと酢各小さじ$\frac{1}{2}$を入れてまぜ、ここに①と②を入れてあえる。器に盛る直前に焼きのり少々を手でもんで加え、全体にあえて器に盛る。

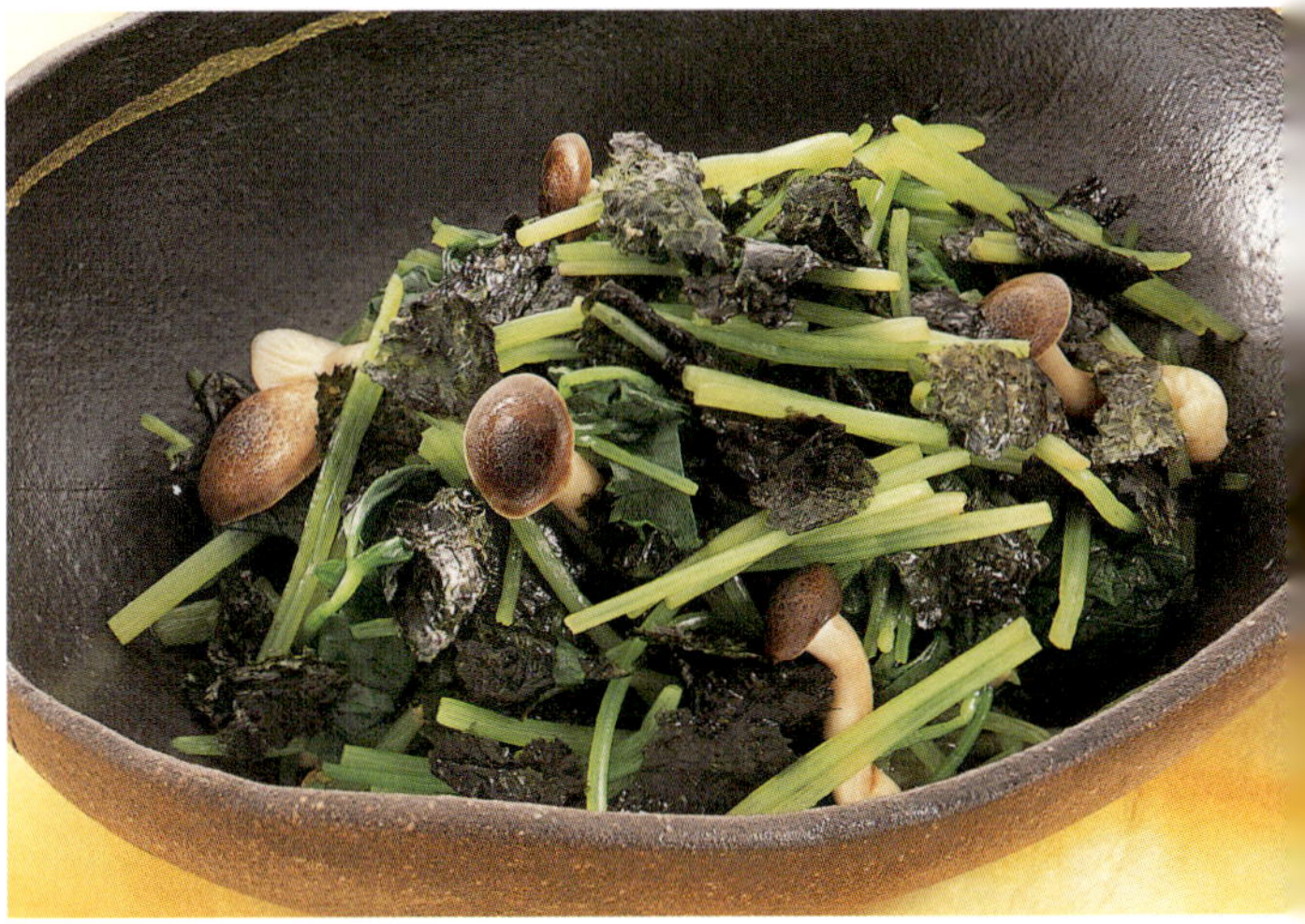

焼きしいたけと三つ葉の酢じょうゆ

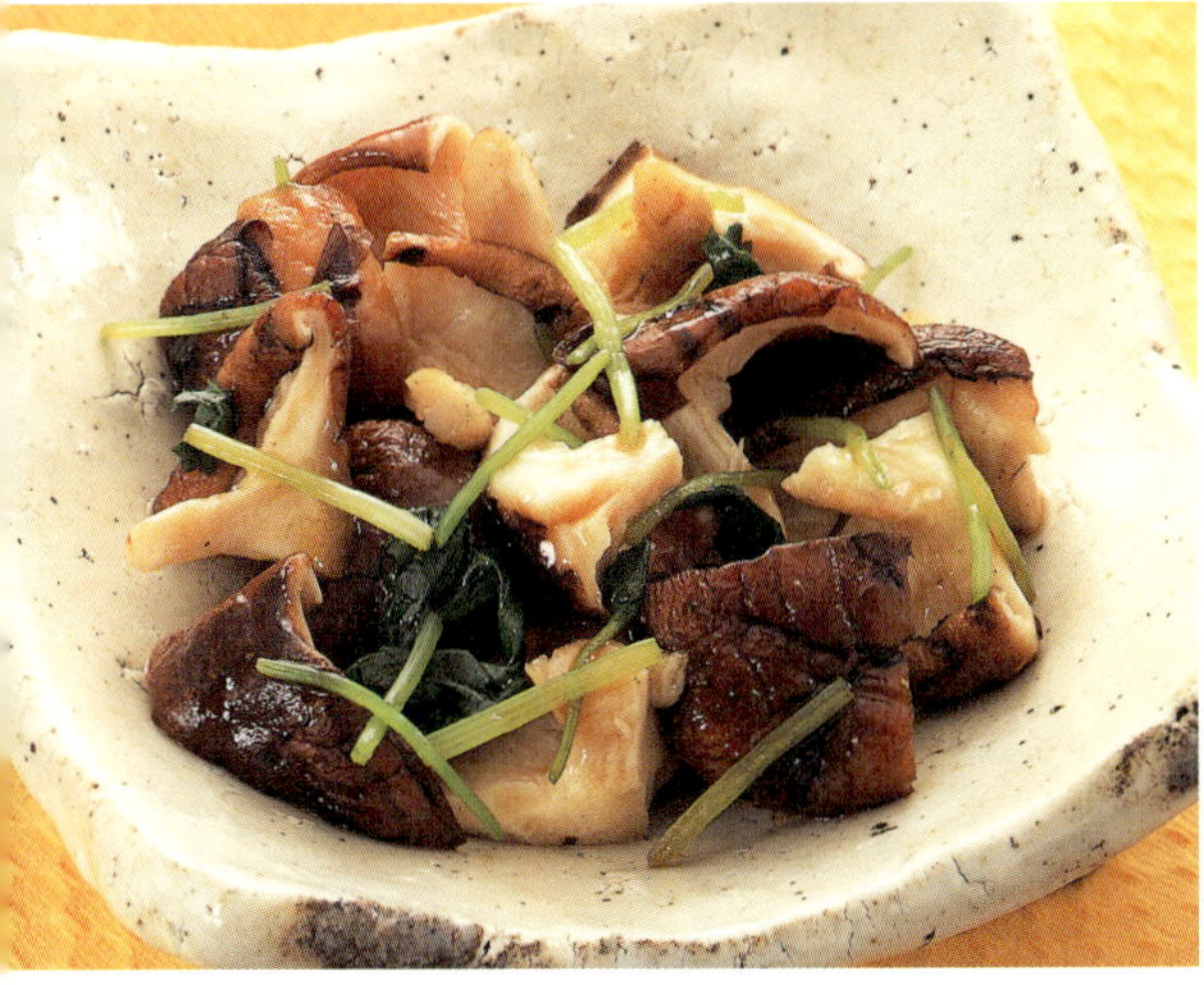

10 kcal　塩分0.4 g

■材料と作り方（1人分）

❶生しいたけ3個は石づきを切り落とし、軸も長いものは半分くらいを切り捨てる。

❷よく熱した焼き網に①をひだがあるほうを下にしてのせ、焼き色がつくまで焼く。裏面も同様に焼き、1個を4等分くらいに切る。

❸三つ葉3本は沸騰した湯でさっとゆでて水にとり、水けをしぼって3cm長さに切る。

❹ボウルにしょうゆと酢各小さじ$\frac{1}{2}$を入れてまぜ、②と③をあえる。

小松菜と黄菊のおひたし

10 kcal　塩分0.3 g

■材料と作り方（1人分）

❶小松菜50gは沸騰した湯でしんなりするまでゆでて水にとり、水けをしぼって3cm長さに切る。

❷沸騰した湯に酢少々を加え、ここに食用菊のむしった花弁15gを入れて花弁が透き通るまでゆでる。水にとって冷まし、水けをしぼる。

❸ボウルに①と②を入れ、しょうゆ小さじ$\frac{1}{3}$を加えてよくまぜ合わせる。

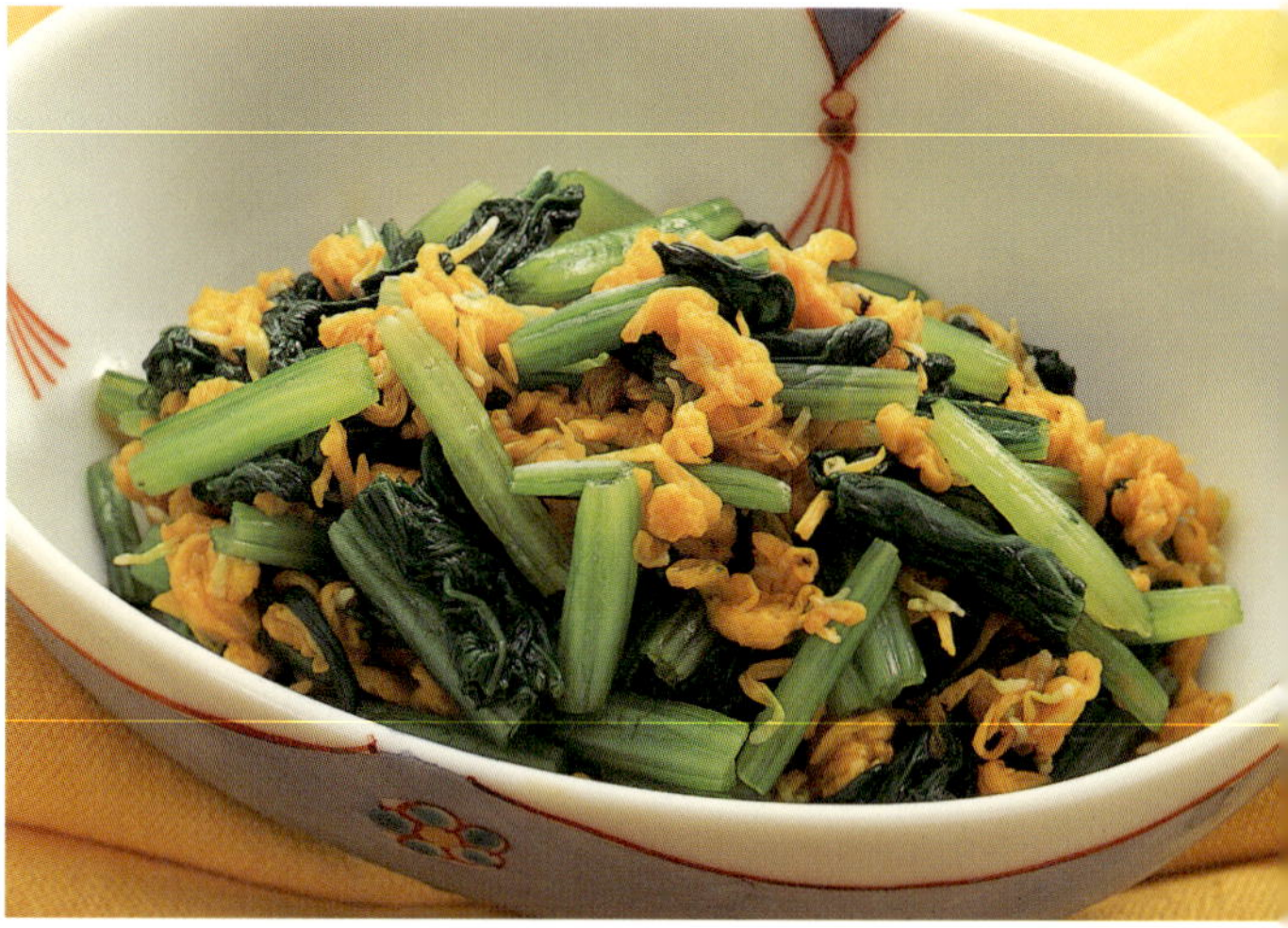

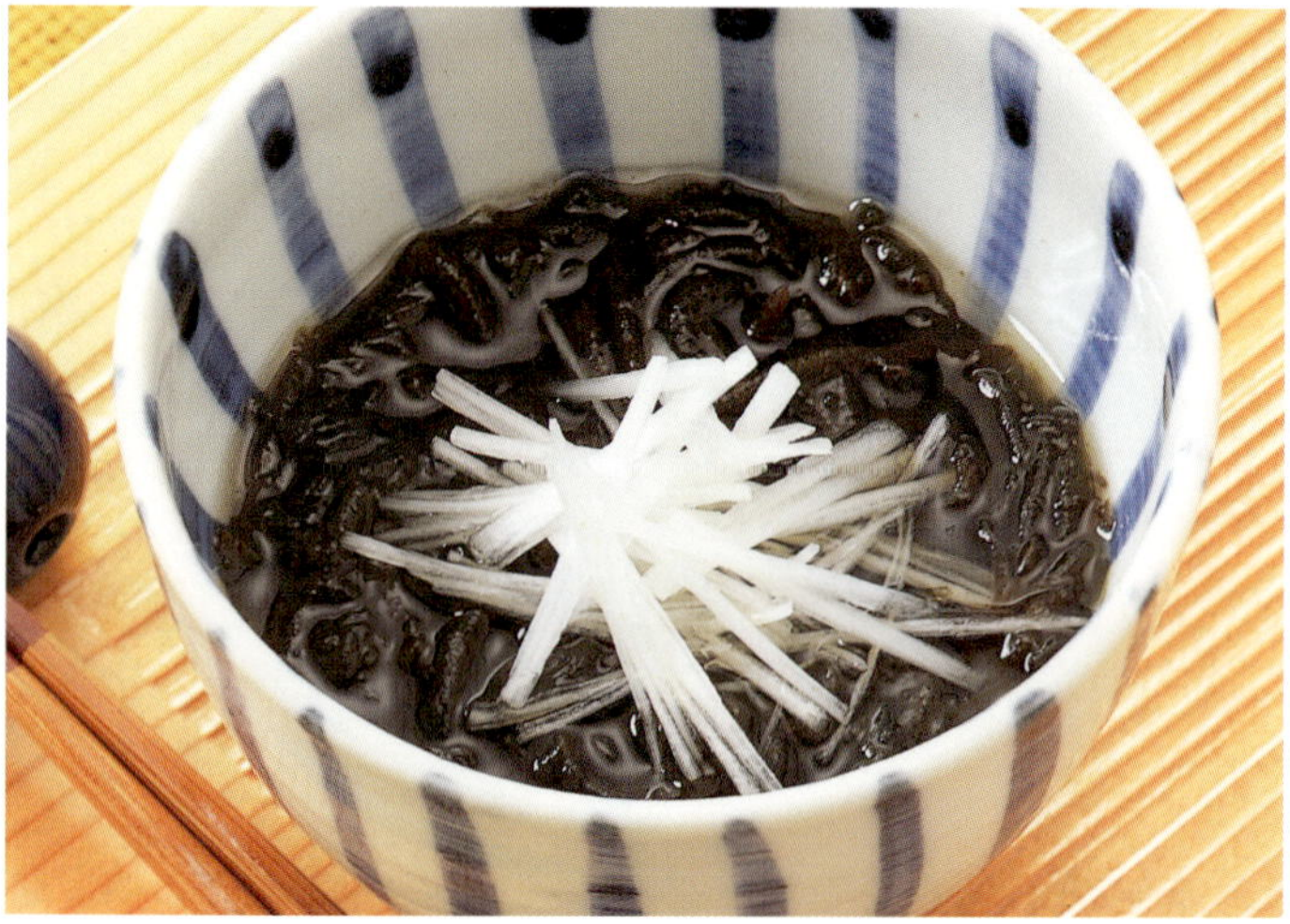

もずくの二杯酢

10 kcal　塩分0.7 g

■材料と作り方（1人分）

❶もずく（塩抜きしたもの）60gはよく洗い、水けをきって食べやすい長さに切る。

❷長ねぎ10gは白い部分のみをせん切りにして水にさらす。

❸ボウルに昆布だし小さじ1としょうゆ小さじ$\frac{2}{3}$、酢小さじ1を入れてまぜ、①をあえる。

❹③を器に盛り、②をのせる。

梅干し

3 kcal　塩分2.2 g

■材料と作り方（1人分）

❶梅干し（市販品）中1個（10g）を器に盛る。

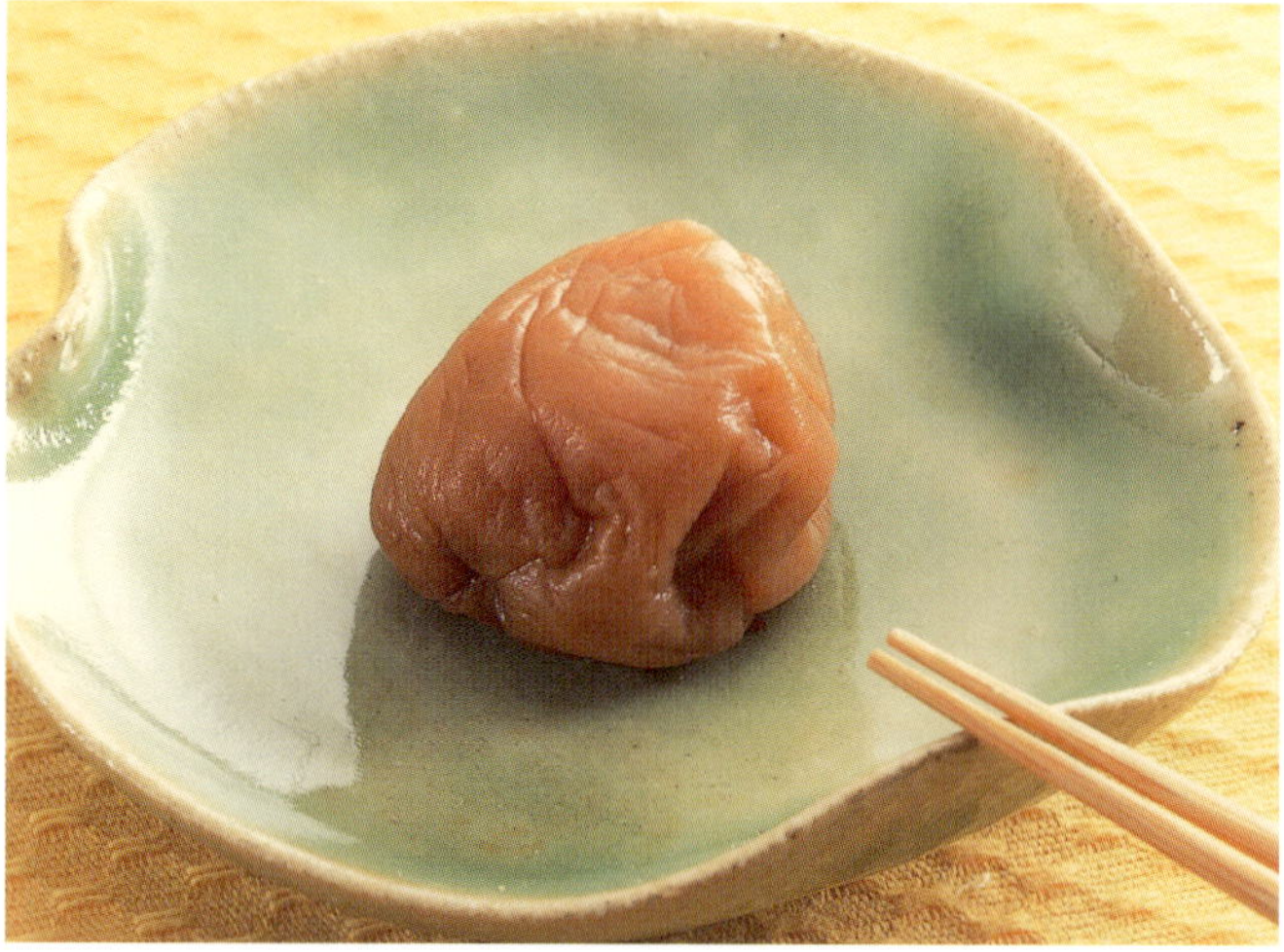

参考メモ 減塩ブームを反映して、最近は塩分10〜15％の薄塩タイプの市販品も多く見かけるようになりました。その薄塩タイプでさえ、たとえば中1個あたり約1.6gの塩分を含んでいます。塩分のとりすぎを防ぐためにも、梅干しを食べるのは1日1個にとどめましょう。

キャベツのあっさり漬け

10 kcal　塩分0.3 g

■材料と作り方（1人分）

❶キャベツ40gは1cm幅の短冊切りにし、きゅうり10gは薄いいちょう切りにする。
❷ボウルに①を入れ、塩少々を加えて軽くもみ、しんなりするまで30分ほどおく。
❸②を水で軽く洗って水けをしぼり、ボウルに入れてゆず果汁小さじ$\frac{1}{2}$を加えてまぜる。
❹③を器に盛り、上にゆず皮のせん切り少々をのせる。

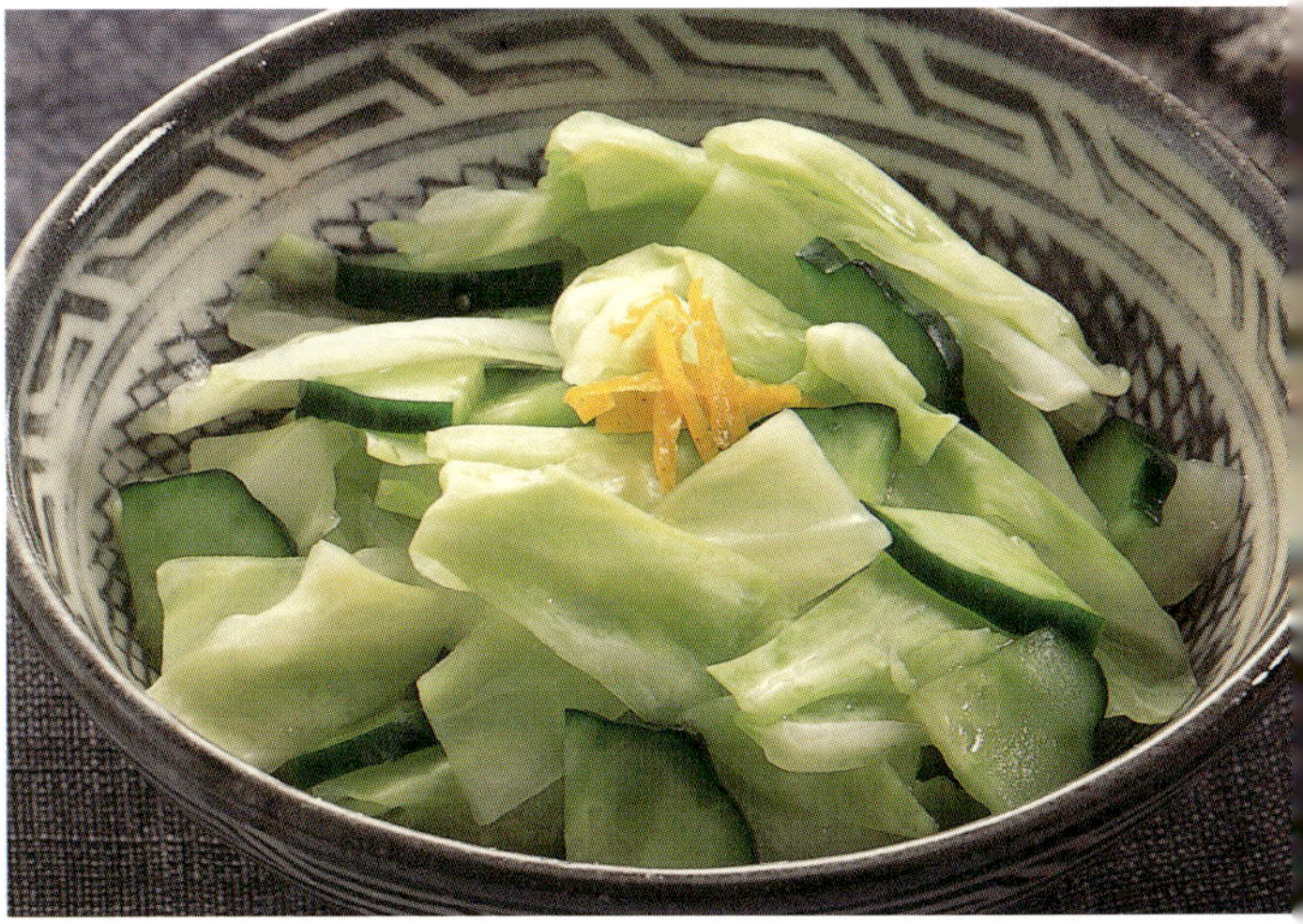

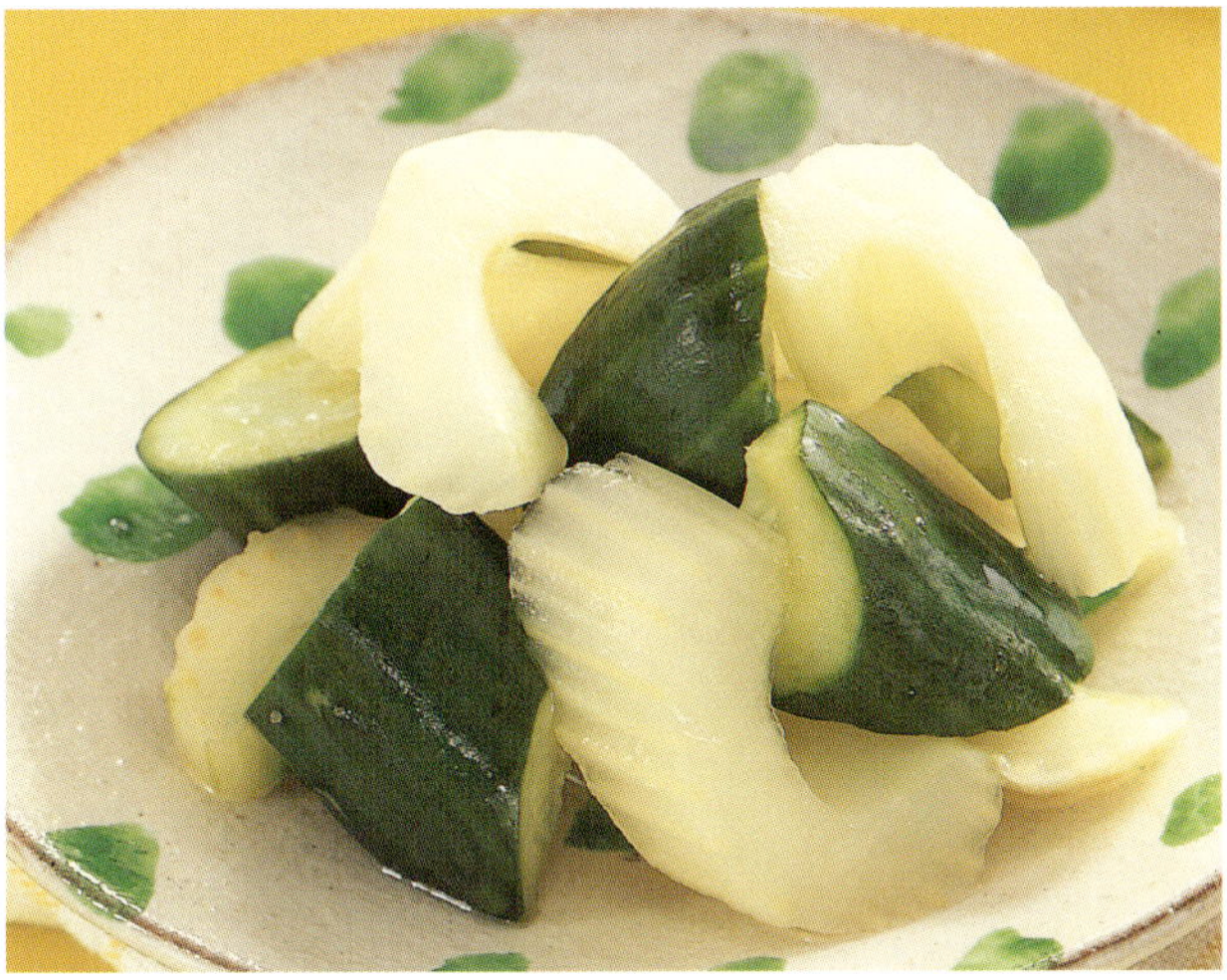

セロリときゅうりのりんご酢漬け

15 kcal　塩分0.3 g

■材料と作り方（1人分）

❶セロリ20gは筋をとって、2cm幅くらいの斜め切りにする。
❷きゅうり30gは一口大の乱切りにする。
❸ボウルに①と②を入れて塩少々を振り、全体にからめる。
❹③の野菜がしんなりしたら昆布だし大さじ1とりんご酢大さじ2を加え、1時間以上おく。

白菜の柚《ゆ》香《こう》漬け

10 kcal　塩分0.8 g

■材料と作り方（1人分）

❶白菜80gは茎の部分を1.5～2cm角くらいに切り、葉はざく切りにする。
❷ゆずの皮少々は細いせん切りにする。
❸昆布少々はキッチンばさみを使って細切りにする。
❹ボウルに①と②、③を入れ、塩少々を振って全体にからめ、重しをして半日ほどおく。
❺④の水けをしぼって器に盛り、しょうゆ小さじ$\frac{1}{3}$をかける。

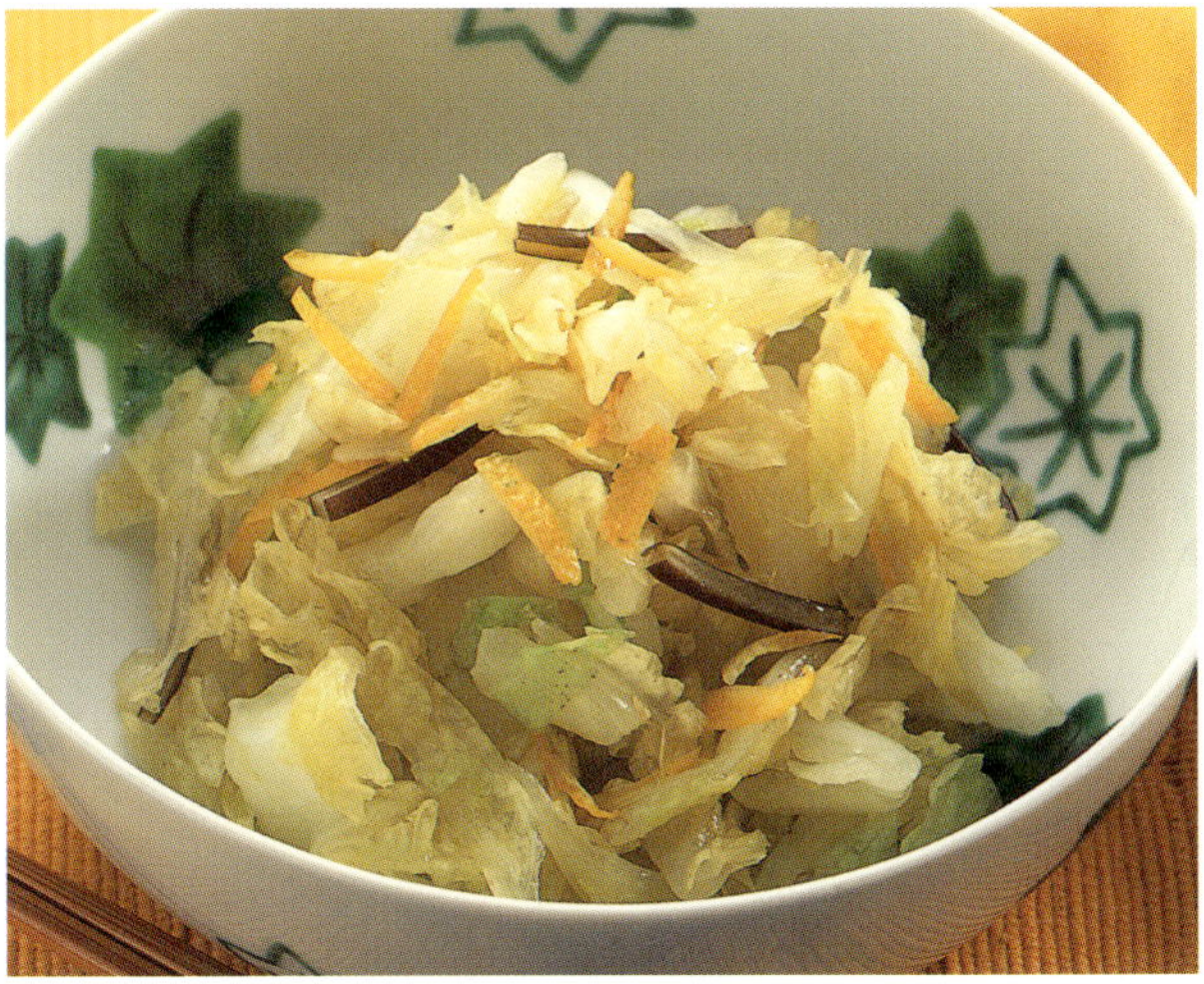

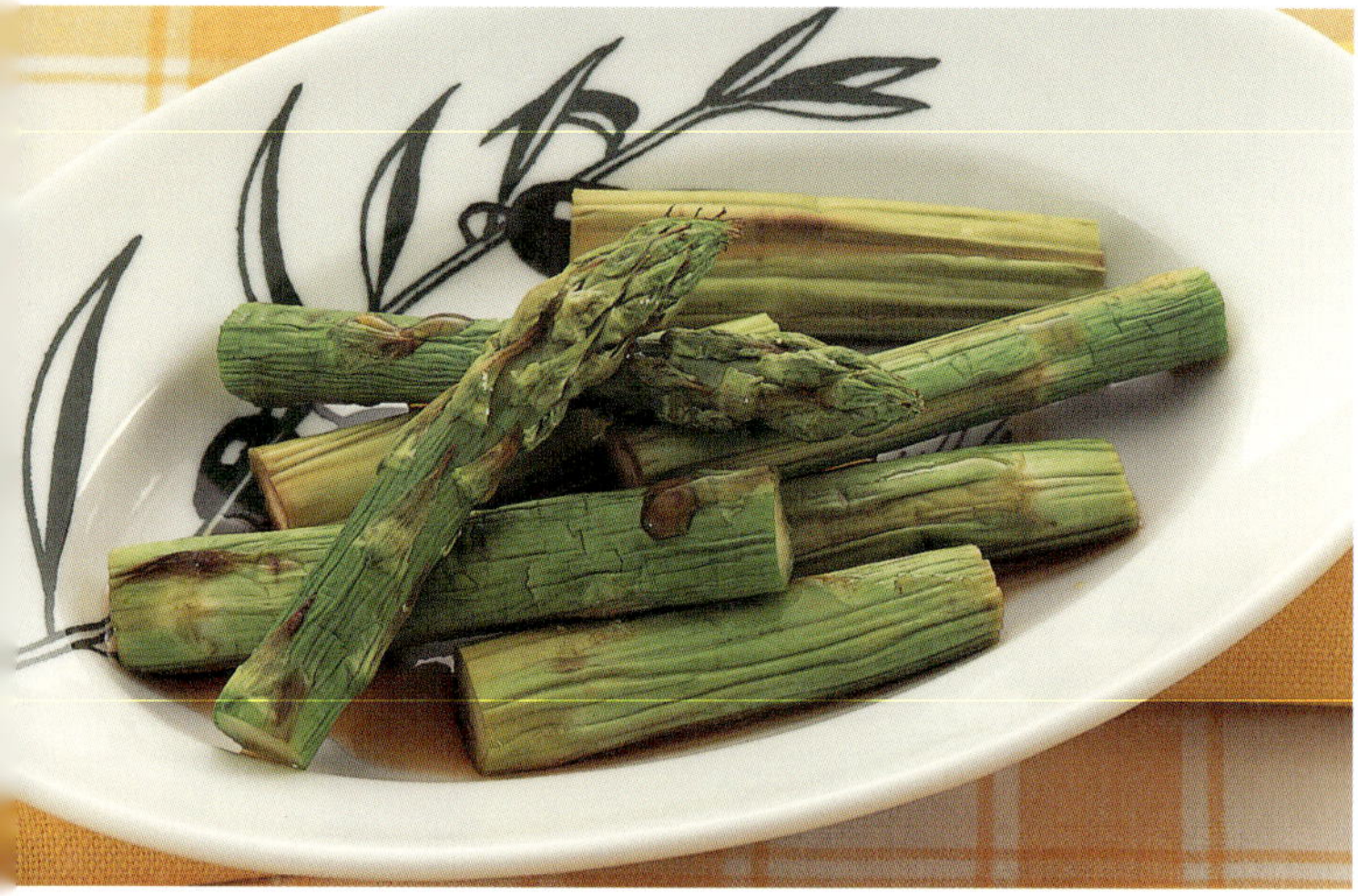

焼きアスパラの酢じょうゆかけ

10 kcal　塩分0.3 g

■材料と作り方（1人分）

❶グリーンアスパラガス2本は、根元のかたい部分を3～4㎝ほど皮をむいておく。

❷よく熱した焼き網に①をのせ、やや焦げ目がついてしんなりするまで弱めの中火で焼く。

❸小さなボウルにしょうゆと酢、昆布だし各小さじ$\frac{1}{3}$を入れ、よくまぜておく。

❹②は1本を4等分に切って器に盛り、③をかける。

焼きしいたけ

10 kcal　塩分0.3 g

■材料と作り方（1人分）

❶よく熱した焼き網に、生しいたけ3個をひだのある白いほうを下にしてのせて中火で焼く。うっすらと焼き色がついたら裏返し、こんがりとするまで焼く。

❷①を半分に切って器に盛り、軽く水けをきった大根おろし大さじ1をのせ、しょうゆ小さじ$\frac{1}{3}$をかける。

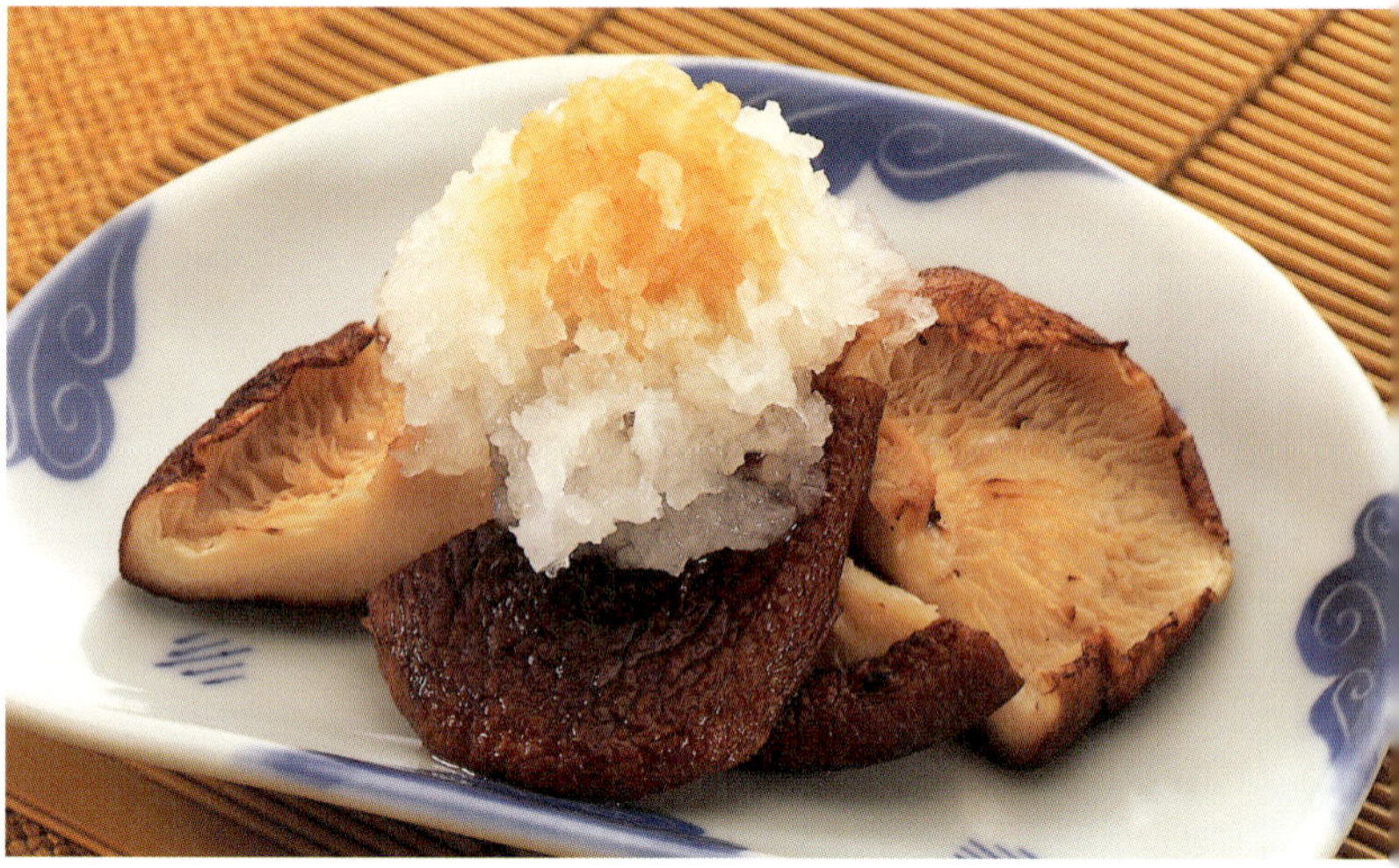

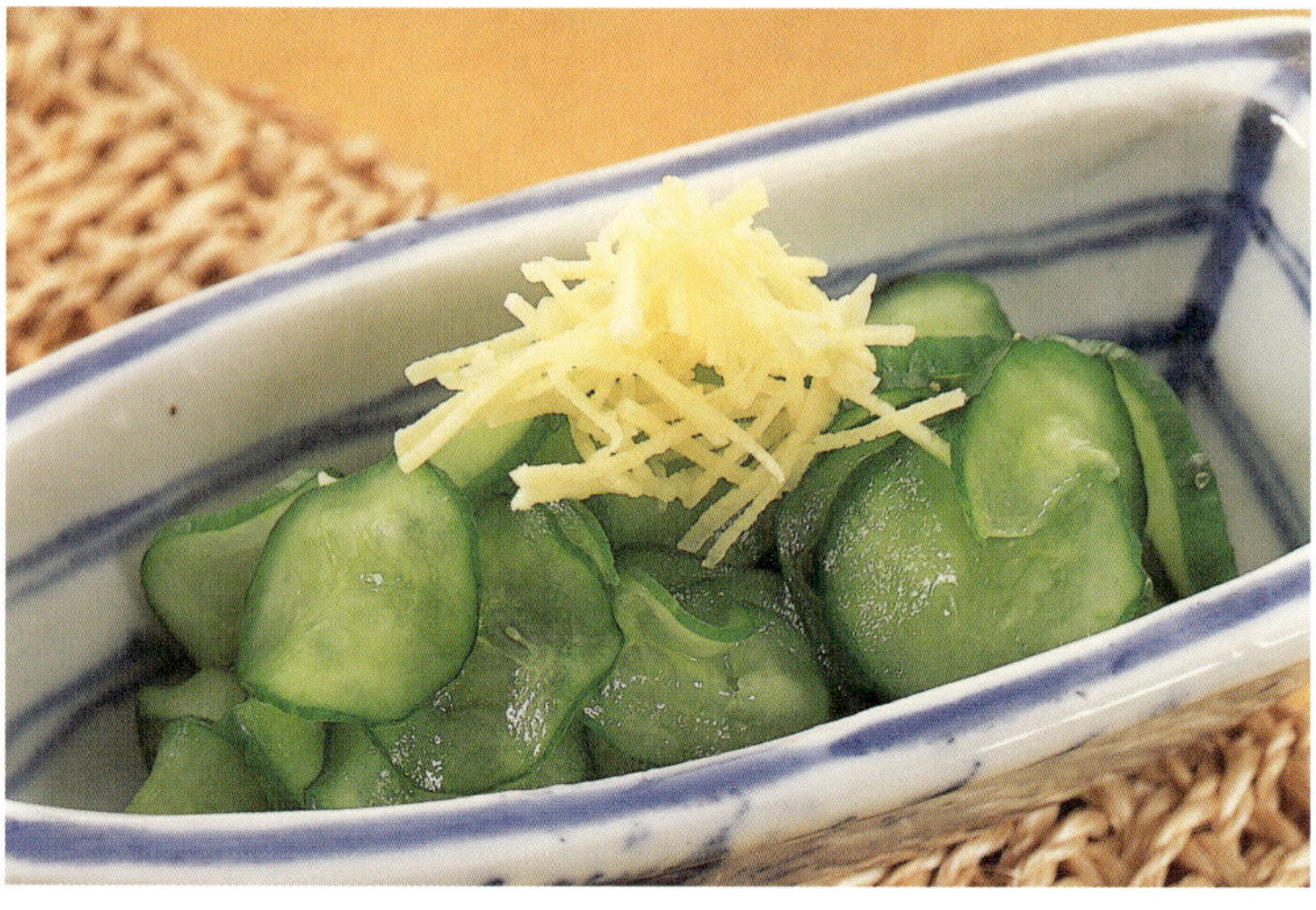

きゅうりもみ

9 kcal　塩分1.0 g

■材料と作り方（1人分）

❶きゅうり60gは1～1.5㎜厚さの薄い輪切りにする。

❷①をボウルに入れて塩小さじ$\frac{1}{5}$を振り、軽くまぜて全体に塩をからめる。きゅうりがしんなりしたら、水けをしぼって器に盛る。

❸しょうがの薄切り2枚はごく細いせん切りにして、②の上にのせる。

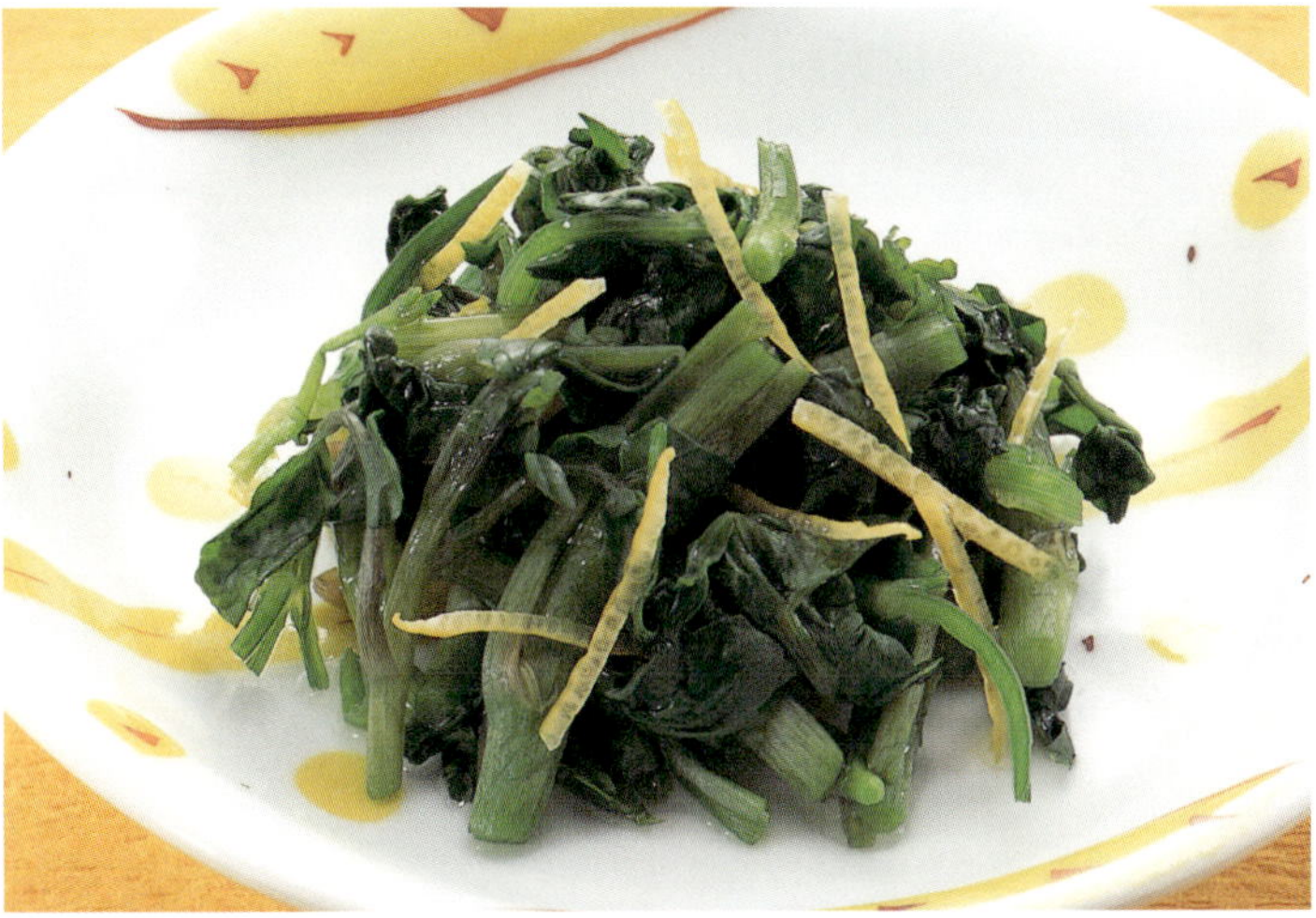

クレソンのレモンじょうゆ

7 kcal　塩分 **0.3** g

■材料と作り方（１人分）

❶クレソン30gは茎はざく切りにし、葉はつみとる。沸騰した湯でさっとゆでて水にとり、水けをよくしぼる。

❷小さなボウルにしょうゆ小さじ$\frac{1}{3}$とレモン汁小さじ１を入れてまぜ合わせておく。

❸①を器に盛って②を回しかけ、レモンの皮のせん切り少々を散らす。

こんにゃく刺し

10 kcal　塩分 **0.6** g

■材料と作り方（１人分）

❶刺し身用こんにゃく（市販品）70gは5㎜厚さくらいに切り、食べる直前まで冷蔵庫で冷やしておく。

❷大根20gはせん切りにし、水につけてシャキッとさせ、水けをきる。

❸器に②をのせて①を盛りつけ、練りわさび少々と小皿に入れたしょうゆ小さじ$\frac{2}{3}$を添える。

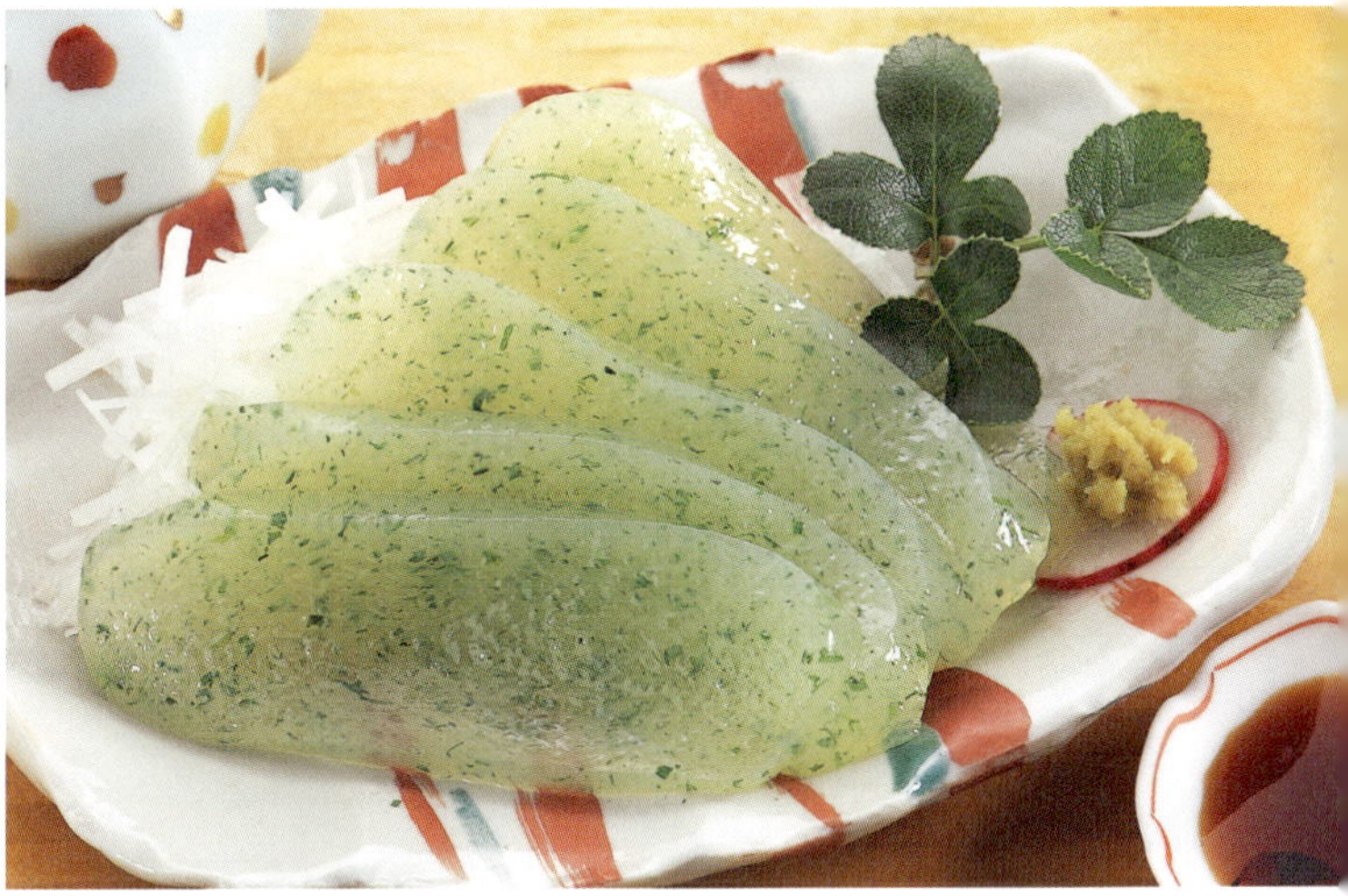

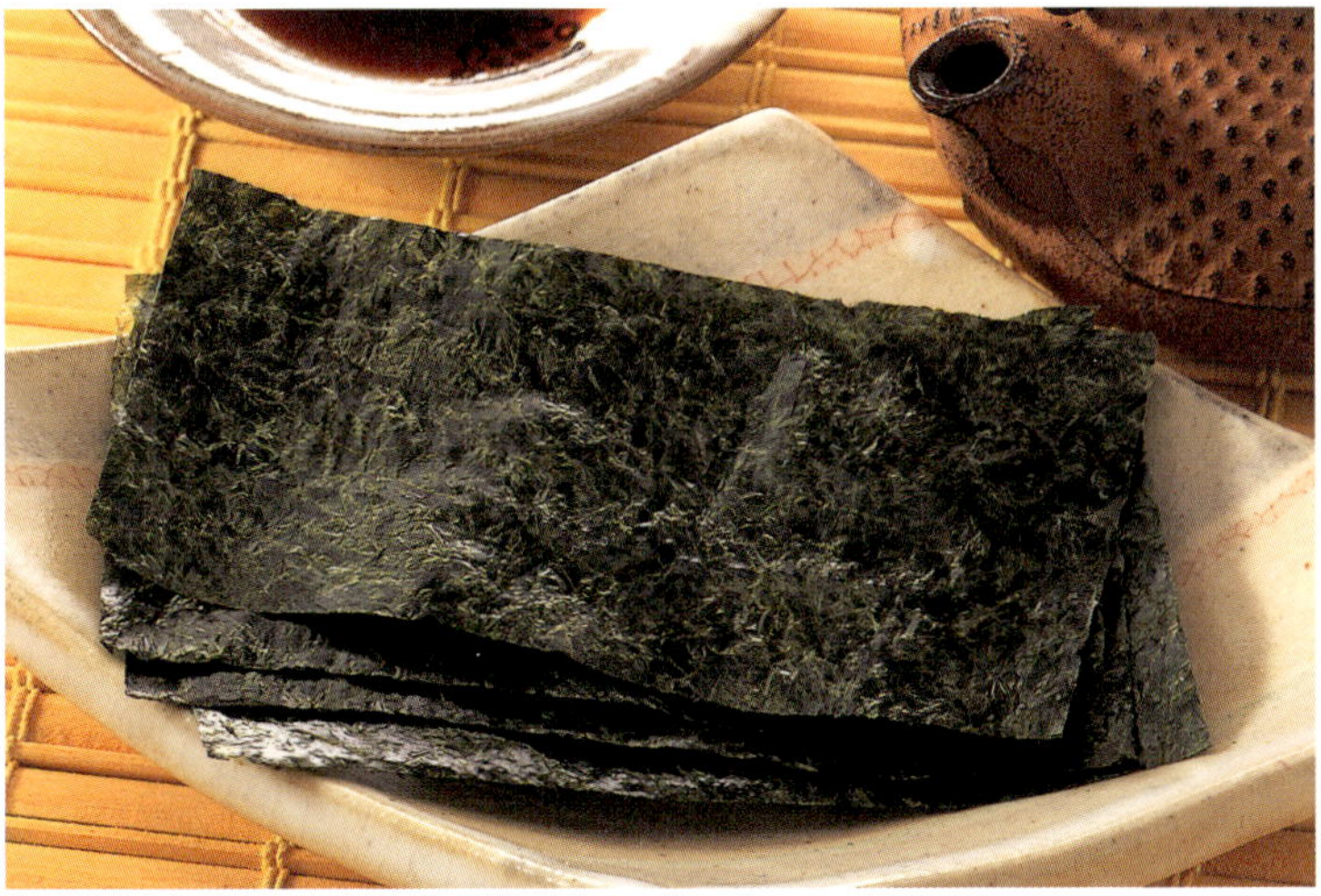

焼きのり

6 kcal　塩分 **0.5** g

■材料と作り方（１人分）

❶焼きのり$\frac{1}{2}$枚は食べやすい大きさに切る。

❷①を皿に盛り、小皿にしょうゆ小さじ$\frac{1}{2}$を入れて添える。

料 理 索 引

●監修者紹介

金澤良枝　かなざわよしえ

東京家政学院大学教授。医学博士。管理栄養士。

日本病態栄養学会、日本栄養改善学会、日本糖尿病学会、日本透析医学会、日本腎臓学会、日本健康医学会、日本栄養食糧学会などに所属。大学では管理栄養士の育成に携わり、同時に腎臓・代謝病治療機構において腎臓病や糖尿病の専門的な栄養指導を行うなど幅広く活動している。主な著書・監修書に『透析の人のためのらくらく日常献立』『透析を回避する！専門医が教える腎臓病の治療法とおいしいレシピ』『おいしい かんたん 作りおき 糖尿病レシピ 12 週間』（以上ナツメ社）、『新装・改訂版　糖尿病の人の簡単作りおきレシピ』（主婦の友社）などがある。

料理/赤堀永子　大越郷子　田川朝恵　増井洋子　三浦孝子
栄養計算/金澤良枝　大越郷子
表紙デザイン/大藪胤美（フレーズ）
本文デザイン/HBスタジオ
撮影/赤坂光雄　主婦の友社写真室
スタイリスト/塩畑美由喜　吉澤輝枝
イラスト/荒井孝昌
編集/今野晃子
編集デスク/田川哲史（主婦の友社）

よくわかる 痛風《つうふう》・高尿酸血症《こうにょうさんけっしょう》を治《なお》す
おいしい食事《しょくじ》

編　者　主婦の友社
発行者　大宮敏靖
発行所　株式会社主婦の友社
〒141-0021　東京都品川区上大崎3-1-1　目黒セントラルスクエア
電話03-5280-7537（内容・不良品等のお問い合わせ）
049-259-1236（販売）
印刷所　株式会社ＤＮＰ出版プロダクツ

ISBN978-4-07-414701-4

●本のご注文は、お近くの書店または主婦の友社コールセンター（電話0120-916-892）まで。
＊お問い合わせ受付時間　月～金（祝日を除く）　10:00～16:00
●個人のお客さまからのよくある質問のご案内
https://shufunotomo.co.jp/faq/
の-052024

本書は「完全版 痛風・高尿酸血症を治すおいしいバランス献立」（2006年刊）の内容を見直し、最新情報を加えて装いも新たにリニューアルしたものです。